TRAITÉ
D'ANATOMIE

DESCRIPTIVE,

RÉDIGÉ

D'APRÈS L'ORDRE ADOPTÉ A LA FACULTÉ DE MÉDECINE
DE PARIS;

PAR HIPPOLYTE CLOQUET.

SIXIÈME ÉDITION,
REVUE ET AUGMENTÉE.

TOME PREMIER.

PARIS,
LIBRAIRIE DE CROCHARD ET Cⁱᵉ,
RUE ET PLACE DE L'ÉCOLE DE MÉDECINE, Nº 13.

1836.

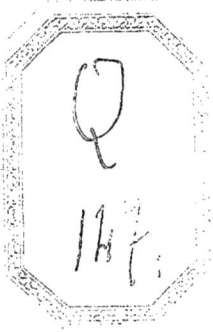

TRAITÉ
D'ANATOMIE
DESCRIPTIVE.

———

TOME I

IMPRIMERIE D'HIPPOLYTE TILLIARD,
RUE SAINT-HYACINTE-SAINT-MICHEL, 30.

TRAITÉ
D'ANATOMIE

DESCRIPTIVE,

RÉDIGÉ

D'APRÈS L'ORDRE ADOPTÉ A LA FACULTÉ DE MÉDECINE DE PARIS;

PAR HIPPOLYTE CLOQUET,

Docteur en Médecine de la Faculté de Paris et Professeur agrégé de cette Faculté; Membre titulaire de l'Académie royale de Médecine; ancien aide de Clinique interne en la Faculté de Médecine de Paris, et Professeur de Physiologie à l'Athénée royal; Médecin du Bureau de Charité du douzième Arrondissement; ancien Chirurgien interne des Hospices et Hôpitaux civils de la même ville; Membre des Sociétés Philomatique, d'Histoire naturelle, d'Emulation médicale et d'Instruction médicale de Paris, de celle des Sciences et Arts d'Orléans, de la Société médicale d'Amiens; de l'Académie de Médecine de New-Yorck; de la Société Wettèravienne de Hanau; de la Société médico-chirurgicale de Berlin; de la Société de Médecine de Bruxelles; du Cercle médical de Paris; de la Société des Méthodes d'enseignement; d'Horticulture; de l'Académie médico-chirurgicale de Naples, de celle de Rio-Janeiro; des Sociétés de Statistique générale et des Sciences Historiques de France, etc., etc.

Res merè anatomicæ per se frigidæ sunt et jejunæ, et si in horum extremorum aliquo (dictione scilicet sublimi vel nimis populari) peccatur, tanto major lectori nausœa creatur. Doleo multos esse egregios libros in quibus legendis plus opera danda est, ut quid dicere velint scriptores, quam quid dixerint, intelligas.

WEITBRECHT, Præf. ad Syndesmol.

SIXIÈME ÉDITION,
REVUE ET AUGMENTÉE.

TOME PREMIER.

—

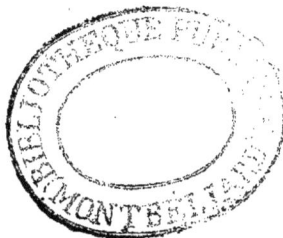

PARIS,
LIBRAIRIE DE CROCHARD ET Cᴵᴱ,
RUE ET PLACE DE L'ÉCOLE DE MÉDECINE, Nº 13.

—

1836.

PRÉFACE.

Dans la composition de cet Ouvrage, j'ai eu pour but de décrire de la manière la plus exacte, la plus complète et la plus concise, mais de décrire seulement, tous les organes dont l'assemblage forme le corps humain. On doit donc s'attendre à n'y rencontrer ni considérations physiologiques ou pathologiques, ni discussions historiques. L'anatomie est aujourd'hui une science assez étendue, assez vaste par elle-même pour pouvoir se présenter dégagée de tout ornement accessoire. D'ailleurs, j'ai travaillé en grande partie pour l'élève qui commence l'étude de la médecine, et le Corps de l'homme est pour lui ce qu'un pays nouvellement découvert est pour les voyageurs qui y abordent : il faut, avant tout, se faire une idée de la topographie de ce pays, afin de se mettre à même de tirer le meilleur parti possible des connaissances qu'on doit bientôt acquérir sur les mœurs et les coutumes de ses habitants, sur leur histoire, etc. Étudions donc d'abord nos organes isolément ; nous examinerons ensuite les forces qui les animent, les altérations dont ils peuvent être le siège, les diverses opinions auxquelles leurs fonctions ont donné lieu (1).

L'ordre que j'ai suivi est en général adopté par la plupart des anatomistes français de nos jours ; c'est en particulier celui d'après lequel M. le professeur Duméril a fait naguère, à la Faculté de Médecine de Paris, des leçons écoutées assidûment chaque année par un grand nombre d'élèves : c'est celui auquel s'est aussi arrêté son digne successeur, Béclard.

Quant à mes descriptions considérées spécialement, je crois avoir réduit leur volume sans leur avoir rien fait perdre d'essentiel, en retranchant toutes les recherches accessoires à l'Anatomie, et en évitant les répétitions oi-

---

(1) Ceci explique suffisamment la cause pour laquelle j'ai élagué d'un livre, qui m'a coûté bien des années de travail, toutes recherches d'érudition, toutes discussions sur les vues qu'on suppose à la Nature, en créant tel ou tel système organique. Un écrivain, qui m'a succédé, a cru mieux faire en suivant la marche opposée, le public en jugera. La Physiologie est la Suivante, non la Compagne de l'Anatomie.

seuses de mots dans lesquels les premiers auteurs étaient tombés fréquemment. Je n'ai point multiplié les tables de synonymes ; je n'ai donné comme tels, que le nom latin de chacun des organes, et celui qui leur est attribué dans la nomenclature du professeur Chaussier, qui finira sans doute par être adopté universellement malgré les obstacles sans nombre qui s'opposent à toute innovation heureuse.

J'ai exposé avec soin les découvertes faites dans la science, soit par des Français, soit par des Étrangers, depuis l'époque où nos derniers Traités élémentaires ont vu le jour. Peu de faits m'appartiennent en propre ; mais je n'ai rien avancé, je n'ai rien décrit, sans avoir, par la dissection, vérifié plusieurs fois la réalité de mes assertions. C'est le scapel à la main qu'on doit faire un ouvrage d'Anatomie ; c'est à ceux qui ont le scapel à la main que je laisse sur-tout mon Livre à juger (1).

Si ce jugement est favorable, je ne tarderai point à faire paraître une espèce de complément à ce premier ouvrage (2); j'y comprendrai l'Anatomie comparée des âges et des sexes, les points les plus saillants de l'anatomie des animaux opposée à celle de l'homme, et les applications immédiates des connaissances anatomiques, à la physiologie, à la pathologie et à la chirurgie (3).

---

(1) Un honorable professeur, M. Cruveilhier, pour les talents duquel j'ai la plus profonde estime, n'a point pu rencontrer, par ce procédé, le *Ganglion naso-palatin*, que, dans le Nord de l'Europe, on appelle le *Ganglion de Cloquet*. Je me fais fort, *le scapel à la main*, de le lui faire voir quand il le désirera. Si M. Arnold a trouvé, d'autre part, ma description incomplète sur le même sujet, j'espère aujourd'hui le contenter par les nouveaux détails que j'ajoute à ce fragment de mon Livre.

(2) Ce complément sera mis sous presse incessamment et formera également deux volumes. Encouragé par l'accueil honorable qu'on a fait à son *Traité d'Anatomie Descriptive*, l'auteur a déjà mis la dernière main à cet ouvrage, dont la publication n'est retardée que par suite de circonstances particulières.

(3) L'auteur n'a rien négligé pour tenir, dans cette sixième édition, son livre au courant de la science. En le publiant, il se fait un devoir d'adresser des remercîments au professeur *Francesco de Lisio* qui à Naples, a fait imprimer une traduction italienne de son ouvrage, et au professeur *R. Knox* qui, à Édinburgh, en a donné une traduction en anglais. Il en doit aussi au professeur Gaglioni de Palerme, qui en a publié une traduction en quatre volumes in-8°, et à l'Effendi Achmed el Raschidi, qui vient de la faire paraître transcrite en arabe au Kaire.

TRAITÉ

D'ANATOMIE DESCRIPTIVE.

PROLÉGOMÈNES,

OU NOTIONS PRÉLIMINAIRES.

1. Quelques Êtres sont doués, pendant un espace de temps déterminé, de l'admirable faculté de résister, jusqu'à un certain point, aux lois générales de la Nature, à ces lois qui régissent la matière, depuis les astres qui roulent dans leurs orbites, jusqu'aux grains de sable qui couvrent le rivage des mers, à ces lois dont la puissance tend sans cesse à les détruire, et avec lesquelles ils sont dans une sorte de lutte continuelle. C'est cette faculté qui caractérise la vie dont jouissent ces Êtres : on en trouve la source dans l'existence des *Organes* qui les composent ; et la science qui s'occupe de l'examen de ces organes ou de ces *instruments* de la vie, de l'art de les séparer mécaniquement les uns des autres, de celui d'en mettre à découvert, d'en isoler toutes les parties, la science de l'organisation, en un mot, se nomme *Anatomie* (1). Tous les corps organisés rentrent dans son domaine.

---

(1) Ἀνατέμνω, *disseco*. Quelques auteurs ont proposé de remplacer le mot *anatomie* par ceux de *morphologie*, de *physiographie*, d'*organographie* et d'*organologie*, qui sont encore loin d'être généralement adoptés.

2. Or, comme on a divisé les Êtres vivants en deux grandes sections, les Végétaux et les Animaux, on distingue de même deux sortes d'anatomie ; l'*Anatomie végétale* ou *Phytotomie*, et l'*Anatomie animale* ou *Zootomie*.

3. Cette dernière espèce, qui est à l'anatomie en général, ce qu'est la biologie à la physiologie universelle, a pour objet spécial la connaissance de l'organisme animal considéré matériellement, c'est-à-dire de l'ensemble et du rapprochement de toutes les qualités apparentes des organes qui entrent dans la composition du corps des animaux. Elle indique le nombre, la situation, les formes, les proportions, les connexions, la structure, la texture, le tissu intime de chacun d'eux ; elle aide à découvrir et à expliquer les lois qui régissent les fonctions qu'ils sont appelés à remplir. On en acquiert la connaissance par les recherches et par les expériences faites sur les cadavres, soit à l'aide de la *dissection*, c'est-à-dire de la séparation méthodique de ceux-ci en *organes*, en *systèmes d'organes* et en *tissus* ; soit par une foule d'autres procédés, comme la *dessiccation*, la *corrosion*, l'*injection*, la *macération*, la *squelettopée*, l'*excarnation*, l'*insufflation*, etc.

4. On a partagé l'anatomie des animaux en *Anatomie de l'homme* ou *Anthropotomie* (1), et en *Anatomie comparée* ou *comparative*, suivant qu'elle traite de l'organisation de notre corps, ou de celle des animaux des classes inférieures à nous, mise en opposition entre plusieurs, un grand nombre, et même la totalité de ces Êtres. L'étude de la seconde éclaire souvent beaucoup la première, que l'on désigne habituellement par le mot *Anatomie*, em-

---

(1) Ανθρωπος, *homo* ; Τομη, *dissectio*. C'est à tort, à mon avis, que quelques anatomistes de ces derniers temps ont appelé *Androtomie* cette espèce d'anatomie, car Ανηρ, qui forme une des racines de ce mot, tiré du grec, ne signifie *homme* que par opposition à Γυνη, qui veut dire *femme*.

ployé d'une manière absolue et sans épithète. Mais comme c'est sur-tout l'anatomie de l'homme qu'il importe au médecin de connaître, comme elle est la base de toutes les connaissances relatives au sujet de la science qu'il est appelé à professer, c'est elle seule qui nous occupera dans cet Ouvrage, où nous considérerons principalement les innombrables organes de notre corps sous le point de vue des formes qu'ils présentent et des rapports qu'ils ont entre eux, ce qui constitue l'*Anatomie descriptive* proprement dite, susceptible elle-même d'être sous-divisée en *Anatomie spéciale des Organes* ou *Morphologie* (1), et en *Anatomie des régions* ou *Anatomie topographique*, s'il est permis de s'exprimer ainsi; tandis que la partie de la science qui traite de la structure et des propriétés des différents tissus communs à plusieurs organes, prend le nom d'*Anatomie générale* ou d'*Histologie*: c'est celle qui examine les caractères généraux de tous les organes, de toutes les humeurs, et que l'on partage en *Zoochymie* (2) ou *Hygrologie* (3), et en *Stéréologie* (4), suivant qu'elle s'occupe des fluides ou des solides qui entrent dans la composition du corps.

Des éléments organiques.

3. Quand on porte aussi loin que possible l'analyse des organes, c'est-à-dire quand on les traite par les procédés de la chimie, on obtient, pour derniers résultats, les corps élémentaires suivants : le carbone, l'hydrogène, l'oxygène, l'azote, le phtore, le phosphore, le soufre, le fer, le manganèse, le calcium, le sodium, le potas-

---

(1) Μορφη, *forma*; Λόγος, *sermo*.
(2) Ζωον, *animal*; Χυμὸς; *humor*.
(3) Υγρος, *humidus*; Λόγος, *sermo*.
(4) Στερεος, *solidus*; Λόγος, *sermo*.

sium, le silicium, le magnésium et le chlore; ce sont-là
autant d'*Éléments inorganiques* ou de principes constituants, indépendants du climat et du genre d'alimenta-
tion des individus dans l'organisation desquels on en démontre la présence.

6. Or, avant d'arriver à ce terme, on reconnaît que ces
principes, qui sont venus des corps inorganiques et que
rien de particulier ne distingue, si ce n'est leur arrangement pendant la vie et avant la putréfaction qui suit la
mort, diversement combinés, deux à deux, trois à trois,
quatre à quatre, donnent naissance à ce qu'on nomme
les *Éléments organiques*, espèces de substances qu'on
peut extraire du corps des animaux par des procédés très
simples : ce sont la *gélatine*, l'*albumine*, la *fibrine*, la
matière grasse, le *mucus*, et quelques autres matières
moins généralement répandues, ou n'existant que dans
certaines circonstances données, comme l'urée, l'osma-
zome, le picromel, la picrocholine, la matière verte de la
bile, la cholestérine, la zoo-hématine ou principe colo-
rant du sang, qui ne contient point de fer, l'eau, le sucre,
la butyrine, la résine, la leucine, la stéarine, l'élaïne,
l'acide urique, le caséum, les acides lactique, hydrocya-
nique, oxalique, cholestérique, caséique, benzoïque,
sébacique, margarique, purpurique, rosacique, le phosphate et le carbonate de chaux, etc.

7. La *Gélatine* est une matière inodore, insipide, in-
colore, plus lourde que l'eau, se dissolvant dans ce fluide
à l'état chaud, et le rendant plus ou moins visqueux, en
formant ce qu'on appelle une *gelée animale*, laquelle,
abandonnée à elle-même, s'aigrit fort vite, et ne tarde
pas à passer à la décomposition putride.

Les acides favorisent la dissolution de la gélatine.

Le chlore, qu'on appelait naguère encore *acide mu-
riatique oxygéné*, forme, avec son solutum, un précipité
d'un blanc nacré. Les alkalis ne le troublent jamais; mais

l'alkohol, et sur-tout l'hématine, la noix de galle et le tannin le précipitent, comme le font, au reste, tous les astringents végétaux, en un magma insoluble, abondant, élastique, collant, imputrescible et d'un blanc grisâtre, lequel semble un composé de nouvelle formation. L'hydrochlorate d'iridium, celui de deutoxyde de mercure, le sulfate de platine, le nitrate de mercure et le sulfate de fer le précipitent également, tandis que la plupart des autres sels métalliques sont sans action sur lui. Ainsi que l'ont démontré les expériences de M. Braconnot, l'acide sulfurique concentré, mis en macération avec la gélatine et saturé ensuite par la craie, change cette matière animale en un liquide sirupeux, dans lequel on rencontre une matière sucrée cristallisable, et la *leucine*, principe blanc, pulvérulent, de la saveur du bouillon, et soluble dans l'eau.

On ne trouve naturellement la gélatine dans aucune liqueur animale; ce qui semble confirmer l'opinion de M. Thénard, qui pense qu'elle n'existe pas toute formée dans l'économie, et qu'elle est le produit de l'action du calorique (1). Tout récemment, M. Gannal vient d'affirmer que, dans tous les tissus animaux, il se rencontre un principe spécial qui constitue la gélatine avec l'aide de l'eau et du calorique. Il l'appelle *Géline*.

8. L'*Albumine* (2) est un fluide très visqueux, diaphane, presque inodore, insipide, moussant par son agitation dans l'eau, se concrétant par l'action du calorique, répandant une odeur *sui generis* pendant sa cuisson, se coagulant sous l'influence de l'alkohol; susceptible de s'unir avec tous les acides à la manière des bases salifia-

_____

(1) Il paraît cependant que, dernièrement, M. Berzélius en a rencontré dans le sang.

(2) Du mot latin *albumen*, blanc d'œuf, parce que cette partie de l'œuf en est presque entièrement formée.

bles, et de former le plus souvent des combinaisons tertiaires avec les dissolutions métalliques ; contenant, enfin, toujours du soufre et de la soude sous-carbonatée, qui lui donne la propriété de verdir la teinture de mauve et le sirop de violettes.

On trouve cette substance dans presque tous les fluides animaux, le chyle, la synovie, le sérum du sang, etc.

9. La *Fibrine* (*Gluten*, Chauss.) est une matière blanche, élastique, solide, filamenteuse, molle, insipide, inodore, insoluble dans l'eau, dans l'alkohol et dans l'éther : dissoluble, sans être décomposée, dans les acides végétaux étendus d'eau, et dans les alkalis faibles. Elle forme une très grande partie du sang et les muscles presque en totalité. On la rencontre aussi dans le chyle et dans l'humeur versée par exhalation à la surface interne des membranes séreuses, sur-tout si celles-ci sont dans un état de phlogose ou d'inflammation.

10. Suivant MM. Gay-Lussac et Thénard, la fibrine est composée de 53,360 de carbone, de 19,685 d'oxygène, de 7,021 d'hydrogène, et de 19,954 d'azote, tandis que la gélatine renferme 27,207 d'oxygène, 16,998 d'azote, 47,881 de carbone, et 7,914 d'hydrogène.

11. La *Matière grasse* (*Huile*, Chauss.) existe dans presque toutes les parties du corps des animaux où elle varie pour ses propriétés physiques : tantôt liquide, tantôt solide, tantôt blanche et tantôt colorée, mais toujours onctueuse au toucher, inodore, d'une saveur douce et fade, insoluble dans l'eau, plus légère que ce fluide ; elle entre en fusion par l'action du calorique à un assez bas degré de l'échelle thermométrique, à 15° + o R., assez souvent par exemple, et s'enflamme à une haute température, en se décomposant ; avec les alkalis, elle forme les savons, et se convertit en principe doux et en acides margarique et oléique.

M. Chevreul a démontré que toutes les graisses, loin

d'être elles-mêmes, comme on le croyait généralement, des principes immédiats, sont composées de deux matériaux immédiats, savoir la *stéarine* et l'*élaïne*, celle-ci encore liquide à o, celle-là fusible à 50° + o environ.

12. Le *Mucus* est un fluide visqueux, filant, transparent, inodore, insipide, soluble difficilement dans l'eau, insoluble dans l'alkohol, moussant par son agitation à l'air dans le premier de ces liquides, ne se prenant pas en gelée, non susceptible de coagulation, mais facile à dessécher par la chaleur. Il est précipité par le chlore, par l'alkohol et par l'acétate de plomb; mais il ne l'est ni par le tannin, ni par le deuto-chlorure de mercure. On le trouve à la surface des membranes muqueuses, dans la synovie, dans la salive, dans la bile, dans les larmes, dans l'urine, dans les parties épidermiques, les cheveux, les ongles, les poils, dans le sperme, etc. Il faut se garder de le confondre avec la gélatine, comme cela a été fait pendant long-temps. Après sa dessiccation, il est en lames transparentes, cornées, fragiles, et ne représentant plus que les neuf dixièmes de son poids primitif, perte énorme due à l'évaporation de l'eau qui entrait dans sa composition en grande proportion.

13. Les éléments organiques, diversement combinés entre eux, et avec quelques-uns des corps élémentaires proprement dits que j'ai nommés, comme le phosphore, le fer, etc., donnent naissance aux *fluides* et aux *solides* qui constituent l'ensemble du corps, qui agissent et réagissent continuellement les uns sur les autres, qui sont dans une dépendance mutuelle et nécessaire.

Les premiers dont l'étude se nomme *Hygrologie* (1) ou *Zoochymie* (2), forment la plus grande partie des or-

---

(1) Ὑγρός, *humidus*; Λόγος, *sermo*.
(2) Ζῶον, *animal*; Χυμός, *humor*.

ganes, quoique cependant leur quantité varie suivant une
foule de circonstances. Il est fort difficile, en effet, de déterminer avec précision leur proportion relative; mais,
assez généralement, ils sont avec les solides, dans le rapport de 9 ou de 6 à 1 : ainsi un cadavre frais, qui pèse
de 70 à 80 kilogrammes, n'en pèse plus que 8 quand il
est exactement desséché, soit au four ou à l'étuve, soit par
la momification · les os eux-mêmes n'ont de réellement
solide que le tiers de leur poids.

Tous les fluides sont, d'ailleurs, contenus ou dans
des vaisseaux, ou dans des tissus aréolaires et spongieux,
ou dans des réservoirs : tels sont le sang, la sérosité du
tissu cellulaire, la bile, le sperme, la lymphe, le chyle,
l'humeur vitrée, etc.

14. Il en est un parmi eux, qui constitue une masse
centrale ou affluent et d'où partent les autres : c'est le
Sang, duquel émanent certaines humeurs, et qui en reçoit d'autres qui lui arrivent du dehors.

15. Les solides donnent la forme et la consistance aux
diverses parties du corps; leurs particules sont entrecroisées, entrelacées, tissues, ce qui fait qu'on nomme leur
arrangement *texture*; ils constituent véritablement les organes. Composés des mêmes éléments que les fluides, ils
renferment ceux-ci, les retiennent ou les laissent échapper; mais ils sont toujours combinés avec eux de manière
à n'exister nulle part isolément. Ce sont eux qui, spécialement impriment le mouvement aux systèmes organiques
de notre corps. Leur étude se nomme *Stéréologie* (1).

16. Tout organe est donc un composé de parties hété-
rogènes, solides et fluides, et a, pour base principale, les
premières, disposées en un tissu aréolaire ou cellulaire,
mou, extensible, contractile, perméable aux liquides;

---

(1) Στερεός, *solidus*; Λόγος, *sermo*.

condensées en membranes, creusées en canaux, modi-
fiées de mille et mille manières, tant sous le rapport de
la figure et de la couleur, que sous ceux de la consistance
et de la texture, du volume et de la complication, etc.

17. La division mécanique des solides conduit toujours, en dernier lieu, à l'obtention de fibrilles planes ou
linéaires, de petites lames, ou de filaments qui semblent
en être les molécules élémentaires, et dont le rapprochement, la coordination produisent toutes les sortes de
tissus qu'on observe dans l'économie, des fibres fasciculées, des couches membraneuses, des granulations agglomérées, etc. Au reste, le dernier terme de cette division
est inconnu; les fibrilles les plus petites qu'on puisse apercevoir sont susceptibles de se diviser en d'autres plus
petites encore, et la recherche de la *fibre primitive* est
aujourd'hui, avec raison, abandonnée par tous les bons
esprits. Les moyens d'investigation que l'homme a re-
çus avec la vie, ne sauraient le conduire à la découvrir.
Cette *fibre élémentaire* ou simple, si importante dans l'o-
pinion des Anciens, n'est qu'une pure abstraction de
l'esprit, incapable de tomber sous nos sens, malgré les
laborieuses recherches de Clifton Wintringham, malgré
l'extrême perfection de nos instruments d'optique.

18. Tout ce qu'on peut savoir de positif à ce sujet,
c'est que, dans le corps de l'homme, les solides, comme
les fluides, sont formés de globules microscopiques et
d'une substance amorphe, liquide dans ceux-ci, concrète dans ceux-là, coagulée dans les premiers, coagu-
lable dans les seconds.

19. Les globules dont nous venons de parler sont constamment des sphéroïdes d'environ $\frac{1}{800}$ de millimètre de
diamètre, dont la forme, constante et déterminée, est la
même pour tous les tissus, et dont l'arrangement et le
nombre varient seuls, ainsi, très probablement, que la
couleur et la composition chimique.

Des diverses sortes de Tissus.

20. Les fibres ou les lamelles élémentaires, différemment combinées, réunies deux à deux, trois à trois, quatre à quatre, forment, avons-nous dit, les parties contenantes du corps, celles qui déterminent sur-tout la forme et qui impriment le mouvement, c'est-à-dire des tissus plus ou moins composés, des organes plus ou moins complexes, dont aucun, malgré le caractère propre qui le distingue, n'est isolé; qui sont tous entrelacés; qui ont tous des communications entre eux, et sur lesquels nous devons une foule de documents précieux à P. Mascagni, à Ph. Pinel, à Aug. Béclard, à Carmichaël Smyth, à J. F. Meckel, à X. Bichat, à Walther, à Pfaff, à Chaussier, à C. Meyer, de Bonn, à Alb. Haller, à J. Gordon, à Richerand, à Carus, à Prochaska et à une foule d'autres. Tels sont:

A. Le *Tissu cellulaire* ou *aréolaire* (*Tissu lamineux*, Chauss.; *Tela cellularis*, L.), assemblage de lames blanchâtres, filamenteuses, extensibles, tenaces, rétractiles, qui se rencontre dans toutes les parties du corps en général, qui entoure tous les organes, qui pénètre dans leurs interstices, leur servant en même temps de moyens et d'union et de séparation, espèce de trame qui s'étend partout et forme le parenchyme, plus ou moins mou, plus ou moins extensible, plus ou moins contractile, plus ou moins perméable aux liquides, plus ou moins spongieux de leur substance, et qui est, de tous les tissus simples, le plus universellement répandu dans l'économie;

B. Les *Membranes* (*Membranæ*), sorte d'organes larges, minces et mous, composés de fibres ou de lamelles rapprochées à des degrés variables, tapissant les diverses cavités du corps, entourant plusieurs viscères, servant souvent à en favoriser les mouvements, et contenant dans leur structure beaucoup de vaisseaux de différents ordres, et souvent des nerfs;

C. Les *Vaisseaux* (*Vasa*), qui sont des canaux rameux, plus ou moins élastiques, formés par la superposition de diverses membranes, et distingués, d'après leurs usages et leur disposition générale, en *Artères*, en *Veines*, et en *Vaisseaux lymphatiques*.

Les *Artères* (*Arteriœ*), après être parties du cœur, vont, en rayonnant du centre vers la périphérie, se distribuer dans tout le corps, où elles portent le sang qui a subi les changements que lui imprime l'acte de la respiration (1).

Les *Veines* (*Venœ*), en général, naissent des derniers ramuscules des artères, se réunissent en troncs de plus en plus volumineux, et vont, en se rapprochant de la périphérie au centre, verser dans le cœur le sang qu'elles ont rassemblé dans toute l'économie.

Beaucoup plus nombreuses que les artères, les veines ont aussi plus de capacité; leurs parois sont demi-transparentes et bien plus minces que celles des artères; qui sont opaques, épaisses, et jaunâtres; leur cavité intérieure est interrompue de temps en temps par des valvules ou soupapes qu'on ne rencontre pas dans les artères, et qui sont propres à soutenir le sang, à l'empêcher d'obéir aux lois de la pesanteur.

Les *vaisseaux lymphatiques* ou *absorbants* (*Venœ lymphaticœ, Ductus lymphatici*) sont également répandus par tout le corps, minces, transparents et garnis de valvules en dedans; mais, au lieu de sang, ils contiennent un fluide particulier nommé *Lymphe*, et le versent dans les veines.

On peut encore regarder comme des vaisseaux les

---

(1) La définition que nous donnons ici des artères n'est pas applicable à tous les animaux. Chez les Poissons, en effet, elles ne naissent pas du cœur, à l'exception du tronc, qui va se distribuer aux branchies.

Conduits excréteurs (*Ductus excretorii*), qui naissent des organes glanduleux, et transmettent au dehors ou dansles réservoirs spéciaux, le fluide sécrété par ceux-ci ;

D. Les *Os* (*Ossa*), qui sont les parties les plus dures, les plus compactes, les plus résistantes du corps; ils servent de base et de soutien aux autres organes, et sont composés d'un parenchyme cartilagineux, celluleux, organisé, incrusté de sels terreux.

L'assemblage de tous les os du corps porte le nom de *Squelette* ;

E. Les *Cartilages* (*Cartilagines*), dont la substance, d'un blanc laiteux, opalin ou nacré, est moins compacte, moins pesante, moins résistante, moins dure et plus élastique que celle de l'os, et peut se réduire en gélatine par l'ébullition.

Flexibles et compressibles, les cartilages servent de prolongement à des os, comme ceux que l'on voit entre les côtes et le sternum ; ou bien ils en recouvrent les extrémités articulaires, comme cela a lieu dans toutes les articulations mobiles ; ou bien, enfin, ils entrent dans la formation de quelques organes, comme au larynx, au nez, etc.

On n'apercoit que difficilement la direction de leurs fibres, parce qu'elles sont tellement serrées, qu'au premier coup d'œil elles paraissent former un tout homogène ;

F. Les *Fibro-Cartilages*, ou *Cartilages membraniformes*, qui tiennent le milieu entre les cartilages proprement dits et les ligaments, et ne paraissent autre chose que ces derniers encroûtés de gélatine.

Ils sont très flexibles, éminemment élastiques, fort résistants, fort minces, et composent quelques organes, comme les pavillons des oreilles, la trachée-artère, ou servent aux articulations, tels que ceux que l'on rencontre à celles de la clavicule, de la mâchoire inférieure, du genou, etc.

Il existe aussi des *fibro-cartilages d'incrustation* partout où il y a un frottement considérable d'un tendon contre le périoste d'un os, comme on le voit pour les coulisses de l'extrémité inférieure du tibia, du péroné, etc.;

G. Les *Ligaments* (*Ligamenta*), dont la nature est manifestement fibreuse, et qui sont situés autour des articulations.

Leur forme, leur aspect général varient beaucoup : car tantôt ils sont épanouis en membrane, et tantôt ils constituent des cordes serrées, arrondies, blanchâtres, très résistantes, fixées aux os par leurs deux extrémités;

H. Les *Muscles* (*Musculi*), qui sont des organes rouges ou rougeâtres éminemment contractiles, composés d'un tissu fibrilleux rassemblé en faisceaux variables et unis par du tissu cellulaire où se voient des vaisseaux et des nerfs, et, ce qui est véritablement caractéristique, des séries linéaires de globules microscopiques.

Ils constituent ce qu'on nomme la chair des animaux;

I. Les *Tendons* (*Tendines*), espèce de cordons fibreux, blancs, resplendissants, plus ou moins longs, plus ou moins gros, arrondis ou aplatis, terminant les muscles très souvent, et les fixant aux os par une de leurs extrémités seulement;

J. Les *Aponévroses* ou *Aponeuroses* (*Aponeuroses*), qui sont des membranes fibreuses d'un blanc perlé, comme irisé, luisantes, satinées, plus ou moins larges et plus ou moins résistantes, d'un tissu dense, serré, élastique, peu extensible.

Elles enveloppent les muscles, ou servent de point d'attache à leurs fibres charnues;

K. Le *Tissu adipeux*, réunion de vésicules très petites, microscopiques même, entassées, groupées en plus ou moins grand nombre, attachées les unes aux autres par du tissu cellulaire lamineux, et servant de réservoir à la graisse ;

L. Le *Tissu élastique*, qui forme des organes d'une teinte jaunâtre spéciale, d'une excessive élasticité et de nature albumineuse et fibrineuse, et qui est toujours en antagonisme avec l'action de la pesanteur et de la contraction musculaire, comme dans les artères, à la colonne vertébrale, etc. ;

M. Les *Nerfs* (*Nervi*), sorte de cordons mous, blanchâtres, d'une forme variable, qui se divisent en un grand nombre de branches qui portent le sentiment et le mouvement dans tout le corps, et qui sont formés d'abord de petits filets placés les uns à côté des autres, et unis par du tissu cellulaires et par des vaisseaux, et ensuite de globules microscopiques autrement arrangés que ceux qui composent les muscles ;

N. Les *Glandes* (*Glandulœ*), qui sont des organes très variables sous le rapport de la forme, du volume, de la couleur, de la consistance, de la structure, mais tous destinés à séparer de la masse du sang un fluide particulier à chacun d'eux, et qui, à l'aide de conduits excréteurs ramifiés, est rejeté au dehors immédiatement, ou conservé pendant quelque temps dans des réservoirs isolés ;

O. Les *Follicules* ou *Cryptes*, sorte d'ampoules ou de vésicules membraneuses, vasculaires, arrondies ou lenticulaires, dans lesquelles se sécrète une humeur particulière qui se répand à la surface de la partie et la lubrifie.

On en observe beaucoup dans l'épaisseur de la peau, dans les membranes muqueuses, etc. ;

P. Les *Ganglions lymphatiques* (*Glandes conglobées des Anciens*), petits corps dont la forme varie de même que le volume, d'une couleur rougeâtre ou grise, d'une texture intime encore inconnue, d'une consistance plus ferme que celle d'aucun autre organe mou, recevant, d'une part, quelques vaisseaux lymphatiques et, de l'autre, en transmettant quelques-uns qui vont se porter vers leur tronc commun ;

Q. Les *Viscères* (*Viscera*), enfin, qui sont des organes d'une structure très complexe, formés par la plupart des tissus que nous venons d'énumérer, et situés entièrement ou en partie dans les cavités du tronc où ils servent aux fonctions les plus importantes de la vie(1).

21. On pourrait encore joindre à ces diverses sortes de tissus organiques, le *Tissu érectile* ou *caverneux* et le *Tissu corné*, ainsi que l'ont fait récemment plusieurs anatomistes du premier mérite.

22. Le premier est un tissu spongieux, essentiellement vasculaire et nerveux, composé de petits filaments qui se croisent, se séparent, s'unissent dans toutes les directions, interceptant entre eux des aréoles, des vacuoles, des cellules, qui communiquent les unes avec les autres, et sont communément remplies de sang.

On trouve ce tissu dans le pénis, dans le clitoris, dans le mamelon, dans l'épaisseur des parois de l'urèthre, etc.

23. Le *Tissu corné* ne paraît contenir ni nerfs, ni vaisseaux ; c'est à lui que doivent se rapporter les ongles, les poils, les cheveux, l'épiderme, la membrane du tympan, etc.

24. L'union de ces divers tissus élémentaires combinés en proportions variables et suivant tel ou tel mode d'arrangement, donne naissance aux *organes*.

25. On peut donc établir ici en principe que le corps de l'homme, considéré dans son ensemble, résulte d'un as-

---

(1) Quelques auteurs ont distingué encore les *Organes*, qui, suivant eux, ne diffèrent des viscères qu'en ce qu'ils sont situés à l'extérieur. Mais il est bien évident que cette dénomination a un sens beaucoup trop général. Dans l'être vivant, en effet, toute partie qui, animée par la vie, manifeste l'existence de celle-ci par ses actes, ou l'entretient par son exercice, est un *Organe*.

semblage de systèmes complexes, décomposables en éléments variés, et qu'il faut réduire à leurs premiers principes si l'on veut avoir une idée exacte et complète des
conditions de leur existence.

26. La main, le pied, l'œil, l'oreille, le nez, etc., nous
offrent des exemples d'appareils ; une lame de tissu cellulaire, une tranche de chair, une portion de péritoine,
un tronçon de l'aorte, etc., nous présentent, au contraire,
les tissus *cellulaire*, *musculaire*, *membraneux*, *vasculaire*, dans leur état de simplicité.

Considérations générales sur la conformation extérieure du Corps.

27. Rien de plus important, de plus hautement utile
pour le médecin, que la connaissance topographique du
corps de l'homme ; rien d'une nécessité plus absolue pour
le philosophe anthropologiste, pour le minutieux et exact
anatomiste, que la détermination précise des régions qui
le divisent, des contrées qui se partagent la possession
de ses organes. De là l'espèce de besoin qu'éprouve tout
individu sensé de pénétrer le secret de notre existence, en
s'aidant de procédés physiques propres à lui faire calculer
le mécanisme des moteurs des rouages sur lesquels est
basée cette existence.

28. Le corps de l'homme est généralement symétrique,
c'est-à-dire comme divisé en deux parties latérales pareilles, par une ligne idéale médiane verticale, qui, en certains points de son trajet, cesse même d'être idéale et
se présente sous l'apparence d'une sorte de couture qui
réunit deux parties séparées dans le principe.

29. C'est là ce que les anatomistes appellent un *Raphé*, une *Suture*, ou même une *Couture*.

30. En conséquence, le Corps semble être formé de
deux moitiés, l'une *droite*, et l'autre *gauche*, et cela

d'autant mieux que la plupart des organes *simples* en apparence sont réellement *doubles*, ou au moins séparés en deux parties semblables confondues l'une avec l'autre sur la ligne médiane.

31. Le corps de l'homme peut, du reste, être partagé en *Tronc* et en *Membres*.

32. Le Tronc est la partie centrale ou principale, celle qui contient les organes les plus essentiels à la vie, ou les *Viscères*.

33. On divise communément le tronc en trois portions secondaires, ou, comme le disaient les Anciens, en trois *Ventres* ou *Cavités splanchniques* destinés à loger tel ou tel ordre de viscères.

Ces trois parties du tronc sont :

34. A. La *Tête* (*Caput*, L., Κεφαλη), ou le *Ventre supérieur*, qui loge le centre du système nerveux et les organes principaux des sens.

35. B. Le *Thorax* ou la *Poitrine* (*Pectus*, *Thorax*, L.), ou le *Ventre moyen*, qui renferme les organes de la respiration et de la circulation, et qui est uni à la tête par une partie rétrécie qu'on appelle le *Cou*. Sa face postérieure porte spécialement le nom de *Dos*, et l'antérieure soutient les *Mamelles* au nombre de deux.

36. C. L'*Abdomen* (1), *Bas-Ventre*, ou *Ventre inférieur* (*Abdomen*, L.), qui contient les organes de la digestion, de la sécrétion urinaire et de la génération, et que les anatomistes, dans la vue de faciliter l'étude des viscères, ont coutume de partager secondairement en trois grandes zones, distinguées elles-mêmes en *supérieure*, en *moyenne* et en *inférieure*, au moyen de deux lignes transversales, dont l'une passe sur le bord infé-

(1) Du mot *abdere*, cacher, parce que sa cavité renferme les principaux viscères.

rieur de la dernière côte de chaque côté, et dont l'autre s'étend entre les deux crêtes iliaques des os coxaux.

37. Si l'on suppose actuellement deux autres lignes élevées verticalement des épines iliaques antérieures et supérieures jusqu'au niveau de la paroi inférieure du thorax, chacune de ces zones se trouvera elle-même divisée en trois régions, l'une *moyenne* et les deux autres *latérales*.

38. Or, la région moyenne de la zone supérieure est appelée *Épigastre* (1), et ses régions latérales sont nommées *Hypochondres* (2); la région moyenne de la zone moyenne est le *Mésogastre* ou l'*Ombilic*, et ses régions latérales sont les *Flancs* ou les *Côtés* proprement dits; l'*Hypogastre* est la région moyenne de la zone inférieure, dont les *Fosses iliaques* constituent les régions latérales.

39. La face postérieure de l'abdomen est distinguée par le nom de *Lombes* ou de *Région lombaire*.

40. Le *Bassin*, borné lui-même, en avant par les *Parties de la génération*, en bas par le *Périnée*, et en arrière par les *Fesses*, le termine inférieurement.

41. Nous devons dire aussi que la partie de l'hypogastre qui se prolonge au-devant du bassin, porte le nom de *Région pubienne*, tandis qu'on donne celui d'*Aines* aux deux plis obliques et anguleux qui existent au point de réunion de la paroi antérieure de l'abdomen avec la partie supérieure des cuisses, et qui s'étendent, de chaque côté, depuis l'épine antérieure et supérieure de l'os des îles jusqu'au pubis.

42. Les MEMBRES (*Membra*, *Artus*), appendices articulés et destinés aux mouvements, se distinguent en *supérieurs*, *thoraciques* ou *pectoraux*, et en *inférieurs*, *pelviens* ou *abdominaux*.

---

(1) Επι, au-dessus, et γαστήρ, estomac.
(2) Υπο, au-dessous, et χόνδρος, cartilage.

43. Les uns et les autres sont, par des articulations, divisés en plusieurs parties, savoir :

44. Pour les membres pectoraux ;

L'*Épaule* ;

Le *Bras* ;

L'*Avant-bras* ;

La *Main*, que terminent le *Pouce* et les *Doigts*.

45. Pour les membres abdominaux :

La *Cuisse* surmontée par la *Hanche*, et surmontant le *Genou* en avant et le *Jarret* en arrière ;

La *Jambe* ;

Le *Pied*, limité postérieurement par le *Talon* et antérieurement par les *Orteils*.

Divisions de l'Anatomie.

46. Assez généralement, d'après l'analogie des organes, on divise l'étude de l'anatomie particulière de ceux-ci, de l'anatomie descriptive proprement dite, en plusieurs branches distinctes et diversement dénommées. Ainsi celle qui s'occupe des parties dures est appelée *Squelettologie*, tandis qu'on désigne sous le nom de *Sarcologie* celle qui traite des parties molles du corps.

La Squelettologie (1) elle-même se partage en *Ostéologie* (2), qui n'a rapport qu'aux os seulement, et en *Syndesmologie* (3), qui traite des ligaments et des autres annexes des os.

La Sarcologie (4) constitue la *Myologie*, la *Névrologie*, l'*Angiologie*, l'*Adénologie*, la *Splanchnologie*, la *Der-*

---

(1) Σκελετὸς, *cadaver exsiccatum*; λόγος, *sermo*.

(2) Οστεον, *os*; λόγος, *sermo*.

(3) Σύνδεσμος, *ligamentum*; λόγος, *sermo*.

(4) Σαρξ, *caro*; λόγος, *sermo*.

2.

mologie (1), suivant qu'elle a pour objet les *muscles* , les *nerfs*, les *vaisseaux*, les *glandes*, les *viscères* ou les *téguments généraux*.

Pour nous, dans ce Traité, nous adopterons un autre mode de division déjà indiqué dans plusieurs ouvrages modernes, et suivi dans le cours que faisait naguère M. le professeur Duméril, et qu'a fait, depuis lui, Béclard à la Faculté de Médecine de Paris. Nous examinerons donc les organes d'après un ordre physiologique, suivant qu'ils servent à nous mettre en rapport avec les corps qui nous environnent, qu'ils ont pour usage de concourir à la nutrition de l'individu, ou qu'ils doivent être employés à la propagation de l'espèce.

Or, dans la première classe , se trouveront placés les organes de la locomotion, de la voix, de la sensibilité ; dans la seconde, se rencontreront ceux de la digestion , de la respiration, de la circulation et de l'absorption, des sécrétions ; la troisième contiendra ceux de la génération.

Un des grands avantages de cette méthode est de lier intimement l'anatomie à la physiologie.

CLASSE PREMIÈRE.

ARTICLE PREMIER.

ORGANES DE LA LOCOMOTION.

47. L'organe véritablement essentiel du mouvement est la fibre charnue ou musculaire, qui, en se contractant sous l'influence de la volonté, détermine dans le corps

---

(1) Μῦς , *musculus*; Νεῦρον, *nervus*; Αγγειον, *vas*; Αδὴν, *glandula* ; Σπλάγχνον, *viscus*; Δερμα, *cutis*; Λόγος, *sermo.*

des animaux des changements de position partiels , ou
même le fait sortir en entier de la place qu'il occupait primitivement. Mais, pour que les mouvements de locomotion puissent s'exécuter avec précision , il faut que les
muscles soient attachés à des parties dures, soit intérieures, soit extérieures, lesquelles servent de leviers, et prennent des points d'appui les unes sur les autres. De là, la
division très naturelle de l'appareil de la locomotion en
deux genres : l'un composé des organes passifs de cette
fonction, et l'autre de ses organes actifs. Les os et leurs
dépendances sont les premiers ; les muscles et leurs annexes constituent les seconds (1).

SQUELETTOLOGIE,

ou

DESCRIPTION DES ORGANES PASSIFS DE LA LOCOMOTION.

CHAPITRE PREMIER.

DES OS, ou DE L'OSTÉOLOGIE.

§ Ier. *Considérations préliminaires.*

48. Les Os sont les organes les plus durs, les plus solides, les plus secs, les plus compactes, les plus résistants
du corps des animaux ; peu flexibles , non extensibles ,
ils peuvent se briser avec facilité ; en général, leur couleur est d'un blanc opaque, rougeâtre à l'extérieur, d'un
rouge plus ou moins foncé à l'intérieur, quand ils sont
frais. Ils sont, dans l'homme et dans les animaux des

---

(1) Il existe des *mouvements intérieurs , involontaires , organiques* , à
l'aide desquels chaque fonction paraît s'exécuter. Ceux-ci n'ont aucun
rapport avec les mouvements de la locomotion.

classes supérieures, entourés par les muscles et les téguments, soit qu'ils forment des cavités pour les centres nerveux et vasculaire, soit qu'ils constituent la charpente des membres. Aucun n'est exposé au dehors du corps. Une membrane fibreuse, appelée *Périoste*, les revêt immédiatement à l'extérieur, et un fluide huileux les abreuve dans tous leurs points.

49. Les os reçoivent leur nourriture du sang que des artères, d'abord ramifiées dans le périoste et la membrane médullaire, y apportent, et dont le résidu est repris par des veines qui les accompagnent. Celles-ci sont nombreuses et volumineuses, sur-tout chez les vieillards.

On n'a point encore pu y apercevoir de vaisseaux lymphatiques (1); mais M. Duméril a vu des nerfs qui pénétraient dans leur tissu avec les artères.

Les phénomènes de la formation du cal dans les fractures, une longue macération dans une eau acidule démontrent que les os contiennent beaucoup de tissu cellulaire.

50. Mais en examinant ces organes sous le rapport de leur composition intime, on remarque que deux éléments principaux les constituent, savoir : d'une part, un parenchyme organisé, formé par de la gélatine; de l'autre, une substance inerte, salino-terreuse, qui remplit les aréoles, les mailles de ce parenchyme, et qui ne se trouve au milieu de ces parties vivantes que pour leur donner une solidité indispensable à l'exercice des fonctions qui leur sont dévolues.

51. On prouve l'existence du parenchyme des os, 1° en les mettant tremper dans un acide minéral étendu d'eau, lequel enlève la substance saline, et laisse intact un corps cartilagineux et semblable à l'os pour la figure ; 2° par

_____

(1) Cruykshank et Sœmmering pourtant affirment les avoir remplis de mercure.

l'ébullition dans le digesteur de Papin, qui produit un effet contraire : le parenchyme dissous forme une gelée, et l'os, réduit, pour ainsi dire, à son *squelette*, conserve sa forme, mais est devenu friable ; c'est ce qui arrive encore quand on extrait la gélatine des os concassés, suivant le procédé de MM. Cadet de Vaux et D'Arcet ; 3° par ce qui se manifeste dans certaines maladies, où les os deviennent mous et presque cartilagineux, comme dans le *rachitis* spécialement.

52. Si l'on brûle un os, on détruit sa portion gélatineuse, et l'on obtient l'autre élément, qui est blanc, friable et cassant, à moins que le feu n'ait été poussé assez loin pour le réduire à un état de demi-vitrification, de *porcellanisation*. Si on le laisse long-temps exposé aux injures de l'air, il tombe en poussière par la même raison. Si l'on verse de la potasse dans l'acide où un os a été en partie dissous, la matière terreuse se précipite ; enfin quelques maladies, le cancer entre autres, rendent les os très fragiles, à cause de la proportion relativement plus grande de cette même matière. Voilà autant de preuves diverses de l'existence d'une substance inorganique dans les os.

53. La gélatine et la graisse représentent plus de la moitié du poids des os ; l'autre partie de ces organes est due à la matière inorganique, formée elle-même par des phosphates de chaux, de magnésie, de fer, de manganèse, par du carbonate de chaux, enfin par de la silice et de l'alumine, ainsi que l'a démontré Vauquelin. On a cru aussi y avoir rencontré du sulfate de chaux, du fluate de chaux, du phosphate d'ammoniaque et de la soude. C'est, au reste, sans aucun doute, le phosphate de chaux qui est le principe inorganique le plus abondant dans les os.

54. Les divers éléments dont nous venons de parler forment, par leur réunion, des fibres d'une nature identique dans tous les os, mais qui se présentent sous deux aspects différents : ce qui a fait distinguer, dans la structure de

ces organes, le *Tissu celluleux, aréolaire* ou *spongieux*,
et le *Tissus compacte*, le plus ordinairement cortical.

Le premier est le résultat de l'entre-croisement d'une
foule de lames qui se dirigent dans tous les sens, et laissent entre elles des vacuoles ou des cellules d'une étendue
variable, d'une forme en général très irrégulière, et qui
communiquent toutes ensemble, comme on peut s'en assurer en y faisant passer du mercure.

Ce tissu occupe presque constamment l'intérieur des
os : les cornets inférieurs du nez, suivant la plupart des
anatomistes, font seuls exception. Nous verrons plus tard
jusqu'à quel point cette opinion est fondée.

Le *Tissu réticulaire* des Auteurs n'est qu'une variété du
tissu celluleux, où les cellules sont plus vastes et où les
lames et les fibres qui les circonscrivent sont beaucoup
plus minces et plus fines.

Le *Tissu compacte* est formé par des fibres juxta-posées
de manière à ne laisser aucun intervalle entre elles, sans
tenir cependant les unes aux autres par de petites chevilles,
ainsi que l'avait imaginé le professeur romain Gagliardi.
Ce tissu est, en général, avons-nous dit, cortical, c'est-à-
dire répandu à la surface des os, et tapisse les ouvertures
diverses qu'ils peuvent présenter. Quoiqu'à l'œil nu on
n'y aperçoive pas les interstices des fibres ou lamelles qui
le composent, celles-ci sont cependant percées de très
petits canaux médullaires et vasculaires, visibles au microscope.

55. La grandeur des os varie beaucoup, quelques-uns
ayant le quart, le cinquième, le sixième de la longueur
du corps ; d'autres offrant à peine quelques lignes de
diamètre.

56. Leur forme est constamment symétrique, les uns
étant *impairs* et *médians*, les autres, *latéraux* et *pairs*.

Dans les premiers, chacune des moitiés latérales est
semblable.

Dans les autres, chacun des os est semblable à celui qui lui correspond du côté opposé du corps.

57. Sous le rapport de la figure, on a distingué les os en *longs*, en *plats* et en *courts*, suivant que la longueur ou la largeur prédominent dans leurs dimensions, ou qu'elles sont égales à l'épaisseur. Cette division, fondée sur le rapport qu'ont entre elles leurs trois dimensions géométriques, est cependant sujette à quelques exceptions; et l'on observe en effet des os qui, sous un rapport, appartiennent aux os longs, tandis que sous un autre il faut les ranger parmi les os plats : telles sont les côtes; telle est aussi la mâchoire inférieure.

58. Les *Os longs*, *Ossa longa seu cylindrica*, se rencontrent dans les membres : ils sont d'autant plus longs et moins nombreux qu'on les y examine plus près du tronc. Leurs extrémités sont renflées; leur partie moyenne, qu'on nomme leur *Corps* ou leur *Diaphyse*, est rétrécie, le plus souvent triangulaire, prismatique et tordue sur elle-même. Leur centre est creusé par une cavité cylindrique, qui est appelée le *Canal médullaire*, laquelle donne plus de force à l'os, sans augmenter la quantité de substance qui entre dans sa composition, et est d'autant plus développée qu'on est plus avancé en âge. Cette cavité est comme divisée en plusieurs loges par les filets du tissu réticulaire osseux dont nous avons parlé plus haut, et qui sont étendus en différents sens d'une de ses parois à l'autre.

59. Le corps de ces os, plus blanc que le reste de leur étendue, est sur-tout formé par un tissu compacte très épais, dont une couche mince seulement recouvre le tissu spongieux abondant qui en remplit les extrémités, et dont les fibres sont disposées longitudinalement, tout en s'inclinant cependant en divers sens les unes sur les autres, en s'unissant fréquemment par des fibrilles transversales et obliques, en constituant des plaques superposées.

60. Les *Os plats ou larges*, *Ossa lata*, *Ossa plana*,

sont, le plus souvent, destinés à protéger des viscères importants, et forment, en se réunissant plusieurs ensemble, les parois de certaines cavités, comme celles du crâne, du bassin, etc. Ils sont presque tous contournés sur eux-mêmes, et leur circonférence, en général un peu renflée, sert à des articulations ou à des insertions musculaires.

Ils sont formés par du tissu celluleux renfermé entre deux tables minces de tissu compacte, à fibres souvent rayonnées. Aux os du crâne en particulier, ce tissu celluleux a reçu le nom de *Diploë* ou de *Meditullium*.

61. Les *Os courts, Ossa crassa*, sont toujours peu volumineux et, en général, globuleux, tétraédriques, cuboïdes, cunéiformes ou polyédriques; ils se trouvent rassemblés en grand nombre dans les régions qu'ils occupent, comme au tarse, au carpe, à la colonne vertébrale. Leur superficie, constamment très inégale, présente beaucoup de cavités et d'éminences; et, de même que les os plats, ils ne sont pas creusés par un canal médullaire. Le plus communément aussi, ils ne se touchent que par de larges surfaces.

Du tissu celluleux, environné par une lame compacte, peu épaisse, à fibres entre-croisées dans tous les sens, constitue ces os, dont la blancheur n'est jamais aussi grande que celle des os plats et de la diaphyse des os longs.

62. La surface des os est surmontée souvent par des éminences auxquelles on donne le nom général d'*Apophyses* (1); mais, pendant les premières périodes de la vie, on leur fait à la plupart porter celui d'*Epiphyses* (2), parce qu'une matière cartilagineuse les sépare alors,

---

(1) Αποφυομάι, *nascor de, exorior.*
(2) Επιφυομαι, *adnascor.*

assez souvent, du reste de l'os; ce qui n'a point lieu à une époque plus avancée,.où toutes les apophyses sont absolument continues à la substance des os, et forment corps avec elle.

Le tableau suivant fera connaître les espèces diverses d'Apophyses et leurs caractères particuliers.

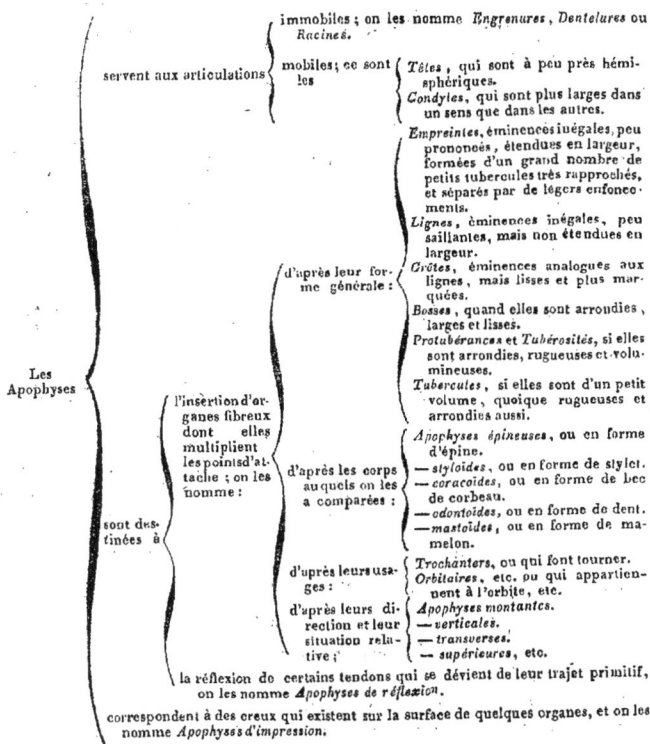

Les Apophyses

servent aux articulations
- immobiles ; on les nomme *Engrenures*, *Dentelures* ou *Racines*.
- mobiles; ce sont les
  - *Têtes*, qui sont à peu près hémisphériques.
  - *Condyles*, qui sont plus larges dans un sens que dans les autres.

sont destinées à
- l'insertion d'organes fibreux dont elles multiplient les points d'attache ; on les nomme :
  - d'après leur forme générale :
    - *Empreintes*, éminences inégales, peu prononcées, étendues en largeur, formées d'un grand nombre de petits tubercules très rapprochés, et séparés par de légers enfoncemens.
    - *Lignes*, éminences inégales, peu saillantes, mais non étendues en largeur.
    - *Crêtes*, éminences analogues aux lignes, mais lisses et plus marquées.
    - *Bosses*, quand elles sont arrondies, larges et lisses.
    - *Protubérances* et *Tubérosités*, si elles sont arrondies, rugueuses et volumineuses.
    - *Tubercules*, si elles sont d'un petit volume, quoique rugueuses et arrondies aussi.
  - d'après les corps auxquels on les a comparées :
    - *Apophyses épineuses*, ou en forme d'épine.
    - — *styloïdes*, ou en forme de stylet.
    - — *coracoïdes*, ou en forme de bec de corbeau.
    - — *odontoïdes*, ou en forme de dent.
    - — *mastoïdes*, ou en forme de mamelon.
  - d'après leurs usages :
    - *Trochanters*, ou qui font tourner.
    - *Orbitaires*, etc. ou qui appartiennent à l'orbite, etc.
  - d'après leurs direction et leur situation relative :
    - *Apophyses montantes*.
    - — *verticales*.
    - — *transverses*.
    - — *supérieures*, etc.
  - la réflexion de certains tendons qui se dévient de leur trajet primitif, on les nomme *Apophyses de réflexion*.
- correspondent à des creux qui existent sur la surface de quelques organes, et on les nomme *Apophyses d'impression*.

65. Dans les apophyses, la direction des fibres du tissu compacte ne suit pas celle du reste de l'os. Elles sont longitudinales dans celles qui sont alongées ; elles se dirigent

dans tous les sens dans celles qui sont grosses et épaisses ; mais jamais elles ne sont rayonnées , excepté dans les bosses des os larges du crâne.

64. Les os offrent aussi à leur superficie des cavités de différentes sortes, qu'on a coutume de caractériser ainsi :

Les Cavités extérieures des os sont :

articulaires , et on les appelle
- *Cotyloïdes* , quand elles sont hémisphériques.
- *Glénoïdes* , quand elles sont larges et peu concaves (1).
- *Trochlées* , quand elles sont creusés en forme de poulies.
- *Facettes*, quand elles sont presque planes.
- *Alvéoles* , quand elles sont coniques.

non *articulaires*, ou

de *réception* , qui sont des
- *Fosses* ou *Fossettes* , si l'entrée est plus large que le fond.
- *Sinus* (2) , *Cavernes* ou *Cellules*, si elle est plus étroite.

d'*insertion* , qui sont des
- *Empreintes* , quand elles sont larges , inégales, peu profondes (3).
- *Rainures* , quand elles sont étendues en longueur.

de *glissement* nommées aussi *Coulisses* : elles servent au passage des tendons.

d'*impression* , qu'on appelle
- *Sillons* , quand elles correspondent à des artères,
- *Gouttières*, quand elles correspondent à des veines.

de *transmission* , qui sont dites
- *Échancrures* , quand elles sont superficielles et pratiquées sur le bord des os.
- *Trous*, quand elles traversent de part en part un os peu épais.
- *Canaux* ou *Conduits*, si elles parcourent dans l'os un long trajet, ou si elles sont formées par la superposition de plusieurs trous (4).
- *Pentes* ou *Scissures*, si elles sont longitudinales et fort étroites.

de *nutrition* , qui transmettent des vaisseaux pour
- l'organe médullaire des os longs.
- le tissu celluleux des extrémités de ces mêmes os, et des os courts.
- le tissu compacte.

65. Les cavités de nutrition qui transmettent des vaisseaux à l'organe médullaire sont très prononcée, et se

---

(1) On les appelle aussi *glènes*, selon quelques Auteurs.

(2) Peut-être pourrait-on, avec quelque avantage , considérer les sinus comme des cavités de développement , et les réunir , sous ce titre, avec le canal médullaire des os longs et avec les cellules mastoïdiennes.

(3) On appelle généralement *empreintes* tous les endroits de la surface de l'os où l'on trouve une multitude de petits enfoncements et d'aspérités peu saillantes , très rapprochées.

(4) La série des *trous vertébraux* forme , de cette dernière façon , le *grand canal vertébral.*

rencontrent toujours sur le corps des os longs , où elles sont dirigées obliquement entre les fibres du tissu compacte ; celles qui appartiennent au tissu celluleux sont constamment réunies en grand nombre , ce qui les différencie des précédentes , qui sont toujours uniques , au moins chez l'homme : elles sont également très apparentes ; mais celles que l'on remarque sur le tissu compacte ne sont que de véritables pores très déliés, et rendus surtout visibles par le sang qui en sort dans l'état frais.

66. Ainsi que les apophyses ou éminences dont il a été question précédemment, les cavités dont il s'agit actuellement sont formées tantôt par un seul os , ce qui est le cas le plus ordinaire, tantôt par la rencontre de plusieurs pièces osseuses ; mais jamais, ainsi que l'on est trop habituellement disposé à le penser, elles ne sont le résultat d'une cause mécanique, d'une pression.

67. Les os frais sont enveloppés , dans la plus grande partie de leur étendue, et excepté seulement aux surfaces à l'aide desquelles ils s'articulent entre eux, par une membrane fibreuse , blanche , brillante , nacrée , floculente à sa surface externe, dense, résistante , sur-tout chez les vieillards, contenant beaucoup de vaisseaux, faiblement unie à l'os dans le premier âge de la vie, et servant de point d'attache à tous les organes fibreux de l'économie, si ce n'est à la membrane albuginée, à la sclérotique, au péricarde, aux capsules fibreuses du foie, de la rate, etc.

Cette membrane a reçu divers noms, suivant les parties ou on l'observe : au crâne , c'est le *Péricrâne* (1) ; sur les cartilages, c'est le *Périchondre* (2) ; sur les os en général, c'est le *Périoste* (3).

68. Le canal médullaire des os longs est rempli par une membrane mince , tres délicate , pellucide , vasculaire ,

---

(1) Περὶ, *circa*; κρανιον, *calvaria*.
(2) Περὶ, *circa*; χονδρος, *cartilage*.
(3) Περὶ, *circa*; οστεον, *os*.

repliée sur elle-même un bien grand nombre de fois , divisée en cellules , en vésicules , par des prolongements multipliés qui passent de l'un de ses côtés à l'autre, et distendue par un suc huileux, inflammable , blanchâtre ou jaunâtre, lequel fluide, pendant la vie, se présente sous la forme de paillettes, ou de petits grains brillants après la mort. Ce suc a reçu le nom de *Moelle;* il est fourni par exhalation.

La membrane qui paraît le produire, est communément appelée *Membrane médullaire* (1).

69. Le tissu celluleux des extrémités des os longs , le diploë des os plats , et l'intérieur des os courts, sont tapissés aussi par une membrane, qui ne paraît être qu'un épanouissement de vaisseaux anastomosés mille et mille fois les uns avec les autres : ce réseau vasculaire fournit également un suc gras , analogue au précédent , mais moins consistant, et d'une teinte rougeâtre.

70. Le fluide médullaire ne se rencontre pas seulement dans la grande cavité des os longs et dans le tissu spongieux, il remplit encore les interstices des lames du tissu compacte, les porosités dont elles semblent percées.

Les sinus et les cellules aériennes des os du crâne n'en contiennent point cependant.

§ II. *Du Squelette en général.*

71. La réunion, l'ensemble de toutes les parties dures du corps porte le nom de *Squelette*, comme nous l'avons déjà dit. On trouve un squelette chez presque tous les animaux ; mais il n'est point, dans tous, conformé de la même manière ; chez les uns, comme chez les crustacés et les testacés , dans quelques poissons et reptiles , etc. ,

_____

(1) Quelques auteurs l'ont aussi nommée, mais fort improprement, *périoste interne.*

il est, en tout ou en partie, à l'extérieur ; chez les autres, comme dans les oiseaux, les mammifères, il est à l'intérieur, ainsi que nous l'avons déjà dit aussi. Quelquefois il est cartilagineux : les raies et les squales nous en offrent un exemple ; quelquefois il est fibreux : c'est ce que nous voyons dans la plupart des insectes coléoptères ; le plus souvent il est osseux : mais, dans tous les cas, il sert de soutien aux autres organes ; il est le fondement inébranlable sur lequel s'appuie l'édifice entier de la machine vivante, véritable charpente solide, dont les pièces distinctes, retenues par des liens flexibles, peuvent en même temps se mouvoir les unes sur les autres, et résister aux effets d'un mouvement étranger. C'est de lui que dépendent la forme générale du corps et celle de ses diverses parties ; il en détermine les proportions, la figure, la solidité, les divisions principales, etc.

72. Lorsque, dans le cabinet de l'anatomiste, les os sont encore réunis par leurs ligaments véritables, le squelette s'appelle *naturel*, et on le distingue en *frais* et en *sec;* lorsqu'au contraire ils sont joints entre eux par des liens étrangers à l'organisation, comme par des fils d'argent, de laiton, de chanvre, par des cordes de boyau, etc., on le nomme *artificiel.* On distingue aussi des squelettes de fœtus, d'enfants, de vieillards, de femmes, d'hommes, etc.

73. Le squelette, chez l'homme, se divise en *Tronc* et en *Membres.*

Le *Tronc* est formé par une partie moyenne et par deux extrémités.

La partie moyenne résulte de la réunion de la colonne vertébrale avec la poitrine.

La *Colonne vertébrale*, composée de vingt-quatre os nommés *Vertèbres*, est divisée en trois régions ; l'une, *cervicale*, répond au cou et a sept vertèbres ; l'autre *dorsale*, en a douze ; et la troisième *lombaire*, en a cinq.

La *Poitrine* ou le *Thorax*, est formée par le *Sternum*,

en avant et au milieu ; et sur chaque côté par douze *Côtes*, distinguées en sept *vraies* ou *vertébro-sternales*, qui sont supérieures, et en cinq *fausses* ou *asternales*, qui sont inférieures.

L'extrémité supérieure du tronc est la *Tête*, qui comprend le *Crâne* et la *Face*.

Le *Crâne* renferme les os suivants : le *Sphénoïde*, les *Cornets du Sphénoïde*, l'*Etmoïde*, le *Frontal*, l'*Occipital*, les *Temporaux*, les *Pariétaux*, les *Os wormiens*, les *Marteaux*, les *Enclumes*, les *Osselets lenticulaires*, et les *Etriers*.

La *Face*, divisée en *Mâchoire supérieure* (*Mâchoire syncrânienne*, Chauss.), et en *Mâchoire inférieure* (*Mâchoire diacrânienne*, Chauss.), réunit les *Os maxillaires supérieurs*, *palatins*, *malaires*, *nasaux*, *lacrymaux*, les *Cornets inférieurs*, le *Vomer*, qui constituent la mâchoire supérieure, et l'*Os maxillaire inférieur*, qui seul forme l'autre mâchoire. Il faut aussi rapporter à la face les trente-deux *Dents* qui s'observent sur l'adulte, et l'*Os hyoïde*, placé au devant du cou.

L'extrémité inférieure du tronc est le *Bassin*, qui est formé par le *Sacrum*, le *Coccyx*, et les *Os des hanches*.

Les Membres supérieurs ou thorachiques se partagent en

1º *Épaule*, formée par la *Clavicule* et par l'*Omoplate*;

2º *Bras*, formé par l'*Humérus*;

3º *Avant-bras*, formée par le *Radius* et par le *Cubitus*;

4º *Main*, divisé, elle-même en *Carpe*, en *Métacarpe* et en *Doigts*.

Le *Carpe* présente huit os sur deux rangées, savoir, en commençant de dehors en dedans : pour la prem ire rangée, le *Scaphoïde*, le *Semi-lunaire*, le *Pyramidal* et le *Pisiforme*; et pour la seconde, le *Trapèze*, le *Trapézoïde*, le *Grand os* et l'*Os crochu*.

Le *Métacarpe* est dû à la réunion de *cinq os*, distingués

en *premier*, *second*, *troisième*, etc., en comptant de dehors en dedans aussi.

Chaque *Doigt*, excepté le Pouce, qui n'en a que deux, est formé de trois os, nommés *Phalanges*.

Les Membres inférieurs ou abdominaux se divisent en *Cuisse*, en *Jambe*, et en *Pied*.

Un seul os, le *Fémur*, existe à la cuisse.

La jambe en a trois : la *Rotule*, le *Tibia* et le *Péroné*.

Le pied est partagé en

1o *Tarse*, qui comprend sept os en deux rangées, dont la première est formée par l'*Astragale* et par le *Calcanéum*, et la seconde par le *Scaphoïde*, par les trois *Os cunéiformes* et par le *Cuboïde* ;

2o *Métatarse*, dont les os, au nombre de cinq, se distinguent en *premier*, *second*, *troisième*, etc., en comptant de dedans en dehors, et non plus comme à la main ;

3o *Orteils*, composés chacun de trois *Phalanges*, excepté le premier, qui n'en offre que deux.

Le squelette présente, en outre, quelques os anomaux, et dont l'existence est variable ; ce sont les *Os sésamoïdes*, qui se développent dans l'épaisseur de certains tendons.

74. Remarquons encore ici que le nombre des os n'est exactement tel que nous venons de l'indiquer que chez les adultes ; car, pour le fixer rigoureusement, il faut prendre en considération l'âge et les variétés individuelles. Dans la première enfance, tel os est composé de plusieurs pièces, et dans la suite il n'en formera plus qu'une seule.

75. L'homme marche droit ; il soutient, sur le talon et sur toute la plante du pied, son corps, dont la conformation extérieure est symétrique : sa tête occupe la partie supérieure ; la poitrine et le ventre se partagent la région antérieure, et le dos est tourné en arrière. La ligne suivant laquelle le corps de l'homme est dirigé, est verticale, et forme, avec le sol sur lequel il repose, un angle de 90 degrés : c'est cette ligne, qu'on suppose passer par

le sommet de la tête pour se terminer entre les deux pieds,
qui sert de base pour assigner les dénominations de régions aux divers organes, suivant que, par rapport à elle,
ils sont *antérieurs, postérieurs, latéraux, supérieurs,* etc.
On la nomme *Ligne médiane verticale*, et elle partage le
corps en deux moitiés semblables.

§ III. DU TRONC.

1° *DE LA COLONNE VERTÉBRALE.*

(*Rachis*, Chauss.; *Spina Dorsi* , L.; *Échine.*)

76. La colonne vertébrale, qu'on appelle aussi *Colonne
épinière*, est une sorte de tige osseuse, flexueuse, placée
à la partie postérieure et centrale du tronc, étendue de la
tête au sacrum, flexible en tout sens, et cependant très
solide, creusée par un canal nommé *Canal vertébral*,
qui lui donne de la légèreté sans diminuer sa force, et
qui la parcourt dans toute sa longueur. Arrondie en avant,
elle est hérissée d'éminences en arrière et percée, sur les
côtés: d'un grand nombre de trous.

Vingt-quatre os courts, très anguleux, placés les uns
au-dessus des autres, et appelés *Vertèbres*, composent
cette partie du tronc.

a. *Des Vertèbres en général.*

77, *Forme.* Dans toute Vertèbre (*Spondilos, seu Verte-
bra*), qui est symétrique, et formée par diverses portions
très anguleuses de chaque côté, on distingue un corps ,
sept apophyses, quatre échancrures et un trou.

Le *Corps* (*Corpus*, Sœmmering) occupe la partie
moyenne et antérieure ; il est cylindrique ou ovalaire,
épais et large. En haut et en bas, il correspond à des fibro-
cartilages placés entre les vertèbres ; convexe transversa-

lement en devant, il fait, en arrière, partie du trou vertébral, et offre dans ces deux sens , mais sur-tout dans le
dernier, plusieurs ouvertures vasculaires prononcées.

Les sept apophyses de chaque vertèbre sont :

1° L'*Apophyse épineuse* (*Processus spinosus*, Sœmm.),
située en arrière et sur la ligne moyenne , terminée en
pointe le plus souvent, et se bifurquant à sa base pour se
réunir, à l'aide de deux plans osseux, aplatis , qu'on
nomme les *Lames vertébrales*, avec

2° Les deux *Apophyses transverses* (*Processus trans-
versi*, Sœmm.), dirigées de chaque côté en dehors, et
donnant attache à des muscles ;

3° Les quatre *Apophyses articulaires* (*Processus obli-
qui*, Sœmm.), dont deux sont supérieures et deux inférieures : encroûtées de cartilage, elles servent à unir les
vertèbres les unes avec les autres.

Ces diverses apophyses sont réunies entre elles de manière à former une sorte d'anneau des parties postérieure et latérales de la vertèbre ; cet anneau est joint au
corps par une espèce de pédicule sur lequel sont creusées,
en haut et en bas, les *Échancrures,* plus profondes dans
le dernier sens que dans le premier, et formant par leur
jonction des *Trous de conjugaison.*

Le *Trou* des vertèbres (*Trou rachidien,* Chauss.),
ovale ou triangulaire, concourant à former le canal, est
placé entre le corps et les apophyses.

Toutes les vertèbres en général s'articulent les unes
avec les autres.

78. *Structure et développement.* — Celluleuses dans
leur corps , les vertèbres sont presque entièrement formées de tissu compacte dans leurs apophyses, qui ne sont
spongieuses que dans leur milieu et aux endroits où elles
se renflent. Quelquefois, ainsi que l'a remarqué Bertin ,
la substance spongieuse du corps des vertèbres est très
molle , et même se trouve remplacée par trois ou quatre

3.

grandes cavités, qui séparent des cloisons, et qui viennent aboutir aux ouvertures vasculaires de la face postérieure de ce corps.

Le développement de ces os se fait, en général, par trois points, l'un pour le corps, les deux autres pour les parties latérales et postérieure. Chez les enfants nouveaunés, l'apophyse épineuse n'existe point encore; elle présente quelquefois un point d'origine propre. A un âge assez avancé déjà, le sommet des autres apophyses est encore cartilagineux, et il se développe dans son intérieur des points accessoires ou des épiphyses, de même qu'aux face supérieure et inférieure du corps.

Ainsi donc, chaque vertèbre doit naître, à proprement parler, par six ou huit pièces, qui sont encore très distinctes au moment de la naissance, et que j'ai retrouvées même sur des cadavres d'individus âgés de 18 à 20 ans.

79. *Divisions*. Les vertèbres, avons-nous dit (73), occupent trois régions, le cou, le dos et les lombes: c'est ce qui les a fait distinguer en *cervicales* au nombre de sept, en *dorsales* au nombre de douze, en *lombaires* au nombre de cinq. Dans chacune de ces classes, elles présentent des caractères particuliers, et on les désigne ordinairement par leur nom numérique, en comptant de haut en bas.

80. Cependant il est bon de remarquer que chaque vertèbre est dans un rapport assez exact avec celle qui la suit et avec celle qui la précède, tant pour la forme que pour les dimensions. Aussi les caractères des vertèbres de chaque région sont beaucoup plus tranchés dans la partie moyenne de cette région qu'à ses extrémités, qui semblent prendre ceux des régions voisines. C'est ainsi que la dernière vertèbre cervicale forme le passage à la première dorsale, et que la dernière dorsale a la plus grande analogie avec la première lombaire.

B. *Caractères des vertèbres en particulier.*

81. *Caractères des Vertèbres cervicales* (*Vertebræ Colli*, Sœmm.). Plus petites que les autres, elles ont leur *Corps* alongé transversalement, un peu plus épais en avant qu'en arrière et sur les côtés qu'au milieu : concave en haut et surmonté latéralement de deux petites lames saillantes, il est convexe et offre latéralement en bas deux échancrures superficielles qui correspondent aux petites lames saillantes : un caractère particulier encore au corps de ces vertèbres, c'est que sa face supérieure est plus étendue que l'inférieure, ce qui est le contraire dans les autres, où celle-ci est plus large : ce corps a aussi moins de hauteur que celui des vertèbres suivantes. L'*Apophyse épineuse* est bifurquée, horizontale et courte. Il y a un trou qui laisse passer l'artère vertébrale à la base des *Apophyses transverses*, qui sont courtes, et qui présentent, à leur sommet, une bifurcation, et supérieurement, une goutière, dont les bords servent à l'attache des muscles inter-transversaires. En raison du trou qui traverse leur base, ces apophyses semblent prendre naissance par deux racines, dont l'une vient du corps même. Les *Apophyses articulaires inférieures*, sont ovales, un peu concaves, dirigées en avant et en bas ; les *supérieures*, ovales aussi, présentent des caractères opposés. Les *Lames* des vertèbres cervicales, plus longues et moins larges que dans les autres régions, concourent à donner au *Trou* une étendue proportionnellement plus grande, et la forme d'un triangle à angles arrondis : sa circonférence supérieure est formée par un bord tranchant et est moins grande que l'inférieure, qui semble embrasser la vertèbre située au-dessous. Les *Échancrures* sont antérieures aux apophyses articulaires.

82. *Caractères des Vertèbres dorsales* (*Vertebræ Dorsi*, Sœmm.). Elles vont en diminuant de grosseur depuis

la dernière jusqu'à la quatrième ou cinquième, et ensuite
en augmentant jusqu'à la première ; en sorte que la quatrième et la cinquième sont toujours moins volumineuses
que les autres. Leur *Corps* plus étendu d'avant en arrière que transversalement, plus épais postérieurement
qu'antérieurement, aplati en haut et en bas, ayant sa face
supérieure plus étroite que l'inférieure, très convexe à sa
partie moyenne et antérieure, présente sur ses côtés,
dans le plus grand nombre, deux demi-facettes revêtues
de cartilage, l'une supérieure plus grande, l'autre inférieure plus petite, lesquelles s'articulent avec la tête des
côtes. Dans les neuf premières, les faces supérieure et
inférieure de ce corps sont cordiformes, mais ensuite
elles s'arrondissent. Les *Apophyses épineuses* sont longues, en prismes triangulaires, tuberculeuses au sommet,
inclinées en bas et imbriquées. Les *Apophyses transverses,*
très longues et fort grosses, sont un peu déjetées en arrière ; leur sommet présente, excepté dans les deux dernières, un tubercule raboteux, surmonté d'une facette concave et cartilagineuse, qui se joint à la tubérosité des côtes.
Cette facette est placée tantôt plus haut, tantôt plus bas,
suivant les vertèbres ; mais en général, dans les vertèbres
supérieures elle est dirigée en bas : le contraire a lieu
pour les inférieures. Les *Apophyses articulaires supé-*
rieures sont dirigées en arrière, les *inférieures* en avant ;
elles sont verticalement situées les unes au-dessus des autres. Les *Échancrures* sont plus grandes qu'au cou, et placées devant les apophyses articulaires ; le *Trou*, ovale
d'avant en arrière, n'est pas triangulaire, et est aussi
moins grand qu'au cou ; enfin, les *Lames* sont plus
larges et plus épaisses.

83. *Caractères des Vertèbres lombaires (Vertebræ Lum-*
borum, Sœmm.). Remarquables par leur volume considérable, ces vertèbres ont un *Corps* plus large que haut,
plus étendu transversalement que dans tout autre sens,

plus épais en avant qu'en arrière, plat en haut et en bas, sans facettes creusées latéralement, concave de haut en bas antérieurement, ou plutôt bordé par deux espèces de crêtes supérieurement et inférieurement ; une *Apophyse épineuse* très large, horizontale, aplatie transversalement, quadrilatère ; des *Apophyses transverses* minces, longues, horizontales, aussi placées sur un plan antérieur aux apophyses transverses dorsales ; des *Apophyses articulaires* très grosses et très alongées, les *supérieures* écartées, concaves, ovales, tournées en dedans ; les *inférieures* rapprochées, convexes, ovales, dirigées en dehors ; des *Échancrures* très grandes, sur-tout en bas ; des *Lames* épaisses, larges, mais moins longues que dans les autres régions ; un *Trou* plus large qu'au dos, mais triangulaire.

84. *Développement des Vertèbres lombaires.* Les apophyses transverses de ces vertèbres sont assez souvent remplacées par une épiphyse prolongée et pointue, quelquefois long-temps mobile sur le corps de l'os, et qui simule ainsi plus ou moins bien une petite côte (1). Les apophyses articulaires supérieures sont toutes aussi surmontées d'une épiphyse lenticulaire dans les enfants.

C. Caractères spéciaux de certaines Vertèbres dans chaque Région.

A. Dans la région cervicale, on distingue :

85. L'*Atlas* ou *première Vertèbre* (*Atloïde*, Chauss.), qui ne ressemble en rien à aucune autre vertèbre : on n'y rencontre, en effet, ni corps ni apophyse épineuse ; elle présente seulement une espèce d'anneau un peu plus épais sur les côtés, et formé en avant par un petit arc com-

---

(1) MORGAGNI, BÉCLARD.

primé, qui n'occupe guère que la cinquième partie de la
circonférence ; convexe et tuberculeux antérieurement, il
est concave dans l'autre sens, où l'on voit une facette
ovalaire, articulaire, qui s'unit avec l'apophyse odontoïde
de la seconde vertèbre ; mince en haut et en bas, cet arc
y sert à des insertions ligamenteuses. En arrière, l'anneau
est complété par un arc osseux plus grand, donnant aussi
attache à des ligaments en haut et en bas, et tuberculeux
postérieurement pour l'insertion des muscles petits droits
postérieurs de la tête. Cet arc est arrondi et épais tout-à-
fait en arrière ; mais antérieurement, en se confondant
avec le reste de la vertèbre, il est déprimé et creusé d'un
sillon pour l'artère vertébrale et le nerf sous-occipital en
haut, et pour le second nerf cervical en bas. L'Atlas a en
outre un *Trou vertébral* considérable, divisé par un ligament en deux portions, dont la postérieure seule concourt
à la formation du canal ; deux tubercules irréguliers, en
dedans des apophyses articulaires supérieures, donnent
attache à ce ligament. Les *Echancrures* sont ici situées
derrière les *Apophyses articulaires ,* qui sont presque
horizontales et très larges ; la *supérieure ,* concave, ovalaire, inclinée en dedans, s'articule avec l'Occipital ; l'*inférieure ,* presque plane, inclinée aussi en dedans,
se joint à l'Axis. Enfin les *Apophyses transverses* sont
très longues, se terminent en une pointe plus ou moins
obtuse, et semblent naître par une double racine, dont
la branche antérieure est plus grêle, dont la postérieure
et plus longue et plus forte ; le trou qui en perce la base
est plus grand que dans les autres vertèbres cervicales.

86. L'Atlas, qui, chez l'adulte, est presque entièrement formé de tissu compacte, et qui s'articule avec l'Occipital et avec l'Axis, se développe quelquefois par cinq
points d'ossification, savoir : un pour l'arc antérieur,
deux pour le postérieur, et un pour chacune de ses parties
latérales. Mais le plus ordinairement cette vertèbre ne se

développe que par trois ou quatre points, savoir: un point médian ou deux latéraux pour l'arc antérieur, et deux points pour les masses latérales et l'arc postérieur.

87. L'*Axis* ou *seconde Vertèbre* (*Axoïde*, Chauss., *Epistropheus*). Elle a une circonférence presque triangulaire ; un *Corps* beaucoup plus haut que large, qui présente en devant une crête moyenne et deux enfoncements pour les muscles longs du cou ; et en haut une apophyse très saillante, arrondie, verticale, nommée *odontoïde* (1) ; cette apophyse s'articule, en devant, avec l'arc antérieur de l'Atlas, et offre, en arrière, une facette convexe pour glisser sur le ligament transverse ; elle donne attache, par son sommet terminé en une tête acuminée, aux ligaments odontoïdiens qui vont gagner les condyles de l'Occipital, et elle-même est soutenue sur une sorte de col. L'*Apophyse épineuse* est ici très considérable, et est creusée inférieurement d'une large et profonde gouttière ; les *Echancrures supérieures* sont beaucoup plus en arrière que les *inférieures*; l'*Apophyse articulaire supérieure* est presque horizontale, un peu déjetée en dehors et convexe; elle est beaucoup plus large que l'*inférieure*, qui est tournée en avant et en bas; l'*Apophyse transverse* est très courte, non bifurquée ni canaliculée; elle semble, pour ainsi dire, naître de l'apophyse articulaire supérieure, et le trou qui traverse sa base est obliquement dirigé, bien différent en cela de celui des autres vertèbres cervicales. Les *Lames* sont très épaisses et très fortes; enfin le *Trou* vertébral est cordiforme.

Dans le fœtus, la seconde vertèbre a, pour l'apophyse odontoïde, un point d'ossification de plus que les autres. Ce point naît quelquefois par deux germes distincts.

Elle s'articule avec la première et avec la troisième, et de plus avec l'Occipital, d'une manière médiate.

---

(1) Ὀδρὺς, ὀδόντος, *dens.*

88. La *Vertèbre proéminente* ou la *septième*. Elle ne diffère des autres que par sa grandeur et par la longueur de son apophyse épineuse, non bifurquée ordinairement, ainsi que par ses apophyses transverses , dont , le plus souvent, la base n'est point percée d'un trou.

Cette vertèbre présente constamment un point d'ossification de plus que les autres ; c'est une sorte d'osselet costiforme situé en travers au-devant du pédicule de la masse apophysaire, et qui ne s'unit à ce pédicule et au corps de la vertèbre que vers l'âge de cinq à six ans. Quelquefois son extrémité externe dépasse le sommet de l'apophyse transverse de quelques lignes, d'un pouce, et même plus, de manière à former une côte rudimentaire, analogue aux côtés cervicales de quelques animaux (1).

B. Dans la Région dorsale, on distingue :

89. La *première Vertèbre dorsale* (Διφια des Grecs), dont le *Corps* a plus d'étendue transversalement que d'avant en arrière , et présente sur ses côtés une facette costale complète en haut, et seulement une demi-cavité en bas, laquelle se réunit à une demi-cavité analogue de la vertèbre suivante. L'*Apophyse épineuse* est épaisse et longue ; son sommet est tuberculeux ; elle est dirigée presque horizontalement : les *Apophyses articulaires* sont obliques.

90. La *dixième Vertèbre dorsale*, qui présente le plus souvent en haut, de chaque côté du corps, une facette articulaire entière pour la dixième côte.

91. La *onzième Vertèbre dorsale*, dont le volume est fort remarquable, dont le *Corps* presque rond, approche beaucoup, pour l'aspect général, de celui des vertèbres lombaires, et présente, de chaque côté, vers le pédicule

---

(1) BÉCLARD , Mémoire sur l'Ostéose , *Nouveau Journal de Médecine*, janvier, 1819.

des apophyses transverses et articulaires, une seule facette entière pour la onzième côte. L'*Apophyse épineuse* est courte, large et horizontale ; les *Apophyses transverses* ne présentent pas de facette articulaire à leur sommet.

92. *La douzième Vertèbre dorsale* (Διαζωςτήρ des Grecs), qui offre absolument les mêmes caractères que la précédente, mais dont les *Apophyses transverses* sont plus longues, et les *Apophyses articulaires inférieures* convexes et tournées en dehors.

93. *C.* Dans la Région lombaire on ne distingue que la *cinquième Vertèbre*, dont le *Corps* est inférieurement coupé obliquement, de manière à être beaucoup plus épais en avant qu'en arrière, et s'articule dans ce sens avec le sacrum. L'*Apophyse transverse* en est courte, mais forte et arrondie.

94. Indiquons d'une manière précise le caractère le plus saillant des diverses vertèbres :

1o *Vertèbres cervicales.* Apophyse épineuse bifurquée ; base des apophyses transverses percées d'un trou ;

2o *Vertèbres dorsales.* Des facettes articulaires sur les côtés du corps et au sommet des apophyses transverses ;

3o *Vertèbres lombaires.* Apophyses épineuses quadrilatères, comprimées, horizontales, tuberculeuses au sommet ; apophyses articulaires concaves en haut, convexes en bas ;

4o *Atlas.* Pas d'apophyse épineuse, pas de corps, forme annulaire ;

5o *Axis.* Corps surmonté d'une grosse apophyse arrondie, dentiforme ;

6o *Vertèbre proéminente.* Apophyse épineuse très saillante ;

7o *Première dorsale.* Une facette articulaire entière en haut, une demi-facette seulement en bas des parties latérales du corps ;

8º *Dixième Vertèbre dorsale*. Une seule facette entière de chaque côté du corps ;

9º *Onzième Vertèbre dorsale*. Une seule facette aussi sur le corps ; pas de facette sur l'apophyse transverse ;

10º *Douzième Vertèbre dorsale*. Mêmes caractères, mais apophyses articulaires inférieures convexes et tournées en dehors.

D. De la Colonne vertébrale en général.

95. Dimensions. Nous avons déjà dit que les vingt-quatre vertèbres réunies constituaient la colonne vertébrale, dont la longueur est à peu près la même chez tous les individus, à moins qu'elle ne soit courbée par suite de quelque vice de conformation. En général, elle égale, dans son ensemble, à peu près le tiers de la hauteur totale du corps ; et les dimensions les plus ordinaires pour la longueur de chacune de ses régions, sont de 15 centimètres pour la cervicale, 50 pour la dorsale, et 16 pour la lombaire.

Son épaisseur va en augmentant de la partie supérieure à l'inférieure, en sorte qu'elle représente une pyramide générale dont la base est en bas ; mais cette augmentation d'épaisseur n'est pas parfaitement graduée : aussi cette première pyramide semble-t-elle être le résultat de trois pyramides secondaires, dont l'inférieure a sa base au sacrum et son sommet à la cinquième vertèbre dorsale, qui est aussi le sommet de la moyenne, dont la base répond à la première vertèbre dorsale. Quant au sommet de la troisième, il se trouve au niveau de l'Axis, et est surmonté par l'Atlas, beaucoup plus large que les autres vertèbres.

96. Direction. En avant, la colonne vertébrale est convexe au cou, concave au dos, convexe de nouveau aux lombes ; en arrière, on observe des courbures opposées.

Cette disposition tient manifestement aux divers degrés d'épaisseur que les corps des vertèbres présentent en avant et en arrière dans chacune des régions de l'épine.

Telle est d'ailleurs la manière d'être de ces trois courbures, qu'une ligne verticale qui traverserait le milieu du sommet et de la base de la colonne vertébrale, passerait devant le corps des vertèbres dorsales et derrière celui des vertèbres cervicales et lombaires.

On rencontre aussi le plus ordinairement une courbure sur les côtes de la région dorsale; cette courbure est beaucoup plus fréquente à gauche qu'à droite. On l'a attribuée à la présence de l'artère aorte; mais Bichat avait présumé qu'elle dépendait beaucoup plutôt de ce que la plupart des efforts se font avec le bras droit. Béclard, par des observations récentes, a confirmé cette opinion : chez des gauchers, la courbure latérale s'est trouvée du côté droit, et par conséquent en sens inverse de ce qu'elle est chez le plus grand nombre des autres individus.

Dans l'état sain, la colonne vertébrale ne penche ni à droite ni à gauche, en sorte qu'une ligne verticale peut très bien la diviser en deux moitiés latérales. On ne pourrait pas de même la partager en deux moitiés dans le sens transversal, en raison des courbures, des inflexions qu'elle offre et en avant et en arrière.

97. *Forme générale.* Considérée dans son ensemble, la colonne vertébrale présente une face antérieure (*préspinale*, Chauss.), une postérieure (*spinale*, Chauss), deux latérales, une base et un sommet.

98. La *face antérieure*, au cou, où elle est large, se nomme *trachélienne*, suivant la nomenclature de Chaussier : elle se rétrécit au dos, pour s'élargir de nouveau aux lombes, et, dans ces deux régions, on l'appelle successivement *prédorsale* et *prélombaire*. Considérée dans le sens de sa longueur, elle est, du reste, convexe au cou et aux lombes, et concave au dos. Une suite

de gouttières transversales, plus ou moins profondes suivant les régions formées par les faces antérieures des
corps des vertèbres, bornées chacune, en haut et en bas,
par des rebords saillants , et s'étendant vers les parties
latérales au dos et aux lombes , occupe toute la longueur
de cette face, qui est recouverte par le ligament vertébral antérieur, depuis le haut jusqu'au bas , et qui répond, au cou, aux muscles grands-droits antérieurs de
la tête et longs du cou ; au dos, à ces derniers d'abord,
puis à la veine azygos à droite, à l'aorte pectorale à gauche ;
et aux lombes, aux piliers du diaphragme, à l'aorte ven-
trale, à la veine-cave abdominale, aux ganglions nerveux
lombaires.

99. La *face postérieure* (*cervicale* au cou *dorsale* au
dos, *lombaire* aux lombes, Chauss.) présente, sur la
ligne médiane, la rangée des apophyses épineuses, horizontales en haut, inclinées et imbriquées dans la partie
moyenne, et de nouveau horizontales aux lombes. Leur
sommet est assez constamment sur une même ligne : cependant, assez souvent, l'un est incliné à droite, l'autre
à gauche, et réciproquement. Les intervalles qui les séparent sont plus larges au cou, et sur-tout aux lombes,
qu'au dos. Les apophyses épineuses des cinq dernières
vertèbres dorsales diminuent graduellement de longueur,
et deviennent de plus en plus horizontales : c'est ce qui
fait que, dans cet endroit, le rachis peut mieux se courber
en arrière qu'à la partie supérieure du dos. Au sommet
de l'appareil osseux que nous décrivons, on trouve, à la
place d'une de ces épines, deux petits tubercules qui
donnent attache aux muscles petits droits postérieurs de
la tête.

Sur les côtés de la série de ces apophyses épineuses ,
sont les *Gouttières vertébrales*, larges en haut, rétrécies
au milieu, très étroites en bas, formées par la suite des
lames vertébrales, et moins profondes au cou qu'au dos

et aux lombes ; elles sont remplies par les muscles long dorsal, sacro-lombaire, transversaires épineux, et laissent apercevoir une suite d'ouvertures résultant de la séparation des lames ; celle de ces ouvertures qui est située entre la tête et l'Atlas est fort grande ; dans le reste de la région cervicale et en haut du dos, elles sont à peine apparentes ; mais plus bas, et sur-tout aux lombes, elles deviennent très prononcées. Toutes, dans l'état frais, sont fermées par les ligaments jaunes.

Au côté externe de ces goutières, la face postérieure de la colonne vertébrale présente, dans le cou et aux lombes, la rangée des apophyses articulaires, et, dans le dos, celle des apophyses transverses.

100. Les *faces latérales* sont droites en général ; on y observe les apophyses transverses qui ne se trouvent pas posées toutes dans la même direction. Ainsi, au cou et aux lombes, elles sont placées sur un plan antérieur à celles du dos ; en outre, dans la première région, elles se distinguent encore par l'espèce de petit canal que forme, pour l'artère vertébrale, la suite des trous dont est percée leur base, et, dans la région dorsale, par les facettes articulaires qu'elles offrent aux côtes. L'apophyse transverse de la seconde vertèbre lombaire est plus longue que celles de la première et de la quatrième, mais plus courte que celle de la troisième. Dans toute l'étendue de l'épine, ces apophyses donnent attache à une grande quantité de muscles, et elles présentent entre elles des trous qui résultent de la réunion des échancrures vertébrales, et qu'on nomme *Trous de conjugaison* : ces trous, qui donnent passage aux nerfs vertébraux, et qui sont proportionnés, par leur diamètre, au volume de ces nerfs, se trouvent, au dos et aux lombes, situés au-devant des apophyses transverses, et pas seulement entre elles comme au cou. Leur forme est ovalaire et leur trajet très court ; ils sont d'autant plus grands qu'on les observe plus inférieure-

ment ; dans la région dorsale, on remarque au-devant
d'eux la suite des facettes qui recoivent les têtes des côtes.

101. La *Base* est coupée obliquement pour s'unir au sacrum; elle forme, avec cet os, une espèce d'angle nommé
Promontoire par les accoucheurs, mais qu'il est plus con-
venable d'appeler *Angle sacro-vertébral.* Cet angle est
saillant en avant, rentrant en arrière, droit sur les côtés.

Le *Sommet* de la colonne vertébrale, articulé avec l'occipital, forme avec lui deux angles droits latéralement, et
offre un grand trou qui est le commencement du canal
vertébral.

102. *Canal vertébral (Canal rachidien,* Chauss.). Ce
canal règne dans toute la longueur de l'épine dont il suit
les courbures, et plus près de sa partie postérieure que de
l'antérieure; il se continue en haut avec la cavité du crâne,
en bas avec le canal sacré. Large au cou et à la partie supérieure du dos, il se rétrécit ensuite pour s'élargir de
nouveau aux lombes ; triangulaire en haut et en bas, il
est arrondi au milieu.

En devant, il est formé par la partie postérieure du
corps des vertèbres que revêt le ligament vertébral postérieur. En arrière, les lames vertébrales et les trous qui
existent entre elles, et, sur les côtés, la partie interne des
apophyses transverses et les trous de conjugaison, sont
les objets qu'il présente.

103. *Usages.* L'épine, qui réunit la légèreté à la solidité
et à la souplesse, sert de soutien à la tête et à la poitrine;
elle est le siége de tous les mouvements du tronc, dont
elle transmet le poids au bassin ; elle loge et protége la
moelle vertébrale et les méninges qui l'envelloppent; elle
donne passage aux nerfs du même nom et à beaucoup de
vaisseaux. Une foule de muscles et de ligaments y trouvent
des points d'insertion, tant en avant qu'en arrière : tels
sont le diaphragme, le grand dorsal, le sacro-lombaire,
les inter-épineux cervicaux, etc., pour les muscles ; et

pour les ligamens , ceux qui unissent les deux premières vertèbres à la tête , la dernière vertèbre au bassin , etc.

2° DE LA POITRINE.

(*Thorax* , Chauss.; *Pectus* des Latins.)

104. La *Poitrine* est une grande cavité de forme co-noïde , un peu aplatie antérieurement, placée au-devant de la région dorsale de la colonne vertébrale , composée d'os et de cartilages unis par des ligamens , et renfermant les organes principaux de la respiration et de la circulation.

Le sternum, sur la ligne moyenne, et en avant, et douze côtes de chaque côté , forment la poitrine avec les douze vertèbres dorsales dont nous avons déjà parlé , et qui en occupent la partie postérieure, suivant en arrière la ligne médiane entre les têtes des côtes , comme le sternum la suit en avant entre les deux clavicules et les cartilages des sept paires des vraies côtes.

A. *Du Sternum.*

(*Sternum*, Chauss.; *Ossa Sterni*, Soemm.)

105. Le *Sternum* est un os symétrique , alongé, aplati, ondulé sur ses bords, plus épais et plus large en haut qu'en bas, et recevant les cartilages des vraies côtes. Il est incliné de haut en bas et d'arrière en avant , de sorte que son extrémité inférieure est antérieure à la supérieure.

106. Sa *face antérieure* (*cutanée* , Bichat), recouverte par les tégumens et sur-tout par les aponévroses des muscles grands pectoraux et sterno-cléido-mastoïdiens, est marquée de quatre lignes transversales plus ou moins saillantes , lesquelles indiquent les limites des diverses pièces dont cet os est formé dans le premier âge : les

deux lignes supérieures sont plus prononcées que les
autres. Elle est légèrement bombée.

Souvent aussi cette même face présente un trou plus ou
moins grand, qui traverse l'épaisseur de l'os , qui est le
résultat de son mode d'ossification, et qui est le plus habituellement bouché par une membrane cartilagineuse ,
sans qu'il y passe ni nerfs, ni vaisseaux, quoique quelquefois il puisse admettre le bout du petit doigt. Du Laurens,
Riolan et quelques autres anatomistes, ont regardé à tort
ce trou comme étant plus fréquent chez les femmes que
chez les hommes : l'expérience ne confirme pas leur as-
sertion.

107. *Sa face postérieure (médiastine,* Bichat) est poreuse, un peu concave, et présente aussi les quatre lignes
indiquées. En haut , elle donne attache aux muscles
sterno-hyoïdiens et sterno-thyroïdiens , sur les côtés, aux
muscles triangulaires du sternum; sa partie moyenne répond au médiastin antérieur, sur-tout à gauche.

108. L'*extrémité supérieure du Sternum (claviculaire,*
Bichat ; *trachélienne,* Chaussier) est très épaisse, échancrée au milieu, où se trouve le ligament inter-claviculaire, et creusée de chaque côté , pour l'articulation avec
la clavicule, par une facette sigmoïde, encroûtée de cartilage , peu profonde , inclinée en dehors et en arrière ,
convexe et concave en sens opposés. Elle dépasse un peu
l'articulation du premier cartilage costal.

109. Son *extrémité inférieure (abdominale,* Chaussier ,
Bichat) porte un prolongement cartilagineux, quelquefois osseux , manquant rarement ; de forme excessivement variable, suivant les individus; simple ou bifurqué,
pointu ou mousse , courbé ou droit, long ou court, épais
ou mince , percé assez souvent d'un trou par où passent
des vaisseaux , etc. : c'est ce qu'on nomme l'*Appendice
xiphoïde (Processus ensiformis,* Sœmm.). Ses côtés donnent attache aux muscles transverses et aux aponévroses

de la plupart des muscles abdominaux ; à sa face antérieure s'insère le ligament costo-xiphoïdien.

L'extrémité inférieure du sternum descend beaucoup
au-dessous de l'articulation du septième cartilage costal.

110. Les *bords latéraux* de cet os sont épais, et présentent chacun sept cavités articulaires qui reçoivent les cartilages des vraies côtes ; celle de ces cavités qui est supérieure est arrondie et peu profonde; sa substance se continue manifestement avec le premier cartilage costal sur
lequel les deux lames compactes du sternum anticipent
même un peu ; les autres sont anguleuses et répondent ,
par leur fond, aux lignes dont nous avons parlé, ce qui
les fait paraître plus profondes chez l'enfant que chez l'a-
dulte, parce que les pièces du sternum ne sont pas encore
réunies. Elles sont encroûtées par des cartilages articulaires, et séparées les unes des autres par des échancrures
plus grandes en haut qu'en bas, et qui bornent en avant
les espaces intercostaux.

Ordinairement une partie de la septième facette est creusée sur l'appendice xiphoïde, et celle-ci se trouve très
rapprochée de la sixième, et presque confondue avec elle.

111. Le sternum , recouvert par une couche mince de
tissu compacte, spongieux et celluleux dans son milieu ,
parcouru par beaucoup de vaisseaux qui l'abreuvent sans
cesse d'une grande quantité de sang, assez souvent formé
de deux pièces unies par un cartilage, et mobiles légèrement l'une sur l'autre, même dans un âge avancé, s'articule avec les clavicules et les cartilages des vraies côtes :
il se développe par huit ou neuf points d'ossification , et
quelquefois plus.

Béclard regarde, avec toute raison, le sternum comme
composé de six os principaux , dont quelques-uns, entre
autres le premier, se développent par deux noyaux osseux. Le cinquième de ces os occupe le cinquième espace intercostal et le sixième , qui est fort étroit. Tou s

4.

ensemble paraissent constituer une sorte de chaîne (1).

Il reste, environ une fois sur cinquante sujets, un trou entre les deux points primitifs du quatrième et du cinquième de ces os sternaux, ou entre ces deux os eux-mêmes; et, proportion gardée, le sternum est plus long et plus étroit chez la femme que chez l'homme.

B. *Des Côtes.*

(*Côtes*, Chauss.; *Costæ*, L.)

112. Les *Côtes* sont des os irréguliers, très élastiques, courbés en plusieurs sens, relevés à une de leurs extrémités, aplatis et assez minces en devant, arrondis et épais en arrière, toujours articulés avec les vertèbres dorsales, et souvent, mais non pas toujours, avec le sternum, ce qui permet de les distinguer en deux classes, savoir : les *vraies Côtes* (*vertébro-sternales*, Chauss., *Costæ veræ*), et les *fausses Côtes* (*asternales*, Chauss., *spuriæ Costæ*). Il y en a sept vraies et cinq fausses de chaque côté. On les désigne ordinairement par leur nom numérique, en comptant de haut en bas (2).

113. La longueur des côtes augmente successivement depuis la première jusqu'à la huitième, et va ensuite en

---

(1) Béclard a donné à chacun de ces os des noms particuliers : le premier, que les anatomistes allemands ont déjà appelé *poignée* (*manubrium*), est son *primi-sternal* ou *clavi-sternal* : viennent ensuite successivement le *duo-sternal*, le *tri-sternal*, le *quarti-sternal*, le *quinti-sternal*, et l'*ultimi-sternal* ou *ensi-sternal*.

(2) Il n'est point rare de voir varier le nombre des côtes, soit en plus, soit en moins ; mais les variétés ne montent presque jamais au-dessus de treize côtes à droite et à gauche, ni ne descendent au-dessous de onze : quelquefois même cette disposition n'existe que d'un seul côté. Lorsque le nombre des côtes est ainsi augmenté ou diminué, le même phénomène se remarque dans les vertèbres dorsales.

diminuant jusqu'à la douzième. Leur largeur diminue insensiblement de la première à la douzième.

La première est presque horizontale ; les autres sont d'autant plus inclinées en bas par rapport à la colonne vertébrale, qu'on les examine plus inférieurement.

En général, la partie postérieure des côtes est courbée suivant une ligne appartenant à un plus petit diamètre que l'antérieure.

La première côte est aussi beaucoup plus rapprochée de l'axe de la poitrine que les autres, qui s'en écartent de plus en plus en descendant. Elle représente un demi-cercle assez petit et presque régulier ; les suivantes, moins régulièrement courbées, faisant partie d'un cercle beaucoup plus grand, forment en arrière une saillie remarquable, et sont torses sur elles-mêmes : c'est pour cette dernière raison qu'une de leurs extrémités est toujours relevée lorsqu'on les pose sur un plan horizontal.

114. Le *Corps des Côtes*, ou leur partie moyenne, est aplati, mince, convexe en dehors, concave en dedans. Sa *face externe* offre, en arrière, une tubérosité partagée en deux portions, dont l'interne, convexe et lisse, s'articule avec l'apophyse transverse des vertèbres dorsales, tandis que l'externe donne attache au ligament costo-transversaire postérieur. Plus en devant, on observe une ligne saillante qu'on appelle l'*Angle des Côtes*; elle est oblique en dehors et en bas, et d'autant plus éloignée de la tubérosité, qu'elle appartient à des côtes plus inférieures : le muscle sacro-lombaire s'y insère.

Entre cet angle et la tubérosité, on trouve une surface arrondie, inégale, dirigée en arrière, donnant attache au muscle long dorsal, et allant en s'élargissant de haut en bas.

En avant de l'angle, la face externe des côtes est lisse, dirigée un peu en haut : elle donne attache à divers muscles, comme le petit pectoral, les différents dentelés, le grand oblique de l'abdomen, etc.

115. La *face interne* du corps des côtès est rétrécie à sa partie moyenne, et inclinée légèrement en bas, excepté au niveau de l'angle, où elle regarde en haut et en avant. Elle correspond à la plèvre.

116. Son *bord supérieur* est mousse, et donne attache aux deux plans des muscles intercostaux. L'*inférieur*, tranchant et mince, moins rentré en dedans que le précédent, présente une gouttière, profonde en arrière, où elle commence vers la tubérosité, devenant superficielle et interne en avant, et se perdant vers le tiers antérieur de la côte. Elle loge les vaisseaux et nerfs intercostaux , et donne attache, par ses deux lèvres, aux muscles du même nom. Tout près des vertèbres , l'une de ces lèvres forme une saillie assez remarquable. On la nomme *Sillon des Côtes, Sulcus costalis.*

Dans les premières côtes, on observe aussi , au bord supérieur , un sillon vasculaire , superficiel, qui se perd également, en se dirigeant en avant, et qui manque dans les derniers de ces os.

117. L'*extrémité postérieure* des côtes , ou leur *extrémité vertébrale* , est articulée avec la colonne épinière, à l'aide d'une *Tête*, surmontée le plus souvent de deux facettes cartilagineuses, séparées par une ligne saillante où s'insère un ligament, et répondant à chacune des demifacettes creusées sur les corps des vertèbres; cette tête est soutenue par un *Col* rétréci, arrondi, assez long, appuyé sur l'apophyse transverse, et donnant attache en arrière au ligament costo-transversaire moyen.

118. L'*extrémité antérieure* ou *sternale*, moins épaisse, mais plus large que la précédente , alongée du haut en bas , est creusée d'une facette ovalaire pour recevoir le cartilage de prolongement , avec lequel elle est intimement unie : elle est aussi moins dure que la postérieure, et présente beaucoup de porosités vasculaires.

119. Les côtes sont fermes, élastiques, très dures; leur

centre et leur tête offrent du tissu celluleux; mais le tissu compacte qui les recouvre a cela de particulier, qu'il semble formé de petites écailles superposées et placées par couches stratifiées.

120. Ces os se développent par trois points d'ossification, un pour le corps, un second pour la tubérosité, et l'autre pour l'extrémité dorsale. L'épiphyse qui doit former la tubérosité a une forme lenticulaire; celle de l'extrémité dorsale est une petite lame angulaire. Toutes deux subsistent encore isolément à dix-huit ou vingt ans

C. *De quelques Côtes en particulier.*

121. On distingue parmi les côtes, la première, la seconde, la onzième et la douzième, qui toutes présentent des caractères particuliers, et ont mérité d'être décrites isolément.

1° *Première Côte.* Plus courte, plus large, plus épaisse que les autres, placée transversalement, un peu courbée de dehors en dedans dans le sens de sa largeur, cette côte offre, sur sa *face supérieure*, deux enfoncements qui répondent à l'artère et à la veine sous-clavières, et qui sont séparés, près du bord interne, par une empreinte où se fixe le muscle scalène antérieur. Sa *face inférieure*, un peu inclinée en dedans, est convexe légèrement, lisse, sans gouttière. Son *bord interne* est concave, mince et tranchant. L'*externe*, incliné un peu en bas, est convexe, plus épais, arrondi, et présente la tubérosité.

Cette première côte manque d'angle; aussi elle touche, par ses deux extrémités, le plan horizontal sur lequel on la place; sa tête, arrondie, n'est creusée que par une seule facette; son col est fort mince et alongé; son extrémité antérieure, plus large et plus épaisse que dans les autre côtes, sert en haut, quelquefois, à l'attache du muscle sous-clavier.

2° *Seconde Côte.* Celle-ci, bien plus longue que la précédente, est cependant à peu près dirigée de même. Sa *face externe*, tournée un peu en haut, convexe, présente une *tubérosité* dont la portion inégale est peu marquée, et une empreinte raboteuse où s'insère le muscle grand dentelé. L'*angle* existe à peine. Sa *face interne*, lisse et concave, tournée en bas, n'offre qu'une très courte gouttière en arrière. Son *bord interne* est concave, mince et tranchant, l'*externe* est convexe, plus épais, arrondi; la *tête* a une double facette.

3° *Onzième Côte.* Elle est courte, sans tubérosité, par conséquent sans rapport avec l'apophyse transverse de la vertèbre correspondante; son angle est peu marqué, situé très en avant; la tête n'a qu'une facette; la face interne est privée de gouttière; l'extrémité antérieure est mince.

3° *Douzième Côte.* Elle est si peu longue, qu'elle semble se perdre dans les chairs; ce qui l'a fait nommer *Côte flottante.* Sans tubérosité, sans gouttière, n'ayant qu'une seule facette à la tête, elle ne diffère de la précédente que par son excessive briéveté, son défaut absolu d'angle et l'acuité de son extrémité antérieure.

D. *Des Cartilages costaux.*

122. En nombre égal à celui des côtes, qu'ils prolongent en devant, affectant la même forme et la même direction qu'elles, ces cartilages, les plus longs et les plus épais du corps, ont des dimensions variables suivant le rang qu'ils occupent. Leur longueur augmente depuis le premier jusqu'au septième, et diminue ensuite progressivement jusqu'aux deux derniers, qui sont extrêmement courts : leur largeur diminue d'une manière uniforme depuis le premier jusqu'au dernier. Cette largeur est en

général la même dans toute l'étendue des deux cartilages supérieurs ; les suivants se rétrécissent à mesure qu'ils s'éloignent de la côte ; les sixième, septième et huitième seuls font exception à cette règle; ils se touchent en effet mutuellement par un point de leurs bords , et, à cet endroit , ils sont manifestement renflés.

123. Le premier cartilage , qu'on pourrait considérer comme une *côte cartilagineuse antérieure* ou *sternale* , descend un peu; le second est horizontal; le troisième est légèrement ascendant; les quatrième, cinquième, sixième et septième, d'abord dirigés comme la côte, ne tardent pas à se relever pour gagner le sternum en montant, et cela d'une manière d'autant plus marquée , qu'ils sont plus inférieurs ; ceux des trois premières fausses côtes présentent cette disposition encore plus évidemment; mais dans les deux dernières, la direction des cartilages et la leur propre sont les mêmes.

124. La partie moyenne, ou le corps de ces cartilages, est convexe légèrement en devant, où elle est recouverte par les muscles grand pectoral, oblique externe et droit de l'abdomen, et , en outre, pour le premier seulement, par le muscle sous-clavier et le ligament costo-claviculaire qui s'y insère. En arrière, ce corps est un peu concave; dans les cartilages supérieurs , il répond à la plèvre et au muscle triangulaire du sternum; dans les suivants, au muscle transverse et au diaphragme. Le *bord supérieur* est concave , l'*inférieur* convexe : tous deux donnent attache aux muscles intercostaux ; en outre, le muscle grand pectoral s'implante au bord supérieur du sixième; quant aux bords par lesquels les sixième, septième et huitième cartilages se correspondent , ils présentent une surface oblongue, lisse, par laquelle ils s'articulent les uns avec les autres, et qui est portée sur le renflement dont il a été question.

125. L'*extrémité externe* de tous les cartilages cos-

taux offre une petite surface convexe, inégale, intimement unie par engrenure, et comme les cartilages synar-
throdiaux, avec la portion osseuse de la côte : l'*interne*,
dans les vraies côtes seulement, est pourvue d'une facette
articulaire convexe , angulaire et saillante , reçue dans
l'angle rentrant que présentent les cavités creusées sur
les bords du sternum. Le premier est continu évidemment avec cet os; les six suivants s'articulent avec lui par
diarthrose contiguë. Dans les trois premières fausses
côtes , cette extrémité se joint au cartilage qui précède
chacune d'elles; dans les deux dernières, elle est isolée,
pointue et mince, et se perd dans le tissu cellulaire inter-
musculaire.

La partie supérieure de l'extrémité sternale du premier
de tous ces cartilages donne attache à la portion inférieure du ligament fibro-cartilagineux de l'articulation
sterno-claviculaire.

126. Ces cartilages paraissent homogènes au premier
aspect , et sont blancs, souples, très serrés, un peu flexibles , très élastiques; difficilement ils se fondent en gélatine; ils ont une grande tendance à s'ossifier ; et lorsque
cette ossification , qui s'annonce par la teinte opaque que
prend leur périchondre arrive, ils sont organisés comme
les côtes elles-mêmes, seulement leur substance est
beaucoup plus compacte que celle des autres os du squelette. Au reste, les cartilages des côtes asternales s'ossifient plus tard et moins complétement que les autres.

127. A l'aide d'une macération prolongée pendant plusieurs mois , ils se divisent en lames ou plaque s ovales
séparées les unes des autres par des lignes circulaires ou
spirales , réunies entre elles par quelques fibres obliques
qu'elles s'envoient réciproquement , et se subdivisent en
fibrilles radiées, qui elles-mêmes se partagent, à la longue, en petites parcelles qui finissent par se fondre en
mucus.

Aucun d'eux ne présente ni cavités, ni canaux, ni aréoles, ni fibres, ni lames, rien enfin qui indique une texture organique. Tous aussi paraissent privés de nerfs et de vaisseaux.

128. Une membrane fibreuse, un périchondre un peu vasculaire les enveloppe de toutes parts, excepté à leurs deux extrémités, et se continue avec le périoste des côtes et du sternum.

De la Poitrine en général.

129. *Forme générale.* La figure de cette partie du squelette est celle d'un cône tronqué, un peu aplati en avant et en arrière, et dont la base est en bas, excepté chez quelques femmes, où l'usage des corps de baleine a beaucoup rétréci cette partie inférieure, et où la poitrine est alors renflée au milieu. Cette figure est bien différente de celle que l'on observe lorsque cette cavité est recouverte de ses parties molles et en rapport avec les épaules ; car, dans ce cas, la partie la plus large semble être située en haut.

En général, la cavité pectorale est symétrique, c'est-à-dire parfaitement semblable à droite et à gauche.

130. *Surface externe de la Poitrine. En avant,* elle est rétrécie, plus ou moins aplatie ou saillante, suivant les sujets, et en général mieux développée chez la femme ; elle est un peu oblique de haut en bas et d'arrière en avant : au milieu, on rencontre la face cutanée du sternum et le cartilage xiphoïde ; sur les côtés, se voient les cartilages sterno-costaux, d'autant plus longs qu'ils sont plus inférieurs, et qui circonscrivent des espaces que remplissent les muscles intercostaux : les deux premiers de ces espaces sont larges ; les suivants se rétrécissent de plus en plus ; mais les deux derniers reprennent une certaine largeur.

131. *En arrière,* cette surface présente les deux gouttières vertébrales, séparées par les apophyses épineuses,
remplies par des muscles nombreux, et bornées en dehors
par la série des apophyses transverses dorsales, articulées avec les tubérosités des côtes ; encore plus en dehors,
est une suite de surfaces appartenant aux côtes, et, enfin,
une ligne interrompue de distance en distance par les espaces intercostaux, inclinée en bas et en dehors, et formée
par la série des angles des côtes ; l'obliquité de cette ligne
tient à ce que ces angles sont d'autant plus éloignés des tubérosités qu'on les examine sur des côtes plus inférieures.

132. Sur les *côtés,* la surface externe de la poitrine est
convexe, sur-tout postérieurement, et offre des intervalles
qui séparent les côtes les unes des autres ; ceux-ci, courts
et larges en haut, diminuent de largeur et augmentent
de longueur jusqu'à celui qui existe entre les septième et
huitième côtes : alors ils diminuent de nouveau de longueur jusqu'au dernier, qui est fort court. Au reste, tous
ces *espaces intercostaux* sont plus larges en devant qu'en
arrière, et sont remplis par des muscles du même nom.

133. *Surface interne de la Poitrine.* Absolument analogue à ce qu'on voit en dehors, elle offre, *en avant,* la
face postérieure du sternum au milieu, et les cartilages
sterno-costaux latéralement. Elle correspond, dans ce
sens, au médiastin antérieur, et, un peu à gauche, au
cœur. *En arrière,* elle présente les corps des vertèbres
dorsales, dont la saillie semble former une sorte de cloison incomplète, concave de haut en bas, et rétrécissant
beaucoup le diamètre antéro-postérieur de la cavité ; de
chaque côté des vertèbres dorsales, les côtes, en se prolongeant beaucoup en arrière, forment une fosse considérable, alongée, rétrécie en haut, large en bas, plus profonde au milieu : cette excavation reçoit la partie postérieure des poumons. *Latéralement,* cette surface interne
est concave et formée par les côtes et les espaces intercos-

taux, comme en dehors : dans ce sens, elle est continguë aux poumons.

En général, les plèvres tapissent presque partout la face interne de la cavité pectorale.

134. La *circonférence supérieure de la Poitrine*, qu'on appelle aussi son *sommet*, est petite, ovalaire transversalement, oblique de haut en bas et d'arrière en avant. Elle est constituée, en arrière, par la colonne vertébrale; en devant, par le sternum; sur les côtés, par le bord interne de la première côte. Elle est traversée par la trachée-artère, l'œsophage, les artères, les veines, les nerfs, qui vont de la poitrine aux membres thoraciques et à la tête, ou qui, de ces parties, descendent dans la poitrine. Les muscles sterno-hyoïdiens et sterno-thyroïdiens trouvent sur elle des points d'attache.

135. La *circonférence inférieure*, ou la *base de la Poitrine*, est très étendue, sur-tout transversalement; elle offre, en avant, une échancrure considérable, au milieu de laquelle est l'appendice xiphoïde, et qui est formée latéralement par la réunion des cartilages des fausses côtes, qui constituent une espèce de rebord convexe, interrompu entre les dixième, onzième et douzième côtes de chaque côté. En arrière, la base de la poitrine a aussi deux petites échancrures qui dépendent de l'inclinaison de la dernière côte [sur la colonne vertérale. D'ailleurs, elle descend beaucoup moins bas en avant que sur les côtés et en arrière. Elle donne attache à plusieurs muscles abdominaux, et sur-tout aux transverses et au diaphragme.

136. *Direction de la Poitrine*. L'axe du cône qu'elle représente, c'est-à-dire la ligne idéale qui va tomber perpendiculairement sur le milieu de sa base, est oblique de haut en bas et d'arrière en avant; mais toutes les parois de la poitrine ne concourent point également à cette obliquité, qui dépend sur-tout de ce que la paroi antérieure s'écarte de l'épine à mesure qu'elle descend, tandis que

celle-ci conserve sa rectitude. Il en résulte qu'une ligne qui monterait verticalement du centre de la base de cette cavité, ne sortirait pas par le milieu de son sommet, mais viendrait percer la partie supérieure du sternum.

157. *Dimensions de la Poitrine.* Sur le squelette, la hauteur de cette cavité paraît bien plus marquée qu'elle ne l'est sur le corps revêtu de ses parties molles, parce que, dans ce dernier état, le muscle diaphragme remonte assez haut dans son intérieur. On en mesure la cavité à l'aide de certaines lignes idéales qu'on nomme ses *diamètres,* et qui se dirigent du sternum vers la colonne vertébrale, ou d'un côté à l'autre. Tous les diamètres antéro-postérieurs et transverses sont d'autant plus grands, qu'on les examine plus inférieurement : il est aussi d'observation que la concavité de la colonne dorsale augmente les dimensions des diamètres antéro-postérieurs au milieu ; mais cependant elle est loin de compenser là perte que leur fait éprouver la saillie du corps des vertèbres, en sorte que, latéralement, ces diamètres sont beaucoup plus longs que sur la ligne médiane.

Les dimensions de la poitrine présentent des variétés individuelles excessivement nombreuses ; elles en éprouvent aussi de grandes sous les rapports des âges et des sexes. La hauteur de cette portion du tronc est moindre, mais sa largeur est plus prononcée chez la femme que chez l'homme.

158. Quoique en général, comme nous l'avons dit, la cavité pectorale soit symétrique, c'est-à-dire parfaitement semblable à droite et à gauche, il arrive cependant quelquefois que l'un de ses côtés est plus vaste et plus fort que l'autre, quelquefois même qu'il forme une saillie remarquable, sans qu'on puisse attribuer ce phénomène à aucun vice de conformation, ni à aucune maladie.

§ IV. DE LA TÊTE.

(*Extrémité céphalique du Tronc*, CHAUSS.; *Caput*, L.)

159. La tête est un sphéroïde plus ou moins gros, plus ou moins alongé, plus ou moins comprimé suivant les sujets, qui surmonte le reste du squelette, qui renferme l'encéphale et les principaux organes des sens, qui s'articule avec la colonne vertébrale, et qui forme deux parties manifestement distinctes par leurs usages, par leur mode de développement et par leur mécanisme : ces deux parties sont le *Crâne* d'une part, et de l'autre la *Face*.

1° DU CRANE.

(*Calvaria* des Latins ; Κρανιον des Grecs.)

140. Le crâne est une grande cavité ovoïde, offrant son extrémité étroite en avant, occupant les parties supérieure et postérieure de la tête, d'une forme assez irrégulière et pourtant symétrique, qui renferme et protége l'encéphale, et est formé de plusieurs os aplatis, dont les bords sont le plus souvent hérissés d'éminences.

Ces os sont, en avant, le *Frontal*; en arrière, l'*Occipital*; sur les côtés et en haut, les deux *Pariétaux*; sur les côtés et en bas, les deux *Temporaux*; inférieurement et au centre, le *Sphénoïde*, au-devant duquel est l'*Ethmoïde*, qui en est séparé par les *Cornets sphénoïdaux*.

En outre, chaque temporal contient quatre osselets, le *Marteau*, l'*Enclume*, l'*Os lenticulaire*, l'*Etrier*; et bien souvent on observe, entre les os principaux du crâne, d'autres os fort irréguliers sous tous les rapports, et qu'on nomme les *Os wormiens*.

141. Quatre des os du crâne, le *Frontal*, l'*Occipital*, le *Sphénoïde* et l'*Ethmoïde*, sont situés sur la ligne moyenne; les autres sont placés latéralement. Les premiers

sont symétriques, c'est-à-dire susceptibles d'être partagés en deux moitiés parfaitement semblables, caractère qui leur est commun avec tous les organes de la *vie de relation*, qui sont disposés le long de cette ligne (1). Il faut remarquer aussi que ce sont ces quatre os qui sont impairs et qui existent isolément, tandis que tous les autres sont doubles.

Au reste, observez encore que les os du crâne ne lui appartiennent pas tous si essentiellement, qu'ils ne contribuent aussi, pour la pluplart, à la formation de la face; c'est même là ce qui les a fait diviser, par d'anciens anatomistes, en *Os communs* et en *Os propres* ; ces derniers n'appartenaient qu'à lui, et on regardait comme tels le Frontal, l'Occipital, les Pariétaux et les Temporaux; mais une pareille division est loin d'être exacte : on verra par la suite que plusieurs de ces os font autant partie de la face que le Sphénoïde et l'Ethmoïde.

142. La région antérieure du crâne se nomme *Front* ou *Synciput*; la postérieure, *Occiput ;* la supérieure, *Voûte, Vertex* ou *Bregma :* les latérales sont dites *Tempes*, et l'inférieure est appelée la *Base du Crâne.*

A. *Des Os qui composent le Crâne en particulier.*

Du Sphénoïde.

(*Sphénoïde*, CHAUSS. ; *Os sphenoïdale , seu multiforme , seu polymorphon*, L.)

143. *Forme générale.* Le Sphénoïde s'articule avec tous les autres os du crâne sans exception ; il les soutient, il sert à fortifier leur union; et c'est même là ce qui lui

---

(1) On a appelé *Vie de relation*, l'ensemble des fonctions à l'aide desquelles nous pouvons entretenir des rapports avec les corps extérieurs, éprouver le sentiment de leur existence, et réagir sur eux.

a fait donner son nom, qui vient du mot grec σφῆν, lequel signifie *coin* : il est en effet pressé par eux de toutes parts, comme le serait un *coin* engagé dans un corps solide. C'est aussi la raison qui nous fait commencer par lui l'étude des os du crâne, considérés isolément les uns des autres. Nous nous trouvons, à son égard, dans le cas de ces voyageurs qui s'occupent d'abord du pays dans lequel ils sont placés, et qui cherchent seulement ensuite à en connaître les environs.

Il est impair, symétrique, placé à la partie moyenne de la base du crâne. Sa figure est extrêmement bizarre; les éminences dont sa surface est hérissée, et les cavités dont elle est creusée, sont très multipliées; ses usages sont fort nombreux; on le divise en :

144. *Face gutturale* ou *inférieure*. Très inégale, elle offre, sur la ligne moyenne, une crête (*rostrum*, Sœmm.) plus saillante en devant qu'en arrière, qui entre dans le bord supérieur du vomer, et qui se continue en haut avec la cloison des sinus sphénoïdaux. Elle présente, de chaque côté et de dedans en dehors, 1° une petite rainure où est reçue une lame du vomer, et au fond de laquelle est l'orifice d'un canal très marqué dans les jeunes sujets, qui s'oblitère avec l'âge, et qui, traversant obliquement la paroi des sinus sphénoïdaux, va s'ouvrir en dedans de la fente spénoïdale, et donne passage à des vaisseaux ; 2° une autre petite gouttière, qui concourt à former le *Conduit ptérygo-palatin*, lequel donne aussi passage à des vaisseaux, et est complété par une apophyse de l'os du palais ; 3° l'*Apophyse ptérygoïde* (1), éminence irrégulière, dirigée verticalement en bas, concourant à former, en dedans, l'ouverture postérieure des fosses nasales par une surface droite et lisse, que tapisse la mem-

(1) Πτέρυξ, *ala* εἶδος, *forma.*

TOME I. 5

brane pituitaire, et donnant attache, en dehors, au muscle ptérygoïdien externe par une surface plus large , qui
appartient à la fosse zygomatique : elle présente, en avant
et en bas , des inégalités qui se joignent à l'os du palais ,
et que surmonte une surface triangulaire lisse , qui fait
partie de la même fosse zygomatique; elle est creusée, en
arrière , par le *Fosse ptérygoïde*, plus large en bas qu'en
haut, où s'insère le muscle ptérygoïdien interne , et qui
partage dans ce sens l'apophyse en deux lames (*Ailerons*,
Chauss.) , dont l'une, en dedans, donne attache inférieurement au muscle constricteur supérieur du pharynx, et
supérieurement dans une fossette spéciale, appelée *Enfoncement scaphoïde*, au muscle péristaphylin externe.
L'apophyse ptérygoïde est traversée en haut, d'avant en
arrière , par le *Conduit vidien* ou *ptérigoïdien*, espèce de
canal arrondi dans lequel passent les nerfs et les vaisseaux
du même nom ; elle est enfin bifurquée en bas pour recevoir la tubérosité de l'os du palais , et offre à l'extrémité
la plus inférieure de la branche interne de cette bifurcation, qui est plus étroite, mais plus longue que l'externe,
un petit crochet (*Hamulus pterygoïdeus*) sur lequel se
réfléchit le tendon du muscle péristaphylin externe ;
4° enfin, en dehors et en arrière des apophyses ptérygoïdes , les orifices inférieurs des *Trou ovale* et *petit rond*,
dont nous allons parler.

145. *Face supérieure* ou *cérébrale* , fort inégale , en
rapport avec les membranes du cerveau, et présentant les
particularités suivantes :

Sur sa partie moyenne et d'arrière en avant, on observe,
1° une lame quadrilatère , mince , inclinée en devant ,
échancrée superficiellement sur ses côtés pour le passage
des nerfs moteurs oculaires externes, faisant partie de la
gouttière basilaire, et offrant à ses deux angles supérieurs
deux apophyses d'une forme assez variable , nommées
Apophyses clinoïdes postérieures (*Tubercules sus-sphénoï-*

daux, Chauss.), lesquelles donnent attache à un repli
de la tente du cervelet; 2° la *Fosse pituitaire (Sella tur-
cica, equina. — Fosse sus-sphénoïdale*, Chauss.). Celle-ci
est carrée, profonde, percée d'un assez grand nombre de
trous qui se dirigent vers la face gutturale de l'os, et dont
on ignore à peu près l'usage. Vieussens cependant dit
s'être convaincu, par un grand nombre d'observations,
qu'ils donnent passage à des veinules qui, du sinus coro-
naire de la dure-mère, vont se porter dans la membrane
pituitaire. Elle loge le corps pituitaire, et a au-devant
d'elle, 3° une gouttière transversale qui correspond à
l'entre-croisement des nerfs optiques, et qui aboutit aux
trous du même nom, après s'être un peu courbée en devant;
4° une surface assez lisse sur laquelle passent les nerfs
olfactifs dans deux légers enfoncements longitudinaux,
séparés l'un de l'autre par une saillie très superficielle.

146. De chaque côté et dans le même sens, on y voit,
1° le *Trou sphéno-épineux* ou *petit rond (sous-temporal*,
Chauss.), pour le passage de l'artère méningée moyenne;
2° le plus ordinairement, deux ou trois petites ouvertures
vasculaires pour des veines émissaires de Santorini; 3° le
Trou ovale ou *maxillaire inférieur (maxillaire*, Chauss.),
pour le passage de la troisième branche du nerf trifacial;
il perce l'os directement de haut en bas, et est quelquefois
double; 4° le *Trou rond* ou *maxillaire supérieur (sus-
maxillaire*, Chauss.), qui est un véritable canal, dirigé
en avant, et laissant sortir la seconde branche du même
nerf; en dehors de ce trou est, 5° une grande surface concave irrégulièrement quadrilatère, parsemée de sillons
artériels et d'impressions cérébrales; et, en dedans, 6° une
large gouttière nommée *caverneuse*, qui loge le sinus caverneux et l'artère carotide interne, ainsi que plusieurs
nerfs importants; en avant, cette gouttière se termine par
une petite saillie, par une espèce de mamelon, auquel se
fixe une aponévrose commune aux muscles droits infé-

5.

rieur, interne et externe de l'œil. Souvent, dans cette gouttière, sur les côtés de la fosse pituitaire, est un trou assez apparent, qui descend jusqu'à la partie supérieure de la fosse ptérygoïdienne, et qui donne aussi passage à une veine émissaire de Santorini. Tout-à-fait antérieurement, on rencontre, 7° l'*Apophyse d'Ingrassias* (*Apophyse orbitaire*, Chauss.; *Petite Aile du sphénoïde*), éminence triangulaire, déprimée, transversale, lisse en haut, où elle correspond aux lobes antérieurs du cerveau; faisant en bas partie de l'orbite; terminée, en devant, par un bord inégal coupé en biseau, qui s'unit au bord inférieur du coronal; en arrière, par un bord mousse, libre, qui pénètre dans une scissure du cerveau; en dehors, par un sommet aigu; en dedans, par une partie plus épaisse où l'on remarque, en arrière, 8° l'*Apophyse clinoïde antérieure*, qui se prolonge quelquefois jusqu'à la postérieure, et donne également attache à un repli de la tente du cervelet; et, en avant, 9° le *Trou optique* (*oculaire*, Chauss.), sorte de canal déprimé pour le passage du nerf optique et de l'artère ophthalmique, dirigé en avant et en dehors vers l'orbite, au-dessous de l'apophyse d'Ingrassias elle-même. Entre ce trou et l'apophyse clinoïde antérieure, on voit une échancrure demicirculaire, qui reçoit l'artère carotide interne à sa sortie du sinus caverneux; quelquefois aussi il existe un trou particulier pour l'artère ophthalmique. Il est bon de remarquer encore que, le plus souvent, la base de l'apophyse d'Ingrassias renferme une sorte de sinus ou de petite cavité, qui s'ouvre du côté de l'orbite par un orifice étroit où pénètre un rameau délié de l'artère ophthalmique, ainsi que l'a observé Bertin.

147. *Face occipitale* ou *postérieure*. Elle est fort peu étendue, et offre, à sa partie moyenne, une surface quadrilatère inégale, rugueuse, encroûtée de cartilages dans l'état frais et dans un âge peu avancé. Cette surface est

destinée à s'articuler avec celle qui termine l'apophyse basilaire de l'occipital, et chez l'adulte elle s'unit à elle d'une manière intime, en sorte que ces deux os n'en font plus qu'un. Dans les sujets où cette union n'a pas encore eu lieu, on observe, à chacun des angles supérieurs de cette surface, un petit crochet qui retient l'apophyse basilaire.

148. Sur les côtés, cette face est constituée par un bord irrégulier, assez épais, présentant, près de la surface quadrilatère, l'orifice postérieur du conduit vidien, lequel, plus étroit que l'antérieur et surmonté d'une petite éminence, se continue en dedans avec une rainure étroite qui fait suite à la ptérygo-palatine. Un peu plus en dehors, sont des aspérités qui, conjointement avec le bord antérieur du rocher, forment le trou déchiré antérieur.

149. *Face orbito-nasale* ou *antérieure*. Elle a des dimensions plus considérables que la précédente, et est coupée verticalement dans son milieu par une crête saillante, mince, qui s'articule avec l'ethmoïde, et qui forme une cloison entre deux cavités dont nous allons parler. Cette crête est surmontée par une petite apophyse déprimée et fort mince, qui se joint également à l'ethmoïde. Assez souvent cette éminence n'existe point, et à sa place est, au contraire, une échancrure.

150. De chaque côté de cette crête, on observe une ouverture à bords irrégulièrement déchirés, et plus ou moins grande suivant les sujets. Ces deux ouvertures, qui s'articulent par leur contour avec les cornets sphénoïdaux, conduisent dans deux cavités creusées dans l'intérieur de l'os, et nommées *Sinus sphénoïdaux*. Ces sinus ne se rencontrent pas encore chez les enfants en bas âge; et chez les vieillards, ils sont beaucoup plus vastes que chez les adultes, car alors ils occupent toute la partie de l'os situé au-dessous de la fosse pituitaire et du point de réunion des apophyses d'Ingrassias. La cloison qui les sépare est

quelquefois incomplète ou percée d'un trou, et, ce qui rend leur capacité respective très différente, souvent elle est déjetée à droite ou à gauche. Il n'est point rare non plus de voir quelques autres lames osseuses former des cloisons secondaires et subdiviser ainsi les sinus.

151. Au-delà des ouvertures des sinus, sont des inégalités plus ou moins étendues, qui servent à l'articulation du sphénoïde avec l'ethmoïde en haut, et avec l'os du palais en bas; plus en dehors, on rencontre, de chaque côté, une surface irrégulièrement quadrilatère, dirigée en dedans et en devant. Lisse et plane, cette surface fait partie de l'orbite, dont elle forme la paroi externe; elle est surmontée par une autre surface triangulaire, rugueuse, qui s'unit au coronal, et elle surmonte elle-même une crête mousse, libre, horizontale, qui concourt à la formation de la fente sphéno-maxillaire. Elle est bornée en dedans par un bord arrondi, qui appartient à la fente sphénoïdale, et qui présente à sa partie supérieure une échancrure ou un trou pour le passage d'un rameau de l'artère ophthalmique; et, en dehors, par un autre bord très âpre, dentelé; qui s'unit à l'os malaire. L'orifice antérieur du trou maxillaire supérieur se voit au-dessous de cette surface et en dedans.

152. Deux *faces zygomato-temporales* ou *externes*. Tournées en dehors et en bas, irrégulièrement alongées, elles sont partagées en deux portions par une crête transversale où s'attachent les fibres les plus profondes du muscle temporal. Au-dessus de cette crête est une surface quadrilatère, concave, marquée de quelques sillons artériels et faisant partie de la fosse temporale. Au-dessous, est une autre surface oblique, concave aussi, donnant attache à une portion du muscle ptérygoïdien externe, et se continuant avec l'apophyse ptérygoïde : elle appartient à la fosse zygomatique.

153. Les faces cérébrale et orbito-nasale du sphénoïde

sont séparées l'une de l'autre par un bord que l'on peut nommer *frontal*. Il se dirige en dehors de chaque côté, à partir de la petite apophyse qui surmonte la cloison des *sinus*. Inégal, coupé en biseau, d'abord assez épais, ensuite s'amincissant, il s'articule avec le bord inférieur du coronal, et est interrompu, dans sa partie moyenne, au moment où il cesse d'appartenir aux apophyses d'Ingrassias, par l'entrée fort étroite d'une échancrure considérable et très profonde, qu'on nomme la *Fente sphénoïdale*, et que ces apophyses limitent en haut. Dirigée en bas et en dedans, plus large dans ce dernier sens qu'en dehors, cette fente est traversée par les nerfs moteur oculaire commun, pathétique, moteur oculaire externe et ophthalmique de Willis, par la veine optique, par une branche de l'artère lacrymale, ou par cette artère elle-même dans quelques cas, et enfin par un prolongement de la dure-mère. Au-delà de la fente sphénoïdale, le bord frontal du sphénoïde redevient rugueux et inégal; il s'élargit beaucoup, et se joint par une surface triangulaire au coronal.

154. Les faces cérébrale et zygomato-temporales du sphénoïde sont également séparées par un bord qui est concave, alternativement taillé en biseau sur ses deux lèvres, et présentant des aspérités qui s'articulent avec le temporal. En se réunissant au précédent, ce bord forme, tout-à-fait en haut et en dehors, une facette très inégale, prise sur la lame interne, et articulée avec l'angle antérieur et inférieur du pariétal. En bas, il se confond avec la face occipitale, et là, donne naissance à une éminence pointue, nommée *Épine du sphénoïde* (*Apophyse sous-temporale*, Chauss.), qui donne elle-même attache au ligament latéral interne de l'articulation de la mâchoire et au muscle antérieur du marteau. Cette apophyse est reçue dans un angle rentrant, formé par le bord antérieur du rocher et par la circonférence de la portion écailleuse du temporal.

154. Avant ces dernières années , la plupart des anatomistes distinguaient dans le sphénoïde, les *Grandes
Ailes* et le *Corps.*

Les premières comprenaient toutes les parties de l'os
situées en dehors des gouttières caverneuses ; le dernier
était intercepté entre ces deux gouttières et avait une
figure presque cubique.

155. *Structure.* Dans le centre, sur-tout avant le développement des sinus, à la base des apophyses d'Ingrassias
et des apophyses ptérygoïdes, à la partie supérieure et externe de ce qu'on nomme les *Grandes Ailes*, le sphénoïde est épais et contient beaucoup de tissu celluleux ;
dans le reste de son étendue, il est plus mince et formé
par du tissu compacte.

156. *Articulations.* Le sphénoïde s'articule avec le coronal, l'ethmoïde, l'occipital, les pariétaux, les temporaux, les cornets sphénoïdaux, les os de la pommette, les
os palatins, le vomer, par les différents points qui ont
été indiqués. Quelquefois, en outre, cet os s'articule avec
les os maxillaires supérieurs par des inégalités qui se rencontrent vers la réunion des apophyses ptérygoïdes, avec
la face orbito-nasale.

157. *Développement.* Le sphénoïde se développe par
sept points d'ossification, qui commencent, 1° au centre
de l'os, 2° à la base de chacune des apophyses d'Ingrassias, 3° au lieu de jonction des apophyses ptérygoïdes et
du reste de l'os, 4° dans l'aile interne des mêmes apophyses. Ce dernier noyau est l'*Os omoïde* de Héris-
sant.

Dans le fœtus, le sphénoïde forme évidemment deux
pièces principales distinctes, l'une antérieure ou *sphéno-
orbitaire*, et l'autre postérieure ou *sphéno-temporale*, et
que l'on pourrait appeler *Sphénoïde antérieur* et *Sphénoïde postérieur.*

De l'Ethmoïde (1).

(Ηθμοειδες, Rufus; *Os ethmoideum*, Soemm.; *Os cribiforme*.)

158. Impair, symétrique, placé à la partie antérieure, inférieure et moyenne du crâne, dans une échancrure pratiquée sur l'os coronal, l'ethmoïde a une forme à peu près cubique, et semble composé de l'assemblage d'une multitude de lames papyracées, minces, fragiles, semi-transparentes, se portant dans toutes sortes de directions différentes, et constituant ainsi des parois de cellules plus ou moins anfractueuses, plus ou moins grandes, plus ou moins ouvertes au dehors, suivant les sujets, et qui paraissent destinées à multiplier les surfaces sans augmenter le volume. Aussi cet os, quoique avec des dimensions assez considérables, est fort léger.

La plupart des anatomistes le considèrent comme formé de trois portions, une moyenne et supérieure, qu'ils appellent la *Lame criblée* ou *horizontale* à cause de sa position, et deux latérales, nommées *Masses* (*Labyrinthes des narines*, Winsl.; *Lobes sinueux*, Chauss.). Nous y distinguerons, avec Bichat,

159. Une *face cérébrale* ou *supérieure*, large, très inégale, tapissée par la dure-mère, et se comportant différemment dans la partie moyenne et sur les côtés.

1° Dans le premier sens et tout-à-fait en arrière, est une petite échancrure, quelquefois une apophyse aplatie de haut en bas, qui s'articule avec une partie analogue appartenant à la face orbito-nasale du sphénoïde (148). Un peu plus en avant, on voit s'élever d'une manière graduée une éminence ayant la forme d'une pyramide triangulaire, comprimée, mais variant beaucoup sous le

---

(1) Ηθμος, *cribrum*; ειδος, *forma*.

rapport des dimensions et de la direction, tantôt très volumineuse et renflée, tantôt surbaissée et fort mince, verticale ou déjetée à droite ou à gauche, pleine ou creusée par une petite cavité, par une sorte de sinus, qui communique dans quelques cas avec ceux pratiqués dans l'épaisseur du coronal : c'est l'*Apophyse crista-galli* (*Crête ethmoïdale*, Chauss.). Elle se continue par sa base avec le reste de l'os ; son sommet donne attache à la faux du cerveau ; son bord postérieur est alongé et oblique en arrière ; l'antérieur est court et vertical ; il se termine en bas par deux petites éminences déprimées, qui s'articulent avec le coronal, et qui contribuent ordinairement à la formation du trou borgne, dont nous parlerons plus tard ; ses deux faces latérales sont planes et lisses.

2° Sur chaque côté, en dehors de l'apophyse cristagalli, on voit une gouttière large et un peu profonde, spécialement en arrière, correspondant aux nerfs olfactifs, beaucoup plus marquée antérieurement que postérieurement, et percée dans toute son étendue, mais sur-tout en avant, par des trous arrondis, irrégulièrement distribués, et nommés *olfactifs*, parce qu'ils sont traversés par les filets des nerfs du même nom, enveloppés dans de petits conduits méningiens.

160. Ces trous sont de deux ordres : les uns, grands et apparents, au nombre de dix ou douze, sont situés sur les parties latérales de la gouttière, les autres, très petits, moins nombreux, occupent sa région moyenne : chacun d'eux est, au reste, l'orifice supérieur d'un petit conal qui se subdivise en descendant dans l'épaisseur de l'os, à l'exception de la plupart de ceux du second ordre, qui sont de véritables trous, dont la direction est verticale ou oblique.

Tout-à-fait en avant de chaque gouttière olfactive, à la base même de l'apophyse, est une petite fente longitudinale que traverse le rameau interne du nerf nasal.

161. Plus en dehors, on aperçoit de chaque côté une surface quadrilatère, anfractueuse, creusée par plusieurs demi-cellules, qui sont complétées par des portions de cellules analogues pratiquées sur les bords de l'échancrure ethmoïdale du coronal, ou par des lames minces appartenant à l'ethmoïde lui-même; mais, dans ce dernier cas, il y en a toujours une en avant, qui reste ouverte pour s'aboucher avec les sinus frontaux. Dans les espaces qui existent entre ces cellules, sont transversalement creusées deux rainures étroites, qui sont converties par le coronal en des conduits, dont les orifices prennent, en dehors, le nom de *Trous orbitaires internes.*

162. Une *face nasale* ou *inférieure.* Celle-ci est recouverte dans toute son étendue par la membrane pituitaire, et est tellement disposée, qu'on ne peut la voir en entier qu'après avoir partagé l'os en deux moitiés longitudinales. Plus large en arrière qu'en avant, elle est quadrilatère dans sa circonférence.

Dans sa partie moyenne, elle porte une lame verticale, longitudinalement disposée, souvent contournée à droite ou à gauche, irrégulièrement quadrilatère, d'une étendue variable : c'est la *Lame perpendiculaire de l'ethmoïde*, qui fait partie de la cloison des fosses nasales, et qui forme un angle droit avec la lame criblée; elle présente, sur ses faces latérales, que tapisse la membrane pituitaire, des sillons vasculaires et nerveux; en bas, elle est terminée par un bord mousse, qui s'articule avec le vomer et avec le cartilage triangulaire du nez ; en avant, par un bord plus épais supérieurement qu'inférieurement, lequel se joint, dans le premier sens, avec l'épine nasale du coronal, et dans le second, avec les os propres du nez ; en arrière, par un troisième bord mince et comme tranchant, qui s'articule avec la cloison des sinus sphénoïdaux (148) ; en haut, elle se confond avec la lame criblée. Elle est parcourue dans sa partie supérieure par les conduits olfac-

tifs internes (160); courts et obliques en avant, verticaux
et alongés au milieu, très longs et inclinés en arrière
postérieurement, ces conduits se changent en simples
rainures et ne descendent jamais au-delà de la moitié de
la hauteur de la lame : on les voit se terminer par des ouvertures nombreuses taillées obliquement.

163. A droite et à gauche de la lame perpendiculaire,
une rainure profonde, étroite, sur-tout en avant, n'ayant
souvent pas les mêmes dimensions des deux côtés, conduit au-dessous des gouttières olfactives (159), dont elle
laisse apercevoir les trous moyens et la fente antérieure,
et est bornée, en dehors, par une surface très inégale,
qui présente différents objets à étudier. En arrière et en
haut, on y observe une petite lame mince, recourbée sur
elle-même de haut en bas et de dedans en dehors le plus
souvent, et quelquefois double ; c'est le *Cornet supérieur
des Fosses nasales*, ou le *Cornet de Morgagni*, en avant
duquel est une surface carrée et rugueuse, et au-dessous
duquel règne une sorte de gouttière horizontale qui fait
partie du *Méat supérieur* des mêmes *Fosses nasales*. Cette
gouttière occupe à peu près la moitié postérieure de la
longueur de l'ethmoïde, et présente en avant une ouverture qui conduit dans les *Cellules postérieures* de l'os,
dont le nombre varie depuis trois ou quatre jusqu'à dix,
qui communiquent toutes entre elles, et sont souvent fermées en arrière par une lame osseuse, mais qui souvent
aussi s'abouchent dans ce sens, soit avec les cornets sphénoïdaux, soit avec les sinus du même nom : un prolongement de la membrane pituitaire les tapisse. Tout-à-fait en
bas, ces parties sont bornées par une seconde lame osseuse, rugueuse à sa superficie, plus grande que la supérieure, plus courbée, mince et continue en haut au reste
de l'os, libre et épaisse en bas, sur-tout antérieurement,
convexe en dedans, concave en dehors, terminée en arrière par des inégalités libres: c'est le *Cornet moyen des*

Fosses nasales ou le *Cornet ethmoïdal*, dont le bord inférieur est parcouru par un sillon vasculaire, et qui concourt, par sa face externe, à former une portion du *Méat moyen*, sous l'apparence d'une gouttière longitudinale, en avant de laquelle est une ouverture déchirée qui mène dans les *Cellules ethmoïdales antérieures*. Ces cellules sont beaucoup plus grandes et plus nombreuses que les postérieures, avec lesquelles elles ne communiquent en aucune façon. Une d'elles, nommée *Infundibulum*, placée en arrière des autres, représente une sorte de canal flexueux, dirigé en avant et en haut, élargi par en bas, où il répond à l'ouverture indiquée, et ouvert supérieurement dans une de ces demi-cellules qui sont recouvertes par celles de l'échancrure ethmoïdale du coronal, et qui communiquent avec les sinus frontaux.

Les cellules ethmoïdales, tant antérieures que postérieures, sont donc complétées en haut par l'os frontal, en avant par l'os maxillaire supérieur et par l'os lacrymal, en arrière par l'os palatin.

164. Les conduits olfactifs externes, qui sont en général plus courts que les internes, dont quelques-uns se prolongent sur le cornet moyen, mais dont aucun ne pénètre dans les méats ni dans les cellules ethmoïdales, occupent la plus grande partie de la surface qui vient d'être décrite, surtout le cornet supérieur et la surface carrée qui règne au-devant de lui. Le grand nombre des ouvertures de ces conduits, joint à la présence de plusieurs sillons vasculaires, rend la face interne des cornets très rugueuse; mais leur face externe et l'intérieur des cellules sont lisses et polis.

165. Enfin, la face nasale de l'ethmoïde présente, tout-à-fait en bas, plusieurs lames diversement recourbées, minces, fragiles, souvent uniformes, qui s'abouchent avec l'orifice du sinus maxillaire et avec quelques portions de cellules pratiquées au-dessus de lui, ainsi qu'avec le cornet inférieur du nez.

Ces lames se brisent ordinairement quand on désarti-
cule les os.

166. Une *face sphénoïdale* ou *postérieure.* Elle offre ,
au milieu, le bord postérieur de la lame perpendiculaire
(162), et, de chaque côté, en dehors de l'extrémité postérieure des rainures de l'ethmoïde, une surface convexe,
irrégulière , correspondante aux cellules ethmoïdales
postérieures, articulée en haut avec le sphénoïde, en bas
avec l'os du palais, et entre eux deux, avec le cornet
sphénoïdal.

167. Une *face naso-maxillaire* ou *antérieure.* Elle est
fort peu étendue, et présente, au milieu, le bord antérieur de la lame perpendiculaire, et de chaque côté, en
dehors de l'extrémité antérieure des rainures de l'ethmoïde, des portions de cellules recouvertes par l'apophyse montante de l'os maxillaire supérieur.

168. Deux *faces orbitaires* ou *latérales.* Elles sont quadrilatères, planes dans la plus grande partie de leur étendue, et coupées obliquement en biseau dans leurs extrémités antérieure et postérieure. Celle-ci offre plusieurs
portions de cellules que complètent les cornets sphénoïdaux et les os palatins ; l'autre laisse voir à découvert la
plupart des cellules antérieures, qui sont obturées par
l'os lacrymal.

A la partie moyenne de chacune de ces faces, on observe une lame carrée (*Os planum* des Anciens), lisse et
polie, articulée en haut avec le coronal , en bas avec les
os palatin et maxillaire supérieur, en arrière avec le sphénoïde, en devant avec l'os lacrymal ; elle constitue une
grande partie de la paroi interne de l'orbite. Souvent le
bord supérieur de cette lame osseuse présente de petites
échancrures qui concourent à la formation des trous orbitaires internes (161).

169. *Structure.* Du tissu compacte forme presque entièrement l'ethmoïde , qui ne présente des traces de tissu

celluleux que dans ses cornets, son apophyse crista-galli et sa lame perpendiculaire.

170. *Articulations*. L'ethmoïde s'articule avec le coronal, le sphénoïde, les cornets sphénoïdaux, les os maxillaires supérieurs, les os palatins, les cornets inférieurs du nez, le vomer, les os propres du nez et les os lacrymaux, par les divers points qui ont été successivement indiqués.

171. Cet os concourt à former tout à la fois la base du crâne, les orbites et les fosses nasales.

172. *Développement*. L'ethmoïde présente trois centres d'ossification, un pour sa partie moyenne, deux pour ses régions latérales, plus précoces dans leur apparition. Les cellules ne s'y creusent qu'avec l'âge ; et chez les jeunes sujets, il est solide, plein et entièrement cartilagineux: ce n'est guère aussi que vers l'âge de sept ans que l'on voit paraître les cornets.

Des Cornets sphénoïdau .

(*Cornets de Bertin* ; *Cornua sphenoïdalia* ; Soemm.)

173. *Forme*. Ces cornets sont deux petits os minces et récourbés sur eux-mêmes; ils ont la forme d'une pyramide creuse, ayant son sommet tourné en arrière, et sont placés à la base du crâne, entre le sphénoïde et l'ethmoïde, avec lesquels ils se confondent chez les adultes. Cette dernière circonstance fait qu'ordinairement on ne les décrit pas comme des os distincts; mais, comme ils se développent par un point d'ossification particulier, comme ils s'unissent indifféremment à l'ethmoïde ou au sphénoïde, comme cette union n'a lieu que dans un âge avancé, de même que celle qui se forme entre l'apophyse basilaire de l'occipital et le sphénoïde (228), il faut nécessairement les considérer d'une manière isolée.

174. La base de la pyramide triangulaire représentée

par ces osselets est ajustée avec la partie postérieure des
masses latérales de l'ethmoïde (166), de manière à fermer
les cellules correspondantes, en leur permettant néanmoins, à l'aide d'une échancrure ou bien d'une ouverture
arrondie, de communiquer avec les sinus sphénoïdaux.
Son sommet, qui est dur, pointu et résistant, vient se
placer dans une rainure creusée vers la base de l'apophyse
ptérygoïde, et se trouve en partie caché par l'apophyse
postérieure de l'os palatin. La face inférieure fait partie des
fosses nasales; elle fournit le plus souvent un prolongement
papyracé, irrégulier, qui passe sous le sphénoïde et vient
se porter vers la crête inférieure de cet os, en se dirigeant
vers celui du côté opposé, pour s'engager dans le bord supérieur du vomer. La face externe est ouverte en haut pour
correspondre à l'entrée des sinus du sphénoïde ; en bas,
elle concourt, avec l'os du palais, à la formation du *Trou
sphéno-palatin*, lequel, chez les jeunes sujets, n'appartient en aucune sorte au sphénoïde, dont il porte le nom.
En outre, cette même face envoie souvent une lame mince
dans l'intérieur des sinus, et semble, pour ainsi dire, en
tapisser les parois. Souvent aussi le plancher de ces cavités et entièrement dû aux cornets dont il s'agit.

175. *Structure*, *Articulaions*, *Développement*. Les
cornets sphénoïdaux, que Berlin a, je crois, décrits le
premier, sont entièrement compactes et creux : le sommet
seul renferme un peu de tissu cellueux.

Ils s'articulent avec le sphénoïde, l'ethmoïde, l'os du
palais et le vomer, et se développent par un seul point
d'ossification, ordinairement après la naissance, quoiqu'il ne soit pas rare d'en rencontrer déjà les rudiments
chez les fœtus de sept à huit mois.

Vers l'âge de douze à quinze ans, ils s'unissent d'abord
au sphénoïde, puis, plus tard, à l'ethmoïde.

Du Frontal ou Coronal.

(*Frontal*, CHAUSS.; *Os Frontis*, SOEMM.)

177. *Forme.* Cet os est symétrique, d'une forme plus que demi-circulaire, convexe et lisse antérieurement, concave postérieurement, et très inégal inférieurement : il se divise en

178. *Face orbito-ethmoïdale.* Cette face qui est iné-gale et tournée en bas, offre, dans son milieu, une large échancrure quadrilatère, qu'on nomme *ethmoïdale*, et qui reçoit l'ethmoïde ; le contour de cette échancrure présente, en avant, l'*Épine nasale* et les orifices des si-nus frontaux ; sur les côtés, des portions de cellules qui s'unissent à des portions de cellules analogues creusées sur l'ethmoïde : deux ou trois petites gouttières transver-sales sont pratiquées entre ces cellules, et concourent à former les *Conduits orbitaires internes.*

179. A droite et à gauche de l'échancrure ethmoïdale, on rencontre une surface triangulaire, concave, qui forme la voûte de l'orbite, et qui présente, antérieurement et en dehors, une fossette qui reçoit la glande lacrymale ; dans le même sens et en dedans, une légère inégalité où se fixe une poulie cartilagineuse dans laquelle se réflé-chit le tendon du muscle grand oblique de l'œil.

180. *Face frontale, antérieure* ou *péricrânienne.* Elle présente, *sur la ligne médiane*, une trace longitudi-nale, le plus souvent peu prononcée, et qui occupe l'en-droit où les deux portions dont l'os était composé dans le premier âge de la vie, se sont réunies : avant cette réu-nion, on observe toujours une suture dans ce lieu, et assez souvent même les deux pièces ne se joignent pas intimement, en sorte que la suture existe jusqu'à l'âge le plus avancé. A la partie inférieure de cette ligne est la *Bosse nasale*, bien plus saillante chez les vieillards que

TOME I.

6

chez les jeunes gens, et ordinairement criblée par beaucoup de petits trous ; plus bas, on voit une échancrure de
même nom, destinée à s'articuler avec les os nasaux, au
milieu, et, surles côtés, avec les apophyses nasales des os
maxillaires supérieurs. Cette échancrure surmonte elle-
même l'*Épine nasale*, sur les côtés de laquelle sont deux
petites gouttières longitudinales, faisant partie de la voûte
des fosses nasales : cette épine s'articule antérieurement
avec les os nasaux, et en arrière avec la lame verticale de
l'ethmoïde.

181. De chaque côté et en allant de haut en bas, on
observe une surface large et lisse, recouverte par le muscle
frontal ; la *Bosse frontale*, très saillante chez les enfants ;
une légère dépression ; une éminence transversale, courbée légèrement, plus saillante en dedans qu'en dehors ,
nommée *Arcade sourcilière* , parce qu'elle répond au
sourcil et donne attache à son muscle ; une autre ligne
saillante , courbe également , qui part de chacun des
côtés de l'échancrure nasale : c'est l'*Arcade orbitaire* ,
qui se termine par deux apophyses du même nom, dont
l'externe, épaisse et saillante, se joint à l'os malaire,
tandis que l'interne, mince et large, s'articule avec l'os
lacrymal. Au tiers interne de cette arcade, on observe un
trou ou une échancrure convertie en trou par un ligament ;
cette ouverture est le *Trou sourcilier* ou *sus-orbitaire* ,
qui est traversé par les vaisseaux et par les nerfs frontaux, et qui offre lui-même, dans son contour , une ouverture beaucoup plus étroite et comme capillaire, qui
laisse pénétrer un rameau artériel dans le sinus coronal.

182. Tout-à-fait en dehors de cette face, au-dessus de
l'apophyse orbitaire externe, on voit une ligne saillante,
courbe, se diriger en haut et en arrière ; elle borne une
petite surface qui fait partie de la fosse temporale et
donne attache au muscle du même nom.

183. *Face cérébrale, postérieure ou interne.* Celle-ci

est concave, en contact avec la dure-mère, creusée dans sa partie moyenne d'une gouttière où se trouve logé le commencement du sinus longitudinal supérieur de cette membrane; les bords de cette gouttière, réunis en bas, y forment une crête où s'attache en partie le sommet de la faux du cerveau, et qui se termine à un trou qu'on appelle *borgne* ou *épineux* (*fronto-ethmoïdal*, Chauss.). Les usages de cette ouverture sont encore peu connus ; quelquefois elle est complétée par l'ethmoïde (159).

184. Cette même face de l'os offre de chaque côté une grande quantité d'inégalités qui sont en rapport avec les anfractuosités et les circonvolutions du cerveau, au moins en partie ; car, comme l'a remarqué Bichat, c'est souvent une portion saillante du cerveau qui répond à une éminence osseuse, *et vice versâ*. Ces inégalités sont ordinairement appelées *Eminences mamillaires* et *Impressions digitales*. On y observe aussi plusieurs sillons artériels et les *Fosses coronales* ou *frontales*, enfoncements qui correspondent aux bosses de même nom.

185. *Bord supérieur*. Ce bord est épais, inégal, plus que demi-circulaire, coupé en biseau aux dépens de sa lame interne en haut, et de l'externe en bas ; il s'articule avec les pariétaux de manière qu'à l'aide de cette coupe, il appuie sur eux supérieurement et les supporte inférieurement. Il se termine de chaque côté par une surface triangulaire, large et rugueuse qui se joint aux grandes ailes du sphénoïde (153).

186. *Bord inférieur*. Celui-ci est droit, mince, interrompu dans sa partie moyenne par l'échancrure ethmoïdale, et coupé en biseau de manière à soutenir les petites ailes du sphhénoïde.

187. *Structure*. Le coronal, assez épais vers la bosse nasale et les apophyses orbitaires externes, est fort mince et même transparent dans sa région orbitaire. Il est formé par du tissu diploïque renfermé entre deux lames de tissu

6.

compacte, et il offre, dans son épaisseur, deux cavités qu'on nomme les *Sinus frontaux*.

Ces sinus, plus ou moins vastes suivant les sujets, non encore développés dans le premier âge, très étendus chez les vieillards, ont leur orifice en avant de l'échancrure ethmoïdale, et se portent de là, en s'élargissant, dans la région frontale de l'os, quelquefois même jusque dans les apophyses orbitaires externes ; ils sont séparés l'un de l'autre par une cloison ; ils peuvent aussi être réunis : rarement ils manquent. Ils communiquent avec les cellules antérieures de l'os ethmoïde.

188. *Articulations.* Le frontal s'articule avec les pariétaux, le sphénoïde, l'ethmoïde, les os du nez, les os maxillaires supérieurs, les os lacrymaux, les os de la pommette.

189. *Développement.* Son développement a lieu par deux points d'ossification qui commencent, vers le quarante-deuxième jour de la gestation, à paraître aux bosses coronales, ou plutôt aux arcades orbitaires (1), et envoient de là des rayons vers la circonférence de l'os, On a prétendu autrefois que ces deux points osseux donnaient lieu à une suture (179), plus souvent distincte, dans un âge avancé, chez la femme que chez l'homme ; mais c'est une erreur : on la rencontre aussi fréquemment dans les adultes d'un des sexes que dans ceux de l'autre. Cette suture disparaît cependant communément plusieurs années après la naissance, mais à une époque assez variable.

---

(1) Ruysch et Béclard indiquent ces derniers centres comme constants.

De l'Occipital.

(*Occipital*, Chauss.; *Os spheno-basilare*, Soemm. (1); *Os occipitis.*)

190. *Forme.* Cet os est plat, impair, symétrique, lozangique, recourbé sur lui-même; il est placé à la partie postérieure, moyenne et inférieure du crâne : on le divise en

191. *Face occipitale postérieure.* Elle est convexe : on y observe, sur la ligne moyenne et de bas en haut, 1° une surface rugueuse, à peu près horizontale, tapissée par la membrane du pharynx, donnant attache aux muscles grand et petit droits antérieurs de la tête : c'est la *Surface basilaire;* 2° le *Trou occipital,* elliptique, à peu près horizontal, ayant son grand diamètre dirigé d'arrière en avant, et laissant passer la moelle épinière, le prolongement des méninges qui enveloppe celle-ci, les artères vertébrales et les nerfs spinaux ; 3° la *Crête occipitale externe* où se fixe le ligament cervical postérieur, et que surmonte, 4° la *Protubérance* du même nom, plus ou moins saillante et inégale, placée à peu près au milieu de l'espace qui sépare le trou occipital de l'angle supérieur de l'os. Entre celui-ci et la protubérance, est une surface convexe, que recouvre l'aponévrose épicrânienne.

192. De chaque côté et dans le même sens, on voit le *Condyle* de l'occipital, éminence articulaire, convexe, ovale, alongée d'arrière en avant et de dehors en dedans, encroûtée de cartilage et inégale en dedans pour l'attache d'un ligament qui vient de l'apophyse odontoïde, bornée en dehors par une surface où s'insère le muscle droit latéral de la tête creusée, en arrière et en avant, par deux cavités qu'on a nommées *Fosses condyliennes,* et qu'on a

distinguées en *antérieure* et en *postérieure* : toutes deux sont percées, à leur fond, d'un trou qui porte le même nom.qu'elles : le premier de ces deux trous laisse sortir du crâne le nerf hypoglosse ; le second est traversé par des vaisseaux veineux et artériels et manque quelquefois, ce qui n'arrive jamais à l'autre, qui même souvent est double. Au-delà du condyle sont des empreintes pour l'attache des muscles grand et petit droits postérieurs et oblique supérieur de la tête, lesquelles sont situées au-dessous d'une *Ligne courbe* dite *inférieure*, assez saillante, surmontée par d'autres empreintes, où se fixent en dedans le grand complexus, en dehors le splénius, et par une seconde *Ligne courbe* appelée *supérieure*, qui reçoit les insertions de plusieurs muscles, savoir : en dedans, du trapèze ; au milieu, du muscle occipital ; en dehors et en bas, du sterno-cléido-mastoïdien, et qui a, au-dessus d'elle, une surface triangulaire, lisse, en rapport avec le muscle occipital.

193. *Face cérébrale* ou *antérieure*. Concave, inégale, en rapport avec la dure-mère, elle offre, au milieu et de bas en haut, 1° une large gouttière inclinée en arrière qui soutient la protubérance annulaire, et qu'on nomme *Gouttière basilaire* ; 2° l'orifice interne du grand trou occipital, plus évasé qu'en dehors ; 3° la *Crête occipitale interne*, bifurquée en bas, et à laquelle se fixe la faulx du cervelet ; 4° la *Protubérance* du même nom, remplacée quelquefois par un enfoncement, et où vient se terminer, 5° une gouttière qui se déjette d'un côté ou de l'autre, le plus souvent à droite, et qui loge la fin du sinus longitudinal supérieur de la dure-mère.

194. De chaque côté et dans le même sens, on rencontre une petite gouttière sur le bord de la gouttière basilaire : elle loge le sinus pétreux inférieur de la dure-mère. Dans la circonférence même du grand trou occipital, sont les orifices internes des trous condyliens antérieurs,

couverts par une éminence osseuse, en dehors de laquelle
est une portion de gouttière dirigée en dehors et en arrière,
qui loge la fin du sinus latéral de la dure-mère, et qui contient l'orifice interne du trou condylien postérieur : cette
portion de gouttière est surmontée par, 6° la *Fosse occipitale inférieure cérébelleuse*, Chauss.), qui loge le lobe
correspondant du cervelet , et qui est surmontée elle-
même par, 7° une gouttière transversale nommée *latérale*:
celle-ci par de la protubérance occipitale, en se continuant avec la gouttière médiane, quelquefois des deux
côtés à la fois , mais le plus ordinairement du côté droit
seulement, quoiqu'on ait aussi observé le contraire ; elle
reçoit le commencement du sinus latéral de la dure-mère,
et a au-dessus d'elle, enfin , 8° la *Fosse occipitale supérieure (Fosse cérébrale ,* Chauss.), plus petite que l'inférieure, qui reçoit les lobes postérieurs du cerveau ,
et dont la surface présente des éminences mamillaires et
des impressions digitales assez prononcées.

195. Les deux faces de l'occipital sont séparées l'une
de l'autre par des *bords* qui se réunissent en formant des
angles plus ou moins aigus. Deux de ces bords sont *inférieurs*, et présentent, en avant, une surface alongée, peu
marquée, qui appartient au côté de l'apophyse basilaire ,
s'unit au bord inférieur du rocher, et est bornée, en arrière, par une échancrure profonde qui concourt à la formation du trou déchiré postérieur ; quelquefois cette
échancrure est partagée en deux portions par une petite
languette osseuse que peut aussi fournir le temporal. Au-
delà est une éminence carrée, revêtue de cartilage ; elle
s'articule avec le temporal, et est nommée *Apophyse jugulaire*; elle semble partager ce bord en deux parties à
peu près égales, l'une que nous venons de décrire, l'autre
placée plus haut, concave, dentelée plus profondément ,
et unie avec la portion mastoïdienne du temporal.

196. Les *bords supérieurs* présentent des pointes nom-

breuses, des échancrures pofondes, très irrégulières,
souvent très vastes, et s'articulent avec les pariétaux.
Fréquemment ils offrent des os wormiens engagés dans
leurs dentelures. L'angle que forment ces deux bords par
leur jonction est ordinairement aigu, mais souvent il est
tronqué, et alors un os wormien considérable le remplace.
Les deux angles qui résultent latéralement de leur union
avec les bords inférieurs, sont beaucoup plus mousses et
s'articulent avec les portions mastoïdiennes des temporaux.

197. Une surface carrée, rugueuse, encroûtée de cartilage, semblant couper antérieurement l'apophyse basilaire, pour s'articuler avec la face postérieure du sphénoïde (146), est formée par les deux bords inférieurs de
l'occipital, au moment où ils se rapprochent l'un de l'autre
en avant (1).

198. *Structure.* En général, l'occipital est un os assez
mince; il ne présente une épaisseur marquée que dans les
condyles, dans l'apophyse basilaire, et vers les crêtes et
les protubérances: c'est aussi à ces divers endroits que
l'on observe du tissu celluleux; dans la partie moyenne
de ses fosses il est absolument formé de tissu compacte,
et si mince qu'il est demi-translucide. Le tissu compacte,
au reste, comme dans les autres os du crâne, forme une
couche sur toute l'étendue de ses surfaces. Cet os peut
néanmoins être considéré comme le plus dur et le plus
épais de ceux qui composent les parois de cette cavité, au
moins après le rocher. Ses parties les moins résistantes
sont efficacement protégées au dehors par une grande
épaisseur de muscles.

(1) Beaucoup d'anatomistes partagent aujourd'hui l'occipital en trois
portions : une *supérieure*, *squameuse* ou *écailleuse*; une *moyenne* ou *con-
dylienne*; une *antérieure* ou *basilaire*. Cette division paraît justifiée par
ce que l'on observe sur les animaux vertébrés autres que l'homme.

199. *Articulations.* L'occipital s'articule avec le sphénoïde, les temporaux, les pariétaux et l'atlas, par les divers points indiqués.

200. *Développement.* Dans les fœtus à terme, l'os occipital, dont l'ostéose est des plus compliquées, paraît formé par quatre centres d'ossification, qui commencent à la surface basilaire, à chaque condyle, et à la protubérance externe. Ce sont ces quatre pièces d'ostéopoièse qui ont mérité d'être considérées comme autant d'os séparés, sous les noms d'*Os proral* ou d'*Os occipital écailleux*, d'*Os condyliens* et d'*Os basilaire*. De ces divers points, les fibres partent en rayonnant en tout sens, et viennent se réunir, d'une part, en arrière du grand trou occipital; de l'autre, à la partie moyenne des condyles. Mais si l'on examine cet os long-temps avant la naissance, on reconnaît bientôt que la portion occipitale proprement dite, celle qui surmonte les condyles, doit elle-même son développement à quatre noyaux osseux qui se réunissent à la protubérance, et qui sont peu de temps distincts les uns des autres, sur-tout les deux supérieurs. Alors aussi, mais chez quelques sujets seulement, on trouve entre les extrémités postérieures des points condyliens, dans l'échancrure inférieure de la portion occipitale, un noyau particulier qui complète en arrière l'anneau vertébral.

Du Temporal (1).

(*Os temporum*, Soemm.; *Temporal*, Chauss.)

201. *Forme.* Le temporal est un os d'une figure difficile à déterminer, présentant un grand nombre d'émi-

---

(1) Le temporal a été ainsi nommé, parce que c'est lui qui occupe la région de la tête où les cheveux commencent ordinairement à blanchir, et indiquent par conséquent les diverses périodes de l'âge (*Tempora*).

nences et de cavités, renfermant dans son intérieur les
organes spéciaux de l'audition, et occupant les parties
latérales et inférieure du crâne. Communément on le considère comme résultant de trois portions distinctes, quoique réellement il forme un tout continu, et ne soit constitué que par une seule pièce. Ces trois portions admises
par beaucoup d'anatomistes sont la *portion écailleuse* en
dehors, la *portion mastoïdienne* ou *mamillaire* en arrire,
la *portion pierreuse* en bas et en dedans. Nous reconnais-
sons dans le temporal :

202. Une *face auriculaire* ou *externe*. Elle est légèrement convexe, lisse et entièrement placée à l'extérieur du
crâne. Tout-à-fait en avant et en haut ; elle présente une
surface assez large, parcourue par quelques sillons qui
logent des rameaux des artères temporales profondes ;
elle donne attache, dans presque toute son étendue, au
muscle temporal, et fait partie de la fosse du même nom.
Au-dessous, on voit naître une forte apophyse, large
dans le principe, se rétrécissant ensuite progressivement,
dirigée d'abord horizontalement en dehors et en avant,
ne conservant bientôt plus que cette dernière direction, et
se contournant sur elle-même en s'éloignant du reste de
l'os, de manière que ses faces, primitivement horizontales, deviennent verticales : c'est l'*Apophyse zygomati-*
que ou *jugale*, dont le bord supérieur, mince et droit,
donne attache à l'aponévrose temporale, dont le bord inférieur, épais, concave et beaucoup plus court que
l'autre, sert, ainsi que la face interne, à l'insertion du
muscle masséter ; quant à sa face externe, elle est convexe et sous-cutanée ; son sommet, coupé obliquement
en bas et en arrière, présente des dentelures qui s'articulent avec l'os de la pommette. Sa base, tournée en
arrière, creusée en haut par une coulisse superficielle,
dans laquelle glisse une grande partie des fibres du muscle temporal, porte en bas un tubercule mousse et peu

saillant, où vient se fixer le ligament latéral externe de l'articulation temporo-maxillaire, et donne naissance à deux prolongements qu'on appelle les *Racines de l'apophyse zygomatique* : l'une de ces racines (*Condyle du temporal*, Chauss.), inférieure, transversale, concave de dedans en dehors, convexe d'avant en arrière, encroûtée de cartilage, sert à l'articulation de la mâchoire inférieure; l'autre, supérieure longitudinale, se porte en arrière et se bifurque elle-même. Sa subdivision supérieure gagne, en décrivant une courbe, la circonférence de l'os; l'inférieure descend un peu en dedans, et se termine à l'extrémité externe d'une fente très étroite qui pénètre dans la caisse du tympan, et à laquelle on assigne le nom de *Fente glénoïdale* ou de *Scissure de Glaser* (*Scissura Glaseri*) : c'est par cette fente que passent le tendon du muscle antérieur du marteau, quelques vaisseaux, et un filet nerveux appelé *Corde du tympan*.

203. Cette fissure, dirigée en dedans et un peu en bas, partage en deux portions la *Cavité glénoïde* du temporal, sorte de fosse peu profonde, tournée en bas, en dehors et en avant, d'une forme irrégulièrement ovalaire, circonscrite en dehors par la racine supérieure, et en avant par la racine transversale de l'apophyse zygomatique, en sorte qu'elle semble occuper l'intervalle qui existe entre elles. La portion antérieure de cette cavité est revêtue de cartilage dans l'état frais, et s'articule avec le condyle de l'os maxillaire inférieur; sa portion postérieure, moins régulièrement limitée, moins lisse et moins concave, est recouverte de périoste, et n'est point articulaire.

204. En arrière et en dehors de la cavité glénoïde, entre les deux divisions de la racine supérieure de l'apophyse, on voit l'orifice du *Conduit auditif externe* (*Trou oriculaire*, Chauss., *Meatus auditorius ext.*, Sœmm.). Ce conduit semble formé d'une lame osseuse contournée sur elle-même, se confondant en haut avec le reste de l'os,

et formant en bas un bord inégal, dentelé, plus ou moins saillant, qui donne attache au fibro-cartilage de l'oreille : c'est ce qui fait que l'entrée de ce conduit paraît toujours déchirée à sa partie inférieure. Au reste, le canal lui-même, dirigé d'arrière en avant et de dehors en dedans, un peu courbé en bas, moins large à sa partie moyenne qu'à ses extrémités, s'ouvrant dans la caisse du tympan, est tapissé par un prolongement de la peau, et a neuf ou dix lignes de longueur : en haut et en arrière, il est plutôt terminé qu'en bas et en avant. Dans le fœtus, il est remplacé par un cercle osseux séparé du reste de l'os et interrompu en haut.

205. Au-delà du conduit auriculaire on observe une éminence conique nommée *Apophyse mastoïde* (1), en raison de sa forme, qu'on a comparée à celle d'un mamelon, bien plus saillante chez les vieillards que chez les jeunes sujets, à surface rugueuse et comme chagrinée, plus ou moins obtuse, plus ou moins droite ou courbée, plus ou moins convexe, quelquefois terminée par une sorte d'écaille ; elle donne attache au muscle sterno-cléido-mastoïdien, et est surmontée par une surface raboteuse où s'insèrent ce muscle, le splénius et le petit complexus. C'est là que se trouve ordinairement pratiqué le *Trou mastoïdien*, dont la situation varie beaucoup, car quelquefois on le rencontre sur l'occipital, et assez souvent dans la suture qui unit cet os au temporal : ce trou donne passage à une artère et à une veine émissaire de Santorini ; quelquefois il manque d'un côté, quelquefois il y en a trois ou quatre sur chaque os. En dedans de l'apophyse mastoïde règnent un enfoncement longitudinal qu'on nomme la *Rainure digastrique*, parce que le muscle de ce nom vient s'y attacher, et un autre sillon moins profond pour le muscle petit complexus.

_____

(1) Μαστός, *Mamma*; εἶδος, *forma*.

205. Une *Face cérébrale* ou *interne*. Elle offre en haut
une surface coupée obliquement, fortement striée, parsemée d'un grand nombre d'aspérités, et destinée à s'unir
avec le bord inférieur du pariétal. Cette surface est beau
coup plus large dans sa partie moyenne qu'en arrière, et
sur-tout qu'en avant, où elle se confond avec la circonférence de l'os. Au-dessous d'elle on observe un espace
concave, inégal, creusé de plusieurs sillons artériels,
parsemé de ces éminences et de ces cavités d'impression
que nous avons déjà remarquées plusieurs fois à la face interne des os du crâne.

206. Une apophyse pyramidale, triangulaire, dirigeant son sommet en avant et en dedans vers le sphénoïde, faiblement inclinée dans le même sens, sort du
milieu de la face cérébrale du temporal : c'est le *Rocher*
(*Pyramis*, Sœmm.; *Os saxeum*, L.; *Apophyse pétrée*,
Chauss.), auquel, en raison de sa forme, on distingue,
1° une *face supérieure*, qui présente, dans son milieu,
une petite ouverture irrégulière, nommée *Hiatus Fallopii* (*Hiatus antérieur de l'apophyse pétrée*, Chauss.),
par où sont transmis dans l'aqueduc de Fallope, un filet
nerveux du ganglion sphéno-palatin et une artériole. Au-
devant de ce trou, on aperçoit un petit sillon simple ou
double, droit, peu profond, qui loge le nerf et l'artère
qui y pénètrent; et, en arrière, est une bosselure fort
saillante qui indique la position du canal demi-circulaire
supérieur. Au reste, toute cette face est couverte d'impressions cérébrales. 2°. Une *face postérieure*, tapissée,
comme la précédente, par la dure-mère, et où l'on voit;
en haut et en avant, une ouverture coupée obliquement,
large, à bords mousses et arrondis, qui est l'orifice d'un
conduit peu profond nommé *auditif interne* (*Trou laby-
rinthique*, Chauss.). Ce conduit, dirigé en avant et en dehors, traversant à peu près les deux tiers postérieurs de
l'épaisseur du rocher, est abruptement terminé par une

lame osseuse verticale, où est pratiquée en haut une petite fente dans laquelle s'introduit le nerf facial, et qui
est l'entrée de l'aqueduc de Fallope : au-dessous de cette
fente est une sorte de crête qui surmonte plusieurs
pores, que traversent les filets du nerf acoustique. En
arrière de l'ouverture du conduit auditif, on aperçoit
une cavité peu profonde, irrégulière, rétrécie en raison
directe de l'âge, dans laquelle vient se fixer un prolongement de la dure-mère; plus loin, on observe une scissure étroite, triangulaire et fort peu longue, où vient se
terminer l'aqueduc du vestibule ; un sillon assez marqué
descend de cette scissure vers la fosse jugulaire dont il
sera bientôt parlé. Au reste, on retrouve sur cette face
des impressions analogues à celles que nous avons remarquées sur la supérieure, dont elle est séparée par un
bord non tranchant, offrant, en dedans, une dépression
semi-lunaire, sur laquelle repose le nerf trifacial, et,
dans toute sa longueur, une gouttière superficielle, où
est logé le sinus pétreux supérieur de la dure-mère.
5º Une *face inférieure*, placée à l'extérieur du crâne, très
compliquée : celle-ci a, en dedans, une surface très raboteuse, où s'insèrent les fibres des muscles péristaphylin interne et externe du marteau ; cette surface est bornée en dehors par l'orifice extérieur du *Canal carotidien*,
dont le contour est frangé, et par une cavité qui se trouve
derrière lui ; cette cavité est appelée *Fosse jugulaire*, et
elle loge l'origine de la veine du même nom ; une petite
facette quadrilatère, encroûtée de cartilage dans l'état
frais, et articulée avec l'apophyse jugulaire de l'occipital (194), la borne en dehors, et présente, entre elle et
l'apophyse mastoïde, un trou nommé *stylo-mastoïdien*.
Ce trou est arrondi et placé dans un enfoncement très
marqué, qui semble souvent le cacher en partie ; il termine l'aqueduc de Fallope et transmet au dehors du crâne
le nerf facial. En avant de cette ouverture et un peu en

dedans, on remarque une éminence alongée, grêle, terminée en pointe, plus ou moins courbée, tordue ou noueuse,
descendant obliquement en avant , c'est l'*Apophyse
styloïde*, qui tire son nom de sa forme , donne attache
aux muscles stylo-hyoïdien, stylo-glosse, stylo-pharyngien, et aux ligaments stylo-maxillaire et stylo-hyoïdien.
Cette apophyse, qui ne tient pas au reste de l'os pendant
la jeunesse et est alors articulée avec le rocher à l'aide
d'une intersection cartilagineuse, se trouve embrassée,
à sa base , par une lame osseuse , contournée sur elle-
même, saillante en dedans, manquant dans le sens opposé ;
c'est l'*Apophyse vaginale* ou *engaînante*, laquelle forme
la limite postérieure de la cavité glénoïde.

208. Tels sont les différens objets offerts par la face
inférieure du rocher, qui est séparée de la supérieure par
un bord très court, peu distinct en raison de son irrégula-
rité, articulé avec le sphénoïde (147), et de la postérieure ,
par un bord inégal, où l'on voit en arrière une échancrure, partagée souvent en deux portions par une petite
lame osseuse (194), et concourant, avec l'occipital, à la
formation du trou déchiré postérieur. Au milieu de ce bord
est une ouverture triangulaire, qui est l'orifice externe
de l'aqueduc du limaçon, et qui envoie aussi un sillon
vers la fosse jugulaire; en dedans tout-à-fait ce bord se
joint à l'occipital.

209. Le sommet du rocher résulte de la réunion de ses
trois faces; il est fort inégal, tronqué obliquement, quelquefois formé en partie par un os wormien ; une portion
de la circonférence du trou déchiré antérieur lui appartient; et enfin il présente l'orifice interne du *Canal carotidien (Conduit inflexe*, Chauss.), encore plus frangé que
l'externe, et d'une forme très variable suivant les sujets.
Ce canal donne passage à l'artère carotide interne et à
plusieurs filets nerveux. A sa naissance, il se dirige verticalement en haut, puis il se courbe bientôt, et se porte

horizontalement en dedans et en avant vers l'orifice interne.

210. L'*Aqueduc de Fallope* (*Canal spiroïde du temporal*, Chaussier), dont nous avons indiqué l'origine au
fond du conduit auditif interne, et la terminaison au trou
stylo-mastoïdien, est un canal étroit, mais remarquable
par sa longueur, et qui loge le nerf facial. Aussitôt après
son origine, il remonte en dehors et en arrière, jusqu'à la
partie supérieure du rocher, où il est percé par l'*hiatus*
Fallopii; puis il se dirige tout-à-fait en arrière sur la caisse
du tympan, pour redescendre, d'abord obliquement, et
ensuite verticalement, dans la paroi interne de cette cavité, afin de venir aboutir au trou stylo-mastoïdien. Ce
canal est tapissé par un prolongement fibreux très mince,
et percé dans son trajet de plusieurs ouvertures, sans
compter celle de l'hiatus de Fallope. Bertin (1) en a indiqué une au niveau de celui-ci, mais beaucoup plus petite
que lui, et venant s'ouvrir dans un des canaux demi-cir-
culaires. M. Jacobson, tout récemment, en a fait connaître une autre qui mène dans une rainure, ou, comme
l'a vu Béclard, dans un canal pratiqué sur le promontoire
du tympan : elle renferme une anastomose du nerf glosso-
pharyngien avec un filet du ganglion sphéno-palatin et du
plexus carotidien. Enfin, plus loin, cet aqueduc donne
naissance à un canal qui transmet la corde du tympan,
et a quelques petits conduits pour des filets nerveux qui
vont se distribuer aux muscles des osselets de l'ouïe.

211. En arrière du rocher, et toujours sur la face cérébrale du temporal, on remarque une fosse assez profonde,
peu large, en forme de gouttière, qui offre l'orifice interne du trou mastoïdien (204), et qui loge une portion
du sinus latéral de la dure-mère.

212. Une *circonférence*. Elle commence par un angle

(1) *Traité d'Ostéologie*, t. II, p. 52.

rentrant, à l'endroit où le bord antérieur du rocher s'unit au reste de l'os. Cet angle, qui reçoit l'épine du sphénoïde (154), présente dans son fond deux ouvertures, séparées par un feuillet osseux, et placées l'une au-dessus de l'autre : la supérieure, moins marquée, donne entrée au muscle interne du marteau; l'inférieure est l'orifice de la portion osseuse de la *Trompe d'Eustachi* (*Conduit gutturalde l'oreille*, Chauss.). Ensuite cette circonférence, coupée en biseau aux dépens de la face externe, épaisse, dentelée, s'articule avec le sphénoïde, en se dirigeant en avant et en haut; puis elle devient mince, tranchante, et se porte en arrière en décrivant un demi-cercle; ici elle s'articule avec le pariétal et forme la suture dite *écailleuse*; au-dessus de l'apophyse mastoïde, elle est de nouveau creusée par un angle rentrant; elle redevient épaisse, et s'unit à l'angle inférieur et postérieur du pariétal; enfin, toujours épaisse et dentelée, elle descend, en avant, au-dessous de cette apophyse, s'articule avec la portion supérieure du bord inférieur de l'occipital, et vient se terminer au rocher vers le trou stylo-mastoïdien.

213. *Structure*. Le rocher renferme dans son intérieur un organe très compliqué que nous examinerons par la suite; il est formé par un tissu compacte très dense, très blanc, très résistant; après les dents, il est la partie la plus dure du squelette; et c'est même de cette circonstance qu'il a tiré son nom; l'apophyse mastoïde est remplie par de vastes cellules, et le reste du temporal offre la même structure que les autres os du crâne.

214. *Articulations*. Le temporal s'articule avec le sphénoïde, l'occipital, le pariétal, l'os de la pommette et de la mâchoire inférieure, par les différents points indiqués ci-dessus.

215. *Développement*. Il a lieu par six points d'ossification, un pour le rocher, un pour le contour du conduit auditif externe, un pour la portion écailleuse, un

TOME I.

pour la région mastoïdienne, un pour l'apophyse zygomatique, et un pour l'apophyse styloïde; le quatrième et le
sixième ne paraissait que long-temps après les autres.
Dans certains cas, il y a deux noyaux osseux pour la
portion écailleuse.

Du Pariétal (1).

(*Pariétal*, Chauss.; *Os bregmatis*, Soemm.)

216. *Forme.* De même que le temporal, le pariétal
est un os pair et non symétrique. Concave en dedans,
convexe en dehors, il a la forme d'un quadrilatère irrégulier; il occupe les parties latérales, supérieure et
moyenne du crâne, et présente :

217. Une *face externe* ou *épicrânienne*, convexe, lisse
et recouverte par l'aponévrose epicrânienne dans sa moitié
supérieure, un peu inégale dans l'inférieure, où s'insère
le muscle temporal et où l'on aperçoit quelquefois de légers sillons pour les artères temporales profondes; cette
face est percée, en haut et en arrière, d'un trou nommé
pariétal, et dont le diamète, la position et même l'existence varient beaucoup: il donne passage à de petits vaisseaux qui établissent une communication entre ceux de
la dure-mère et ceux du péricrâne; on l'a vu être pratiqué
sur l'occipital, ou bien se perdre dans le diploë, sans
percer l'os de part en part. Au milieu de cette même face
est une éminence bien plus saillante chez les enfants que
chez les adultes : c'est la *Bosse pariétale*, qui surmonte
une crête peu saillante, courbée, qui se continue avec
celle que nous avons observée sur le frontal (182) et avec
la racine supérieure de l'apophyse zygomatique, pour
circonscrire la fosse temporale : cette crête donne attache
à l'aponévrose de ce nom.

218. Une *face interne* ou *cérébrale.* Elle est concave,

(1) De *Paries*, paroi, parce que c'est principalement cet os qui constitue les côtés du crâne.

revêtue par la dure-mère, et creusée dans toute son étendue par un grand nombre de sillons profonds qui logent les divisions de l'artère méningée moyenne, et que leur disposition rameuse a fait nommer par les Anciens *la Feuille de figuier*. Elle présente aussi des impressions cérébrales, mais elles sont peu marquées, sur-tout en haut. Au milieu est un enfoncement appelé la *Fosse pariétale*, et qui correspond à la bosse du même nom. En haut, près de la circonférence de l'os, on observe une moitié de gouttière longitudinale, qui se joint à une moitié semblable appartenant à l'autre pariétal, pour se continuer avec celle de la face interne du coronal (182); on y remarque de petites cavités irrégulières, dont le nombre et la coordination varient beaucoup : elles reçoivent les *granulations* du sinus longitudinal supérieur de la dure-mère.

219. *Quatre bords*. Le *supérieur* ou *pariétal* est le plus long des quatre; il est droit, denticulé; il se joint à celui de l'os opposé, et forme avec lui la suture sagittale. L'*inférieur* ou le *temporal* est le plus court; il est concave, et surmonté d'une surface oblique, à stries saillantes et rayonnées, qui règne sur la surface externe, et qui constitue, avec le temporal, la suture écailleuse. L'*antérieur* ou *coronal* est denticulé, et présente beaucoup d'engrenures; il est taillé en biseau, supérieurement aux dépens de sa lame externe, et inférieurement aux dépens de l'interne, pour son articulation avec le frontal (185). L'angle qu'il forme en haut avec le bord supérieur est tronqué chez les enfants, et remplacé par une partie membraneuse qui appartient à ce qu'on nomme la *Fontanelle supérieure*; celui qui est déterminé en bas par sa jonction avec le bord inférieur, est fortement prolongé en bas et en avant; courbé obliquement à son sommet, il s'articule avec le sphénoïde (154), et présente, à sa partie interne, une rainure profonde, ou même un canal qui loge l'artère

méningée moyenne, et d'où partent, en divergeant, presque toutes les nervures de la *feuille de figuier*. Souvent, au fond de cette rainure existent deux petits trous par lesquels des vaisseaux vont porter la nourriture au diploë. Enfin, le *bord postérieur* ou *occipital* est extrêmement inégal; ses engrenures sont très irrégulièrement disposées, et retiennent entre elles beaucoup d'os wormiens: il s'articule avec le bord supérieur de l'occipital. L'angle qu'il forme, en bas, avec le bord inférieur, est tronqué, et s'articule avec la portion mastoïdienne du temporal; il est creusé, en dedans, d'une portion de gouttière qui se continue avec celle pratiquée sur l'occipital et sur le temporal, et qui loge une partie du sinus latéral de la dure-mère.

220. *Structure* et *Développement*. Mince en général, un peu plus épais cependant en haut qu'en bas, en arrière qu'en avant, formé par du diploë renfermé entre deux lames compactes, cet os se développe par un seul point d'ossification, qui paraît à la bosse pariétale, dans une étendue assez large et sous une apparence aréolaire.

221. *Articulations*. Le pariétal s'articule avec le pariétal du côté opposé, le coronal, l'occipital, le temporal et le sphénoïde.

Des Os wormiens.

(*Os surnuméraires*, CHAUSS.; *Ossa triquetra*, SOEMM.)

222. Ces os, qu'on désigne encore assez souvent sous la dénomination de *Clef du crâne*, et qui varient singulièrement par rapport à leur volume, à leur situation, à leur forme, à leur nombre, etc., se trouvent interposés entre les grands os du crâne qui ont été décrits.

Les têtes arrondies n'en présentent presque pas, et souvent même pas du tout; on en trouve, au contraire, beaucoup sur celles qui sont alongées d'avant en arrière. C'est dans la suture formée par l'occipital et les pariétaux qu'on

en rencontre le plus, ordinairement; quelquefois même
l'angle supérieur de l'occipital est remplacé par l'un d'eux
(1) : il en existe aussi assez fréquemment entre les deux
pariétaux, et notamment à la réunion de leur angle supérieur et antérieur, où l'on en voit alors un qui est quadrilatère et d'une grande étendue. Parfois, l'angle inférieur et antérieur de ces mêmes os est remplacé par un
os wormien, d'une grandeur variable, d'une figure souvent ovalaire. Rarement on en observe dans les sutures
temporo-pariétales, plus rarement encore à la base du
crâne: nous en avons cependant indiqué un comme occupant, dans bien des cas, le sommet du rocher (209).

225. Assez constamment, les os dont il s'agit présentent la même épaisseur que les autres os du crâne; mais il
peut arriver qu'ils soient simplement formés ou dans la
table externe dans la table interne seulement de ceux-ci.

224. Leur étendue est sujette à bien des variétés; leur
figure est fort irrégulière ; en général, leurs deux faces
sont lisses; leur contour est garni de dentelures pour leur
articulation avec les autres os du crâne, ou même entre
eux; mais quelquefois ils sont si petits qu'ils s'enlèvent en
écailles, et c'est ce qui a lieu quand ils occupent la face
interne des sutures, ainsi que l'a remarqué Hunauld. Quelquefois, au contraire, ils s'élèvent au-dessus des autres os,
et forment une saillie qu'on prendrait pour une exostose.

Leur structure et leur développement sont analogues à
ceux des autres os du crâne, c'est-à-dire qu'ils sont formés de deux tables de substance compacte, séparées par
une table de substance spongieuse ou *diploë*.

(1) C'est cet os que plusieurs auteurs ont nommé *Os épactal*. Il ne se
développe qu'après la naissance. Il se rencontre dans un sujet environ su
quinze ou vingt.

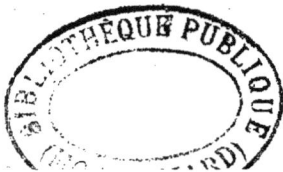

B. *Du Crâne en général.*

1° De la Conformation du Crâne.

Surface extérieure du Crâne.

225. Considéré à l'extérieur, le crâne présente, en général, la forme d'un ovoïde assez régulier, dont la petite extrémité est en avant et se trouve ordinairement avec la grosse, dans le rapport de 30 à 31 chez l'adute : il est aplati latéralement dans les régions des tempes, et inférieurement vers sa base; dans le reste de son étendue, il est convexe. Toute sa superficie externe est assez lisse à la partie supérieure; mais inférieurement elle est inégale et percée d'an grand nombre de trous. Au reste, on observe qu'au dehors le crâne est toujours plus asservi aux lois de la symétrie qu'à l'intérieur.

226. C'est aussi sur-tout à l'extérieur qu'on peut bien observer le mode de jonction des os du crâne , qui , par leur réunion, forment des lignes plus ou moins irrégulières auxquelles on donne le nomme de *Sutures.* Ces lignes sont , en effet,, beaucoup moins marquées à l'intérieur du crâne , où elles ne représentent que des traits peu prononcés et sans dentelures, au moins dans les adultes. Lorsqu'elles existent entre des os peu épais , elles pénètrent dans le crâne directement ; dans le cas contraire , elles suivent un trajet oblique, parce qu'alors les bords des os sont taillés de manière à se recouvrir mutuellement. Toutes ces sutures semblent partir des divers points du contour du sphénoïde.

227. Ainsi, de la face antérieure de cet os , on voit se porter à droite et à gauche une ligne courbe, concave antrieurement , qui résulte, tout-à-fait en dedans , de la jonction du sphénoïde avec l'ethmoïde et avec les cornets de Bertin, et, en dehors, de l'articulation du premier de

ces os avec le frontal. Elle traverse la paroi supérieure de
l'orbite, et lorsqu'elle est arrivée à l'apophyse orbitaire
externe du coronal, elle se dirige en arrière vers l'angle
antérieur et inférieur du pariétal : alors elle offre des
dentelures plus prononcées et une épaisseur plus grande
que dans le reste de son étendue, où les bords des os qui
la forment sont extrêmement amincis, et ne font qu'être
juxta-posés, sans présenter des engrenures : c'est la *Suture sphénoïdale.*

228. En arrière du sphénoïde, on voit une seconde suture transversale, courte, qui disparaît avec l'âge et qui
est formée par cet os lui-même et par l'apophyse basilaire
de l'occipital : c'est la *Suture basilaire.* Tant qu'elle
existe, elle est remplie par une lame cartilagineuse intermédiaire aux os.

229. Sur ses parties latérales, le sphénoïde est borné
par une ligne courbe, à concavité tournée en arrière, et
due à la réunion de cet os avec la portion écailleuse du
temporal : c'est la *Suture sphéno-temporale.* Elle offre des
engrenures, quoique les surfaces qui la constituent soient
fortement coupées en biseau ; elle se termine en bas vers
la scissure glénoïdale, en formant un angle aigu avec une
autre suture nommée *pétro-sphénoïdale,* produite par le
bord antérieur du rocher et par le bord postérieur du sphénoïde, et elle se réunit en haut avec la suture sphénoïdale
par une ligne courte, longitudinale, courbée légèrement,
qui résulte de la jonction de l'extrémité des grandes ailes
du sphénoïde avec l'angle antérieur et inférieur du pariétal, et qu'on peut nommer *Suture sphéno-pariétale.*

230. De l'angle antérieur de celle-ci part la *Suture
fronto-pariétale* ou *coronale,* qui coupe presque verticalement la partie supérieure du crâne, et vient se terminer
au point correspondant de l'autre côté. Elle indique la séparation du frontal et des deux pariétaux, et est disposée
de telle sorte que le premier de ces os appuie supérieure-

ment sur chaque pariétal et le support en bas. Elle offre
des engrenures assez peu apparentes à sa partie supérieure, et rarement on y rencontre des os wormiens, non
plus que dans les sutures précédentes.

231. De l'angle opposé, on voit naître la *Suture écailleuse* ou *squameuse* (*Suture temporale*, Chauss.), qui décrit environ le tiers de la circonférence d'un cercle, en se
dirigeant en arrière et en bas. Elle sépare le temporal du
bord inférieur du pariétal, et est formée à l'aide d'un biseau pratiqué sur ces os, de manière que le dernier soutient
l'autre, qui fait souvent saillie au dehors. Un peu avant de
se terminer, elle change de direction en formant un angle
obtus et rentrant, se porte en arrière et vient gagner l'occipital. Cette dernière partie de la suture n'est plus écailleuse : elle est le résultat de la jonction de l'angle postérieur et inférieur du pariétal avec la portion mastoïdienne
du temporal. Elle est constamment formée par des engrenures très irrégulières et très prononcées, et contient
presque toujours des os surnuméraires, qu'on ne rencontre pas fréquemment dans la portion écailleuse proprement dite.

232. On voit partir de chaque extrémité de la suture basilaire une ligne qui sépare le rocher et les côtés de l'apophyse basilaire de l'occipital, et ensuite ce dernier os du
temporal. D'abord concave, tournée en dehors et en avant,
cette ligne devient ensuite droite, et se dirige en arrière
tout-à-fait lorsqu'elle est arrivée au niveau de la partie
moyenne de chaque condyle de l'occipital. On nomme *Suture pétro-occipitale* la première partie de cette ligne, et
on réserve le nom de *Suture mastoïdienne* à sa seconde
portion, qui remonte légèrement pour se réunir avec l'extrémité de la suture écailleuse, et qui ne présente, en général, ni dentelures prononcées, ni os wormiens.

La suture pétro-occipitale est une véritable rainure
profonde et assez large dans laquelle les os ne sont point

dans un rapport immédiat, mais présentent entre eux une couche mince de cartilage.

252. De l'angle formé par la réunion des sutures mastoïdienne et écailleuse, on voit partir une nouvelle suture très prononcée dans ses dentelures, séparant l'occipital des pariétaux, nommée *lambdoïde* ou *occipito-pariétale* (*Suture occipitale*, Chauss.). Elle vient aboutir au point correspondant du côté opposé, et donne lieu, dans sa partie moyenne, à un angle aigu et saillant en avant, en sorte qu'elle semble former les deux côtés d'un triangle dont la base serait dirigée en bas. Le plus ordinairement on y rencontre beaucoup d'os wormiens; et, de toutes les sutures du crâne, c'est celle où les dentelures sont le plus prononcées.

253. C'est de l'angle qu'elle forme que naît une autre suture longitudinale qui sépare les deux pariétaux, et qu'on appelle *sagittale* (*Suture médiane*, Chauss.). Celle-ci offre des engrenures prononcées, et quelquefois elle est traversée postérieurement par le trou pariétal. Elle vient tomber sur la partie moyenne de la suture coronale, et se continue alors assez fréquemment chez les adultes, et toujours chez les enfants en bas âge, avec une suture longitudinale aussi, qui partage le coronal en deux moitiés: un os wormien quadrilatère et fort étendu occupe souvent le lieu de cette réunion.

254. Cette dernière suture, qu'on désigne sous le nom de *médiane* ou de *frontale propre*, en général peu prononcée, existant beaucoup plus souvent chez les enfants que chez les adultes, aboutit à l'épine nasale du coronal, où elle se continue, de chaque côté, avec une ligne que forme l'échancrure ethmoïdale de cet os en s'articulant avec l'ethmoïde, et qui vient ensuite se terminer à angle droit sur la suture sphénoïdale, sous la dénomination de *Suture ethmoïdale*. C'est dans son trajet que se trouvent pratiqués les trous orbitaires internes.

236. Les sutures, qui, comme nous l'avons dit, sont formées par les connexions des os du crâne entre eux, sont point tellement fixes et déterminées, qu'elles ne puissent offrir un grand nombre de variétés. Il ne faut point cependant croire que leur nombre soit plus grand chez les femelles que chez les mâles, ainsi que l'ont avancé quelques Anciens. Dans certains individus, elles sont en partie effacées, et on prétend même avoir vu des crânes sans sutures, ce dont Thomas Bartholin cite plusieurs exemples (1). J'ai donné, il y a quelques annnées, à la Faculté de Médecine, un crâne dans lequel la suture frontale n'existait que d'un seul côté. Les os wormiens sont quelquefois si abondants dans la suture lambdoïde, qu'ils semblent déterminer la formation d'une seconde suture. Vésale et Eustachi ont vu la suture sagittale partager l'occipital en deux portions; et Ruysch a observé un sujet chez lequel elle divisait la tête en deux moitiés. Van-Swieten (2) conservait un crâne où la même suture avait un pouce de largeur au sommet de la tête, et se rétrécissait en avant et en arrière.

237. La surface extérieure du crâne se partage en quatre régions qu'on distingue en:

238. *Région supérieure.* Celle-ci est ovale, bornée en avant par la bosse nasale, en arrière par la protubérance occipitale externe, et latéralement par une ligne courbe qui règne sur le coronal et sur le pariétal. On y remarque, antérieurement et sur la ligne médiane, la suture qui unit les deux pièces du coronal, ou seulement la trace de cette suture; sur les côtés de celle-ci sont les bosses frontales qui surmontent les arcades sourcillières, et qui ont au-dessus d'elles la suture fronto-pariétale. A la région moyenne de cette dernière, vient aboutir la suture sagit-

---

(1) *Anatome quartum renovata,* p. 701. Lugduni, 1677.

(2) *Comment.,* s. 1, p. 377.

tale, sur les parties latérales de laquelle on observe les trous pariétaux en arrière, et plus en dehors, une large surface lisse d'où s'élève la bosse pariétale. Cette suture va se terminer à l'angle de réunion des deux branches de la suture lambdoïde, qui se dirigent en bas et en arrière vers le temporal, et qui présentent dans leur intervalle, en haut, une légère dépression correspondante à l'angle supérieur de l'occipital, et, en bas, la protubérance externe de cet os. Cette région du crâne est presque entièrement recouverte par les muscles occipitaux et frontaux, et par l'aponévrose qui les unit: elle est, en général, lisse et unie, et n'offre d'autres ouvertures que les trous pariétaux.

239. *Région inférieure*. Cette région est libre dans sa moitié postérieure; dans l'antérieure, elle est articulée avec les os de la face; elle s'étend longitudinalement en arrière, de l'échancrure nasale à la protubérance occipitale externe, et est bornée latéralement par une ligne irrégulière, ondulée, qui se porte de cette éminence à l'apophyse mastoïde, en se dirigeant de là, entre la cavité glénoïde et le conduit auriculaire, vers la base de l'apophyse zygomatique, pour se continuer avec la crête qui partage en deux parties la région temporale du sphénoïde. et venir se terminer à l'apophyse orbitaire externe. Les objets que renferme cette région, qui ne présente pas de convexité analogue à celle que forme la voûte en arrière, sont fort multipliés.

240. De la protubérance occipitale on voit partir, à droite et à gauche, la ligne courbe supérieure, et en bas la crête occipitale externe, du milieu de laquelle semblent naître les lignes courbes inférieures. Entre celles-ci et les supérieures, sont des empreintes qui servent à l'insertion des muscles grand complexus et splénius. En avant de la crête occipitale externe, est le trou du même nom, sur les parties latérales et postérieures duquel sont les traces

des insertions des muscles petits et grands droits postérieurs et obliques supérieurs de la tête, et qui présentent
antérieurement les condyles occipitaux avec les attaches
des ligaments odontoïdiens, les fosses condyliennes postérieures et antérieures , et les trous qui leur correspondent. En dehors des condyles , on observe les insertions
des muscles droits latéraux de la tête , l'apophyse jugulaire de l'occipital, la suture mastoïdienne, la rainure du
même nom où s'insère le muscle digastrique , le trou
stylo-mastoïdien, et une petite ouverture pour le passage
du filet nerveux appelé la *Corde du tympan.*

241. Au-delà du trou occipital est la surface basilaire,
avec des inégalités pour les muscles petits et grands droits
antérieurs de la tête , qui en partent; elle est bornée en
devant par la suture transversale du même nom. Sur chacun de ses bords elle offre la suture pétro-occipitale, terminé en arrière par une cavité assez profonde , ordinairement plus prononcée du côté droit, rarement plus ample
du côté gauche, quelquefois d'une étendue égale à droite
et à gauche: c'est la *Fosse jugulaire* , que forment le rocher et l'occipital, et qui loge l'origine de la veine jugulaire interne. C'est aussi dans le fond de cette fosse qu'on
observe le *Trou déchiré postérieur* (*Hiatus occipito-pé-*
treux. Chauss.) , qui communique dans le crâne, et dont le
contour est très inégal. Une petite lame osseuse, souvent
complétée par un cartilage, naissant ou de l'occipital ou
du temporal , le divise en deux parties , dont l'antérieure
est plus petite et la postérieure plus grande : la première
donne passage aux nerfs glosso-pharyngien, pneumo-gastrique et spinal, ainsi qu'à quelques branches vasculaires;
la seconde est traversée par la veine jugulaire interne.
L'extrémité antérieure de cette même suture pétro-occipitale vient s'ouvrir dans le *Trou déchiré antérieur* (*Hia-*
tus sphéno-pétreux, Chauss.); qui a une circonférence
encore plus inégale que le postérieur , et qui est formé

par la réunion du sphénoïde, de l'occipital et du rocher : il ne livre passage à aucun organe et une matière carti- lagineuse le bouche entièrement dans l'état frais.

241. En dehors de la suture pétro-occipitale, on ren- contre une surface inégale appartenant au rocher, et ser- vant à l'insertion des muscles péristaphylin interne et ex- terne du marteau ; l'orifice inférieur du canal carotidien ; les apophyses styloïde et vaginale ; la suture pétro-sphé- noïdale, qui semble se continuer avec la fissure glénoïdale, et qui présente, à son extrémité externe, les orifices de la portion osseuse de la trompe d'Eustachi et du conduit du muscle interne du marteau ; l'épine du sphénoïde ; les deux portions de la cavité glénoïde du temporal, dans l'une des- quelles on aperçoit souvent un petit conduit particulier pour la corde du tympan ; la racine transverse de l'apophyse zygomatique ; la suture sphéno-temporale ; enfin les trous sphéno-épineux et maxillaire inférieur.

243. En avant de la suture basilaire, on aperçoit la crête du sphénoïde, qui entre dans le bord supérieur du vomer ; sur les côtés de celles-ci sont deux petites rainures qui reçoivent les lèvres de ce bord et qui sont percées à leur fond, mais seulement dans les jeunes sujets, par l'o- rifice inférieur de conduit étroit qui règne dans la paroi externe des sinus sphénoïdaux ; on y voit aussi deux gout- tières étroites et peu profondes, qui concourrent à la forma- tion des conduits ptérygo-palatins. Plus en dehors encore, on trouve l'apophyse ptérygoïde ; l'orifice postérieur du conduit vidien, qui en occupe la base ; l'enfoncement sca- phoïde situé au haut de l'aile interne de cette apophyse, percé par des ouvertures vasculaires qui aboutissent d'au- tre part sur les côtés de la fosse sus-sphénoïdale, et don- nant attache au muscle péristaphylin externe ; la fosse ptérygoïde, où s'implante le muscle ptérygoïdien interne ; la bifurcation qui reçoit la tubérosité de l'os palatin ; le crochet sur lequel se réfléchit le tendon du muscle péri- staphylin externe.

244. En avant de l'apophyse ptérygoïde, qui descend verticalement, et qui forme la partie la plus saillante de cette région du crâne, on voit l'orifice antérieur du conduit vidien, plus large que le postérieur; il a, à côté de lui, et un peu en dehors, l'orifice extérieur du trou maxillaire supérieur, et, en devant et en dedans, l'entrée des sinus sphénoïdaux et la jonction du sphénoïde avec les cornets sphénoïdaux et l'ethmoïde. La lame perpendiculaire de ce dernier os est placée entre les orifices des sinus, et présente, de l'un et de l'autre côté, deux gouttières profondes et étroites qui font partie des fosses nasales, et au fond desquelles on rencontre les trous olfactifs, et la petite fente qui livre passage au nerf nasal interne. En avant, est le point de contact de cette lame avec l'épine nasale du coronal, et l'échancrure nasale du même os, qui se continue sur les côtés avec les arcades orbitaires, interrompues par le trou sourcilier, qui n'est souvent qu'une échancrure superficielle, et qui quelquefois est double : ces arcades se terminent à l'union du coronal avec l'os de la pommette.

245. Entre elles et les apophyses ptérygoïdes, sont les deux voûtes orbitaires du coronal, surfaces concaves, triangulaires, ayant leur base en avant, et où l'on voit en arrière, la fente sphénoïdale; le trou optique; la face inférieure de l'apophyse d'Ingrassias; la suture sphénoïdale; les trous orbitraires externes, petites ouvertures pratiquées le plus souvent dans une portion des grandes ailes du sphénoïde; les trous orbitraires internes, qui se dirigent obliquement de bas en haut et d'arrière en avant; en dehors et en avant, la fossette de la glande lacrymale; et en dedans, l'attache de la poulie du muscle grand oblique de l'œil. En dehors, la voûte orbitaire est bornée par une ligne inégale, où se réunissent le coronal et le sphénoïde avec l'os de la pommette, et en dedans par les masses latérales de l'ethmoïde, qui font une saillie considérable de chaque côté de la ligne médiane, et à la partie inférieure

desquelles on voit le cornet éthmoïdal, une portion du méat
moyen des fosses nasales, l'*Infundibulum*, et quelques
lames papyracées qui s'articulent avec l'os maxillaire
supérieur, tandis que supérieurement, en s'unissant au
coronal, elles constituent la suture ethmoïdale.

246. On voit que la plupart des éminences de la portion
libre de la face inférieure du crâne, comme les apophyses
mastoïdes, jugulaires, styloïdes, vaginales, ptérygoïdes, etc., sont des apophyses d'insertion.

247. *Régions latérales.* Chacune d'elles a une forme
elliptique irrégulière, et s'étend horizontalement de l'apophyse orbitraire externe à la suture lambdoïde, et verticalement de la ligne courbe élevée sur le pariétal à la base
de l'apophyse zygomatique. Elles sont partagées en deux
portions :

248. L'une, *supérieure*, très étendue, a reçu le nom
de *Fosse temporale*, quoiqu'elle ne le mérite véritablement qu'à sa partie antérieure, où elle est concave, car
en arrière elle est plane et même convexe. Elle est remplie
par le muscle dont elle porte le nom, et formée par le
temporal et le sphénoïde en bas, et par le pariétal et le
coronal en haut. Elle est coupée par plusieurs sutures qui
sont la fronto-pariétale, la sphénoïdale, la sphéno-temporale, la sphéno-pariétale, la temporo-pariétale ou écailleuse ; on n'y voit seulement qu'une petite portion de l'é-
tendue des deux premières. Elle présente aussi un assez
grand nombre de sillons pour les artères temporales profondes.

249. Cette fosse temporale, au bas de laquelle on voit
l'apophyse zygomatique, est circonscrite par une crête peu
saillante, qui donne attache, dans la plus grande partie
de son étendue, à l'aponévrose du muscle temporal. Cette
ligne, qui commence à l'apophyse orbitaire externe, monte
de là en arrière sur le coronal, descend ensuite sur le pariétal, pour se porter en avant sur le temporal jusqu'à la

base de l'apophyse zygomatique, et se continuer horizontalement, d'une part, avec cette apophyse, et, de l'autre, avec une saillie qui règne sur le sphénoïde, jusqu'à la réunion de cet os avec celui de la pommette.

250. L'autre portion des régions latérales du crâne, qui est *postérieure* et la plus petite, présente en arrière l'apophyse mastoïde, surmontée par le trou mastoïdien, et bornée en avant par le conduit auriculaire. Elle est limitée postérieurement par la suture mastoïdienne.

Surface interne du Crâne.

251. Cette surface forme une vaste cavité, ayant la figure d'un ovoïde dont la petite extrémité est tournée en avant. Son étendue est un peu plus grande en travers que de haut en bas. En général, elle est symétrique, si ce n'est dans quelques cas assez rares, dans lesquels, sans qu'on puisse soupçonner aucune cause morbide, la partie droite l'emporte en étendue sur la gauche, ou réciproquement, ainsi que nous en avons vu un exemple bien remarquable dans le crâne du célèbre Bichat. Cette cavité se continue en arrière et en bas avec le canal vertébral, et comprend deux régions distinctes, la *Voûte* et la *Base*, qui sont toutes deux tapissées par la dure-mère. La superficie des os qui les constituent est très lisse, très fragile, mince, et a reçu, de la plupart des anatomistes, le nom de *Table vitrée.*

252. La *Voûte du Crâne*, arrondie et courbée assez régulièrement, est séparée de la base par une ligne circulaire qui, de la racine du nez, se porterait à la protubérance occipitale. On y remarque, dans toute son étendue, des impressions cérébrales et des sillons artériels : une gouttière moins large en avant qu'en arrière la parcourt longitudinalement depuis la crête coronale qu'on voit antérieurement, et qui a souvent une petite rainure pratiquée dans toute son étendue pour l'attache de la faulx du cer-

veau, jusqu'à la protubérance occipitale interne, où elle se termine postérieurement. Cette gouttière, qui loge le sinus longitudinal supérieur de la dure-mère, présente, dans sa partie moyenne, la suture sagittale, dont les dentelures sont bien moins prononcées qu'à la face externe du crâne, ainsi que cela a lieu, au reste, pour toutes les autres sutures. Sur ses côtés, elle offre beaucoup de petites cavités irrégulières qui logent les granulations des membranes du cerveau, et les orifices internes des trous pariétaux, quand ils existent. C'est aussi à la voûte du crâne qu'on aperçoit latéralement les fosses coronales, la suture fronto-pariétale et les fosses pariétales, séparées des occipitales supérieures par la suture lambdoïde, et creusées vis-à-vis les bosses du même nom.

252. La *Base du Crâne*, plate et très inégale, est formée par trois plans placés successivement les uns au-dessus des autres de la partie postérieure à l'antérieure, et représentant, par leur réunion, une sorte de surface inclinée, très abaissée postérieurement et extrêmement inégale. Les bords postérieurs des apophyses d'Ingrassias et les bords supérieurs des rochers constituent les limites respectives de ces trois plans, et permettent de les étudier chacun séparément.

253. Le *premier plan* présente, tout-à-fait en avant et sur la ligne moyenne, le *Trou borgne* ou *épineux* (*fronto-ethmoïdal*, Chauss.). Ce trou, qui existe à la partie inférieure de la crête coronale, est étroit, peu profond, et paraît n'avoir au dehors que des communications douteuses. Bertin (1) dit avoir vu souvent son fond percé par un autre conduit osseux qui pénétrait dans les cellules antérieures de l'échancrure ethmoïdale du coronal, et j'ai fait la même remarque; ce qui semblerait démontrer que

---

(1) *Loc. cit.*, tom. ii, pag. 97.

ce trou pénètre dans la cavité des narines. Petit, de l'Académie des Sciences, prétend qu'il laisse passer une
vénule qui, du nez, se porte dans le sinus longitudinal
supérieur de la dure-mère. Ce qu'il y a de certain, c'est
qu'on ne peut point le faire traverser par une soie ou par
un stylet, et que, fréquemment, il est formé aux dépens
du coronal et de l'ethmoïde.

254. Derrière le trou fronto-ethmoïdal, on voit la trace
de l'union de ces deux os, l'apophyse crista-galli, les gouttières olfactives avec les trous et la fente qu'elles présentent, une suture qui les borne postérieurement, qui résulte
de la jonction du sphénoïde avec l'éthmoïde, qui se continue, sur les côtés, avec celle que forment le coronal et
les apophyses d'Ingrassias, et qui se trouve coupée à angle droit par deux autres sutures, indices de la jonction
de l'ethmoïde avec le frontal, et dans le trajet desquelles
on aperçoit deux ou trois ouvertures qui sont les orifices
crâniens des trous orbitaires internes.

255. Ce premier plan, borné, tout-à-fait en arrière,
par la surface où reposent les nerfs olfactifs et par la
gouttière transversale qui correspond à l'entre-croisement des nerfs optiques, présente, dans le même sens, les
deux trous optiques et les apophyses clinoïdes antérieures
qui se continuent avec le bord postérieur des petites ailes
du sphénoïde.

Au-devant de ce bord, est une surface convexe, inégale, offrant beaucoup d'impressions cérébrales, formée
par le coronal et par le sphénoïde, et soutenant de chaque
côté le lobe antérieur du cerveau.

256. Le *second plan* est occupé dans son centre par la
fosse pituitaire, où l'on remarque plusieurs petites ouvertures. Cette fosse, qui correspond aux sinus sphénoïdaux,
présente, en arrière, une lame carrée, dont les angles
forment les apophyses clinoïdes postérieures, et sur ses
côtés, les gouttières caverneuses, ainsi que les orifices

crâniens des deux petits conduits creusés dans la paroi externe des sinus sphénoïdaux.

257. Latéralement, on reconnaît, à droite et à gauche, une grande fosse, large en dehors, étroite en dedans, de la forme d'un triangle curviligne, étendue de la fente sphénoïdale au bord supérieur du rocher. C'est dans cette fosse qu'on remarque les sutures sphéno-temporale, écailleuse, sphéno-pariétale, et pétro-sphénoïdale, ainsi que la fente sphénoïdale, les trous maxillaires supérieur et inférieur, le trou sphéno-épineux et l'hiatus de Fallope. On y observe encore des éminences mamillaires assez prononcées, le trou déchiré antérieur, dans le contour duquel vient s'ouvrir le canal carotidien, et qui, assez souvent, semble même en être distingué par une petite lame saillante du sphénoïde; deux sillons artériels, qui naissent du trou sphéno-épineux, et dont le plus considérable, formant parfois un canal dans son principe, va gagner l'angle inférieur et antérieur du pariétal; la gouttière qui loge le sinus pétreux supérieur; la dépression correspondante au tronc du nerf trifacial; et, enfin, un trou peu marqué, manquant quelquefois dans l'âge parfait, n'existant souvent que d'un côté, et situé entre les deux trous maxillaires du sphénoïde : il livre passage à une veine émissaire de Santorini, et a été en particulier indiqué par Vésale; ce qui fait que quelques anatomistes l'ont appelé *Trou de Vésale*.

258. Le *troisième plan* est percé dans sa partie moyenne par le trou occipital, dont l'orifice est plus évasé dans ce sens qu'à l'extérieur du crâne; au devant de lui, on observe la *Gouttière basilaire*, formée par l'occipital et par le sphénoïde, et la suture du même nom, qui la partage transversalement en deux portions. Cette gouttière a, sur ses côtés, deux petits enfoncements longitudinaux qui logent les sinus pétreux inférieurs; elle-même correspond à la protubérance annulaire du cerveau et aux sinus trans-

8.

versaux de la dure-mère. Elle est terminée en haut par lame quadrilatère qui borne la fosse pituitaire, et présente, avant de finir et de chaque côté, une petite échancrure pour le passage du nerf moteur oculaire externe. En arrière du trou occipital, est la crête occipitale interne, bifurquée en bas ; sur ses côtés, on observe les trous condyliens antérieurs, dont l'orifice interne est moins élevé que l'externe, qui sont percés, dans leur trajet, par plusieurs petits canaux qui transmettent des vaisseaux dans le diploë de l'os occipital, et surmontés par une arcade osseuse, assez saillante, et deux fosses très profondes, complétées par une grande portion du sphénoïde, par la face postérieure du rocher et par l'angle postérieur et inférieur du pariétal. Dans le fond de ces fosses, on voit la trace des sutures mastoïdiennes et pétro-occipitales, qui se continueraient dans une même direction, si le trou déchiré postérieur ne les séparait de chaque côté ; ce trou offre, à l'intérieur du crâne, des dimensions moins grandes qu'à l'extérieur, et présente, en haut, l'orifice triangulaire de l'aqueduc du limaçon, que bouche la dure-mère dans l'état frais. On observe aussi assez constamment que, du côté droit, le trou déchiré postérieur est une ou deux fois plus large qu'à gauche : rarement le contraire a lieu : quelquefois il y a égalité dans les diamètres.

259. Une gouttière qui loge le sinus latéral de la dure-mère naît du trou déchiré postérieur en arrière, et va se rendre à la protubérance occipitale interne : descendant d'abord légèrement, elle remonte derrière la base du rocher, pour se diriger ensuite horizontalement vers le point où elle se termine, et est formée, en haut, par l'occipital et par le pariétal, au milieu par le temporal, en bas, de nouveau, par l'occipital. Le trou condylien postérieur, qui présente beaucoup de variétés, tant sous le rapport du nombre que sous celui de la grandeur et de la direction, vient s'y ouvrir près de la fosse jugulaire, et le trou

mastoïdien la perce derrière le rocher. Ce dernier trou n'est souvent que l'orifice d'un conduit qui traverse fort obliquement l'épaisseur du temporal, et a plus de largeur au dedans qu'au dehors du crâne ; souvent aussi il est plus marqué d'un côté que de l'autre , ou même il manque dans la suture lambdoïde.

La gouttière dont nous parlons est ordinairement plus prononcée à droite qu'à gauche , ce qui détermine les variétés que nous avons indiquées dans la grandeur des trous déchirés postérieurs ; elle circonscrit les fosses occipitales inférieures , qui reçoivent les hémisphères du cervelet, et elle est surmontée à son origine par le conduit auditif interne et par l'orifice de l'aqueduc du vestibule (1).

260. Ce n'est que dans l'homme que la direction du trou occipital est horizontale, et qu'il est placé presqu'à la partie moyenne de la base du crâne ; dans tous les autres animaux , il est oblique et situé en arrière ; quelquefois même il est vertical. Nous verrons bientôt l'influence qu'a cette particularité sur la position du centre de gravité de la tête et sur l'attitude générale.

II.° Des Dimensions du Crâne.

261. Il suffit de jeter un coup d'œil sur une tête sciée horizontalement pour voir que la partie du crâne la plus développée se trouve au niveau du trou occipital et de la gouttière basilaire, endroit où le cerveau, le cervelet et la moelle alongée se réunissent. Mais si l'on désire détermi-

---

(1) La plupart des anatomistes ont coutume de partager en trois fosses chacun des plans que nous venons de décrire : ce qui porte à neuf le nombre des fosses de la base du crâne, trois moyennes et six latérales , ou bien trois antérieures , trois moyennes et trois postérieures. La fosse sus-sphénoïdale est celle qui, dans tous les cas, occupe le centre.

ner d'une manière rigoureuse les dimensions de cette cavité, il ne faut point baser ses mesures sur la surface extérieure, parce que bien souvent elle ne répond à l'interne ni pour la forme ni pour l'étendue, en raison du développement variable des divers sinus creusés dans les os , et de l'épaisseur variable aussi de ceux-ci, épaisseur qui fait que quelquefois certains hommes ont un cerveau logé à l'étroit dans un crâne qui paraît vaste. Un pareil fait est bien propre à prémunir contre l'enthousiasme que peuvent inspirer tels et tels systèmes purement hypothétiques aux yeux du véritable anatomiste. Il y a loin de celui-ci au moderne phrénologiste.

C'est donc à l'intérieur que l'on doit établir les diamètres du crâne, qui sont au nombre de trois principaux.

Le premier, *longitudinal*, s'étend du trou borgne à la protubérance occipitale interne; c'est le plus considérable : il a environ cinq pouces (13 a 14 centimètres).

Le second, qui est *transversal*, se porte de la base d'un rocher au point correspondant du côté opposé : il a à peu près quatre pouces et demi (11 à 12 centimètres).

Le troisième, *vertical*, parti de l'extrémité antérieure du trou occipital, vient gagner le milieu de la suture sagittale : il a quelques lignes de moins que le précédent.

Ces diamètres doivent être mesurés sur des têtes adultes, et dans des points déterminés, car les lignes qu'on tire parallèlement à eux, diminuent d'étendue à mesure qu'on s'en écarte, n'importe dans quel sens.

262. Remarquons, au reste, que les dimensions du crâne, qui surpasse toujours de beaucoup le volume de la face, varient quelquefois considérablement dans les différents individus, et que nous ne les indiquons ici que d'une manière approximative ; car chacun des trois diamètres peut prédominer sur les autres, toutefois en acquérant toujours à leurs dépens son augmentation d'étendue, ce qui produit beaucoup de variétés dans la forme des

diverses têtes, quoique la capacité générale de la cavité reste toujours à peu près la même. C'est ainsi qu'on voit des *têtes larges*, aplaties d'avant en arrière ; des *têtes hautes*, en forme de pain de sucre ; des *têtes alongées*, comprimées latéralement, suivant que ce sont les diamètres transverse, vertical ou longitudinal, qui sont plus développés. Au reste, c'est toujours la voûte du crâne qui est le siége de ces différences : la base demeure constamment la même.

263. Les diverses régions du crâne varient pour leur épaisseur, qui est assez uniforme dans les divers points de la voûte, dont cependant la partie supérieure est un des endroits où elle est le plus marquée, et qui est très mince dans les régions temporales et orbitaires, de même que dans la partie inférieure de l'occiput.

Quant à la base du crâne, très épaisse au niveau du rocher, du corps du sphénoïde, de l'apophyse basilaire, des crêtes et des protubérances de l'occipital, elle est fort mince ordinairement dans les fosses cérébelleuses, dans le fond des gouttières de la lame criblée, dans la partie qui correspond aux orbites, divers endroits où l'on observe très peu de tissu spongieux.

En général, dans les enfants et dans les jeunes gens, le crâne est plus mince que dans les adultes et chez les vieillards, où il devient plus épais et plus spongieux ordinairement, quoique souvent il s'amincisse, soit en totalité, soit seulement dans quelques points de son étendue. Il paraît aussi que, dans beaucoup d'aliénés, il présente plus de dureté et d'épaisseur. On conserve à la Faculté de Médecine de Paris un crâne dont les parois ont des dimensions énormes sous ce dernier rapport. En 1742, Morand en a présenté à l'Académie un dont les parois, sans diploë et toutes compactes, avaient neuf lignes d'épaisseur; Thomas Bartholin (1) en avait déjà observé un dont les parois

_____

(1) *L. c.*, o. 700.

n'étaient également formées que d'une seule couche.
M. Jadelot a décrit, il y a quelques années, un crâne
éburné et trés épais, dans lequel tous les trous, qui
livrent ordinairement passage à des nerfs, étaient obli-
térés. Plusieurs observateurs (2) rapportent que quelques
excroissances en forme de cornes, plus ou moins considérables, s'élèvent aussi parfois à sa surface.

III° Usages du Crâne.

264. Ces usages sont nombreux et variés: nous les avons
déjà indiqués en décrivant cette cavité; qu'il nous suffise
de rappeler ici d'une manière générale que le crâne loge
l'encéphale et la plupart de ses dépendances; qu'il les
garantit des lésions extérieures; qu'il en soutient toutes
les parties, soit par lui-même, soit par les points d'attache qu'il fournit aux replis de la méninge; qu'il sert à
l'articulation de la tête avec le tronc proprement dit;
qu'il sert de point d'appui aux mouvements que la mâchoire inférieure exerce sur la supérieure; qu'il transmet
au dehors des nerfs et des vaisseaux; qu'il en laisse en-
trer également dans son intérieur; qu'il donne attache à
beaucoup de muscles; qu'il renferme les organes de l'audition, etc.

2° DE LA FACE.

265. La *Face* est toute la partie de la tête située au-
devant et au-dessous du crâne; elle est bornée en haut
par cette cavité, latéralement par les arcades zygomatiques, en arrière par un espace vide, où est logée la partie supérieure du pharynx; sa forme est symétrique, sa
coupe verticale, triangulaire; sa structure très compliquée. Nous avons déjà eu occasion (75) d'indiquer les di-

---

(2) Ambr. Paré, Fabr. de Hilden, Severino, Th. Bartholin, etc.

visions principales qu'elle présente, et les noms des os qui la composent : ces os sont beaucoup plus nombreux que ceux du crâne.

A. Des Os qui composent la Mâchoire supérieure.

De l'Os Maxillaire supérieur.

(*Os sus-maxillaire*, Chauss.; *Os maxillare superius*, Soemm.)

266. Forme. Les os maxillaires supérieurs sont à la face ce que le sphénoïde est au crâne ; ils s'articulent avec toutes les pièces qui la composent ; ils en déterminent presque seuls la figure, et ils en assurent la solidité : leur volume est considérable, leur forme très inégale ; ils occupent la partie moyenne et antérieure de la mâchoire supérieure, et ont des usages fort étendus ; ils entrent dans la composition de l'orbite, des fosses nasales, de la bouche ; ils donnent passage à plusieurs nerfs et vaisseaux ; plusieurs muscles s'y insèrent, etc. Nous leur distinguerons deux faces et une circonférence.

267. Face externe ou *orbito-faciale.* Celle ci se voit en entier sans qu'il soit besoin de séparer l'os de ceux qui l'avoisinent. Elle est surmontée en dedans par une éminence aplatie latéralement, qui s'élève au-dessus de toutes les autres parties de l'os : c'est *l'Apophyse nasale* (*Apophyse fronto-nasale*, Chauss. ; *Apophyse montante* ou *verticale*, de plusieurs auteurs), qui est lisse et concave de haut en bas en dehors, où elle présente plusieurs trous par lesquels pénètrent des vaisseaux nourriciers, et où elle fournit des points d'insertion aux muscles élévateur propre de la lèvre supérieure et élévateur commun de cette lèvre et de l'aile du nez. En dedans, cette apophyse fait partie de la paroi externe des fosses nasales : on y remarque supérieurement des inégalités qui se joignent aux masses latérales de l'ethmoïde, au-dessous desquelles est une gouttière qui appartient au méat moyen des narines,

et plus bas, une crête horizontale unie au cornet inférieur; des sillons artériels parcourent aussi cette région
de l'apophyse, qui se termine en haut par un sommet tronqué, garni de dentelures et articulé avec l'échancrure nasale du coronal; en avant, par un bord oblique, mince,
taillé en biseau, et qui repose sur l'os du nez; en arrière,
par une gouttière moins large et moins profonde en haut
qu'en bas, s'articulant avec l'os lacrymal par sa lèvre postérieure, qui est plus saillante que l'antérieure, et donnant attache par celle-ci, qui est libre, au tendon et à
quelques fibres du muscle palpébral : cette gouttière fait
partie de la lacrymale.

268. En dehors et en arrière de l'apophyse nasale, est
une surface (*Face orbitaire*, Bichat, Sœmm.) triangulaire, lisse, inclinée en bas, en avant et en dehors, et
faisant partie du plancher de l'orbite. Vers sa région
moyenne et externe, elle présente une gouttière qui se
change bientôt en un canal nommé *sous-orbitaire*, lequel
loge les vaisseaux et les nerfs de même nom, et se divise
en avant et en dedans, sens dans lequel il marche, en deux
conduits secondaires : l'un plus petit, postérieur, descend, sous le nom de *Canal dentaire supérieur et antérieur*, dans la paroi antérieure du sinus maxillaire, où
il s'ouvre quelquefois; il donne passage à des nerfs et à
des vaisseaux qui portent son nom; l'autre, antérieur,
plus large, mais plus court, suit la direction primitive du
conduit, et vient aboutir au trou orbitraire inférieur.

269. Cette surface, qui donne attache en dedans, et en
avant au muscle petit oblique de l'œil, est limitée en
arrière par un bord arrondi, qui concourt à former la fente
sphéno-maxillaire; en dedans, par un autre bord mince,
inégal, qui est échancré en devant et en arrière pour
s'articuler avec les os lacrymal et palatin, et qui se joint
au milieu à l'ethmoïde; en avant, par un troisième bord
mousse, peu étendu, qui fait partie du contour de l'or-

bite, et qui donne attache à quelques fibres de l'élévateur propre de la lèvre supérieure. Entre ce bord et le postérieur, on remarque une éminence triangulaire, très rugueuse : c'est l'*Apophyse* ou *Tubérosité malaire* (*Apophyse zygomatique*, Chauss.), qui s'articule avec l'os du même nom.

270. De l'angle externe de cette apophyse descend verticalement un bord mousse, saillant, concave de haut en bas ; derrière lequel est une portion de l'os qui appartient à la fosse zygomatique, tandis qu'en avant de lui on rencontre une dépression assez marquée, appelée *Fosse canine* (*Fosse sous-orbitaire*, Chauss.), percée en haut par le *Trou sous-orbitaire*, que traversent les vaisseaux et les nerfs de ce nom, et donnant en bas attache au muscle canin ; antérieurement, cette fosse est bornée par la *Fosse myrtiforme*, enfoncement peu prononcé, dans lequel s'insère le muscle abaisseur de l'aile du nez.

271. *Face interne* ou *naso-palatine* (Bich.). Cette face ne peut être bien aperçue que quand on a séparé les os : en haut, où elle est revêtue par la membrane pituitaire, elle est cachée dans les fosses nasales ; en bas, sens dans lequel la membrane palatine la tapisse, elle fait partie de la voûte du même nom. Elle est partagée en deux moitiés, d'étendue différente, par une éminence large, aplatie, horizontale, très épaisse en devant, et nommée *Apophyse palatine.* Cette apophyse correspond inférieurement à la bouche, et supérieurement au nez : dans ce dernier sens, où elle offre en devant une des ouvertures supérieures du canal palatin antérieur, elle est concave transversalement, lisse et polie ; dans le premier, au contraire, elle est rugueuse, inégale et parcourue par plusieurs sillons, qui se convertissent quelquefois en arrière en de petites arcades osseuses plus ou moins complètes, sous lesquelles passent les nerfs et les vaisseaux palatins ; postérieurement elle est bornée par un biseau qui soutient l'os du palais ;

en dedans ; elle s'unit à l'os opposé par un bord épais ,
strié, offrant antérieurement une gouttière qui n'occupe
que la moitié inférieure de son épaisseur, et qui se dirige
obliquément en avant : en se joignant à une semblable
gouttière pratiquée sur l'autre os ; elle forme le *Canal*
palatin antérieur. Ce même bord est surmonté d'une
crête un peu déjetée en dehors , plus saillante en devant
qu'en arrière , et qui constitue la moitié d'une rainure
où est reçu le vomer.

272. Au-dessous de l'apophyse palatine , on observe
une surface concave , sillonnée, peu étendue et inégale ;
au-dessus d'elle , au contraire, on voit une large surface
verticale à la partie moyenne de laquelle est une vaste
ouverture , très irrégulière à bords minces et frangés :
cette ouverture conduit dans une grande cavité creusée
dans l'épaisseur même de l'os, et qu'on nomme *Sinus*
maxillaire ou *Antre d'Hyghmor* (*Sinus sus-maxillaire* ,
Chauss.). Ce sinus, qui est le plus grand de ceux de la
tête , et qui est quelquefois divisé par des cloisons, a, à
peu près, la forme d'une pyramide triangulaire, dont la
base serait tournée en dedans ; il répond, en haut , au
plancher de l'orbite, et renferme dans sa paroi supérieure le conduit sous-orbitaire ; en devant, à la fosse canine et au canal dentaire supérieur et antérieur , qui
forme souvent une saillie remarquable dans son intérieur;
en arrière, où il présente la trace des conduits dentaires
postérieurs, à la tubérosité maxillaire ; en bas , par une
surface moins large que dans les autres sens , aux alvéoles des dents molaires et quelquefois des canines ; les
racines de ces dents soulèvent assez fréquemment la lame
osseuse mince qui forme le bas-fond du sinus , et même
on les a vues la percer. Tout-à-fait en dehors, le sommet
de cette cavité se trouve creusé dans l'apophyse malaire,
et la couche osseuse qui le sépare de l'os de la pommette
est si peu épaisse, qu'elle se brise souvent quand on en-

lève cet os. L'orifice du sinus, qui est quelquefois double, est articulé en haut avec l'ethmoïde, en bas et en devant avec le cornet inférieur, en arrière avec l'os palatin, et ces os concourent à le rétrécir singulièrement : cette cavité est tapissée par un prolongement de la membrane pituitaire.

273. A la part inférieure de l'ouverture du sinus, on trouve une scissu oblique en avant et en dehors, dont la lèvre postérieure s'incline dans le sinus, et l'antérieure vers les fosses nasales, et qui reçoit une lame de l'os du palais. A la partie supérieure de ce même contour, on voit des portions de cellules qui s'abouchent avec celles de l'ethmoïde : au-devant de lui, est une gouttière profonde, plus étroite dans son milieu qu'à ses extrémités, obliquement dirigée en bas, en arrière et en dedans, légèrement convexe en avant et en dehors, se continuant avec la gouttière lacrymale, et formant la plus grande partie, quelquefois même la totalité du *Canal nasal*. Derrière l'orifice du sinus, on aperçoit une surface inégale qui s'unit à l'os du palais, et une gouttière superficielle qui se porte en bas et en avant, et qui contribue à former le *Conduit palatin postérieur*.

274. *Circonférence*. En arrière, les deux faces de l'os maxillaire supérieur sont séparées par une éminence inégale qu'on appelle *Tubérosité maxillaire* (*Tubérosité molaire*, Chauss.). Elle est beaucoup plus saillante dans les jeunes sujets que chez les vieillards, parce qu'elle renferme la dernière dent molaire, et qu'elle s'affaisse considérablement lorsque celle-ci est sortie. Elle est percée par les *Conduits dentaires postérieurs*, qui s'ouvrent au dehors sous l'apparence de deux ou trois petits trous, et qui, de même que les antérieurs, disparaissent en approchant des alvéoles, et laissent les nerfs et les vaisseaux descendre de cellule en cellule dans la diploë de l'os.

275. En avant, on observe, entre les deux faces de l'os,

un bord libre et profondément concave dans sa partie supérieure, qui forme une portion de l'ouverture antérieure des fosses nasales; saillant et articulé en bas avec l'os du côté opposé, il présente, dans son milieu, une éminence qui forme la moitié de l'*Epine nasale antérieure*. Ce bord s'unit en haut à celui qui termine antérieurement l'apophyse fronto-nasale, en formant, avec lui, un angle plus ou moins saillant.

276. Enfin, inférieurement, les deux faces de l'os se trouvent distinguées l'une de l'autre par le *Bord alvéolaire supérieur*. Celui-ci est épais, moins cependant en devant qu'en arrière, où s'insère le muscle buccinateur; il décrit dans son trajet une portion de parabole; il est creusé par des cavités profondes, coniques, qui reçoivent les dents, et qu'on nomme *Alveoles*: la figure et les dimensions de ces alvéoles varient suivant l'espèce de dents qu'ils logent, et lorsque celles-ci ont plusieurs racines, ils sont partagés en autant de cavités secondaires, par des cloisons particulières. L'alvéole de la première incisive est plus profond et plus large que celui de la seconde, mais bien moins que celui de la canine, lequel est comprimé et finit en un cône fort aigu. Ceux des petites molaires sont moins enfoncés; le plus variable de tous est le dernier, qui est ordinairement partagé en trois loges, quelquefois en deux seulement, et qui rarement n'en offre qu'une. Au reste, chaque os maxillaire a, le plus ordinairement, huit de ces alvéoles, dont les cloisons sont formées par un tissu celluleux d'autant moins serré, qu'on les examine plus postérieurement. En dehors, le bord où ils sont pratiqués présente des bosselures et des enfoncements qui correspondent à eux et à leurs cloisons: en dedans, il est percé d'un grand nombre de petits trous qui transmettent des vaisseaux aux parois de ces cavités.

277. *Structure.* En général, l'os maxillaire supérieur est épais et celluleux, sur-tout vers ses diverses apophyses

et dans le bord alvéolaire. Il est creux et comme soufflé
dans presque toute son étendue, à cause de la présence
du sinus qui en occupe l'intérieur.

278. *Articulations.* L'os maxillaire supérieur est articulé avec l'ethmoïde, le frontal, l'os du nez, l'os lacrymal, l'os du palais, le cornet inférieur, le vomer, l'os
maxillaire opposé, les dents de la mâchoire supérieure, et
quelquefois le sphénoïde, par les divers points indiqués.

279. *Développement.* Le développement de cet os a
lieu d'une manière très compliquée. D'abord, il paraît
quelques noyaux osseux qui dessinent l'arcade alvéolaire
supérieure. Ensuite, le corps même de l'os se forme par un
seul ou par deux points d'ossification, et, dans ce dernier
cas, il se trouve, dans le fœtus, une petite pièce osseuse
distincte, qui semble analogue à l'os inter-maxillaire des
quadrupèdes. Le sinus n'acquiert son développement
qu'avec l'âge, et quelquefois même il ne se forme point,
comme Morgagni en rapporte un exemple (1). L'apophyse palatine naît aussi par un germe à part, qui forme
la paroi interne des alvéoles autres que ceux des dents
incisives. L'apophyse jugale et l'apophyse orbitaire sont
également produites par un centre particulier. Souvent
aussi un osselet isolé forme la partie supérieure du canal
nasal (2).

De l'Os du Palais.

(*Os palatin*, Chauss.; *Os Palati*, Soemm.)

280. *Forme.* Cet os, d'une figure très irrégulière, confondu en grande partie pendant long-temps par les anatomistes avec l'os maxillaire supérieur, se trouve placé en

---

(1) *Adv. anat.*, 1, p. 38; *Adv.*, vi, p. 116.
(2) Béclard, *Nouveau Journal de Médecine*, avril 1819, p. 332.

arrière de celui-ci, et au-dessous de la région moyenne de
la base du crâne. Il semble formé par la réunion de deux
lames jointes à angle droit, de manière que l'une d'elles
est horizontale et inférieure, et l'autre verticale et supérieure : ordinairement on décrit chacune de ces portions
séparément, pour faciliter l'étude de cet os qui est fort
compliqué.

281. *Portion horizontale* ou *palatine*. Elle est quadrilatère, et semble être la continuation de l'apophyse
palatine de l'os maxillaire supérieur. Sa *face supérieure*
est lisse et fait partie du plancher des fosses nasales ; elle
est concave de dedans en dehors, et droite dans l'autre
sens. L'*inférieure*, rugueuse et inégale, mais moins cependant que la surface correspondante de l'os maxillaire,
offre en arrière une crête transversale pour l'insertion du
muscle péristaphylin externe, et fait partie de la voûte
palatine : on remarque aussi dans le même sens, et un
peu en dehors, un trou ovale, quelquefois double c'est
l'orifice inférieur du conduit palatin postérieur. Antérieurement, cette portion de l'os appuie sur l'apophyse palatine de l'os maxillaire supérieur, à l'aide d'un bord coupé
en biseau ; en arrière elle est terminée par un second bord
nommé *guttural*, libre, tranchant, échancré, donnant
attache au voile du palais, et garni en dedans d'une
éminence qui, en se joignant à celle du côté opposé,
forme l'*Épine nasale postérieure* (*Épine gutturale*,
Chauss.). En dedans, elle présente un bord beaucoup
plus épais que les autres, inégal, articulé avec l'os correspondant, surmonté par une crête mince, qui contribue à la formation d'une rainure qui reçoit le vomer : en
dehors, elle se confond avec la portion verticale. Au
reste, le centre de la portion horizontale de l'os du palais est beaucoup moins épais que ne le sont ses bords.

282. *Portion verticale* ou *ascendante* (*Portion sus-
maxillaire*, Chauss.). Celle-ci, légèrement portée en de-

dans, plus large et plus mince que la précédente, appuyée sur l'os maxillaire supérieur, a la forme d'un carré long. Sa *face interne*, qui entre dans la composition des fosses nasales, présente en bas un enfoncement large et superficiel qui appartient à leur méat inférieur, et qui est séparé d'un autre enfoncement situé au-dessus et faisant partie du méat moyen, par une crête rugueuse, horizontale, unie au cornet inférieur. *Sa face externe (zygomato-maxillaire*, Bichat) est, en général, inégale et articulée avec la face interne de l'os maxillaire; elle présente en arrière une rainure plus ou moins profonde, qui concourt à la formation du conduit palatin postérieur, et en haut une petite surface lisse qui se voit dans la fosse zygomatique.

283. Le *bord antérieur* de cette portion de l'os, fort inégal et mince, se prolonge inférieurement en une lame osseuse très fragile, qui rétrécit l'entrée du sinus maxillaire, et qui est reçue dans la scissure que nous avons indiquée (275) en décrivant cet orifice.

284. Le *bord postérieur*, tout aussi inégal que le précédent, repose en grande partie sur le côté interne de l'apophyse ptérygoïde; souvent même, pour s'articuler avec elle, il est creusé dans presque toute sa longueur par une crénelure étroite, mais plus large en bas qu'en haut. A sa réunion avec le bord guttural de la portion horizontale, on voit une éminence très saillante, pyramidale, inclinée en dehors et en bas : c'est la *Tubérosité de l'os palatin,* qui remplit la bifurcation des deux ailes de l'apophyse ptérygoïde. En haut et en dedans, cette tubérosité est creusée par trois gouttières, dont les deux latérales, inégales, garnies de légères aspérités, reçoivent le sommet de ces ailes ; tandis que la moyenne, lisse et polie, complète la fosse ptérygoïdienne : la plus profonde des trois est l'interne. En bas, elle présente une surface étroite qui appartient à la voûte palatine, et où l'on voit

TOME I.   9

les orifices des conduits accessoires au canal palatin postérieur. En dehors, elle fait partie de la fosse zygomatique, et donne attache au muscle ptérygoïdien externe,
en même temps qu'elle offre quelques inégalités pour s'u-
nir à l'os maxillaire supérieur. Dans ce dernier endroit,
elle est percée par le canal palatin postérieur, qui cesse
d'être pratiqué en partie sur l'os maxillaire.

285. *Son bord supérieur* est surmonté de deux éminences, dont l'une antérieure, plus volumineuse, un peu déjetée en dehors, s'appelle *Apophyse orbitaire* : elle est
supportée par une portion rétrécie, sorte de *col* ou de pédicule, sur le côté interne duquel on aperçoit une légère
crête qui s'articule avec le cornet ethmoïdal et une petite
gouttière qui appartient au méat supérieur des fosses nasales, et elle est taillée de manière à offrir cinq facettes
distinctes ; savoir : 1° une *antérieure*, inégale, inclinée
en bas et en dehors, articulée avec l'os maxillaire; 2° une
postérieure, dejetée en dedans et en haut, unie au sphénoïde à l'aide de quelques rugosités qui cernent une cellule pratiquée dans l'épaisseur de l'apophyse et abouchée
avec les sinus sphénoïdaux; 3° une *externe*, lisse, inclinée en arrière, faisant partie de la fosse zygomatique ;
4° une *interne*, inclinée en bas, concave, souvent creusée par une cellule jointe à l'ethmoïde; 5° une *supérieure*,
unie, plane, formant la portion la plus reculée du plancher de l'orbite, séparée de l'externe par un petit bord
mousse qui concourt à la formation de la fente sphéno-
maxillaire.

286. L'autre éminence de ce bord, plus petite, moins
élevée, plus large et comprimée latéralement, a reçu le
nom d'*Apophyse sphénoïdale* : en dedans, elle est lisse et
concave, et fait partie des fosses nasales; en dehors, elle
entre dans la composition de la fosse zygomatique ; en
haut, où elle est très étroite, elle s'unit au sphénoïde et
offre une rainure qui forme le conduit ptérygo-palatin ;

dans ce sens aussi, elle s'articule avec le cornet du sphénoïde.

287. Ces deux apophyses sont séparées l'une de l'autre par une échancrure presque circulaire, que le sphénoïde convertit en un trou nommé *sphéno-palatin*, lequel correspond au ganglion nerveux du même nom, et donne passage à des nerfs et à des vaisseaux qui pénètrent dans les fosses nasales. Quelquefois le sphénoïde ne concourt en rien à la formation de ce trou, qui est entièrement pratiqué sur l'os du palais, une languette osseuse se portant alors horizontalement d'une apophyse à l'autre : presque constamment aussi le cornet sphénoïdal en ferme le sommet.

288. *Structure et Développement.* Les os du palais sont très minces et presque entièrement formés de tissu compacte ; ils n'offrent du tissu celluleux que dans les apophyses et dans la portion horizontale ; leur développement, encore peu connu, paraît s'opérer par un seul point d'ossification situé au lieu de réunion des trois portions verticale, horizontale et pyramidale.

289. *Articulations.* L'os du palais s'articule avec le sphénoïde, l'ethmoïde, les cornets sphénoïdaux, l'os maxillaire supérieur, le cornet inférieur, le vomer et l'os palatin opposé.

Du Vomer (1).

(*Vomer* ; CHAUSS., SOEMM.)

290. Le *Vomer* est un os impair, situé sur la ligne médiane, symétrique par conséquent (2), formant la partie

---

(1) *Vomer*, soc de charrue.

(2) Il ne faut point croire cependant qu'il n'y ait que les os situés sur la ligne moyenne du corps qui puissent être partagés en deux moitiés semblables ; on serait dans l'erreur : beaucoup d'autres sont dans le

postérieure de la cloison des fosses nasales; mince, aplati, quadrilatère, lisse sur ses faces latérales qui offrent seulement des sillons pour des vaisseaux , et une rainure étroite en bas qui marque le passage du nerf naso-palatin. Il est toujours tapissé par la membrane pituitaire, et souvent déjeté à droite ou à gauche, ou même percé dans son milieu.

291. Quatre bords terminent le vomer. L'un *sphénoïdal*, qui est supérieur, constitue la partie la plus épaisse de l'os, et se partage en deux lames qui entrent dans des rainures de la face gutturale du sphénoïde (143), et qui reçoivent, dans leur écartement, la crête qui est située entre celles-ci. Jamais les surfaces de cette articulation ne se soudent, parce qu'il existe entre elles , sous le sphénoïde lui-même et sous ses cornets, avec lesquels le vomer a ici quelques connexions, un petit conduit qui transmet constamment des vaisseaux et des filaments nerveux dans l'épaisseur de l'ethmoïde.

292. Le *bord sus-palatin* du vomer est inférieur ; c'est le plus long de tous : large , obtus et inégal antérieurement, mince et tranchant postérieurement, il est reçu dans la rainure qui existe entre les os maxillaires et palatins réunis, comme nous l'avons dit (271 et 281).

293. Son *bord guttural*, qui est postérieur, est libre , mince en bas , épais et bifurqué en haut , quelquefois échancré suivant sa longueur, et sépare les deux ouvertures postérieures des fosses nasales.

294. Quant au bord *ethmoïdal* ou antérieur, celui-ci est creusé dans toute son étendue, ou au moins dans sa moitié supérieure , par une gouttière profonde, irrégulière, qui reçoit le bord inférieur de la lame perpendicu-

---

même cas, suivant la remarque de M. le professeur Duméril: telles sont, par exemple, les phalanges des doigts et des orteils, qui sont évidemment symétriques.

laire de l'ethmoïde en haut, et le cartilage de la cloison des narines en bas : cette gouttière se continue avec celle du bord sphénoïdal; quelquefois elle manque, et alors le cartilage chevauche sur le vomer.

295. *Structure, Développement, Articulations.* Le vomer, mince, transparent dans presque toute son étendue, compacte, présentant quelques traces de cellules à sa partie supérieure seulement, ne naît que d'un seul centre d'ossification, qui a la forme d'une gouttière. Il est uni aux os maxillaires et palatins, à l'ethmoïde, au sphénoïde et aux cornets de celui-ci.

Du Cornet inférieur.

(*Os sous-ethmoïdal*, CHAUSS.; *Os turbinatum inferius, seu Concha nasi inferior,* SOEMM.)

296. *Forme.* On nomme ainsi un os très irrégulier, alongé d'arrière en avant, presque elliptique, contourné sur lui-même, rugueux à sa surface, différemment conformé chez tous les individus, et suspendu contre la face interne des os maxillaire supérieur et palatin de chaque côté dans les fosses nasales, où il établit la limite des méats moyen et inférieur. *Sa face interne* ou *nasale* est convexe et bombée, au milieu sur-tout; elle est tapissée par la membrane pituitaire, comme chagrinée et parcourue dans toute sa longueur par deux sillons artériels. *Sa face externe* ou *maxillaire*, moins rugueuse que l'autre, mais libre comme elle, est concave et appartient au méat inférieur des fosses nasales.

297. Le *bord inférieur* est libre, spongieux, roulé sur lui-même de bas en haut, plus épais au milieu qu'aux extrémités. Le *supérieur*, articulaire, inégal, présente en arrière une sorte de crête épineuse, qui s'unit à une partie analogue de l'os du palais, et en avant un petit bord très mince, garni d'aspérités fort ténues, qui s'ar-

ticulent avec la crête de la base de l'apophyse fronto-
nasale de l'os maxillaire supérieur : au milieu, il est surmonté par une petite éminence pyramidale, qui monte
vers l'os lacrymal, et qui complète avec lui le canal nasal, par quelques lames papyracées qui s'unissent à l'ethmoïde, et par une sorte d'écaille recourbée en bas, en
forme de crochet, laquelle rétrécit en partie l'orifice du
sinus maxillaire, dans lequel elle s'engage.

Les deux bords de cet os se réunissent en formant deux
angles, un *postérieur* et un *antérieur* : le premier de ces
angles est le plus aigu et le plus alongé, mais tous deux
sont engrénés superficiellement avec des crêtes que présentent les os maxillaire supérieur et palatin correspondants.

298. *Structure* et *Développement*. Le cornet inférieur
est en général peu épais ; sa surface, qui est vermiculée,
poreuse et comme spongieuse, a été, pour cette raison,
regardée par la plupart des anatomistes comme occupée
par le tissu celluleux ; mais c'est à tort, suivant moi : de
pareilles portions de cellules, qui ne sont souvent que des
inégalités ou de petites épines, qui traversent quelquefois
l'os de part en part, qu'aucune membrane médullaire ne
tapisse, qu'aucun suc gras n'abreuve, ne peuvent être as-
similées au diploé des os du crâne, ni aux aréoles des os
courts (54).

Il se développe par un seul point d'ossification, qui
paraît au cinquième mois.

299. *Articulations*. Le cornet inférieur s'articule avec
les os maxillaire supérieur, palatin, lacrymal, et avec
l'ethmoïde, par les divers points indiqués. Souvent même,
chez les enfants, on le trouve uni d'une manière intime
avec ce dernier ; de sorte que, dans bien des sujets, le
cornet inférieur semble être une dépendance de l'ethmoïde, comme l'a remarqué Bertin. Quelquefois il est
soudé avec l'ouverture du sinus ; mais constamment il est

fixé peu solidement aux crêtes horizontales des os palatin et maxillaire.

De l'Os du Nez.

(*Os nasal*, Chauss.; *Os nasale*, Soëmm.)

300. *Forme.* Les os du nez, épais en haut, minces en
bas, peu étendus, occupent l'intervalle qui existe entre
les deux apophyses montantes des os maxillaires. Leur
forme, quoique en général quadrilatère, est excessivement variable ; rarement ils sont semblables à droite et
à gauche.

301. Leur *face antérieure*, recouverte par le muscle
pyramidal et par la peau, est parcourue par quelques petits sillons vasculaires : concave de haut en bas, convexe
transversalement, elle offre, dans sa partie moyenne, l'o-
rifice d'un trou qui perce l'os de part en part, et qui
transmet une vénule à la membrane pituitaire : souvent
ce trou est accompagné de quelques autres plus petits.

302. Leur *face postérieure* ou *nasale*, concave, inégale,
sur-tout en haut, plus étroite que la précédente, présente
des sillons mieux marqués, et est tapissée par la membrane pituitaire. On y voit l'orifice du trou vasculaire
dont il vient d'être question, et qui manque quelquefois
sur l'un des os.

303. Le *bord supérieur* est denticulé, court, incliné en
arrière, épais, uni à l'échancrure nasale du coronal.

Le *bord inférieur* est plus long, mince, tranchant, oblique en arrière et en bas ; il se joint au cartilage latéral du
nez et y présente, dans son milieu, une échancrure étroite
pour le passage du nerf naso-lobaire.

304. Le *bord externe*, très long, inégal, taillé en biseau,
supporte l'apophyse montante de l'os maxillaire, et est
souvent garni en bas de deux ou trois petites saillies en

forme de dents, qui sont reçues dans les trous pratiqués
sur cette apophyse.

Le *bord interne*, large en haut, étroit en bas, s'articule
avec l'os du côté opposé, en formant avec lui en arrière
une crête, dans laquelle est pratiquée une rainure pour
recevoir l'extrémité antérieure de la lame perpendiculaire
de l'ethmoïde et l'épine nasale du frontal.

305. *Structure, Développement, Articulations.* Les os
du nez présentent du tissu celluleux dans presque toute
leur étendue, mais sur-tout à leurs bords supérieur et interne. Ils se développent par un seul point d'ossification.

Nous avons fait connaître les os avec lesquels ils s'articulent.

De l'Os lacrymal.

(*Os unguis*, Boyer; *Os lacrymal*, Chauss.; *Os lacrymale*, Soemm.)

306. *Forme.* Les os lacrymaux, qui sont les plus petits de ceux de la face, remplissent, à la partie interne
et antérieure de l'orbite, un espace vide, quadrilatère, irrégulier, situé entre le coronal, l'ethmoïde et l'os maxillaire supérieur : leur forme correspond à celle de l'intervalle qu'ils occupent ; ils présentent :

307. Une *face orbitaire*: elle est externe, lisse, partagée
longitudinalement et dans son milieu en deux parties, par
une crête saillante, mince, formant une sorte de crochet à
son extrémité inférieure : en avant de cette crête, qui manque quelquefois, est une gouttière perforée d'une multitude de petites porosités, et entrant dans la composition de
la *Gouttière lacrymale*; les parois du sac lacrymal la recouvrent ; en arrière on observe une surface plane, plus
large, mais plus courte, et non criblée de petits trous.

308. Une *face nasale*: elle est interne et offre dans son
milieu une rainure qui correspond à la crête qui fait saillie sur la face externe ; en avant de cette rainure, on voit
une surface inégale qui appartient au méat moyen des

fosses nasales, et en arrière, des rugosités qui correspondent aux cellules antérieures de l'ethmoïde (165) et qui les bouchent : assez souvent même, quelques-unes de ces inégalités communiquent, en haut, avec celles de l'orifice des sinus frontaux.

309. Quatre *bords* : l'un *supérieur*, court, inégal, s'articule avec l'apophyse orbitaire interne du coronal; un autre *inférieur* est divisé en deux portions par l'extrémité de la crête externe; il s'unit, en devant, avec le cornet inférieur, par une lame mince, courbée en dedans, alongée en bas, qui concourt à la formation du canal nasal, et en arrière avec le bord interne de la surface orbitaire de l'os maxillaire supérieur; quelquefois le crochet moyen de ce bord vient à manquer, et alors il est remplacé par un petit osselet surnuméraire, unciforme, qui tient à l'os maxillaire supérieur, en dehors de l'orifice supérieur du canal nasal. Le troisième bord, qui est *postérieur* et très mince, se joint au bord antérieur de la surface orbitaire de l'ethmoïde et donne attache au muscle constricteur des conduits lacrymaux; et le quatrième, qui est *antérieur*, reçoit, dans une petite rainure dont il est creusé, une des portions du bord postérieur de l'apophyse fronto-nasale de l'os maxillaire supérieur.

310. *Structure, Développement* et *Articulations.* L'os lacrymal, tout compacte, extrêmement mince, transparent même, ne se développe que par un seul point d'ossification et s'articule avec le coronal, l'ethmoïde, l'os maxillaire supérieur et le cornet inférieur.

311. On trouve habituellement et comme enterrée à la base de l'apophyse montante de l'os maxillaire supérieur, au-dessous de l'os lacrymal qui la recouvre en partie par son bord inférieur, une lame osseuse, quadrilatère, alongée, mince, transparente et criblée d'une multitude de porosités, à laquelle le docteur Emm. Rous-

seau, qui l'a décrite pour la première fois dans ces derniers temps (*Séance de l'Académie royale de Médecine,*
le deux septembre 1828), a donné le nom de *petit Unguis* ou de *petit Lacrymal.* La *face externe* de ce nouvel
os de la tête est visible à la partie inférieure et interne
de l'orbite ; l'*interne* complète le haut du canal nasal.

De l'Os malaire (1), ou Os de la Pommette.

(*Os zygomatique,* CHAUSS.; *Os Malœ,* SOEMM.)

312. *Forme.* Cet os, d'une figure à peu près carrée,
irrégulier, placé sur les parties supérieure et latérales de
la face, forme l'orbite en dehors, et constitue la région
des joues ou région zygomatique.

313. *Sa face externe,* convexe en devant, plane en arrière, lisse, quadrilatère, recouverte en grande partie
par la peu et par le muscle palpébral, donne attache en
bas aux deux muscles, zygomatiques, et présente, dans
son centre, un ou plusieurs petits trous nommés *malaires,* par lesquels passent des vaisseaux et des nerfs. Ce
sont les orifices d'un conduit dont le trajet est très vague,
très peu déterminé.

314. *Sa face supérieure,* moins étendue, concave et
lisse, fait partie de l'orbite; elle forme un angle droit
avec la précédente, en arrière et en haut de laquelle elle
est située; on y observe l'orifice postérieur d'un des
trous malaires; elle est circonscrite postérieurement par
un bord dentelé en haut, où il s'articule avec le coronal
et le sphénoïde, et en bas, où il s'unit à l'os maxillaire
supérieur, mais lisse dans un angle que présente son
milieu, lequel entre dans la formation de la fente sphéno-maxillaire. Ce bord est incliné en arrière supérieu-

_____

(1) *Mala,* la joue.

rement, et en devant, et en dedans inférieurement : il est vertical dans sa partie moyenne.

315. *Sa face postérieure*, concave aussi, est lisse en arrière, où elle entre dans la composition de la fosse temporale ; mais en devant elle offre une surface triangulaire, raboteuse, qui s'articule avec la tubérosité malaire de l'os maxillaire supérieur. On y observe, dans sa moitié postérieure, l'orifice d'un petit conduit malaire.

316. De ses quatre bords, deux sont *antérieurs* et deux *postérieurs* ; des deux premiers, le *supérieur* est lisse, concave, arrondi, et fait partie du contour de l'orbite ; l'*inférieur*, inégal, raboteux, se joint à l'os maxillaire : des deux derniers, le *supérieur*, mince en général, plus ou moins contourné en S, donne attache à l'aponévrose temporale ; et l'*inférieur*, épais, sur-tout en avant, inégal, presque droit, sert à l'implantation du muscle masséter.

317. Quatre angles sont formés par la réunion de ces quatre bords. Le *supérieur*, très saillant, épais, dentelé, est articulé avec l'apophyse orbitaire externe du coronal ; l'*inférieur*, bien moins prolongé, s'unit à la tubérosité malaire de l'os maxillaire supérieur ; l'*antérieur*, fortement aminci et coupé en biseau, a la même connexion sur le contour de l'orbite ; et le *postérieur*, qui est le plus long et le plus aigu de tous, supporte le sommet de l'apophyse zygomatique du temporal, avec laquelle il forme l'arcade du même nom.

318. *Structure, Développement* et *Articulations*. L'os malaire est en général épais et celluleux ; un seul centre d'ossification lui donne naissance, et il s'articule avec le coronal, le temporal, le sphénoïde, et l'os maxillaire supérieur.

B. *De l'Os qui forme la Mâchoire inférieure ,*

De l'Os Maxillaire inférieur.

(*Os maxillaire,* Chauss.; *Mandibula,* Soemm.)

319. *Forme.* Cet os est, sans aucun doute, le plus grand et le plus fort de tous ceux de la face, dont il occupe la partie inférieure en avant , car, en arrière, il monte jusqu'à sa région moyenne et postérieure: il est symétrique et d'une forme parabolique, mais les extrémités de la courbe qu'il décrit sont relevées à angle droit sur le plan de leur épaisseur; la portion de l'os, qui est horizontale et moyenne , est nommée *Corps de la mâchoire* par les anatomistes , tandis qu'on appelle *Branches* les parties qui sont verticales et situées en arrière.

La mâchoire peut être partagée en

320. *Face externe* ou *cutanée.* Presqu'à nu sous la peau antérieurement , plus profondément située latéralement et en arrière, elle est convexe, et présente, sur la ligne médiane , la *Symphyse du menton* , espèce de ligne verticale qui indique le point de réunion des deux pièces dont cet os est composé chez l'enfant, et qui surmonte une surface saillante, plus ou moins marquée suivant les sujets , rugueuse, triangulaire , à sommet tourné en haut , et nommée *Apophyse du menton.*

Au-dessus de cette éminence , de chaque coté, on aperçoit une fossette superficielle , dans laquelle s'implante le muscle appelé *Houppe du menton* ; et plus en dehors, immédiatement au-dessous de la seconde petite dent molaire ou de la première, l'orifice externe du canal dentaire inférieur, qu'on nomme *Trou mentonnier*, et par où passent les vaisseaux et les nerfs du même nom: il est ovale et coupé obliquement.

Des deux angles inférieurs de l'apophyse du menton part, à droite et à gauche, une ligne légèrement saillante, qui, d'abord horizontale, monte ensuite obliquement en arrière pour se continuer avec le bord antérieur de l'apophyse coronoïde; c'est la *Ligne oblique externe* à laquelle s'insère les muscles carré du menton, triangulaire des lèvres et peaucier, et qui s'efface un peu dans son milieu. Le long de cette ligne saillante, à côté des alvéoles, règne une gouttière, qui se termine au côté interne de l'apophyse coronoïde, et donne attache, dans sa moitié postérieure, au muscle buccinateur. Enfin, tout-à-fait en arrière, est la face externe de la branche de la mâchoire, laquelle est quadrilatère, un peu inégale, et recouverte par le muscle masséter, qui s'y implante.

521. *Face interne* ou *linguale*. Celle-ci est concave, tournée vers la cavité buccale, revêtue en haut par la membrane muqueuse de cette cavité, sillonnée dans son milieu par la symphyse du menton, au bas de laquelle on voit quatre éminences, nommées *Apophyses géni* (*Apophyses géniennes*, Chauss.) (1); elles sont placées par paires, les unes au-dessus autres. Les deux supérieures donnent attache aux muscles génio-glosses et les deux inférieures aux génio-hyoïdiens : souvent ces tubercules sont épineux; quelquefois il n'y en a que deux de marqués.

Au-dessus des apophyses géni, et de chaque côté, sont deux enfoncements qui logent les glandes sublinguales, et, au-dessous, deux fossettes inégales qui donnent attache aux muscles digastriques; mais, à leur niveau même, naissent les *Lignes obliques internes* ou *myloïdiennes* (2), plus saillantes que les externes, sur-tout en arrière, où elles forment une sorte de bosse; montant également vers

---

(1) Γένειον, *menton.*

(2) Μύλη, *mola, seu dens molaris.*

les apophyses coronoïdes, elles fournissent des insertions, en devant, aux muscles mylo-hyoïdiens, et postérieurement, aux muscles constricteurs supérieurs du
pharynx.

Au-dessous de la ligne oblique interne, et en arrière,
on remarque une fosse oblongue superficielle, où se place
la glande sous-maxillaire, et où l'on voit la trace d'un
sillon qui monte vers un trou assez grand, irrégulier et
comme déchiré dans son contour. Ce trou est l'entrée du
Canal maxillaire ou *dentaire inférieur;* il offre en haut
une épine très prononcée, et, dans le reste de son contour,
plusieurs inégalités pour l'insertion du ligament latéral
interne de la mâchoire; il donne passage aux vaisseaux
et au nerf du même nom, dont un rameau parcourt le
sillon situé au-dessous de lui. Cet orifice occupe le centre
de la face interne des branches de la mâchoire, qui
présente, tout-à-fait en bas, des inégalités auxquelles
viennent se fixer les fibres du muscle ptérygoïdien interne.

322. *Bord inférieur.* Ce bord, qu'on nomme aussi
Base de la Mâchoire, est horizontal, arrondi, obtus en
avant, rétréci en arrière, traversé, à la réunion de ses
deux tiers antérieurs et de son tiers postérieur, au niveau
de l'avant-dernière dent molaire, par une gouttière ascendante qui correspond à l'artère faciale. Il présente un
renflement remarquable dans le milieu de son trajet, et
donne attache au muscle peaucier.

323. *Bord supérieur* ou *alvéolaire.* Il a une largeur
considérable, et cependant plus marquée en arrière où
il est un peu déjeté en dedans, qu'en avant où il conserve sa rectitude. Dans son épaisseur sont creusés le plus
souvent seize *alvéoles*, quelquefois seulement quatorze
ou quinze, très rarement dix-huit, lesquels sont destinés à loger les racines des dents inférieures, et constituent, par leur ensemble, l'*Arcade alvéolaire inférieure*

Comme à la mâchoire supérieure, les alvéoles présentent ici des formes variables suivant l'espèce de dent
qu'ils reçoivent : les deux de la partie moyenne sont les
plus petits et les plus étroits ; ceux qui leur succèdent
ont des dimensions un peu plus marquées ; mais les troisièmes de chaque côté, sont évidemment les plus profonds ; ils sont en rapport avec la dent canine ; ceux des
petites molaires, qui viennent après, ont moins de longueur et sont le plus souvent uniloculaires ; le sixième,
de chaque côté aussi, qui est carré et ordinairement bi-
loculaire, est le plus large, de même que le septième ; mais
le huitième se rétrécit, devient triangulaire, et, dans
beaucoup de cas, ne présente qu'une loge ; sa paroi interne fait une saillie remarquable au-dessus de la ligne
myloïdienne, et est bien moins épaisse que l'externe.
Toutes ces cavités sont percées, à leur sommet, de petites ouvertures pour le passage des vaisseaux et des
nerfs qui vont se distribuer aux dents. Les alvéoles sont
indiqués, ainsi que leurs cloisons, sur les deux lèvres de
l'arcade, par des saillies variables, que séparent des
enfoncements assez sensibles, et toujours plus évidentes
au milieu et en avant, que sur les côtés et en arrière, où
quelquefois on ne les remarque pas du tout. Ces parties
sont recouvertes par les gencives.

324. L'arcade alvéolaire est surmontée postérieurement par l'*Apophyse coronoïde* (1), éminence triangulaire, inclinée légèrement en dehors à son sommet, plus
ou moins grande, plus ou moins aiguë, plus ou moins
contournée, suivant les individus. Elle semble naître antérieurement de la réunion des lignes obliques externe
et interne, qui se rapprochent en montant et laissent entre
elles une gouttière où s'implante le muscle buccinateur,

_____

(1) Ainsi nommé à cause de sa ressemblance avec le bec d'une cor-
neille, en grec κορώνη.

La ligne myloïdienne se prolonge sur sa face interne,
et y forme une saillie assez apparente. Le sommet de cette
apophyse est embrassé par le tendon du muscle temporal. Sa face externe répond au muscle masséter, l'interne au muscle ptérygoïdien interne.

325. *Bord postérieur* ou *parotidien*. Il est libre, mousse,
à peu près vertical, et il forme, avec l'inférieur, l'*Angle
de la Mâchoire* proprement dit, lequel est plus ou moins
obtus, rarement droit, souvent déjeté en dehors, et où
le muscle masseter s'implante dans ce dernier sens, le ptérygoïdien interne en dedans, et le ligament stylo-maxillaire en arrière et entre deux.

Ce bord, qui correspond, dans presque toute son étendue, à la glande parotide, s'élargit insensiblement vers
sa partie supérieure, et se termine en haut par une éminence oblongue, convexe, plus élevée en dedans qu'en
dehors, recourbée en avant, dirigée obliquement en dedans et en arrière, de manière à ce que son axe prolongé
fasse, avec celui du côté opposé, un angle de 100 à 136° :
c'est le *Condyle de la Mâchoire*, qui sert à l'articulation
de cet os avec le temporal, et qui, à cet effet, est encroûté
de cartilage. En arrière, cette éminence perd insensiblement sa forme convexe; en avant, elle se courbe d'une
manière prononcée, et présente une crête inégale à l'endroit où cesse le cartilage; en dehors elle offre un petit
tubercule qui donne attache au ligament latéral externe
de l'articulation. Le condyle est supporté par une sorte
de pédicule qu'on nomme son *Col*, lequel est creusé antérieurement par une fossette où s'implante le muscle ptérygoïdien externe, et donne aussi attache, en dehors et
en haut, au ligament latéral externe. Une *échancrure*
appelée *sigmoïde* sépare le condyle de l'apophyse coronoïde; le nerf et les vaisseaux massétérins la traversent.

326. *Structure.* L'os maxillaire est formé par une lame
épaisse, recourbée sur elle-même, compacte à l'exté-

rieur, celluleuse dans son centre, et parcourue dans la grande partie de son étendue par le *Canal dentaire infé-rieur*.

Ce canal, dont la position varie suivant les diverses époques de la vie, traverse obliquement, en diminuant graduellement de diamètre, l'épaisseur de l'os, à la base de l'apophyse coronoïde et sous le sommet des alvéoles, depuis le milieu de la face interne des branches de la mâchoire jusqu'aux dents incisives ; une fois qu'il y est parvenu, il revient sur lui-même en formant un angle, et se termine au trou mentonnier. Mais du coude qu'il produit en se recourbant, partent deux petits canaux secondaires, l'un inférieur, l'autre supérieur, qui se perdent dans le tissu celluleux de la mâchoire. Il est tapissé, dans toute son étendue, par une lame de tissu compacte, qui est sur-tout apparente près de ses orifices, car dans la partie moyenne, elle est percée d'un si grand nombre de trous, qu'elle semble celluleuse ; de ces trous, les uns, plus grands, pénètrent dans les alvéoles, de manière à ce que chacune de leurs loges soit percée à son fond ; les autres transmettent des vaisseaux nourriciers dans le tissu aréolaire de l'os, qui est fort abondant : quelquefois la cloison qui sépare le canal des alvéoles vient à manquer, et alors on le voit à découvert lorsqu'on a enlevé les dents.

Les parois des alvéoles et leurs cloisons sont très spongieuses.

Il faut remarquer aussi que le canal dentaire est creusé dans l'épaisseur de la mâchoire inférieure plus près de la face interne de cet os dans ses deux tiers postérieurs, et qu'il se rapproche de la face externe dans son tiers antérieur.

325. *Développement* et *Articulations*. L'os maxillaire inférieur prend naissance par deux centres d'ossification, qui se réunissent à la symphyse du menton. Dans les très

TOME I.   10

jeunes fœtus, on aperçoit en outre une lame osseuse recourbée en gouttière, qui forme le bord inférieur de l'os,
et un germe à part pour l'apophyse coronoïde. Quelquefois, selon Autenrieth, il en existe un aussi pour le condyle, et M. Spix a décrit une lame à part qui forme le
bord alvéolaire en dedans. J'ai vu cette lame, en allant
gagner l'apophyse coronoïde, se souder à la branche de
l'os maxillaire inférieur et contribuer ainsi à la formation
du contour saillant de l'orifice du canal dentaire, lequel
canal est d'abord loin d'être complétement clos et se confond avec le rebord dentaire.

L'os maxillaire inférieur s'articule avec les temporaux
et avec les seize dents inférieures.

C. Des Dents (1).

(*Dentes*, L.; Ὀδόντες, Gr.)

326. On nomme ainsi de petits os ou plutôt des ostéides, extrêmement durs et compactes, implantés dans
les alvéoles de l'une et de l'autre mâchoire, lesquels,
semblant se rapprocher des cornes par leur mode de connexion et de formation, diffèrent par un grand nombre
de caractères des autres os du corps.

Les dents sont en effet exposées en grande partie au
contact de l'air; les autres os y sont toujours entièrement
soustraits; leur nombre varie aux diverses époques de la
vie : celui des os ordinaires est constamment le même;
ceux-ci subsistent sans être remplacés, jusqu'à la mort;
lorsqu'elle est l'effet de la vieillesse, les dents tombent
avant qu'elle soit arrivée, et elles ne sont déjà plus alors
les mêmes qui avaient existé pendant l'enfance. Leur couleur est ordinairement le blanc le plus pur; leur dureté est
plus considérable même que celle du rocher du temporal;

---

(1) *Edere*, manger.

elles sont déprouvues de périoste; enfin, elles ont un mode de développement et de nutrition tout particulier, et elles sont formées de deux substances différentes , et non pas seulement de deux tissus d'une même nature.

327. Les dents ont, en général, la forme d'un conoïde très irrégulier ,. dont la base est tournée du côté de l'ouverture de la bouche, et dont le sommet, simple ou subdivisé et toujours percé, correspond au fond des alvéoles.

On distingue, dans chacune d'elles, une partie située hors de l'alvéole, recouverte par une matière vitriforme, et qu'on nomme la *Couronne;* elle est bornée par un ré- trécissement appelé *Collet*, qui la sépare d'une autre portion cachée entièrement dans l'épaisseur des mâchoi- res, et qui est la *Racine.*

Nous allons examiner les caractères spéciaux que peu- vent offrir, chez l'adulte, ces deux parties, dans les diverses espèces de dents, qui y sont au nombre de trente- deux le plus ordinairement, seize à chaque mâchoire , et qu'on a divisées en trois classes : les *Incisives*, les *Ca- nines* et les *Molaires.* Nous avertissons d'ailleurs préli- minairement, que toutes sont articulées par gomphose et d'une manière presque absolument immobile avec les alvéoles , et que , dans l'état frais, leur racine est entou- rée par un prolongement de la membrane muqueuse de la bouche, qu'on appelle *périoste alvéolo-dentaire* ou *pério- todant.*

Des Dents incisives.

(*Dents cunéiformes* , Chauss. ; *Dentes incisores, seu tomici*, *seu pri- mores*, L.)

328. Les dents incisives sont au nombre de huit, quatre à chaque mâchoire, dont elles occupent la partie moyenne et antérieure : leur *Couronne* a la figure d'un coin : qua- drilatère, comprimée d'avant en arrière, large et mince

10.

vers son bord libre, elle se rétrécit et s'épaissit vers la
racine; convexe légèrement, lisse et polie en avant, concave et un peu moins étendue en arrière où elle présente
souvent de petits sillons longitudinaux, elle est bornée de
chaque côté par une surface triangulaire, étroite, plane,
dont la base est tournée vers la racine, et qui est contiguë à la dent voisine ; la couche d'émail qui revêt la couronne à l'extérieur est plus mince postérieurement, et sur-
tout latéralement, qu'antérieurement, et est circonscrite
vers le collet, en avant et en arrière, par un bord parabolique. La *Racine* de ces dents est toujours simple, fort
alongée, conique, comprimée transversalement, légèrement sillonnée de chaque côté dans le sens de la longueur,
fortement pointue, un peu plus épaisse en avant qu'en
arrière.

329. Les *Incisives de la Mâchoire supérieure* sont
plus fortes et plus grandes que celles de l'inférieure : elles
sont aussi plus épaisses et plus larges; leur axe, dirigé en
bas et en avant, est un peu incliné vers celui de la dent
voisine, en sorte qu'elles tendent les unes vers les autres,
et que chaque paire se trouve séparée par un espace triangulaire dont la base est tournée en haut. Celles qui sont
dans la partie moyenne présentent des dimensions et une
solidité plus considérable que les latérales : leur racine
est aussi plus arrondie ; leur bord libre est taillé en biseau
aux dépens de la face postérieure ; il est tout-à-fait droit.
Les latérales, moins larges, ont leur bord libre oblique,
et l'angle le plus saillant de celui-ci répond à l'incisive
moyenne correspondante.

330. Les *Incisives inférieures* sont plus petites et moins
fortes que les supérieures; celles qui forment la paire
moyenne sont surpassées en volume et en étendue par les
latérales, et ont leur axe vertical, tandis que dans celles-
ci il est porté en haut et en dehors. Le bord libre de leur
couronne est coupé obliquement sur la face antérieure :

il est droit et horizontal dans les moyennes, un peu oblique dans les latérales, mais de manière à ce que son angle
le plus saillant avoisine la canine. Leur racine est beaucoup plus comprimée et sillonnée plus profondément que
celles des supérieures ; elle est aussi plus longue.

Des Dents canines.

(*Dents conoïdes*, CUAUSS.; *Dentes laniarii, seu fractorii*, L.)

331. Elles sont au nombre de quatre, deux à chaque
mâchoire, sur les parties latérales des incisives, et
offrent moins de différences entre elles que celles-ci ne
nous en ont présenté. Leur *Couronne* est un vrai cône,
très convexe antérieurement, un peu concave et inégal
postérieurement, terminé par un sommet mousse, que
surmonte assez souvent une espèce de petit tubercule
pyramidal qui s'élève au-dessus du niveau de toutes les
autres dents. Leur *Racine* est simple aussi ; mais elle est
beaucoup plus longue et plus épaisse que celle des incisives : comme dans celles-ci, elle est comprimée et sillonnée sur les côtés ; assez souvent elle proémine au-
devant de l'alvéole, hors de la courbe parabolique de
l'arcade dentaire, sur-tout à la mâchoire inférieure, où
elle semble quelquefois en partie bifurquée. La couche
de matière vitriforme qui recouvre la couronne est
plus épaisse que dans les incisives, et décrit de même
vers le collet, en avant et en arrière, deux courbes
légères.

Les *Canines supérieures* sont les plus longues de toutes
les dents, et c'est même pour cette raison que le peuple
les a nommées *Dents œillères*.

Les *inférieures* sont situées sur un plan un peu antérieur, en sorte que leur sommet répond entre la canine
supérieure et l'incisive qui l'avoisine.

Des Dents molaires.

(*Dentes molares*, Soemm.)

332. Leur nombre est de vingt, dix à chaque mâchoire; mais bien souvent on n'en trouve que seize ou dix-huit; très rarement on en compte vingt-deux ou vingt-quatre. Elles occupent la partie la plus reculée de chaque arcade alvéolaire, et présentent une *Couronne* plus large que haute, inégale, tuberculeuse, et une *Racine* plus ou moins subdivisée.

333. Les *Molaires supérieures* sont assez constamment plus fortes que les inférieures; leur axe est tourné en dehors, et quelquefois il est vertical. Dans les *inférieures*, il est dirigé en dedans.

334. Les deux premières paires de dents molaires à chaque mâchoire ont été désignées sous le nom de *Petites molaires* (*Dents bicuspidées*, Chauss.). Elles sont d'un moindre volume que la canine qu'elles suivent. Leur couronne irrégulièrement cylindrique, aplatie en avant et en arrière, où elle est contiguë aux dents voisines, est surmontée de deux tubercules conoïdes et séparés par un sillon qui suit la direction de l'arcade, l'un externe, plus élevé, plus fort; l'autre interne, moins saillant, moins gros. Ces tubercules sont plus marqués aux petites molaires supérieures qu'aux inférieures, où ils se trouvent disposés de manière à laisser entre eux, deux petites fossettes. L'externe présente, du côté par où il regarde l'autre, des enfoncements irréguliers et de petites pointes qui en rendent la surface fort inégale dans ce sens. La racine est ordinairement simple, quelquefois bifurquée au sommet, sur-tout à la mâchoire supérieure, mais rarement entièrement double: elle présente sur chacune de ses faces une rainure très profonde, et est séparée de la couronne par un collet à peu près circulaire : son sommet est biforé.

335. Les trois paires qui suivent sont appelées *Grosses molaires* (*Dents multicuspidées*, Chauss.), et sont, en général, remarquables par leur volume. Leur couronne, à peu près cubique, arrondie seulement, légèrement en dehors et en dedans, aplatie dans les autres sens, déborde manifestement le niveau des précédentes en dehors de l'arcade. On observe, à sa face supérieure, quatre ou cinq tubercules taillés à facettes et séparés par des rainures très prononcées. Leur racine, plus courte que celle des petites molaires, est divisée en deux, trois, quatre ou cinq branches, qui toutes offrent une ouverture à leur sommet, et sont plus ou moins divergentes, plus ou moins droites ou courbées, plus ou moins longues, lisses ou inégales, quelquefois convergentes ou coudées en forme de crochet, comme dans ce qu'on appelle *Dents barrées*. La substance émailleuse descend un peu plus bas sur les faces libres de ces dents, que sur les côtés par lesquels elles se touchent. Leur collet est très marqué.

336. La *première des grosses molaires* est la plus large et la plus forte de toutes ; sa couronne a ordinairement trois tubercules externes et deux internes ; à la mâchoire supérieure, sa racine est triple ou quelquefois quadruple ; à l'inférieure, elle est seulement double.

337. La *seconde grosse molaire* est un peu moins volumineuse : à la mâchoire inférieure, ses tubercules, au nombre de quatre, sont distingués par une rainure cruciale ; mais cette disposition est beaucoup moins régulière à la supérieure où la couronne a une forme rhomboïdale, et où les deux branches extérieures de la racine ont une direction verticale, sont rapprochées l'une de l'autre et sont plus faibles, que la troisième, qui est interne et qui diverge fortement. Ce dernier caractère lui est commun avec la dent précédente.

558. La *troisième dent grosse molaire* paraît long-
temps après les autres, ce qui l'a fait appeler *Dent de
Sagesse* (*Dens Sapientiæ, seu serotinus*, L.). Elle est plus
petite que la seconde, et son axe est encore plus manifestement dirigé en dedans. Sa couronne, arrondie, est
armée de trois ou quatre tubercules; sa racine est le
plus souvent simple, courte et conoïde; mais quelquefois elle est quadrifide à la mâchoire supérieure.

339. La couronne des dents va en augmentant d'épaisseur depuis les incisives jusqu'à la première grosse molaire; elle diminue ensuite jusqu'à la dernière.

Leurs racines vont en diminuant de longueur depuis
la canine jusqu'à la dent de sagesse.

Enfin, depuis la première dent jusqu'à la dernière de
chaque côté, la saillie que font ces ostéides hors des alvéoles et des gencives, va en diminuant aussi.

De la Structure des Dents.

540. Les dents semblent formées par un tissu osseux
plus compacte, plus dur que celui qui entre dans la composition des autres pièces du squelette; dans leur partie
qui s'élève au-dessus des alvéoles, elles sont recouvertes
d'une couche encore plus dure et comme vitreuse : c'est
elle que l'on appelle l'*Émail* ou l'*Écorce striée*.

La *portion osseuse* des dents, celle qu'on appelle aussi
l'*Ivoire* ou l'*Os dentaire*, forme une masse très dense qui
en constitue toute la racine et le centre et la couronne,
et qui présente plus de ténacité, moins de fragilité que
l'émail. Par l'analyse chimique, elle donne, à peu près et
à l'exception de quelques traces de fluate de chaux, les
mêmes résultats que les autres os. Jamais cependant son
tissu ne renferme ni aréoles, ni cellules médullaires,
quel que soit le volume de la dent, ni vaisseaux où les
injections puissent pénétrer; sa cassure a ordinairement

un aspect soyeux et chatoyant comme du satin ; on y aperçoit, mais avec peine, des fibres concentriques qui semblent parallèles à la surface de la dent ; il résiste beaucoup
à l'action de l'air, et l'on sait que dans les sépulcres que
l'on découvre après une longue suite de siècles, les dents
sont seules intactes au milieu des débris du squelette en
poussière. Une fois formée, cette substance est parfaite et
n'éprouve plus de mutations sensibles.

L'*émail des dents* est d'un blanc laiteux ; il est assez dur
pour faire feu avec l'acier ; sa surface est extrêmement
lisse et polie ; si on le sépare de la portion osseuse, il perd
une partie de son éclat, devient demi-transparent, et
semble offrir une texture fibreuse. Il forme une couche
plus épaisse dans les endroits où les dents frottent les unes
sur les autres, beaucoup plus mince vers les alvéoles, et
semblant finir insensiblement vers le collet, ainsi qu'on
peut sur-tout le remarquer dans les incisives. Hunter a
observé que ses fibres sont droites et rayonnées vers le
sommet de la couronne, où elles semblent converger vers
l'axe de la dent, tandis qu'en descendant vers sa base,
elles deviennent de plus en plus courbées, et quelquefois
même se croisent dans leur direction. Au reste, les fibres
de l'émail sont perpendiculaires à la surface de la dent,
et ont par conséquent une direction opposée à celle des
fibres de la portion osseuse : c'est pour cette raison que,
vues au microscope, elles ont l'apparence du velours :
elles sont d'ailleurs très serrées les unes contre les autres,
et tiennent par une de leurs extrémités à la portion osseuse, de la surface de laquelle elles semblent s'élancer
perpendiculairement.

Par l'action du calorique, l'émail des dents noircit, à
cause d'une petite quantité de gélatine qu'il contient, mais
plus tard que la portion osseuse ; ensuite il éclate et finit
par fondre si on pousse le feu très loin. Il se dissout dans
l'acide nitrique, où il abandonne des flocons légers et

blanchâtres, mais où il ne laisse pas un parenchyme qui conserve sa forme.

Suivant M. Berzélius il est composé de phosphates de chaux et de magnésie, de carbonate de chaux , de membrans, de soude et d'eau.

Comme la plupart des substances calcaires , il est susceptible de prendre diverses teintes par les effets de l'art. Les habitants des îles Pelew se teignent les dents en noir, avec le suc de certaines plantes ; on sait qu'il devient livide pour quelque temps quand on a mangé des mûres. Loëscke (1) prétend que l'usage de la garance le rougit d'une manière très solide ; mais ce fait est douteux.

Cette matière , au reste, ne contient aucun vaisseau , et ne renaît pas lorsqu'elle a été détruite. On ne saurait admettre l'opinion avancée par le célèbre Mascagni , qui la regarde comme entièrement formée de vaisseaux absorbants.

341. Le sommet de chaque racine ou de ses divisions est percé par l'orifice d'un canal , qui s'élargit en même temps que la racine, et qui pénètre dans une cavité considérable, creusée dans la couronne, et développée en raison inverse de l'âge, comme le trou qui est au sommet de la racine. Les parois de cette cavité sont lisses, et elle est remplie par une substance molle et comme gélatineuse , qu'on nomme le *Noyau* ou la *Pulpe* de la dent , et dans laquelle on rencontre beaucoup de ramuscules nerveux et vasculaires, appelés eux-mêmes *dentaires* ou *alvéolaires*.

342. Les dents, qui n'offrent point de différences notables dans les deux sexes, mais qui varient beaucoup suivant l'âge , les races et même les individus , présentent une foule d'anomalies et de variétés dans leur nombre , dans leur forme, dans leur position, dans leur consistance et dans leur structure. Beaucoup d'auteurs ont recueilli

---

(1) Obs. XLVI et XLVII.

des exemples de ces variétés, qu'il est plus curieux qu'u-
tile de connaître : je vais en citer quelques-uns des plus
remarquables.

1º *Variétés de nombre.* Les circonstances où , par un
développement contre nature, on compte plus de seize
dents à chaque mâchoire, sont extrêmement rares ; il est
plus fréquent de voir ce nombre n'être pas complet : encore cela dépend-il presque toujours de ce que la dernière reste cachée dans son alvéole. Borel (1) a vu cependant une femme qui a vécu jusqu'à soixante ans sans
avoir jamais eu de dents. Pyrrhus , roi d'Épire, au rapport de Plutarque, avait toutes les couronnes des dents
réunies. Pline dit la même chose du fils de Prusias, roi
de Bithynie. Sœmmering (2) conserve dans son cabinet
deux dents ainsi réunies , On a vu les incisives latérales
manquer, et être remplacées par les moyennes devenues
beaucoup plus larges ; il est beaucoup plus rare de voir
une incisive surnuméraire : cependant Plouquet (3) dit
en avoir cinq à la mâchoire inférieure, etc. etc.

2º *Variétés de forme.* On a vu des dents incisives
supérieures recourbées en haut en forme de crochet (4),
Cheselden (5) parle d'une dent molaire qui semblait en
pénétrer une autre. On a vu des exemples de racines d'incisives qui étaient doubles et triples. Celles des dents
molaires sont souvent ondulées ou convergentes. Bertin
dit que quelquefois la racine de la canine entre dans le
sinus maxillaire, où elle paraît comme à nu (6) ; quelquefois, au contraire , les incisives supérieures sont pri-
vées de racines et d'alvéoles, etc., etc.

---

(1) *Obs.*, cent. ii, p. 41.
(2) *De Fab. corp. hum.*, t. i, p. 204.
(3) *Dissert. œtat. hum. earumque jura sistens.* Tub., 1778, p. 8.
(4) Sœmm., *l. c.*, p. 20.
(5) Ostéogr., t. ix, f. 7.
(6) Ostéol., ii, 241 ; Winslow, nº 372.

5° *Variétés de position*. Les dents qui, sous ce rapport, s'éloignent le moins de l'état normal, sont les dents
surnuméraires, qui se forment dans la rangée naturelle,
on non loin d'elle. Mais il peut s'en développer dans
beaucoup d'autres endroits. C'est ainsi qu'on a quelquefois rencontré des dents sur le palais (1), et même dans
le pharynx (2). Albinus nous a conservé l'exemple de
deux dents canines d'une longueur et d'une grosseur considérables, qui étaient cachées dans l'épaisseur de l'apophyse nasale des os maxillaires supérieurs, et dont le
corps était tourné en haut et la racine en bas. Barnes en
a trouvé une dans l'orbite (3). Celles qu'on a observées
dans les ovaires y avaient-elles pris réellement naissance?
n'étaient-elles pas plutôt les débris d'une conception
extra-utérine (4)?

4° *Variétés de structure et de consistance*. En général, ces variétés sont très peu nombreuses, et tiennent
presque toutes à des causes morbides. Dans les Éphé-
mérides de l'Académie des Curieux de la Nature, on parle
de dents cartilagineuses. Devons-nous nous arrêter à ce
que quelques auteurs ont dit de dents d'or et de fer?

343. Les dents, dont la direction est en général verticale ou a peu près, s'articulent avec les alvéoles des deux
mâchoires. Leur développement présente des phénomènes bien remarquables sur lesquels nous ne pouvons nous
étendre ici avec détail. Qu'il nous suffise de dire que la
substance osseuse se dépose non pas *dans*, mais bien *sur*

---

(1) PLINE, *lib.*, II, c. XXXVII ; EUSTACH., *lib. de Dentibus*, c. XXIX;
SABATIER, *Anatom.*, t. 1, p. 75.

(2) SCHENCK DE GRAFENBERG, *lib.* 1, p. 186.

(3) *Med. and Chirurg. Transact.*, vol. IV, n° 18, p. 316.

(4) Tyson, Needham, Ruysch., Cocchi, Baillye, Nysten, Blumen-
bach, Dumas, Baudelocque, etc., ont observé ce phénomène.

le germe de la dent, et que ses lames extérieures se forment les premières.

Les incisives et les canines ne naissent que par un seul centre d'ossification. Les molaires en offrent autant qu'elles ont de tubercules.

344. Par leurs séries non interrompues, les dents forment, sur les arcades alvéolaires, deux lignes courbes paraboliques qu'on appelle *Arcades dentaires.* Inégales entre elles, ces arcades constituent, à elles deux, un ovale dont la grosse extrémité est représentée par l'arcade supérieure, et la petite par l'inférieure. Leur bord libre à toutes deux, est mince et simple en avant, épais et double sur les côtés.

De l'Os hyoïde (1).

(*Os hyoïde,* CHAUSS.; *Ossa lingualia,* SOEMM.)

345. On a distingué sous ce nom un arceau osseux extrêmement mobile, d'une forme parabolique, convexe en devant, suspendu horizontalement dans l'épaisseur des parties molles du cou, derrière la mâchoire inférieure, entre la base de la langue et le larynx, séparé entièrement du reste du squelette, et composé de cinq osselets distincts, susceptibles de se mouvoir les uns sur les autres, et unis par les ligaments, de manière à continuer, au cou, la chaîne osseuse qui occupe la face antérieure du tronc, et que représentent, à la tête, la mâchoire inférieure; au thorax, le sternum et les côtes; à l'abdomen, les pubis.

346. La pièce qui occupe le centre de l'arceau est appelée le *Corps de l'os :* c'est la plus considérable et la plus large; elle est aplatie d'avant en arrière; sa forme

---

(1) Y et εἶδος *forma.*, parce qu'on a supposé qu'il ressemblait à cette lettre grecque.

est quadrilatère ; sa *face antérieure* est inégale et convexe au milieu; une ligne horizontale saillante, peu marquée sur les parties latérales, la partage en deux portions
qui elles-mêmes sont, chacune, divisées en deux petites
fossettes par une crête qui coupe cette ligne à angle droit;
cette face donne attache, de bas en haut, aux muscles
digastriques , stylo-hyoïdiens, mylo-hyoïdiens, génio-
hyoïdiens et hyoglosses. La *Face postérieure* du corps de
l'os hyoïde est concave et lisse ; elle est remplie par un
tissu cellulaire jaunâtre qui la sépare de l'épiglotte. Son
bord inférieur est plus étendu et plus inégal que le supérieur; il donne attache, en dehors , aux muscles sterno-
hyoïdiens, omoplat-hyoïdiens et thyro-hyoïdiens, et au
milieu , à la membrane thyro-hyoïdienne. Le *supérieur*
sert à l'insertion des fibres de l'hyoglosse. Sur chacun
des *bords latéraux*, qui sont moins tranchants que le supérieur et l'inférieur , est pratiquée une facette cartilagineuse, légèrement convexe , qui se joint aux pièces
latérales ·

Le corps de l'hyoïde, tel que nous venons de le décrire,
a été appelé *Os hyoïdien moyen* par les anatomistes de
l'École allemande.

347. Les deux pièces latérales , que l'on connaît aussi
sous les noms de *grandes Cornes*, d'*Os hyoïdien inférieur*
ou de *Branches* , sont plus longues , mais beaucoup plus
étroites que le corps. Plus larges et plus fortes en devant
qu'en arrière, elles se rétrécissent au milieu, et se terminent postérieurement par une petite tête arrondie,
recouverte, dans l'état frais, par une substance cartilagineuse. En avant , elles présentent une facette qui correspond à celle des bords latéraux du corps de l'os; en
haut, elles sont bornées par un bord falciforme, lisse et
tranchant , où s'implantent les muscles hyoglosse et
constricteur moyen du pharynx; en bas, elles servent à
l'insertion de la membrane thyro-hyoïdienne; à leur face

externe, se fixent les muscles digastrique et thyro-hyoïdien ; l'*interne* est tapissée par la membrane muqueuse
du pharynx.

Souvent, dans un même sujet, elles offrent de grandes
différences dans leur forme et leur grandeur sur l'un et
l'autre côté.

348. Les deux pièces supérieures , ou *petites Cornes*,
ou *Os hyoïdien supérieur* (*Pisiformia* , *Ossa lingualia*,
Sœmm.), sont courtes, hordéiformes, pyramidales, inclinées en arrière et en haut, terminées en une pointe
plus ou moins prolongée ; elles donnent attache en bas à
quelques fibres du muscle génio-glosse, et en haut au
ligament stylo-hyoïdien.

Il n'est point rare de trouver une de ces pièces deux
fois aussi longue d'un côté que de l'autre, et presque
toujours ce côté est le côté gauche, comme l'ont noté Du-
vernoy et J. F. Meckel.

349. *Structure, Développement et Variétés.* L'os hyoïde
contient beaucoup de tissu celluleux dans son corps ; ses
branches sont bien plus compactes ; il prend naissance,
vers la fin de la vie fœtale, par cinq centres d'ossification, un pour chacune de ces portions. Quelquefois , dans
un âge avancé, toutes ces portions sont réunies en une
seule pièce. On a vu aussi le ligament stylo-hyoïdien,
devenu osseux, permettre à l'apophyse styloïde de se continuer immédiatement avec les petites cornes. Il arrive
encore assez souvent que l'une des branches est, comme
nous l'avons dit, plus longue et plus courbée que l'autre.

E. *De la Face en général.*

1° *Conformation.*

350. En faisant abstraction de l'os hyoïde, qui n'appartient à la face que comme un accessoire fort éloigné,
et qui n'entre réellement point dans sa composition, nous

distinguerons à cette partie de la tête, à cette sorte de
sculpture, qui est très symétrique et des plus compliquées par suite de la multitude d'élévations et de dépressions qu'elle présente, plusieurs régions fort inégales,
que nous allons décrire successivement, à l'exception de
celle qui occupe la partie supérieure, et qui est confondue avec le crâne. Nous ne pourrons pas non plus ici
nous occuper des sutures, comme nous l'avons fait pour
le crâne (226): elles n'ont plus entre elles la même liaison.

351. Tous les os qui constituent cette partie de la tête
sont solidement unis les uns aux autres ou aux os voisins du crâne, à l'exception d'un seul, le maxillaire inférieur, qu'une articulation mobile joint au temporal.

352. *Région antérieure.* C'est la *Face* proprement
dite: elle s'étend verticalement depuis le bord supérieur
des os du nez jusqu'au menton; les os de la pommette,
la crête saillante qui descend sous la tubérosité malaire,
et la ligne oblique externe de l'os maxillaire inférieur,
forment ses limites au dehors. Elle a une largeur très
marquée dans son tiers supérieur, et sur-tout entre les
deux os de la pommette; mais cette largeur diminue graduellement dans ses deux tiers inférieurs.

353. Au milieu et en haut de cette région, on voit des
inégalités prononcées qui unissent les os du nez avec le
frontal, et forment une suture qui surmonte le *Nez* lui-
même, éminence pyramidale, plus ou moins saillante
suivant les sujets, qui constitue une espèce de voûte inclinée en avant, étroite en haut, élargie en bas, concave
longitudinalement dans le premier sens, convexe dans le
second, se prolongeant beaucoup inférieurement par ses
parties latérales qui sont dirigées en dehors. Cette voûté
est formée par les os propres du nez et par les apophyses
nasales des os maxillaires; elle est coupée à sa partie
moyenne par un suture longitudinale, qui est quelquefois infléchie d'un côté ou de l'autre, qui même peut

offrir des courbures sinueuses, et qui résulte de la réunion des os du nez entre eux par une simple juxta-position, sans engrenures. Sur les côtés de cette suture, unique et simple, sont les attaches des muscles pyramidaux
du nez, et une ou plusieurs petites ouvertures vasculaires, ainsi qu'une autre suture longitudinale formée par
les os du nez et par l'apophyse nasale des os maxillaires,
laquelle est aussi ordinairement le résultat d'une simple
apposition de surface, quoique, cependant, assez souvent l'une des surfaces présente de petites chevilles
droites qui sont reçues dans des trous creusés sur l'autre.

554. Les dentelures qui sont au-dessus du nez se continuent latéralement sur le sommet des apophyses nasales
des os maxillaires supérieurs, et semblent coupées par les
parties inférieure et latérales des contours des orbites,
qui offrent, tout-à-fait en bas, l'articulation de la tubérosité malaire avec l'os de la pommette, et, en dehors et un
peu en haut, des inégalités qui occupent l'angle supérieur
de ce même os. En arrière et un peu au-dessous de ces
contours, de chaque côté, sont les trous malaires et les
attaches des muscles grand et petit zygomatiques sur
l'os de la pommette qui forme, un peu en dedans, une
suture avec l'os maxillaire. Cette suture limite en haut
la fosse canine et se termine à la crête concave qui descend de la tubérosité malaire, et qui borne cette fosse
en arrière. En haut de la fosse canine est le trou sous-
orbitaire, et, en bas, l'insertion du muscle canin.

355. Entre les deux fosses canines et au-dessous du
nez, est pratiqué l'*Orifice antérieur des fosses nasales*,
cordiforme, plus large en bas qu'en haut, formé par les
os du nez et maxillaires supérieurs : tranchant et inégal dans sa partie supérieure, arrondi dans l'inférieure,
il offre, en haut et au milieu, une saillie constituée par
les os du nez réunis, et bornée latéralement par les petites échancrures que traversent les nerfs naso-lobaires ;

en bas, l'*Épine nasale antérieure*, qui surmonte une
suture verticale sans dentelures, sur les côtés de laquelle sont les fosses myrtiformes, et qui est le résultat
de l'articulation des os maxillaires supérieurs entre eux.
Cette suture vient tomber à angle droit sur le bord alvéolaire supérieur, au-dessous duquel on voit l'ouverture
de la bouche et les deux *Arcades dentaires*.

556. Ces deux arcades, formées par les dents rangées
les unes à côté des autres, ont, comme nous l'avons dit
(544), le plus souvent une figure parabolique; quelquefois leur courbe appartient à la moitié d'une ellipse ou
d'un ovale, et rarement elles présentent des angles dans
le point de réunion des incisives avec les canines. La
supérieure est un peu plus évasée que l'inférieure, ce
qui fait que celle-ci est comme embrassée par elle lorsque les mâchoires sont rapprochées.

557. Le bord libre de ces arcades est ondulé, de manière qu'à la mâchoire supérieure il descend légèrement de la première incisive à la seconde molaire de
chaque côté, pour remonter ensuite postérieurement;
d'où il arrive que les dernières dents de la mâchoire inférieure ont besoin d'être situées plus haut pour attein-
dre celles qui leur correspondent. C'est ce qui est sur-
tout évident dans les têtes de femmes. Ce même bord est
simple dans sa partie antérieure; mais, en arrière, il
présente deux lèvres, à cause de la largeur plus grande
des molaires. La lèvre externe est plus tranchante à la
mâchoire supérieure que l'interne; le contraire a lieu à
la mâchoire inférieure.

558. De la première incisive à la première grosse molaire, les dents vont en augmentant graduellement de
volume; elles diminuent ensuite; mais leur longueur est
en général uniforme, sans quoi la mastication pourrait
être gênée; les intervalles qui les séparent sont fort peu
marqués; constamment ils ont plus d'étendue du côté

des racines, ce qui leur donne une forme triangulaire
(330).

359. S'il faut en croire les observateurs, on a vu quelquefois les arcades dentaires être doubles et même triples. Un des fils de Colombo en a offert un exemple à cet
anatomiste. Au rapport de Thomas Bartholin, Louis
XIII, roi de France, était dans le même cas. Cette disposition se rencontre rarement; mais il arrive assez souvent, par suite d'un vice dans la seconde dentition, que
quelques dents sont doubles.

360. Au-dessous de l'arcade dentaire inférieure, on
observe, sur la ligne moyenne, la symphyse et l'éminence du menton, et, de chaque côté, le trou mentonnier, la ligne oblique externe et les attaches des muscles
appelés houppe du menton, carré et triangulaire des
lèvres et peaucier.

361. *Région postérieure* ou *gutturale*. Elle est beaucoup
plus large que haute, et s'étend transversalement d'un
des bords parotidiens de l'os maxillaire inférieur à l'autre, et verticalement de l'épine nasale postérieure au
bord supérieur du vomer. Au milieu, elle présente le
bord postérieur de cet os et son articulation avec les os
palatins. Sur les côtés, on rencontre d'abord l'*Ouverture
postérieure des fosses nasales*, plus haute que large, et
elliptique : à la partie supérieure de cet orifice, est la
portion du conduit ptérygo-palatin, creusée sur l'os du
palais; à sa partie externe on voit la tubérosité de ce
même os, et en dehors de celle-ci, entre elles et les branches de la mâchoire, un espace vide, rempli, dans l'état
frais, par le muscle ptérygoïdien externe; enfin, le bord
parotidien de la mâchoire inférieure borne latéralement
cette région.

362. *Région inférieure* ou *palatine*. Cette région est
divisée naturellement en deux portions, l'une supérieure, horizontale, que l'on nomme la *Voûte du palais*;

11.

l'autre verticale et inférieure : celle-ci est formée par la face interne des arcades dentaires et alvéolaires et de l'os maxillaire inférieur ; la première, par les os maxillaires supérieurs et palatins réunis.

363. La voûte palatine, revêtue par la membrane du même nom, est parabolique et coupée longitudinalement par une suture que forment, en se réunissant avec leurs semblables, les os palatins et maxillaires supérieurs ; cette suture, qui ne présente point de dentelures, est terminée en arrière, par l'*Épine nasale postérieure* où s'attache le muscle releveur de la luette, et aboutit en devant à l'orifice inférieur du *Canal palatin antérieur*. Cet orifice, d'abord très évasé, ne tarde point à se rétrécir, et offre alors trois ouvertures; deux plus petites, latérales, placées, l'une à gauche et en arrière, l'autre à droite et en avant, et une plus grande, moyenne et postérieure, qui est la terminaison du canal lui-même : par les deux plus petites sortent les nerfs naso-palatins, tandis que le canal renferme un ganglion nerveux d'une structure particulière, et se bifurque en montant, de manière à s'ouvrir dans chacune des deux fosses nasales séparément. En outre, de chaque côté de l'orifice inférieur du canal palatin, on voit les *Trous incisifs*, qui sont pratiqués dans la lèvre postérieure de la partie antérieure du bord alvéolaire, et beaucoup plus distincts chez les jeunes sujets que dans les adultes. En introduisant un stylet par leur ouverture, on pénètre dans les alvéoles des dents incisives supérieures.

364. La suture longitudinale que nous venons de décrire est coupée en arrière à angle droit par une autre suture transversale, qui est formée par la jonction des os palatins et maxillaires ; elle est bornée, de chaque côté, par une surface très inégale et concave légèrement, qui offre postérieurement la petite crête où se fixe le muscle péristaphylin externe, et l'orifice du *Conduit palatin pos-*

térieur, lequel remonte entre ces deux os, et, dans son trajet, donne naissance à deux ou trois petits *Conduits palatins accessoires*, qui s'ouvrent sur la tubérosité de l'os du palais : il transmet les nerfs et les vaisseaux qui portent son nom.

365. La *portion verticale* de cette région palatine présente la face postérieure des deux arcades alvéolaires et dentaires, séparées par l'ouverture de la bouche, la partie postérieure de la symphyse du menton, les apophyses *géni*, les deux lignes myloïdiennes, les fossettes où sont contenues les glandes sublinguales et sous-maxillaires, les attaches de plusieurs muscles déjà indiquées, et la base de la mâchoire inférieure.

366. *Régions latérales* ou *zygomatiques*. Chacune d'elles est composée de deux parties distinctes, entre lesquelles existe cet espace vide que nous avons déjà signalé en décrivant la région gutturale. L'une de ces portions, qui est *externe*, est formée par la branche de la mâchoire inférieure, qu'il faut nécessairement enlever pour bien voir l'autre portion, qui est *interne* et bornée en avant par la crête qui sépare la fosse canine de la tubérosité maxillaire. Cette tubérosité, sur laquelle on remarque les orifices des conduits dentaires postérieurs, semble former la plus grande partie de cette région ; en bas, elle est articulée avec l'os du palais à l'aide d'une petite suture verticale, en arrière de laquelle on rencontre une surface triangulaire excessivement étroite, appartenant à ce même os, et s'articulant postérieurement avec l'apophyse ptérygoïde. En haut, au-dessus de la tubérosité, est une partie de l'os maxillaire supérieur, qui concourt à la formation de la *Fente ptérygo-maxillaire*, et derrière elle on voit une suture verticale due à la rencontre de cet os avec celui du palais. C'est dans cette suture que se trouve pratiqué l'orifice supérieur du canal palatin postérieur. Toute cette région est surmontée par une grande surface oblique qui appartient à l'orbite.

367. Parmi les conduits creusés sur la tubérosité maxillaire sous le nom de *dentaires postérieurs*, il en est un qui pénètre presque directement dans l'alvéole de la dent de sagesse ; un autre s'ouvre dans la cavité du sinus maxillaire ; un troisième, logé dans l'épaisseur de la paroi de ce sinus, se divise en plusieurs branches, en passant au-dessus des racines des dents molaires.

2° *Dimensions de la Face.*

368. La face a bien moins de volume que le crâne , et ne forme guère qu'un tiers de la tête chez l'adulte. Son diamètre vertical moyen a beaucoup plus d'étendue en devant qu'en arrière, où il est représenté par le bord guttural du vomer, tandis que, dans le premier sens, il s'étend du menton au haut du nez. La largeur de la face est à peu près la même en devant et en arrière, où elle est bornée, de chaque côté, par le bord parotidien de l'os maxillaire inférieur ; mais , en devant, elle est plus considérable en haut qu'en bas , comme nous l'avons dit (352) ; l'endroit où le diamètre transversal est le plus court est entre les deux tubérosités maxillaires. Le diamètre longitudinal a aussi des dimensions presque égales en haut, où il s'étend de la racine du nez à l'apophyse sphénoïdale de l'os du palais, et en bas, où il se porte du menton à la partie moyenne d'une ligne qui joindrait ensemble les deux angles de la mâchoire : mais, au milieu, il diminue beaucoup et il est borné par les deux épines nasales.

369. La face représente donc une espèce de pyramide irrégulière dont la face antérieure est beaucoup plus élevée que la postérieure. Elle se trouve placée au-dessous de la moitié antérieure du crâne.

3° *DE LA TÊTE EN GÉNÉRAL.*

370. Nous avons annoncé que la tête était l'extrémité

supérieure du tronc (73), qu'elle en était par conséquent une dépendance ; c'est ce que nous espérons rendre évident, en démontrant, comme l'a fait M. le professeur Duméril (1), que la tête est une véritable vertèbre très développée, une vertèbre dont les différentes parties sont agrandies et forment des pièces séparées. En effet, le trou occipital peut être regardé comme étant l'origine du canal rachidien ; l'apophyse basilaire et le corps du sphénoïde correspondent, pour la structure et pour les usages, aux corps des vertèbres, dont les apophyses articulaires sont représentées par les condyles occipitaux, tandis que la protubérance occipitale externe et les espaces osseux compris au-dessous, sont les analogues de leurs apophyses épineuses et de leurs lames, et que l'on retrouve enfin les apophyses transverses dans les apophyses mastoïdes du temporal. Une analogie aussi frappante acquier encore de la valeur par la comparaison des muscles qui servent à mouvoir l'échine et la tête, et par l'étude des diverses modifications que ces deux parties offrent dans les différentes classes d'animaux : il est assez remarquable d'ailleurs aussi que cette analogie soit offerte spécialement par la partie du crâne osseux où se trouve logée l'origine de la moelle épinière.

571. La tête, lorsqu'elle est placée sur un plan horizontal, repose sur les dents incisisives et sur les condyles occipitaux ; ceux-ci sont disposés de manière à occuper le niveau de la partie moyenne d'une ligne qu'on tirerait de ces dents au point le plus saillant de l'occiput : c'est donc là que se trouve transporté le centre de gravité de la tête, et voilà pourquoi elle est si bien maintenue en équilibre sur l'épine.

Le plan du trou occipital se trouve aussi parallèle à ce-

_____

(1) Mémoire lu à l'Institut les 15 et 22 février 1803.

lui de palais, et c'est pour cela que nous avons la bouche tournée en devant.

372. Au reste, c'est chez l'Européen seul que nous retrouvons ces deux dispositions d'une manière complète. Chez les Nègres déjà, la portion antérieure de la ligne indiquée est plus longue que la postérieure, à cause de l'alongement des mâchoires ; mais à mesure que l'on descend vers les classes inférieures des animaux vertèbrés, cette particularité devient beaucoup plus frappante , ainsi que l'a observé Daubenton : car, chez eux, non-seulement les mâchoires s'alongent, mais encore les condyles se portent en arrière.

373. Quoique formée par le crâne et la face, que nous avons déjà décrits avec beaucoup de soin, la tête va nous offrir encore à observer quelques particularités qui résulteront de la réunion même de ces deux parties. Ainsi, d'abord, quatre cavités considérables sont creusées dans la tête aux dépens du crâne et de la face tout ensemble : ce sont les *Fosses orbitaires,* qui renferment l'appareil de la vision, et les *Fosses nasales ,* où se trouve placé l'organe de l'olfaction. Il en est de même de deux enfoncements qui occupent ses régions latérales, et qu'on nomme les *Fosses zygomatiques.* Enfin la *Fosse temporale ,* que nous avons vue formée en grande partie par le crâne, est complétée par la face.

Des Orbites.

(*Orbitæ,* Sœmm.)

374. Ces cavités, situées de chaque côté et en haut de la région antérieure de la tête, parfaitement semblables entre elles à droite et à gauche , sensiblement plus ouvertes en dehors qu'en dedans, ont la forme d'une pyramide courte, tronquée, à pans inégaux, dont la base serait tournée en avant, mais dont l'axe, obliquement dirigé

en dedans, obligerait le sommet à s'incliner dans ce sens.
Leurs parois représentent quatre surfaces triangulaires,
qui se joignent en formant latéralement des angles rentrants.

375. La *Paroi supérieure* ou la *Voûte* (*Lacunar Orbitæ*) est légèrement inclinée en arrière ; elle est concave
et formée, en avant par le frontal , en arrière par l'apophyse d'Ingrassias ; elle présente, vers son sommet et en
dedans, le trou optique, obliquement dirigé en arrière
et en dedans , de sorte qu'en prolongeant son axe il viendrait se croiser avec celui du côté opposé sur la fosse
pituitaire ; au-devant de lui , est une portion de la suture
sphénoïdale du crâne (226), et, tout-à-fait antérieurement, on observe, en dehors, la fossette qui loge la glande
lacrymale, et , en dedans , les inégalités qui donnent attache à la poulie cartilagineuse du muscle grand oblique de l'œil.

376. La *Paroi inférieure* ou le *Plancher de l'orbite*, irrégulièrement triangulaire , est presque plane , et inclinée en dehors et en bas. Elle est formée , tout-à-fait en
devant , par l'os de la pommette ; au milieu, par la surface orbitaire de l'os maxillaire supérieur ; en arrière et
en dedans , par l'une des facettes de l'apophyse antérieure
du bord supérieur de l'os palatin ; et elle est entrecoupée,
dans les points où ces trois os se rencontrent , par deux
sutures dont les dentelures sont peu prononcées , et dont
la postérieure a fort peu d'étendue. A sa partie postérieure et externe, règne la gouttière sous-orbitaire , à
laquelle succède le canal du même nom.

377. La *Paroi externe* est plane , oblique de dehors en
dedans et d'avant en arrière, dans le sens de sa longueur ;
de haut en bas, et de dehors en dedans aussi dans celui de
la hauteur ; beaucoup plus longue que haute , elle est
formée, dans ses trois quarts postérieurs , par le sphénoïde, et, dans l'antérieur, par l'os malaire ; une suture

verticale, à fortes dentelures, marque l'endroit où ces deux os se réunissent, et a, au-devant d'elle, les orifices internes des trous malaires.

578. La *Paroi interne* a beaucoup moins de largeur que les autres : dirigée un peu d'avant en arrière et de dedans en dehors, descendant obliquement dans ce dernier sens, elle est lisse et exactement plane; trois os entrent dans sa composition : le lacrymal en avant, l'ethmoïde au milieu, le sphénoïde en arrière. Deux sutures verticales résultent de la juxta-position de ces os, et se présentent sous l'apparence de deux scissures légèrement inégales et fort étroites.

579. La *Paroi supérieure* s'unit, en formant deux angles rentrants, avec les parois interne et externe. Le premier de ces angles renferme, en avant, la suture qui résulte de l'articulation du coronal avec l'os lacrymal ; et, un peu plus loin, la suture ethmoïdale du crâne (234), où l'on voit les trous orbitaires internes, au nombre de deux ou trois. Le second présente en arrière la fente sphénoïdale du crâne (237), et, antérieurement, l'articulation du coronal avec l'os malaire.

580. La *Paroi inférieure* présente également deux angles rentrants au moment où elle se joint aux parois interne et externe : le premier offre la suture qui résulte de l'articulation des os maxillaire supérieur et palatin avec l'os lacrymal et l'ethmoïde. Le second est creusé postérieurement par la *Fente sphéno-maxillaire* ou *orbitaire inférieure*. Cette fente est formée supérieurement par le sphénoïde, inférieurement par l'os maxillaire supérieur, antérieurement par l'os malaire, et postérieurement par celui du palais. Moins large à sa partie moyenne qu'à ses extrémités, elle est bouchée par de la graisse dans l'état frais, et ne laisse passer que quelques ramifications vasculaires et nerveuses.

581. Le *Contour* de l'orbite ou sa *Base*, irrégulièrement

quadrilatère, plus large en dehors qu'en dedans, obliquement dirigé en bas et dans le premier sens, offre, en haut,
l'arcade orbitaire et le trou sourcilier, et en bas, l'articulation de la tubérosité malaire avec l'os de la pommette. Il présente, en dehors, une suture courte, denti-
culée, formée par le même os et par l'apophyse orbitaire
externe du coronal, et, en dedans, la *Gouttière lacrymale,*
que constituent l'os unguis et l'apophyse nasale de l'os
maxillaire supérieur, et qui est, par conséquent, partagée en deux portions par une suture longitudinale: cette
gouttière, qui loge le sac lacrymal, aboutit, en bas, au
Canal nasal. Le contour de l'orbite donne particulièrement attache au muscle palpébral, et est circonscrit
par des bords arrondis excavés, qui se confondent insensiblement les uns avec les autres.

382. L'*Axe* de l'orbite, qui forme un angle léger avec
celui du trou optique, est cependant, comme lui, disposé dans un sens oblique tel qu'il rencontrerait en arrière celui du côté opposé, mais dans un point postérieur
à l'entrecroisement des axes de ces trous. La paroi interne seule se porte directement en arrière, parallèlement à
celle de l'autre orbite; les trois autres sont inclinées.

383. On voit, d'après cela, que les os qui entrent dans
la composition de l'orbite sont le sphénoïde, l'ethmoïde,
le frontal, le maxillaire supérieur, le palatin, le lacrymal
et le malaire, et que cette cavité communique avec le
crâne par le trou optique, la fente sphénoïdale et les
trous orbitaires internes; avec la fosse nasale correspondante par le canal nasal et le trou orbitaire antérieur;
avec la fosse sphéno-maxillaire par la fente du même
nom; avec la face par le canal sous-orbitaire et les trous
jugaux.

Des Fosses nasales.

(*Nares internæ*, HALLER; *Cavum Nasi*.)

384. Ces cavités, d'une forme irrégulière, qui est cependant à peu près celle d'un parallélipipède, sont plus
larges en bas qu'en haut, plus longues au contraire dans
le dernier sens, plus élevées au milieu qu'en avant et en
arrière, et présentent plusieurs appendices qui sont formées par les divers sinus creusés dans les os de la tête, et
dont nous avons déjà parlé. Elles ne sont pas parfaitement semblables à droite et à gauche ; elles se trouvent
séparées l'une de l'autre par une cloison moyenne, que
constituent la lame perpendiculaire de l'ethmoïde en
haut, et le vomer en bas et en arrière ; elles occupent
l'espace situé au-dessous de la partie antérieure de la
base du crâne, au-dessus de la bouche, entre les orbites,
les fosses canines, temporales et zygomatiques, et au-
devant de la cavité gutturale. Leurs parois, au nombre
de quatre, aboutissent en devant au nez, en arrière à la
gorge.

385. La *Paroi supérieure* ou *Voûte* des fosses nasales
est disposée dans trois directions différentes: antérieurement, où elle est formée par les os du nez, elle regarde en
arrière et en bas ; au milieu, où l'on voit la lame criblée
de l'ethmoïde, elle est horizontale ; en arrière, où elle
appartient au corps du sphénoïde, elle est tournée en
avant et en bas.

Dans la première portion, on observe la face interne
du nez, beaucoup moins large que l'externe, surmontée
d'une crête vers la ligne moyenne, concave transversalement, droite de haut en bas, creusée d'un sillon pour
le nerf nasal interne, et percée d'une ou deux petites
ouvertures vasculaires. Elle offre, en dehors, la suture qui
joint l'apophyse nasale de l'os maxillaire supérieur avec
celui du nez.

A la réunion de la portion antérieure avec la moyenne, on voit une suture peu marquée, formée par l'échancrure nasale du coronal et par l'os du nez: puis, une petite surface concave, longitudinale pratiquée sur les côtés de l'épine nasale du premier, et appliquée en arrière sur la lame criblée, dont on aperçoit plus loin les trous et la petite fente. Cette partie de la voûte est très mince et fort étroite.

Postérieurement, la lame criblée forme une suture avec le sphénoïde et avec son cornet: c'est là que commence la troisième portion, où l'on rencontre les faces inférieure et interne de ce même cornet, et l'orifice du sinus sphénoïdal, qu'elles concourent à former, et qui manque quelquefois, comme l'ont observé Ingrassias, Rëininger, Schneider et quelques autres. Bien différente de ce qu'elle est sur un sphénoïde séparé des autres os, ici cette ouverture est étroite et régulièrement arrondie, et toujours elle occupe la région supérieure du sinus. Enfin, au-dessous de celui-ci, est l'articulation du vomer avec le sphénoïde. Cette région des fosses nasales est extrêmement épaisse, et beaucoup plus étendue qu'il ne le semble au premier abord, vu l'existence de ce sinus, qui la prolonge en arrière, et en augmente ainsi la surface.

386. La *Paroi inférieure* ou le *Plancher* des fosses nasales est rectiligne, et ne change pas de direction comme la voûte. Elle est concave transversalement, et légèrement inclinée en arrière. En deçà de l'orifice supérieur du canal palatin antérieur, elle s'abaisse un peu en devant, après s'être relevée un moment (1), et antérieurement elle se prolonge un peu plus en dedans qu'en dehors, à cause de l'épine nasale antérieure. On y remarque l'orifice dont il vient d'être question, et, dans le point de jonction même du vomer avec l'os maxillaire, l'entrée du petit canal pour le nerf naso-palatin, laquelle est

(1) MORGAGNI, *Abv. anat.* VI, *Anim.* 15.

assez constamment précédée d'un sillon artériel. Vers le
tiers postérieur de cette paroi, est une sorte du suture
squameuse formée par les os palatin et maxillaire supérieur, et qui est ici bien moins prononcée qu'elle ne l'est
à la voûte palatine. En arrière, elle se termine par un
bord échancré un peu relevé, et par l'épine nasale postérieure.

387. La *Paroi interne* des fosses nasales est la moins
compliquée, et est formée par une des faces de la cloison
qui distingue ces cavités. Quelquefois, en vertu d'une loi
primitive de l'organisation, cette cloison est déjetée tantôt d'un côté, tantôt de l'autre, mais plus souvent à droite, suivant l'observation de Haller : on observe alors que
la paroi interne de l'une des fosses nasales est concave,
et que l'autre est convexe. Dans d'autres circonstances,
parce que la lame verticale de l'ethmoïde se trouve unie
latéralement au bord antérieur du vomer, on rencontre,
d'un côté, une ligne oblique saillante, et de l'autre une
rainure correspondante; ou bien encore on y observe une
ouverture plus ou moins grande.

Cette cloison est composée du vomer, de la lame perpendiculaire de l'ethmoïde, d'une crête du coronal, d'une
crête des os du nez, et d'une troisième crête formée par
les os maxillaires supérieurs et palatins.

Elle est marquée de plusieurs sillons vasculaires et
nerveux; elle offre, en haut, les orifices inférieurs des
conduits olfactifs internes ; elle est coupée, en avant, par
une vaste échancrure triangulaire, et terminée, en arrière, par le bord guttural du vomer.

588. La *Paroi externe* des fosses nasales est celle qui
présente le plus d'objets à considérer. En haut et en
avant, on rencontre d'abord la réunion de quelques lamelles transparentes et irrégulières de l'ethmoïde avec
le coronal et l'apophyse nasale de l'os maxillaire supérieur, dont on voit la face interne un peu au-dessous, où

elle fait partié du méat moyen. Un peu plus loin, est une surface rugueuse et quadrilatère de l'ethmoïde, percée par beaucoup de conduits olfactifs taillés en bec de plume, plus ou moins longs et plus ou moins obliques; cette surface devient convexe en arrière, et se dirige en dehors pour s'unir avec le cornet du sphénoïde et avec cet os lui-même. De cette disposition résulte une gouttière verticale entre le corps du sphénoïde et les masses latérales de l'ethmoïde, laquelle aboutit, en haut, à l'orifice du sinus sphénoïdal, et en bas, au méat supérieur. Cette même surface se trouve prolongée, en avant, sur le cornet moyen; mais, en arrière, elle est bornée tout-à-coup par le *Cornet supérieur*, que forme une lame mince de l'ethmoïde, inclinée en bas et en arrière, convexe en dedans, concave en dehors, bornée, en avant, par un cul-de-sac, terminée insensiblement, en arrière, vers la gouttière verticale, et déterminant, en bas, la forme et l'étendue du *Méat supérieur*.

389. Ce méat est une sorte de gouttière horizontale, occupant seulement la partie postérieure de la paroi que nous décrivons, percée antèrieurement par une ou deux ouvertures qui, conduisent dans les cellules postérieures de l'ethmoïde. et en arrière par le *Trou sphéno-palatin*, qui est formé par l'os du palais, par le sphénoïde et souvent par son cornet, qui est quelquefois double, et qui perfore toujours directement la paroi externe des fosses nasales de dedans en dehors. Ce trou donne passage aux nerfs et aux vaisseaux qui portent son nom, et s'ouvre d'autre part dans la fosse sphéno-maxillaire.

390. Au-dessous du méat supérieur, est le *Cornet moyen* ou *ethmoïdal*, plus grand et plus courbé que le supérieur, mince en haut et épais en bas, convexe en dedans et concave en dehors; sa surface est rugueuse, et quelquefois les canaliculés olfactifs se prolongent jusqu'à son bord inférieur: il appartient à l'ehtmoïde, et se ter-

mine en arrière par des inégalités libres; il n'occupe que le tiers moyen, à peu près, de la paroi externe des fosses nasales, et forme principalement leur *Méat moyen*.

391. Celui-ci est bien plus étendu que le supérieur, et présente, d'avant en arrière, 1° une portion de la face interne de l'apophyse nasale de l'os maxillaire supérieur; 2° une suture qu'elle forme avec l'os lacrymal; 3° la partie antérieure de la face interne de celui-ci, les pores dont elle est criblée, et son union avec l'ethmoïde; 4° une portion de celui-ci, qui est comme déchirée et qui s'articule avec l'os maxillaire supérieur; 5° l'*Infundibulum*, qui mène dans les cellules ethmoïdales antérieures et dans le sinus frontal; 6° l'entrée du sinus maxillaire, qui est rétrécie par l'ethmoïde, par le cornet inférieur et par l'os palatin, et placée vers le tiers postérieur de la paroi, toujours au-dessus du bas-fond du sinus : cette ouverture est quelquefois double, et encore rétrécie, dans l'état frais, par un organe glanduleux, logé dans l'épaisseur de la membrane pituitaire.

392. Au-dessous du méat moyen, est le *Cornet inférieur* (296), qui présente les variétés les plus nombreuses, et semble suspendu par son apophyse unciforme, qui pénètre dans le sinus maxillaire. Bertin, Cheselden et Haller pensent que le plus souvent il est une dépendance de l'ethmoïde. Que ce soit ou non, il surmonte le *Méat inférieur*, lequel consiste en une gouttière horizontale, concave de haut en bas, et droite d'avant en arrière, formée, en haut, par le cornet inférieur; en avant, où elle [est plus large, par l'os maxillaire supérieur; en arrière, où elle est rétrécie, par l'os palatin.

393. Ce méat n'offre de remarquable que l'orifice inférieur du *Canal nasal*, qui est situé en avant et caché par le cornet inférieur : cette ouverture est un peu oblique en arrière, située à une distance très variable de l'entrée des narines, n'en étant tantôt éloignée que de quel-

ques millimètres, et tantôt s'en trouvant séparée par un intervalle large de plus d'un doigt. Le *Canal nasal* lui-même est formé par l'os maxillaire supérieur, quelquefois seul, mais presque constamment réuni avec le cornet inférieur et l'os lacrymal; il remonte vers la gouttière de ce nom en décrivant une légère courbe, dont la convexité est tournée en avant et en dehors; il est plus étroit à sa partie moyenne qu'à ses extrémités; tous ses diamètres ne sont pas égaux, car il se trouve un peu comprimé : une membrane muqueuse le tapisse.

394. Nous avons déjà parlé des ouvertures antérieures et postérieures des fosses nasales (355, 361); les os très nombreux qui composent ces cavités, sont le sphénoïde, l'ethmoïde, les cornets sphénoïdaux, le coronal, les os maxillaires supérieurs, les os palatins, les os du nez, les cornets inférieurs et le vomer.

395. Ces cavités communiquent avec les orbites par les trous orbitaires internes, avec le crâne par ceux-ci encore et par les pertuis de la lame criblée de l'ethmoïde, avec le pharynx par leurs ouvertures postérieures, avec la voûte palatine par le trou palatin antérieur, avec la fosse zygomatique par le trou sphéno-palatin.

Des Sutures formées par la réunion du Crâne et de la Face.

396. Presque tous les points par lesquels ces deux parties sont en contact présentent des sutures à engrenures très prononcées: ainsi l'on en trouve une transversalement située au-dessus du nez, et formée par la réunion des os du nez et maxillaires supérieurs avec le coronal : elle se continue latéralement avec celles des apophyses orbitaires internes et des os lacrymaux; puis on observe, en dehors de l'orbite, celle du frontal et du sphénoïde avec l'os malaire; puis celle de ce même os avec l'apophyse

zygomatique du temporal, et enfin celle de la portion ascendante des os du palais avec l'apophyse ptérygoïde :
cette dernière est verticale et fort peu marquée. Nous devons encore ranger parmi les sutures de cette classe celles
qui résultent des articulations du vomer avec le sphénoïde, des cornets inférieurs avec l'ethmoïde, de ce dernier avec les os palatins et les os maxillaires supérieurs,
en faisant toutefois remarquer qu'elles ne présentent que
de bien faibles engrenures pour la plupart, et que quelques-unes d'entre elles ne sont même que de simples
juxta-positions de surfaces.

Des Fosses temporale, zygomatique et sphéno-maxillaire.

397. Nous avons déjà décrit en partie (247) la *Fosse
temporale* : lorsque la tête est entière, elle est bornée inférieurement par l'*Arcade zygomatique*, espèce d'avance
osseuse formée par le temporal et par l'os malaire : dirigée en avant, doublement courbée, en sorte qu'elle est
tout à la fois convexe en dessus et convexe en dehors, séparée du reste des os par un espace vide considérable que
remplit le muscle temporal, elle présente, dans son milieu,
une suture qui résulte de la réunion des deux os qui la
constituent, et qui est disposée dans une obliquité telle,
que c'est sur l'os maxillaire qu'appuie le temporal : cette
suture est fortement dentelée. En avant de l'arcade zygomatique ; la fosse temporale est complétée par une portion de la face postérieure de l'os malaire, sur laquelle
on voit deux ou trois petites ouvertures vasculaires. En
arrière, une crête transversale, pratiquée sur le sphénoïde, sépare cette fosse de la fosse zygomatique.

398. *Fosse zygomatique.* On appelle ainsi, sur une
tête entière, l'espace compris entre le bord postérieur
de l'aile externe de l'apophyse ptérygoïde et la crête qui

descend de la tubérosité malaire. Nous avons déjà indiqué
(366) la plupart des objets qui s'y rencontrent; ce que
nous devons dire actuellement, c'est que la tubérosité
maxillaire est séparée, en haut, de l'apophyse ptérygoïde,
par une fente qui donne passage à l'artère maxillaire interne, et que Bichat a nommée *ptérygo-maxillaire*: cette
fente est verticale, large supérieurement, étroite inférieurement; elle s'unit dans le premier sens presque à
angle droit avec la fente sphéno-maxillaire, et dans le
second, elle se continue avec deux petites sutures verticales, très rapprochées l'une de l'autre, un peu écartées
seulement en bas, et formées par l'articulation de l'os
palatin avec l'apophyse ptérygoïde, d'une part, et avec la
tubérosité maxillaire, de l'autre. La fente ptérygo-maxillaire conduit dans:

399. *La Fosse sphéno-maxillaire*, Bichat, (*Sommet de
la fosse zygomatique*). Cette fosse, profonde, étroite, qui
se continue derrière l'orbite, est formée par le sphénoïde
en arrière, par l'os maxillaire supérieur en avant, par
l'os du palais en dedans; les fentes sphénoïdale, sphéno-
maxillaire et ptérygo-maxillaire viennent s'y terminer,
en semblant se confondre entre elles; on y rencontre en
outre cinq ouvertures, qui sont, en arrière et de haut en
bas, les orifices antérieurs du trou maxillaire supérieur
et des conduits vidien et ptérygo-palatin; en dedans, le
trou sphéno-palatin; en bas, l'orifice supérieur du canal
palatin postérieur.

Des Dimensions respectives du Crâne et de la Face.

400. Les deux organes du goût et de l'odorat occupent la plus grande partie de la face; plus ces deux sens
sont développés, plus elle acquiert de volume, et cela aux
dépens du crâne, qui est d'autant plus considérable par
rapport à la face, que le cerveau est plus grand.

Il est également d'observation, qu'antérieurement la face n'a point une direction verticale ; elle est sensiblement inclinée en avant. Il est clair que plus le crâne augmente en volume, moins cette inclinaison doit être marquée ; que plus le goût et l'odorat ont de grandes cavités pour loger leurs organes, plus, au contraire, il doit y avoir d'obliquité.

Or, comme la nature de chaque individu dépend en grande partie de l'énergie relative de chacune de ses fonctions, et que les sens dont il s'agit sont ceux des appétits brutaux, comme le cerveau est, au contraire, le siége des facultés intellectuelles, il en résulte que la forme de la tête et les proportions des deux parties qui la composent, peuvent être un indice de la manière d'être sous ce rapport, et cela d'autant plus qu'elle a un volume donné et une destination déterminée ; qu'elle doit loger, d'une part, le centre des sensations et des volitions, et de l'autre, les organes de l'olfaction, de la mastication et de la gustation ; que le crâne et la face sont respectivement consacrés à ce double usage, et que le volume donné de l'un ne peut point diminuer sans que celui de l'autre n'augmente dans un rapport égal.

Nous voyons, en effet, que les animaux qui ont le museau le plus alongé semblent être, pour tout le monde, le type de la sottise : telles sont les grues, les oies et les bécasses ; tandis qu'on attribue un haut degré d'intelligence à ceux qui ont un front très prononcé comme l'éléphant et la chouette, que les Grecs avaient donnée pour compagne à la déesse de la Sagesse. Quant à l'homme, qui a reçu la noble prérogative de l'intelligence, qui doit penser encore plus que s'occuper de ses besoins physiques, il a le crâne d'une beaucoup plus grande capacité que la face.

Dans les reptiles et chez beaucoup de poissons, c'est la bouche seule, avec ses deux énormes mâchoires, qui semble constituer la tête, et ce sont les plus voraces et les plus féroces des animaux. Ils paraissent ne vivre, pour ainsi dire, que pour se nourrir. Sans sortir de notre propre espèce, nous sommes portés à regarder comme stupide et comme gourmand un homme dont le bas de la face est fort saillant ; et les artistes, lorsqu'ils veulent représenter des héros ou des dieux, ont soin d'éviter cette saillie, et font avancer le front, de manière à donner aux yeux l'apparence d'une habituelle méditation.

401. On a cherché à apprécier, d'après ces données, les proportions respectives du crâne et de la face: l'un des moyens les plus simples que l'on ait mis en usage pour y parvenir, est l'*angle facial* indiqué par Camper et formé par la réunion de deux lignes idéales, dont l'une passe par le bord des dents incisives supérieures et par le point le plus saillant du front, tandis que l'autre s'étend du niveau du conduit auriculaire au même point. Plus cet angle approche de l'angle droit, plus le crâne fait de saillie en avant, et plus par conséquent, le cerveau est volumineux ; plus il devient aigu, plus la face s'alonge, et plus les organes du goût et de l'odorat se prononcent : il peut donc, en faisant, par son degré d'ouverture, apprécier ainsi jusqu'à un certain point les proportions respectives du crâne et de la face, indiquer d'une manière approximative le développement de l'intelligence individuelle.

Dans les têtes européennes, cet angle est ordinairement de 80 degrés ; il en a 75 dans celles des Mongoles, et 70 seulement chez les Nègres. On observe que les sculpteurs grecs ont donné jusqu'à 100 degrés à l'angle facial de leurs divinités. Son acuité se manifeste de plus en plus au contraire et successivement, à mesure que l'on descend sur l'échelle zoonomique, et que l'on passe des mammifères aux oiseaux, aux reptiles et aux poissons.

402. Mais ce moyen d'appréciation est peu fidèle, parce

que souvent, en raison de leur grand développement, les sinus frontaux gonflent tellement le crâne, qu'ils relèvent la ligne faciale beaucoup au-delà de ce qu'exigerait la proportion du cerveau. Cependant on peut obvier à cet inconvénient, en s'attachant à un moyen proposé par Cuvier, qui conseille de considérer le crâne et la face dans une coupe verticale et longitudinale de la tête, et de comparer les aires que ces deux parties peuvent offrir. Or, dans l'Européen, l'aire du crâne est à peu près quadruple de celle de la face; tandis que, dans le Nègre, celle-ci augmente environ d'un cinquième, et que dans les rongeurs et les solipèdes, elle devient à son tour plus grande.

Il est facile d'apprécier ainsi les différences individuelles.

§ V. DU BASSIN (1).

(Extrémité pelvienne du Tronc ; CHAUSS.; *Pelvis ossea ,* SOEMM.)

403. Le nom de *Bassin* est spécialement donné à une grande cavité osseuse, irrégulière, ouverte en haut et en bas, qui termine inférieurement le tronc, qui soutient ou renferme une partie des intestins, des organes urinaires et génitaux, une prodigieuse quantité de vaisseaux sanguins et lymphatiques, de nerfs, etc., et qui sert en même temps à l'articulation des membres abdominaux, à l'implantation de leurs muscles, à l'exécution de leurs mouvements. Le bassin supporte en arrière la colonne vertébrale, et est soutenu en devant par les fémurs; il est, chez l'adulte, placé à peu près vers la partie moyenne du corps, et composé de quatre os, larges, aplatis, inégalement épais, très différents par leur forme, leur grandeur et leur situation. De ces os, deux sont en arrière sur la ligne médiane, le *Sacrum* et le *Coccyx*; deux sont en

---

(1) *Baccinum*, cuvette ; mot de la basse latinité. Vésale et Colombo paraissent être les premiers anatomistes qui aient considéré le bassin à ar t, et qui lui aient assigné le nom spécial qu'il porte.

devant et sur les côtés, les *Os iliaques* ou *coxaux* ; ceux-ci sont pairs et s'articulent antérieurement l'un avec l'autre.

Du Sacrum (1).

(*Os sacrum*, Soemm.)

404. Cet os est symétrique, pyramidal, triangulaire, recourbé inférieurement en devant, placé à la partie postérieure du bassin entre les os iliaques, où il semble engagé comme un coin, immédiatement au-dessous de la colonne vertébrale, et au-dessus du coccyx. Il est creusé dans toute sa longueur par un canal nommé *sacré*, lequel est la suite du canal vertébral. Il présente :

405. Une *Face spinale* ou *postérieure*. Elle est convexe, très inégale et rugueuse, et offre, sur la ligne médiane, trois, quatre ou cinq éminences comprimées, horizontales, dont les supérieures sont les plus longues, et qui correspondent aux apophyses épineuses des vertèbres ; souvent elles sont réunies entre elles et constituent une sorte de crête longitudinale. Au-dessous d'elles finit le canal sacré, sous l'apparence d'une gouttière triangulaire, fermée postérieurement par le ligament sacro-coccygien postérieur, et bornée latéralement par deux tubercules qui se réunissent en haut à la dernière de ces éminences, et sous lesquels on remarque une échancrure qui donne passage au dernier nerf sacré. Ces tubercules sont appelés *Cornes du sacrum* ; ils s'unissent quelquefois avec des éminences de la base du coccyx.

406. Sur les côtés de ces mêmes éminences, on rencontre deux gouttières larges et superficielles, qui semblent être le complément des gouttières vertébrales, et

---

(1) L'épithète de *Sacrée* (ἱερὸν) avait été donnée par les Anciens à une foule de parties différentes, et sur-tout à plusieurs de celles qui servent à la génération.

que recouvrent les origines des muscles qui remplissent celles-ci. Ces gouttières sont percées par quatre trous qu'on nomme *sacrés postérieurs*; ceux ci, placés verticalement les uns au-dessous des autres, décroissent de diamètre en allant des supérieurs vers les inférieurs; leur contour est fort inégal; ils communiquent avec le canal sacré, et sont traversés par les branches postérieures des nerfs du même nom. En dehors de ces trous, on observe une série d'éminences qui semblent analogues aux apophyses articulaires des vertèbres; et au-dessus d'eux, on voit, de chaque côté, deux enfoncements où s'implantent les ligaments sacro-iliaques.

407. Une *Face pelvienne* ou *antérieure* (*abdominale*, Chauss.). Elle est lisse, concave, traversée par quatre lignes saillantes, indices de la soudure des différentes pièces dont l'os est composé dans l'enfance, et que séparent des gouttières superficielles, transversales, quadrilatères, paraissant correspondre à la face antérieure du corps des vertèbres: la plus élevée de ces gouttières est convexe transversalement, la suivante est plane, les autres sont concaves. Latéralement, sont les *Trous sacrés antérieurs*, au nombre de quatre de chaque côté, plus grands que les postérieurs, avec lesquels ils communiquent par le canal sacré, et traversés par les branches antérieures des nerfs de ce nom; leur contour est arrondi et uni. En dehors de ces trous, qui décroissent également de haut en bas, est une surface qui donne attache au muscle pyramidal, et est creusée par quelques sillons larges, dirigés diversement, le supérieur transversalement, les autres d'autant plus obliquement en haut qu'ils sont plus inférieurs: ils aboutissent aux trous sacrés et logent les nerfs. Cette partie de l'os paraît n'être autre chose qu'une réunion de pièces qui correspondraient aux apophyses transverses des vertèbres.

408. *Deux Faces iliaques* ou *latérales*. Celles-ci, très

inégales, triangulaires, larges en haut, rétrécies en bas, présentent, dans le premier sens, une surface irrégulière, rugueuse, ayant la forme d'un ovale échancré postérieurement, et articulée avec une surface semblable de l'os iliaque; elle est coupée obliquement en arrière et en dedans, et plus étroite en bas qu'en haut. Le reste de ces faces est inégal pour l'attache des ligaments sacro-sciatiques; on y voit, tout-à-fait inférieurement, une petite échancrure pour le passage de la cinquième paire des nerfs sacrés.

409. Une *Base*. Celle-ci, tournée en haut et un peu en avant, présente sa plus grande étendue transversalement. Au milieu et en avant, elle est surmontée d'une facette ovalaire ayant son grand diamètre dirigé de droite à gauche, coupée obliquement pour correspondre au corps de la dernière vertèbre, avec lequel elle s'articule (92); et en rapport avec le dernier fibro-cartilage intervertébral. Sur ses côtés, on aperçoit une surface lisse, concave transversalement, convexe d'avant en arrière, inclinée en avant, recouverte, par les ligaments sacro-iliaques antérieurs, et continue avec la fosse iliaque. Derrière la surface articulaire, est l'orifice du *Canal sacré*, ayant la forme d'un triangle, plus ouvert en arrière qu'en devant, et donnant attache, par ses deux bords latéraux, aux derniers ligaments jaunes. Cet orifice est borné, de chaque côté, par une apophyse articulaire, concave, tournée en arrière et en dedans, unie avec celle de la cinquième vertèbre lombaire, et détachée du reste de l'os en avant et sur les côtés par une gouttière assez profonde, qui forme, avec l'échancrure inférieure de cette vertèbre, le dernier trou de conjugaison.

410. Un *Sommet*. Dirigé en bas et un peu en arrière, il présente une facette ovalaire transversale qui se joint au coccyx.

411. *Structure*. Le sacrum, quoique fort épais, sur-tout

en haut, est un os léger et presque tout spongieux ; il est
d'ailleurs percé d'un grand nombre de cavités qui doivent encore en diminuer le poids. Une couche extrêmement mince de tissu compacte en revêt la superficie, et
se prolonge dans les trous et dans le canal sacrés. Ce
canal lui-même, dont la coupe en travers est triangulaire,
se trouve courbé comme le sacrum, est un peu aplati inférieurement où il est même ouvert par derrière dans une
assez grande étendue, et diminue de largeur en descendant. Les derniers prolongements des membranes encé-
phaliques et les nerfs sacrés en remplissent l'intérieur.

412. *Articulations* et *Développement.* Le sacrum s'articule avec la cinquième vertèbre lombaire, avec le coccyx
et avec les deux os iliaques. Sa jonction avec la colonne
épinière forme un angle saillant nommé *Promontoire* par
les accoucheurs (*Angle sacro-vertébral*, Chauss.). Son
développement est analogue en quelque sorte à celui des
vertèbres et a lieu par trente-quatre ou trente-cinq points
d'ossification, disposés ainsi qu'il suit : 1° cinq, placés les
uns au-dessus des autres, occupent la partie moyenne et
antérieure ; 2° dans chacun des intervalles qui séparent
ceux-ci, à une époque déjà assez éloignée de la naissance,
on voit se développer deux petites lames osseuses qui
semblent former leurs surfaces articulaires ; 3° dix sont
situés en avant sur les côtés de ceux-ci ; 4° derrière eux,
il s'en développe six autres, entre lesquels ; 5° il en paraît
encore trois ou quatre qui correspondent aux apophyses
épineuses et à leurs lames ; 6° enfin, il y en a un de chaque côté, en haut de la face iliaque, pour la facette articulaire : celui-ci se développe assez tard, et semble constituer une plaque mince, qui elle-même naît quelquefois
par trois ou quatre centres spéciaux. Il n'est pas rare de
voir encore quelques points d'ossification outre ceux que
je viens d'indiquer ; mais ils sont fort irréguliers et n'existent pas constamment.

C'est en raison de ce mode de développement, que beaucoup d'anatomistes ont considéré le sacrum comme formé par la réunion de cinq vertèbres placées les unes au-dessus des autres, et allant en décroissant de la partie supérieure vers l'inférieure.

413. Le sacrum est différemment conformé dans la Femme et chez l'Homme. Dans ce dernier, il a plus de longueur, moins de largeur, et une courbure moins prononcée; dans la première, au contraire, il est plus court, plus large et plus courbé, et présente des dimensions assez constantes et qu'il est important de connaître: ainsi, le plus ordinairement, il a quatre pouces à quatre pouces et demi (11 à 13 centimètres) de hauteur; sa largeur, prise supérieurement, égale à peu près sa hauteur; mais en bas, elle n'est plus que de six ou sept lignes (14 à 16 millimètres); son épaisseur, mesurée de la partie moyenne et saillante de sa base au premier tubercule de sa face postérieure, est de deux pouces et demi (7 centimètres.)

Du Coccyx (1).

(*Coccyx*, Chauss.; *Ossa coccygis*, Soemm.)

414. *Forme.* On nomme *coccyx* l'assemblage de trois ou quatre, rarement cinq petits os, dont le volume diminue graduellement de haut en bas, unis entre eux, suivant la ligne moyenne du corps, par des fibro-cartilages, et qui semblent suspendus au sacrum, dont ils ne paraissent être qu'un appendice mobile, et dont ils continuent la courbure en avant. Presque toujours, chez l'adulte, ces petites pièces osseuses, qui sont analogues aux vertèbres, quoiqu'elles leur ressemblent beaucoup moins que celles du sacrum, sont soudées les unes aux autres,

---

(1) Κόκκυξ, *cuculus*, parce qu'on a cru lui trouver de la ressemblance avec le bec d'un coucou.

et constituent un os symétrique triangulaire, qui correspond, dans l'Homme, à la queue des Mammifères, et auquel on distingue:

415. Une *Face spinale* ou *postérieure*, convexe, inégale, recevant les insertions des aponévroses des muscles grands fessiers et du ligament sacro-coccygien postérieur.

416. Une *Face pelvienne* ou *antérieure*, concave, lisse, revêtue par le ligament sacro-coccygien antérieur: le rectum repose sur elle. Comme la précédente, elle est coupée par des rainures transversales, qui correspondent aux intervalles qui ont pendant long-temps séparé les diverses pièces de l'os.

417. *Deux bords latéraux*, qui sont inégaux, et qui servent à l'attache des ligaments sacro-sciatiques antérieurs et des muscles ischio-coccygiens.

418. Une *Base* tournée en haut, et présentant en devant une surface ovale, concave, articulée avec le sommet du sacrum, et, en arrière, deux petites éminences tuberculeuses, souvent continues avec ce dernier os, et nommées *Cornes du Coccyx*. Presque constamment, on y voit aussi deux éminences échancrées pour le passage de la cinquième paire des nerfs sacrés.

419. Un *Sommet* tuberculeux, irrégulier, quelquefois bifurqué ou singulièrement contourné, qui donne attache aux muscles releveurs de l'anus.

420. *Structure*. Le coccyx est presque tout spongieux; le tissu qui le compose est ordinairement plus mou que celui des autres os; une lame très mince de tissu compacte en revêt l'extérieur. Sa première pièce est plus grande en proportion que les suivantes; elle est plane en devant, convexe et inégale en arrière; la seconde est arrondie, et porte souvent en arrière des apophyses petites, mais analogues aux cornes de la première. La troisième, encore plus arrondie, est plus large supérieurement qu'inférieurement; et la quatrième, tuberculeuse, inégale,

ressemble souvent beaucoup aux dernières phalanges des
doigts. La première portion se soude souvent avec le sacrum, et la quatrième se réunit toujours de très bonne
heure avec la troisième : au reste, cela arrive chez la
Femme bien plus tard que chez l'Homme.

421. *Articulations* et *Développement.* Le coccyx, articulé seulement avec le sacrum, prend naissance par
quatre ou cinq points d'ossification, un pour chacune de
ses portions ; j'en ai cependant quelquefois observé trois
pour la première pièce. Parfois aussi, la seconde et la
troisième se développent chacune par deux noyaux osseux
latéraux, Les cartilages, qui le forment entièrement dans
le fœtus, s'ossifient plus tard que ceux du sacrum. Il est
remarquable encore que le coccyx s'unit au sacrum plus
tôt chez l'Homme que chez la Femme, où il est d'ailleurs
plus long et plus courbé.

De l'Os coxal, Os iliaque (1), ou *Os de la Hanche.*

(*Os innominé*, BOYER ; *Os coxal*, CHAUSS.; *Os coxarum* (2), SOEMM.)

422. *Forme.* Cet os, qui est pair, non symétrique,
quadrilatère, recourbé sur lui-même dans deux sens différents, comme s'il avait été tordu, rétréci dans son milieu, et d'une figure très irrégulière, est le plus grand de
tous les os plats, et occupe les parties latérales et antérieures du bassin. On le divise en :

423. *Face fémorale* ou *extérieure.* Elle est tournée
supérieurement en dehors, en arrière et en bas; inférieurement, en avant. On voit, à sa partie postérieure et supérieure, une surface convexe, inégale, étroite, où se
fixe le muscle grand fessier; terminé en bas par une crête

(1) Ce nom vient de ce que cet os soutient les parties que les Anciens
nommaient *Ilia*, c'est-à-dire les flancs.
(2) *Coxæ*, les hanches.

circulaire, peu saillante, qu'on nomme la *Ligne courbe supérieure.* Cette surface en surmonte une autre plus large, concave en arrière, rétrécie en devant, où s'insère le muscle moyen fessier, et que borne également une crête appelée *Ligne courbe inférieure,* qui part de l'échancrure sciatique, va se confondre avec la crête iliaque (428), et reçoit une aponévrose du moyen fessier. Un peu au-dessous, est l'orifice d'un conduit nourricier, au milieu d'une surface très étendue et convexe, qui sert à l'implantation des fibres du petit fessier, et qui présente, à sa partie antérieure et inférieure, des inégalités sur lesquelles vient se terminer le tendon courbe du muscle droit antérieur de la cuisse. Toute cette portion de la face fémorale que nous venons de décrire, forme une espèce de large fosse, alternativement concave et convexe, et que quelques anatomistes ont désignée sous le nom de *Fosse iliaque externe.*

424. En bas et en devant, cette face offre, à sa partie supérieure, la *Cavité cotyloïde (acetabulum,* Sœmm.)(1), qui, à peu près hémisphérique, est oblique en dehors, en avant et en bas, et encroûtée de cartilage, excepté dans son fond, où l'on voit une empreinte raboteuse que remplissent des franges synoviales dans l'état frais. Cette cavité a environ deux pouces (5 ou 6 centimètres) de diamètre, et s'articule avec la tête du fémur; elle est circonscrite par un bord (*Sourcil de la Cavité cotyloïde,* Winslow) très saillant en haut et en dehors, inégal, interrompu en avant par une échancrure profonde pour le passage des vaisseaux de l'articulation, offrant une légère dépression en arrière et une en dedans et en bas, et enfin supportant un bourrelet fibro-cartilagineux qui augmente la profondeur de la cavité.

425. Un peu au-devant et au-dessus de la cavité coty-

(1) Κότυλος, *poculi genus quoddam.*

loïde, se présente le *Trou sous-pubien*, ou *ovalaire* (*Trou obturateur*, Boyer , *Foramen ovale*, Sœmm.). Ce trou est le plus grand de tous ceux dont les os sont percés ; il est ovalaire chez l'Homme ; triangulaire, à angles arrondis et plus petit chez la Femme ; son grand diamètre est incliné en bas et en dehors ; sa circonférence, mince et inégale, présente en haut une gouttière oblique d'arrière en avant et de dehors en dedans , par laquelle passent les vaisseaux et le nerf obturateurs, et donne attache à une membrane fibreuse qui bouche le trou , excepté à l'endroit de la gouttière ; les bords de celle-ci se croisent pour se continuer avec les deux côtés de la circonférence.

426. Au côté interne du trou sous-pubien est une surface concave, presque plane, plus large en haut et en bas qu'à sa partie moyenne; les muscles adducteurs de la cuisse et obturateur externe viennent s'y fixer; à son côté externe et postérieur, au-dessus de la tubérosité sciatique, on voit une coulisse superficielle sur laquelle glisse le tendon du muscle obturateur.

427. *Face abdominale* ou *interne*. Elle est tournée supérieurement en avant, et inférieurement en arrière. Tout-à-fait postérieurement et en haut, est une tubérosité qui donne attache aux ligaments sacro-iliaques et une surface ovalaire échancrée, analogue à celle des faces latérales du sacrum, avec laquelle elle s'articule (408). Tout le reste de la partie supérieure de cette face est occupé par une fosse large peu profonde, nommée *iliaque*, percée dans son milieu par un conduit nourricier , et remplie par le muscle iliaque : elle est bornée inférieurement par une ligne saillante, concave, large et arrondie, qui forme une portion du détroit supérieur du bassin. Au-dessous de cette ligne, sont : une surface lisse, inclinée, presque plane, recouverte par les muscles obturateur interne et releveur de l'anus ; l'orifice interne du

trou sous-pubien et sa gouttière ; puis, en avant, une seconde surface plus étroite en bas qu'en haut, et qui correspond à la vessie.

428. *Bord supérieur* ou *Crête iliaque.* Épais, inégal, convexe, incliné en dehors, excepté en arrière où il se porte un peu en dedans, contourné sur lui même comme un *S* italique, plus mince dans sa partie moyenne qu'à ses extrémités, plus long chez la Femme que chez l'Homme, ce bord donne attache, en dehors, aux muscles oblique externe de l'abdomen et grand dorsal, ainsi qu'à l'aponévrose crurale ; en dedans, aux muscles transverse et carré lombaire ; dans son interstice, au muscle oblique interne. Sur une femme adulte il a six pouces (16 centimètres) d'étendue si on le mesure directement, et huit pouces (21 centimètres) quand on suit ses contours.

429. *Bord inférieur.* Celui-ci, plus court que les autres, incliné en dedans, offre en bas une crête mince, plus oblique et plus mousse chez la Femme que chez l'Homme, recourbée en dehors, formant un des côtés de l'arcade pubienne, donnant attache, en dehors, aux muscles droit interne et adducteurs de la cuisse, et en dedans, au corps caverneux et aux muscles transverse du périnée et ischio-caverneux.

Cette crête est surmontée antérieurement par une surface verticale, elliptique, unie avec l'os du côté opposé pour former la symphyse du pubis.

430. *Bord postérieur.* Sa forme est très irrégulière ; il est oblique de haut en bas et de dehors en dedans : en rencontrant le bord supérieur, il forme l'*Epine iliaque postérieure et supérieure,* éminence forte et saillante, qui est séparée, par une petite échancrure, d'une autre moins volumineuse qu'on nomme l'*Epine iliaque postérieure et inférieure* : celle-ci est arrondie, tranchante, et formée par la partie postérieure de la surface qui s'arti-

cule avec le sacrum. Au-dessous de cette apophyse, on voit une échancrure très profonde, qui concourt à former le *Grand Trou sciatique*, et qui est terminée en bas par une éminence mince, pointue, triangulaire et comprimée, nommée *Épine sciatique* (*Épine iskiatique*, Chauss.). Cette épine, plus ou moins saillante suivant les individus, donne attache, en dehors au muscle jumeau supérieur; en dedans, à l'ischio-coccygien; par son sommet, au ligament sacro-sciatique antérieur. Au-dessous d'elle, on remarque une échancrure, cannelée assez souvent, dans laquelle se réfléchit le tendon du muscle obturateur interne, et la *Tubérosité sciatique* (*Tubérosité iskiastique*, Chauss.). Cette dernière éminence, large et arrondie, est formée par la réunion des bords postérieur et inférieur de l'os iliaque; les muscles carré et grand adducteur de la cuisse s'y fixent en dehors; le muscle jumeau inférieur et le ligament sacro-sciatique postérieur, en dedans; les muscles biceps fémoral, demi-tendineux et demi-membraneux, au milieu.

431. *Bord antérieur.* Il est concave : oblique en haut, il devient presque horizontal en bas; en se réunissant avec le supérieur, il forme l'*Épine iliaque antérieure et supérieure*, à laquelle s'implantent, en dehors, le muscle tenseur aponévrotique fémoral, en dedans, le muscle iliaque, au milieu les muscles oblique externe abdominal et couturier. Une échancrure, traversée par des filets nerveux, distingue cette éminence de l'*Épine iliaque antérieure et inférieure*, à laquelle se fixe l'un des tendons du muscle droit antérieur de la cuisse. Le tendon des muscles psoas et iliaque glisse sur une coulisse pratiquée plus bas, et qui est bornée, en dedans, par l'*Éminence ilio-pectinée*, laquelle sert à l'insertion du muscle petit psoas. Le bord qui nous occupe se termine par une surface horizontale, triangulaire, tournée légèrement en bas et en avant, plus large en dehors qu'en dedans, rece-

vant les fibres du muscle pectiné par son bord postérieur,
qui est mince et inégal, et qui fait partie du détroit supérieur du bassin, et se continuant, par l'antérieur, avec
une des lèvres de la gouttière sous-pubienne. L'*Épine
du pubis*, où s'attachent le muscle pyramidal et le pilier
externe de l'anneau inguinal, occupe le sommet de cette
surface près de la réunion du bord antérieur avec l'inférieur.

452. *Structure.* En général, l'os iliaque est épais ; son
tissu celluleux présente des aréoles larges, comme souf-
flées et ayant l'apparence de la dentelle. Deux couches
de tissu compacte, l'une en dehors, l'autre en dedans, le
recouvrent de toutes parts, et se touchent dans le centre
de la fosse iliaque, où l'os est mince et transparent. Le
fond de la cavité cotyloïde offre aussi fort peu d'épaisseur.

453. *Développement.* Plusieurs années après la naissance, on voit une plaque osseuse couchée sur le bord
supérieur de l'os, se développer pour former la crête
iliaque, tandis qu'une plaque analogue embrasse la tubérosité sciatique, et s'étend sur la branche de l'ischion ;
une troisième occupe en même temps le tubercule antérieur et inférieur de l'ilium, et est plus constante dans
l'Homme que dans la Femme; une quatrième enfin, plus
rare dans l'Homme, se forme dans l'angle du pubis.
Mais chez le Fœtus, long-temps avant cette époque, trois
centres d'ossification principaux se sont développés à la
fois dans la fosse iliaque, à la tubérosité sciatique, et
vers l'épine du pubis. Ces trois points d'ossification réunissent leurs fibres dans la cavité cotyloïde. N'oublions
pas non plus de dire que chez certains sujets, spécialement du sexe féminin, un point épiphysaire particulier
constitue l'épine du pubis, et forme une petite lame qui
reste parfois mobile sur le corps de l'os, de manière à
pouvoir être considérée comme le rudiment de l'os mar-

supial qui existe chez beaucoup d'animaux. Cette opinion était celle du professeur Béclard, et je la partage entièrement.

434. C'est en vertu de ce mode de développement, que l'on a divisé l'étendue de l'os iliaque en trois portions, dont l'une supérieure, nommée *Ilium* (1), forme spécialement le contour et la saillie de la hanche; dont l'antérieure ou *Pubis* (2) soutient les organes extérieurs de la génération, tandis que l'inférieure, appelée *Ischion* (3), (*iskium*, Chauss.), supporte le tronc quand on est assis. Mais, quoique ces trois régions soient distinctes sous plusieurs point de vue, il ne faut point les considérer comme constituant autant d'os particuliers. Remarquons encore que la portion supérieure et horizontale du pubis a reçu le nom de *Corps* de cet os, tandis qu'on appelle *Branche* sa portion inférieure : pour l'ischion, c'est sa partie postérieure qui en forme le *Corps*, et l'antérieure la *Branche*.

435. *Articulations.* L'os iliaque s'articule avec le sacrum, l'os iliaque du côté opposé, et le fémur.

436. *Usages.* Cet os forme la partie solide de la hanche; il protége les viscères contenus dans le petit bassin; soutient en partie ceux de l'abdomen, sert de point d'attache à un grand nombre de ligaments et de muscles, tant de l'abdomen que de la cuisse, etc.

Du Bassin en général.

1° De la Conformation du Bassin.

Surface extérieure.

457. *En avant*, cette surface, qui est inclinée en bas,

(1) Probablement parce qu'elle semble supporter l'intestin *iléon.*
(2) Ainsi nommé à cause du voisinage des parties qui se développent à l'époque de la puberté.
(3) Ἰσχίον, *coxa*, *seu acetabulum.*

13.

offre, au milieu, où elle est étroite et recouverte seulement
par du tissu cellulaire et par la peau du pénil, la jonction
des deux os pubis, qui se touchent dans une plus grande
étendue chez l'Homme que dans la Femme; et, sur les côtés, où elle est plus large, les rugosités où se fixent les
muscles adducteurs, les trous sous-pubiens, et les cavités cotyloïdes. Celles-ci sont plus éloignées l'une de
l'autre dans la Femme que dans l'Homme.

En arrière, le bassin, convexe de haut en bas, et concave transversalement dans sa moitié supérieure, a plus
de longueur, mais moins de largeur qu'en avant; on y
voit, sur la ligne médiane, les tubercules postérieurs du
sacrum; la fin du canal sacré, l'union du sacrum avec le
coccyx, la face spinale de celui-ci. De chaque côté, on
rencontre les trous sacrés postérieurs, les attaches des ligaments sacro-iliaques, une rainure large et profonde
qui règne verticalement entre le sacrum et l'os iliaque,
et, enfin, les épines iliaques postérieures.

Sur les côtés, sont les fosses iliaques externes, les lignes courbes où s'attachent les muscles fessiers, le bord
de la cavité cotyloïde, et inférieurement les grandes
échancrures sciatiques. Dans toute l'étendue de ses régions latérales, le bassin est partout séparé de la peau
par des muscles épais.

Surface intérieure.

458. Une ligne saillante, arrondie, circonscrivant un
espace triangulaire, curviligne, dont les angles sont très
arrondis et dont la base répond au sacrum, partage manifestement en deux parties la surface interne du bassin.
On la nomme *Marge du Bassin*, tandis que l'espace qu'elle
embrasse est appelé *Détroit supérieur* ou *abdominal*, ou
Entrée de l'Excavation du Bassin. Partie de la jonction
du sacrum avec la dernière vertèbre, cette ligne se porte
sur l'ilium et se prolonge sur le pubis; elle est beaucoup

plus marquée en arrière et sur les côtés qu'en avant. On assigne au détroit abdominal la figure d'une ellipse dont le grand axe est placé transversalement, et dont la circonférence est interrompue en arrière par la saillie du promontoire; et quatre diamètres, qui ont des dimensions plus considérables dans la Femme que dans l'Homme, et que l'on distingue en, 1° *antéro-postérieur* ou *sacro-pubien*, qui se mesure du bord supérieur du sacrum à la face interne de la jonction des pubis : c'est le plus petit ; 2° *tranversal* ou *iliaque*, qui se porte d'un côté du bassin à l'autre en coupant le premier à angle droit : c'est le plus grand ; 3° *obliques*, étendus de la paroi cotyloïdienne d'un côté, à la réunion du sacrum et l'os des îles de l'autre côté : ils tiennent le milieu pour la longueur.

439. Au-dessus du détroit supérieur, on voit le *grand Bassin*, cette sorte de pavillon élargi qui conduit dans le bassin proprement dit, ou cet évasement qui constitue les hanches, dans lequel on observe, en arrière, l'*Angle sacro-vertébral*, sur les côtés, les fesses iliaques, et en avant, une vaste échancrure que remplissent les muscles larges de l'abdomen.

440. Au-dessous de ce même détroit est le *petit Bassin* ou *Excavation pelvienne* (Chauss.), remarquable par sa capacité, qui est un peu plus grande que celle du détroit lui-même; par la disposition de ses parois, qui toutes forment des plans lisses, inclinés vers l'ouverture inférieure du bassin; par sa longueur, plus considérable que celle du bassin supérieur, quoique sa largeur soit beaucoup moindre : il semble constituer une sorte de canal courbe, dilaté dans sa partie moyenne et rétréci à ses extrémités supérieure et inférieure. En arrière, où il est concave de haut en bas et tourné en bas, il présente la face concave du sacrum et celle du coccyx; en avant, où il est concave transversalement et tourné en haut, la partie postérieure de la jonction des pubis, deux surfaces qui correspondent

à la vessie, et les deux trous sous-pubiens; et sur les côtés, les grandes échancrures sciatiques et une portion de
l'articulation du sacrum et de l'os iliaque.

Circonférence supérieure, ou Base du Bassin.

441. Elle est tournée en haut et en avant, très inégale,
et plus évasée chez la Femme que chez l'Homme. Elle offre
latéralement les deux crêtes iliaques, en arrière, l'angle
sacro-vertébral, sur les côtés duquel sont deux enfoncements remplis par les muscles des lombes, et où l'on voit
le haut de l'articulation sacro-iliaque, en devant, les épines iliaques antérieures, la coulisse qui loge la masse des
muscles iliaques et psoas réunis, l'éminence ilio-pectinée, l'épine du pubis, le haut de la symphyse pubienne,
et enfin cette vaste échancrure dont nous avons parlé, et
que forment les bords antérieurs des os des îles.

Circonférence inférieure, ou Détroit inférieur du Bassin.

442. Ce détroit, qu'on nomme encore *périnéal*, est
circonscrit, en devant par la jonction des pubis, sur les
côtés par les branches qui se portent de là à la tubérosité
sciatique, et en arrière par l'extrémité du sacrum et du
coccyx. Il est dirigé en bas et un peu en arrière. Sa forme
est irrégulière et difficile à déterminer, parce que ses
bords sont échancrés et inclinés dans deux directions différentes; il semble en effet résulter de la réunion de trois
éminences considérables, séparées par autant d'échancrures profondes. Les tubérosités sciatiques forment les
deux éminences antérieures, qui sont plus écartées chez
la Femme que chez l'Homme, et qui descendent plus bas
que la postérieure et moyenne, qui est représentée par
le coccyx. L'une des échancrures est en devant: on la
nomme *Arcade pubienne*; elle est formée de chaque côté
par la lame osseuse qui se trouve au-dessous du trou
sous-pubien, et terminée supérieurement par un angle

presque aigu chez l'Homme, très arrondi chez la Femme, occupé par les parties génitales dans les deux sexes, et surmonté par la jonction des pubis. Les deux autres échancrures sont en arrière, entre la tubérosité sciatique et le sacrum ; on les nomme *grandes Echancrures sciatiques*; elles sont partagées, dans l'état frais, chacune en trois portions par les ligaments sacro-sciatiques, et elles sont traversées par le muscle pyramidal, par les vaisseaux et nerfs sciatiques, fessiers, honteux internes, par le tendon de l'obturateur interne, etc.

443. Ici comme au détroit abdominal, on distingue plusieurs diamètres : l'un, plus grand, *antéro-postérieur* ou *coccy-pubien*, se mesure du sommet du coccyx à la jonction des pubis; l'autre, plus petit, *transversal* ou *sciatique*, va d'une tubérosité de l'ischion à celle du côté opposé; enfin les deux derniers, *obliques*, sont bornés par la tubérosité de l'ischion d'un côté, et, de l'autre, par le milieu du ligament sacro-sciatique postérieur opposé: c'est ce qui fait qu'on ne peut point apprécier l'étendue des ces diamètres obliques sur un squelette artificiel.

2° *De la Direction du Bassin.*

444. Le bassin ne se trouve point disposé sur un plan horizontal, mais il représente un conoïde comprimé d'avant en arrière et coupé obliquement sur ses deux extrémités, en sorte qu'il est constamment plus ou moins incliné en devant. Ainsi, lorsqu'on est debout, une ligne tirée horizontalement en arrière du bord supérieur des pubis, parvient à peu près au milieu du sacrum : dans l'état ordinaire, l'inclinaison du détroit abdominal se trouve par là être de 55°; mais elle peut varier beaucoup suivant les diverses attitudes que l'on prend.

445. Quant aux lignes que l'on tire transversalement d'une partie du bassin à celle qui lui correspond, elles sont toujours horizontales, vu que ces parties se trou-

vent sur un même niveau en raison de la symétrie de cette portion du tronc.

446. Par cela même que les deux détroits du bassin n'ont pas une égale inclinaison, on a dû distinguer à chacun d'eux un axe différent. Celui du détroit abdominal, passant par le centre de l'espace qu'il circonscrit, vient se porter vers le tiers inférieur du sacrum; celui du détroit périnéal, de son centre se dirige vers l'angle sacro-vertébral, et rencontre le premier à peu près au milieu de l'excavation pelvienne, en formant avec lui un angle obtus et rentrant en devant. En outre, l'axe du grand bassin est presque vertical, tandis que celui de l'excavation est sensiblement oblique de haut en bas et d'avant en arrière. On devine que cette appréciation de la direction des axes du bassin n'est point donnée ici avec une précision mathématique, mais que, tout approximative qu'elle est, elle a de grands avantages pour la pratique des accouchements.

5° *Des Dimensions et Proportions du Bassin chez la Femme bien conformée.*

447. *Dimensions du grand Bassin.*

1° D'une épine iliaque supérieure et antérieure à l'autre, on trouve 9 pouces 6 lignes (257 millimètres).

2° Du milieu d'une crête iliaque au point opposé, 10 pouces 6 lignes (284 millimètres).

3° Du milieu de la crête iliaque à la marge du détroit abdominal, 3 pouces 4 lignes (90 millimètres).

4° Du milieu de la crête iliaque à la tubérosité sciatique, 7 pouces (190 millimètres).

448. *Dimensions du Détroit abdominal.*

1° Diamètre sacro-pubien, 4 pouces (110 millimètres).

2° Diamètre iliaque, 5 pouces 2 lignes (140 millimètres).

3° Diamètres obliques, 4 pouces 6 lignes (120 millimètres).

4° Circonférence, 14 pouces (380 millimètres), et souvent même 15 à 16 pouces.

449. *Dimensions du Détroit périnéal.*

1° Diamètre coccy-pubien, en raison de la mobilité du coccyx, entre 4 pouces et 4 pouces 10 lignes (110 à 130 millimètres).

2° Diamètre transversal, 4 pouces (110 millimètres).

3° Diamètres obliques, 4 pouces (110 millimètres).

4° Sommet de l'arcade pubienne, 1 pouce (30 millimètres) de largeur.

5° Base de l'arcade pubienne, 3 pouces 6 lignes (95 millimètres) d'écartement entre les branches.

450. *Dimensions de l'Excavation pelvienne.*

1° Hauteur de la paroi postérieure, 4 pouces 7 lignes (124 millimètres).

2° Hauteur de la paroi antérieure, 1 pouce 6 lignes (40 millimètres).

3° Hauteur des parois latérales, 3 pouces 6 lignes (95 millimètres).

4° Épaisseur de la jonction des pubis, 6 lignes (14 millimètres).

5° Profondeur de la concavité du sacrum, 8 lignes (18 millimètres).

6° Longueur du coccyx, 11 lignes (25 millimètres).

7° De la concavité du sacrum au-dessous de l'arcade des pubis, 4 pouces 8 lignes (125 millimètres) (1).

451. Nous avons réuni en un article à part l'exposé des dimensions du bassin, afin que, rapprochées ainsi, elles pussent mieux être comparées et donner plus facilement lieu à des corollaires utiles.

Nous n'avons indiqué ces mesures que dans la Femme,

---

(1) *Voyez* CHAUSSIER, *Tabl. synopt. des Accouchem.*; in-fol. Paris.

parce que dans l'Homme, quoique le bassin présente à
peu près la même conformation générale, il n'offre plus
les mêmes dimensions. Comme il est inutile, chez lui,
de les connaître avec le même détail, nous n'insiterons
pas beaucoup sur les différences qui existent entre son
bassin et celui de la Femme. Il nous suffit en effet de savoir que le bassin de celle-ci a une capacité plus grande
que celui de l'Homme, que les surfaces en sont plus lisses,
les contours moins forcés, les attaches des muscles moins
marquées. Chez elle, les hanches sont plus saillantes et
plus arrondies, parce que la partie supérieure des os iliaques est plus déjetée en dehors; les crêtes et les épines
iliaques sont moins épaisses, moins rugueuses; l'angle
sacro-vertébral proémine moins; le contour du détroit
abdominal est plus étendu et plus arrondi; le sacrum est
plus large, ainsi que l'arcade des pubis, dont les branches moins épaisses sont contournées en dehors; les tubérosités sciatiques, moins grosses, se portent aussi dans
ce sens; la jonction des pubis a moins de hauteur; les cavités cotyloïdes sont moins rapprochées du centre du corps,
ce qui détermine une différence dans la manière de courir.

Mais si, en somme, le bassin de la Femme a plus de
largeur que celui de l'Homme, il présente beaucoup moins
de hauteur. Chez celui-ci, les os sont plus épais, les empreintes musculaires plus marquées, les surfaces articulaires plus larges; tout, ainsi que l'a remarqué Verrheien,
semble donner l'idée de la force, tandis que, dans le bassin
de la Femme, tout semble indiquer la destination relative
à l'acouchement.

452. La stature, au reste, n'influe point d'une manière
marquée sur les dimensions du bassin, et les différences
individuelles en sont tout-à-fait indépendantes: on sait
que les petites femmes accouchent avec autant de facilité
que les grandes, et mettent au monde des enfants tout
aussi gros que les leurs.

453. Un fait assez remarquable, qu'a le premier constaté le docteur Wéber, c'est que la tête et le bassin sont constamment en rapport l'une avec l'autre, non-seulement dans la même nation, mais encore dans chaque individu pris isolément, quels que soient le peuple, l'âge, le sexe et les maladies qui ont pu porter leur influence sur la conformation du squelette. C'est ainsi que celui dont la tête est oblique a également le bassin oblique ; que celui dont la tête est rétrécie, n'offre qu'un bassin étroit, etc., mais de manière cependant, que toujours le crâne corresponde au grand bassin et la face au petit.

§ VI. DU TRONC EN GÉNÉRAL.

454. Nous avons déjà vu (370) que la tête pouvait être assimilée d'une manière assez exacte aux vertèbres, et qu'elle en présentait toutes les parties ; les deux autres portions du tronc, la poitrine et le bassin, vont nous offrir quelque chose d'analogue : ainsi les côtes ne paraissent être que des apophyses transverses extraordinairement prolongées ; le sacrum et le coccyx semblent être la continuation du corps et des apophyses épineuses et articulaires des vertèbres, dont les os iliaques représenteraient aussi les apophyses transverses, mais très développées, en raison de quelques usages particuliers qu'ils ont à remplir. C'est ce qui devient encore plus évident quand on reconnaît que les muscles qui s'y implantent sont absolument les analogues de ceux qui se fixent sur le rachis (1), et n'offrent que des variétés de forme et de longueur. C'est ce qu'on est de plus en plus, porté à croire à mesure que l'on fait des progrès dans l'étude de l'anatomie comparative. Comme l'a en effet démontré le docteur Weber en 1823 (2), au sujet des diverses races

---

(1) *Voyez* DUMÉRIL, *l. c.*

(2) *Nov. Act. Acad. Cœsar. Leopold. Nat. Cur.*, tom. xi, part. 2, p. 411.

de l'espèce humaine, les différentes formes de têtes, *ronde, carrée, pyramidale, oblique, déprimée*, etc., correspondent d'une manière marquée aux caractères que présente le bassin chez telle ou telle nation, et même dans chaque individu pris isolément, quels que soient le peuple, l'âge et les maladies qui ont pu influer sur la conformation du squelette; à tel point que chez un individu dont la tête est oblique, le bassin ne saurait être droit, que chez celui dont le crâne est rétréci, le bassin est étroit, etc.

Remarquons cependant, qu'assez constamment le *grand Bassin* correspond au *Crâne*, et le *petit* à la *Face*. Aussi certaines lignes de l'une de ces deux parties du corps sont toujours dans un rapport constant avec des lignes déterminées de l'autre; à tel point que la largeur de la tête entre les os malaires correspond au diamètre de l'ouverture supérieure du petit bassin et que la distance du nez au menton représente la longueur de la symphyse des pubis.

455. Entre la tête et la poitrine, le tronc présente un espace vide, dont la longeur est déterminée par celle de la région cervicale de l'épine : c'est cet espace qu'occupe le *Cou*. On en retrouve un autre pour l'*Abdomen*, entre la base de la poitrine et celle du bassin; mais celui-ci est beaucoup plus étendu et plus vaste que le premier.

456. Toutes les régions du tronc n'ont pas une égale largeur; on remarque que, dans la Femme, sa partie la plus large est le bassin; dans l'Homme, cette partie se trouve de niveau avec la base de la poitrine; dans les deux sexes, la tête est la région du corps la plus étroite; mais chez les très jeunes enfants, elle a des dimensions plus considérables que la poitrine et le bassin.

§ VII. DES MEMBRES.

(*Extrémités* de quelques Anatomistes français ; *Membra* des Latins)

457. Les *Membres* sont des espèces d'appendices du

tronc, au nombre de quatre, disposés symétriquement par paires, implantés sur lui, pour servir aux grands mouvements, par un de leurs bouts seulement, et composés d'une suite d'os qui représentent des leviers contigus, tous taillés obliquement à leurs extrémités.

DES MEMBRES THORACIQUES.

(*Extrémités supérieures* ; *Artu's supériores*, S OEMM.)

1. *Des Os de l'Épaule.*

(*Épaule*, CHAUSS.; *Scapula*, L.)

458. Située sur les parties supérieure, latérales et postérieure de la poitrine, l'*Épaule* réunit les membres thoraciques au tronc, devient le centre de leurs grands mouvements, et est formée de deux os.

De l'Omoplate (1).

(*Scapulum*, CHAUSS.; *Scapula*, SOEMM.)

459. *Forme* L'omoplate est un os irrégulier, placé en arrière et en haut du thorax, depuis la septième côte à peu près jusqu'à la première, formant la partie postérieure de l'épaule, et lâchement uni, à l'aide de muscles, à la tête, aux côtes et à l'épine. Elle a une forme triangulaire; elle est, en général, mince, aplatie, et on la divise en:

460. *Face postérieure* ou *dorsale*. Elle est partagée transversalement en deux parties par une éminence déprimée, triangulaire, placée à peu près vers son tiers supérieur, et nommée *Épine de l'Omoplate*. Cette épine est bornée en arrière par un bord long, inégal, rugueux, ondulé, saillant en bas dans son origine, large et

(1) Ὠμοπλάται, Πλάται, Hippocrate, *De loc. in Hom.*, pour exprimer les *Épaules*, R. R., ἄμος, *scapula*, πλατός, *latus*.

épais. Près du bord interne de l'omoplate, il présente une facette triangulaire, lisse et polie, sur laquelle glisse l'aponévrose du muscle trapèze; dans le reste de son étendue, il donne attache, en haut et dans son milieu, à ce même muscle, et en bas au muscle deltoïde. En dehors, l'épine de l'omoplate se termine par un bord concave, épais et court, qui, en se réunissant avec le précédent, donne naissance à une éminence considérable appelée *Acromion* (1). Celle-ci est aplatie en sens contraire de l'épine dont elle est la terminaison, et qui s'est rétrécie un peu avant de la produire; sa *face externe*, tournée en haut et en arrière, convexe, inégale, est recouverte par la peau; l'*interne*, lisse et concave, est inclinée en bas et en avant; son *bord supérieur*, qui se porte en dedans, donne attache au muscle trapèze, et offre en avant une facette ovalaire, encroûtée de cartilage, en rapport avec l'extrémité externe de la clavicule : l'*inférieure* est inégale; quelques fibres du muscles deltoïde s'y implantent; enfin son *sommet*, qui est arrondi, donne attache au ligament acromio-coracoïdien.

461. Au-dessus de l'épine de l'omoplate est une surface légèrement concave, large en dedans, étroite en dehors, remplie par le muscle sus-épineux, qui s'attache à ses deux tiers internes : c'est la *Fosse sus-épineuse.*

462. Sous l'épine est la *Fosse sous-épineuse*, beaucoup plus grande que la précédente, un peu bombée au milieu, mais assez concave en dehors, où l'on remarque une crête longitudinale qui donne insertion à une aponévrose commune aux muscles sous-épineux et petit et grand ronds. Entre cette crête et le bord axillaire de l'omoplate est une surface alongée, plus large en bas qu'en haut, partagée en deux parties par une autre crête qui descend de ce bord et se joint à la précédente à angle.

---

(1) Ἀκρώμιον, *summa scapula*, R. R. Ἄκρος, *summus*; ὦμος, *scapula.*

aigu; la portion supérieure et étroite de cette surface donne attache au muscle petit rond; l'inférieure au muscle grand rond. Enfin, toute la fosse sous-épineuse est remplie par le muscle du même nom, qui s'insère dans ses trois quarts internes.

463. *Face antérieure ou costale.* Elle est inclinée en dedans, concave, en rapport avec les côtes, et forme ce qu'on appelle la *Fosse sous-scapulaire.* Des crêtes plus ou moins saillantes et obliques de haut en bas et de dehors en dedans, la divisent en plusieurs gouttières larges et superficielles, qui sont remplies par des faisceaux du muscle sous-scapulaire, lequel s'implante à leurs deux tiers internes, et fixe ses aponévroses aux crêtes indiquées. En arrière de la fosse sous-scapulaire, supérieurement et inférieurement, on voit deux surfaces planes où s'attache le muscle grand dentelé.

464. *Bord supérieur ou cervical.* Il est le plus mince et le plus court de ceux qui circonscrivent l'omoplate; en arrière, il donne attache au muscle sus-épineux; en avant, au muscle sous-scapulaire; dans l'intervalle, au muscle omoplat-hyoïdien; en dehors, il présente une échancrure convertie en trou par un ligament, et traversée par le nerf sus-scapulaire, qu'accompagnent quelquefois, dans ce passage, , les vaisseaux du même nom. Enfin, il se termine, au-devant de cette échancrure, par une éminence étroite, alongée, recourbée sur elle-même, ayant toujours plus de largeur que d'épaisseur, d'abord dirigée de bas en haut, et se portant bientôt d'arrière en avant et de haut en bas : c'est l'*Apophyse coracoïde* (1). La *Face supérieure* de cette apophyse est convexe et inégale, et donne attache aux ligaments coraco-claviculaires; l'*inférieure* paraît lisse et concave; le muscle petit pecto-

_____

(1) Κόραξ, *corvus*; είδος, *figura*; c'est-à-dire en *forme de bec de corbeau.*

ral est implanté à son *bord antérieur*; le ligament acro-mio-coracoïdien au *postérieur*; les muscles biceps et cora-co-brachial sont attachés à son *sommet*.

465. *Bord postérieur* ou *vertébral* (*Bord dorsal*, Chauss.). On le nomme aussi *Base de l'omoplate*. Il avoi-sine en haut la colonne vertébrale, dont il s'éloigne en bas; à la réunion de ses trois quarts inférieurs avec le quart supérieur, on aperçoit un angle fort mousse, qui répond à l'origine de l'épine de l'omoplate; lui-même donne attache en arrière aux muscles sus et sous-épineux, en avant au muscle grand dentelé, et entre deux au muscle rhomboïde. En rencontrant le bord supérieur, il forme un angle aigu, presque droit, qui est embrassé par le muscle angulaire de l'omoplate, et qu'on nomme *Angle postérieur* ou *cervical*.

466. *Bord externe* ou *axillaire* (1) (*Côte, Costa sca-pulœ* de quelques auteurs). Celui-ci est incliné en bas et en avant. Il est bien plus épais que les deux autres, et creusé en haut d'une espèce de gouttière où s'attache la longue portion du muscle triceps brachial. En arrière, il présente des rugosités où s'insère le muscle petit rond; en avant, sens dans lequel il est arrondi, il fournit des points d'insertion au muscle sous-scapulaire; inférieurement, il reçoit le grand rond, et, en se réunissant avec le bord postérieur, il forme un angle nommé *inférieur* ou *costal*, épais, arrondi, embrassé par le même muscle et par quel-quels fibres du muscle grand dorsal.

467. Le bord axillaire de l'omoplate est surmonté par un angle épais et tronqué, dans lequel est creusée une ca-vité articulaire qu'on nomme *glénoïde* (2). Cette cavité est ovale, superficielle, plus large en bas qu'en haut; son grand diamètre est vertical, et un peu incliné en bas et

---

(1) *Axilla*, aisselle.
(2) Γλήνη, *cavitas haud profunda*; εἶδος, *forma*.

en dehors; elle est encroûtée de cartilage et s'articule avec la tête de l'humérus ; sa circonférence, comme celle de la cavité cotyloïde, est entourée par un bourrelet fibro-cartilagineux; en haut, elle donne attache au tendon de la longue portion du muscle biceps. Elle est supportée par une partie rétrécie qu'on appelle le *Col de l'Omoplate*, lequel est plus marqué en arrière et en bas que dans les autres sens, et donne attache à la capsule fibreuse de l'articulation du bras.

468. *Structure.* L'omoplate est celluleuse à ses angles, et sur-tout encore dans l'épaisseur de l'épine, de l'acromion, de l'apophyse coracoïde, de la cavité glénoïde. Dans le milieu des fosses sous et sus-épineuses, elle est entièrement compacte, mince et transparente. On y observe assez constamment deux trous vasculaires assez marqués sur les faces supérieure et inférieure de l'épine; on en voit aussi dans tous les endroits où il y a du tissu celluleux, et autour du col.

469. *Développement.* Il a lieu par six ou sept points d'ossification : 1° un pour le corps de l'os, qui commence à son centre; 2° un pour la cavité glénoïde; 5° un pour le sommet de l'apophyse coracoïde ; 4° un pour la face supérieure et le sommet de l'acromion ; 5° un pour le bord dorsal ; 6° un pour le bord postérieur de l'épine; 7° souvent un pour l'angle inférieur.

470. L'omoplate ne s'articule qu'avec la clavicule et l'humérus.

De la Clavicule (1).

(*Clavicule*, CHAUSS.;) *Clavicula*, *seu Os juguli*, SOEMM.)

471. *Forme.* La clavicule est un os long, pair, irrégulier, placé, de chaque côté et presque transversalement,

___
(1) Κλεις, *clavis.*

au-dessus et en avant de la poitrine, entre le sternum et
l'acromion, de manière à croiser obliquement la direction
de la première côte. Elle est contournée en *S* italique, à
peu près à la manière des verroux dont se servaient les
Anciens; moins courbée et plus longue dans la Femme
que chez l'Homme ; prismatique et triangulaire, ou irrégulièrement arrondie dans ses deux tiers internes; rétrécie dans sa partie moyenne , elle est large et aplatie dans
sa partie externe. On la divise en :

472. *Corps* ou *Partie moyenne.* Sa *face supérieure* est
plus large en dehors qu'en dedans, où elle est arrondie
et où elle donne attache au muscle sterno-cléido-mastoïdien : l'*inférieure* présente la même disposition ; elle est
inégale; on y remarque en dedans des rugosités pour l'insertion du ligament costo-claviculaire , et , au milieu ,
une gouttière longitudinale, où l'on aperçoit le trou de
nutrition de l'os, et qui reçoit les fibres du muscle sous-clavier. A sa région la plus externe est une crête saillante ,
oblique en arrière et en dehors , sur laquelle viennent se
fixer les ligaments coraco-claviculaires. *Son bord anté-*
rieur est large , convexe dans sa moitie interne, où s'insère le muscle grand pectoral ; étroit et concave dans sa
moitie externe, sur laquelle se fixe le muscle deltoïde.
Son *bord postérieur*, épais, concave , lisse et arrondi en
dedans , donne attache en dehors , où il est inégal et
convexe, au muscle trapèze.

473. *Extrémité sternale* ou *antérieure.* Elle est inclinée en bas et en avant, et sensiblement plus épaisse que
le reste de l'os. On y voit une surface triangulaire , inégale , large , convexe de haut en bas , concave d'arrière
en avant, et encroûtée de cartilage pour s'articuler avec
une facette plus étroite , que nous avons remarquée à
l'extrémité supérieure du sternum (107). Tout son contour donne attache à des ligaments, et son angle inférieur
et postérieur est beaucoup plus saillant que les autres.

474. *Extrémité acromiale* ou *postérieure*. Plus élevée que la précédente., reposant sur l'apophyse coracoïde, elle est inclinée en arrière et en haut; elle s'unit à l'acromion par une facette étroite, oblongue d'arrière en avant, coupée obliquement de haut en bas et de dehors en dedans , encroûtée de cartilage. Comme la précédente, elle est criblée d'ouvertures vasculaires du second ordre.

475. *Structure*. Le corps de la clavicule est composé d'une couche épaisse de tissu compacte à l'extérieur, et d'un tissu spongieux à aréoles vastes à l'intérieur ; mais on n'y aperçoit point de traces de canal médullaire , comme dans les autres os longs, si ce n'est pourtant chez les vieillards décrépits. Les extrémités sont principalement formées par du tissu celluleux et recouvertes par une lame mince de tissu compacte. Le conduit nourricier est fort étroit.

476. *Développement* et *Articulations*. La clavicule, dont l'apparition est très précoce chez le fœtus, se développe d'abord par un seul point d'ossification pour le corps; mais à une époque plus avancée, lorsque celui-ci a pris presque tout son accroissement , il se forme à chaque extrémité une croûte osseuse qui se réunit par la suite au reste de l'os.

Elle ne s'articule qu'avec le sternum et avec l'omoplate.

2° *Du Bras.*

(*Bras* , Chauss.; *Brachium*, L.)

De l'Humérus.

(*Humerus* , Chauss.; Bichat , Soemm., etc.)

477. *Forme*. L'humérus est le plus long et le plus fort des os des membres thoraciques ; il semble suspendu à l'épaule et vient se terminer au coude ; il est irrégulier et cylindroïde; on le divise en :

14.

478. *Corps* ou *Partie moyenne.* Ce corps, presque cylindrique supérieurement, devient triangulaire, prismatique et aplati d'avant en arrière inférieurement. Il paraît comme tordu sur lui-même dans sa région moyenne.

Sa face postérieure est arrondie en haut, et tournée un peu en dedans, tandis qu'en bas elle regarde en dehors et est large et aplatie. Dans toute son étendue, elle est recouverte par le muscle triceps-brachial, auquel elle fournit beaucoup de points d'attache.

Sa *face interne* est moins large que l'externe. A sa partie supérieure, on observe un enfoncement longitudinal, encroûté de cartilage dans l'état frais, profond supérieurement, se perdant sensiblement en descendant; c'est la *Coulisse bicipitale* (*Coulisse humérale*, Chauss.), dans laquelle glisse le tendon de la longue portion du muscle biceps : elle donne insertion, par son bord postérieur, au tendon des muscles grand dorsal et grand rond réunis. Cette face interne de l'humérus présente, dans son milieu, le trou médullaire, qui se dirige du haut en bas, et des inégalités sur lesquelles vient se fixer le muscle coraco-brachial : en bas, elle est arrondie, un peu inclinée en avant, et donne attache au muscle brachial antérieur.

Sa *face externe* est également recouverte en bas par ce dernier muscle; mais, vers son tiers supérieur, elle présente l'*Empreinte deltoïdienne*, sorte d'éminence raboteuse où s'implante le muscle deltoïde, et qui surmonte un enfoncement large et superficiel, oblique de haut en bas et d'arrière en avant, lequel marque le trajet du nerf radial et d'une des principales branches de l'artère humérale.

479. Ces trois faces sont séparées les unes des autres par trois lignes saillantes, dont l'*externe*, peu marquée en haut où elle donne attache au muscle triceps-brachial, est traversée au milieu par l'enfoncement du nerf radial, et devient très saillante et un peu courbée en avant inférieurement, où elle sert à l'implantation des muscles brachial antérieur, long supinateur, premier radial externe, triceps-brachial, et d'une aponévrose inter-musculaire.

480. La *Ligne saillante interne* est également peu marquée en haut, où se fixe le muscle triceps-brachial; le coraco-brachial s'insère dans son milieu; le triceps encore et le brachial antérieur, ainsi qu'une aponévrose intermusculaire, y prennent des attaches en bas. On voit assez habituellement, vers son tiers inférieur, l'orifice du conduit nourricier de l'os.

481. Quant à l'*antérieure*, elle se rapproche en haut beaucoup de la précédente, et forme, dans ce sens, le bord antérieur de la coulisse bicipitale, auquel s'attache le tendon du muscle grand pectoral. Au milieu, elle est interrompue par l'empreinte deltoïdienne ; elle s'arrondit et s'élargit inférieurement pour servir à l'implantation du muscle brachial antérieur.

482. *Extrémité supérieure* ou *scapulaire*. C'est la partie la plus volumineuse de l'os : elle est formée par trois éminences. L'une, supérieure, inclinée en dedans et en arrière, presque hémisphérique, lisse, encroûtée de cartilage, a reçu le nom de *Tête de l'humérus*, et s'articule avec la cavité glénoïde de l'omoplate. Elle est supportée par un *Col*, ou partie retrécie, un peu plus long et plus marqué en avant, en bas en dedans, qu'en haut et en dehors, où il ressemble à une simple rainure. L'axe de ce col est oblique à celui de l'os, et forme avec lui un angle obtus. Les deux autres éminences sont appelées *grosse* et *petite Tubérosités*. La première (*Trochiter*, Chauss.), située en arrière, est arrondie et présente trois facettes, dont l'antérieure reçoit le tendon du muscle sus-épineux, la moyenne celui du sous-épineux, et la postérieure celui du petit rond. La seconde (*Trochin*, Chauss.), beaucoup moins large, mais un peu plus saillante, donne attache au tendon du muscle sous-scapulaire. Ces deux

tubérosités sont séparées l'une de l'autre par l'origine de la coulisse bicipitale, qui se dirige en bas et en dedans.

483. *Extrémité inférieure* ou *anti-brachiale.* Elle est aplatie et recourbée d'arrière en avant ; sa plus grande étendue est transversale. En dehors , elle présente une éminence (*Épicondyle,* Chauss.) à laquelle s'insère le ligament externe de l'articulation de l'avant-bras , et les muscles second radial externe, extenseur commun des doigts, extenseur propre du petit doigt, cubital postérieur, anconé , court supinateur. En dedans , on aperçoit une autre éminence ou tubérosité (*Epitroklée ,* Chauss.), plus saillante et plus élevée que la précédente; elle est un peu tournée en arrière et reçoit un tendon commun aux muscles rond pronateur, radial antérieur, palmaire grêle, cubital antérieur et fléchisseur sublime, ainsi qu'au ligament latéral interne de l'articulation. Entre ces deux éminences, est une surface articulaire, tournée en avant, descendant au-dessous d'elles , et formée , de dehors en dedans, par, 1° la *petite Tête de l'humérus* (*Condyle,* Chauss.), éminence arrondie , reçue dans la cavité de l'extrémité supérieure du radius ; 2° une coulisse qui correspond au contour de cette cavité ; 3° une crête demi-circulaire , tranchante, en dos d'âne, qui se loge entre le cubitus et le radius; 4° une poulie (*Troklée,* Chauss.) située au-dessous du niveau de la petite tête, et qui s'articule avec la grande cavité sigmoïde du cubitus. C'est en raison de la saillie plus grande de cette poulie, que l'humérus s'incline en dehors lorsqu'on le pose par son extrémité inférieure sur un plan horizontal. Au-devant de cette extrémité et au-dessus de la surface articulaire , est une cavité superficielle qui loge l'apophyse coronoïde du cubitus dans la flexion de l'avant-bras , et en arrière, on voit une fosse plus profonde qui reçoit l'olécrâne dans les mouvements d'extension. Enfin, au-dessus de la petite tête , est un enfoncement où le bord de la cavité supérieure du radius se place dans la flexion forcée.

484. *Structure*, *Articulations* et *Développement*. Compacte dans son corps, spongieux et celluleux à ses extrémités , l'humérus est creusé par un vaste canal médullaire. Il s'articule avec l'omoplate, le radius et le cubitus, et se développe par huit points d'ossification, un pour le corps, un pour la tête , un pour la grosse tubérosité , un pour la petite tubérosité, un pour la poulie de l'extrémité inférieure, un pour chacune des tubérosités de cette même extrémité, et un pour la petite tête le plus souvent.

3° *Des Os de l'Avant-bras.*

(*Anti-brachium*, L.)

Du Radius.

(*Rayon* des Français , *Radius*; CHAUSS., SOËMM.)

485. *Forme.* Cet os, situé presque verticalement à la partie externe de l'avant-bras, est un peu moins long que le cubitus; moins gros en haut qu'en bas, il est légèrement courbé en dedans vers son milieu. On le divise en :

486. *Corps ou Partie moyenne.* Il est prismatique, triangulaire; sa *face antérieure* va en s'élargissant de haut en bas; elle est plane dans la plus grande partie de son étendue, et présente vers son tiers supérieur l'orifice du conduit de nutrition de l'os qui se dirige de bas en haut : ses trois quarts supérieurs donnent attache au muscle long fléchisseur propre du pouce, et son quart inférieur au muscle carré pronateur. Sa *face postérieure* est convexe dans son tiers supérieur qui est recouvert par le muscle court supinateur; au milieu, elle est légèrement concave, et reçoit les insertions des muscles grand abducteur et extenseurs du pouce; en bas, elle est convexe

et en rapport avec les muscles extenseur commun des doigts, extenseur propre de l'index et grand extenseur du pouce. La *face externe*, arrondie, convexe dans toute son étendue, donne attache, en haut, au court supinateur; au milieu, où l'on voit une empreinte raboteuse, au rond pronateur; en bas, elle est recouverte par les tendons des muscles radiaux externes.

487. Ces trois faces sont séparées par autant de bords saillants, dont le *postérieur*, assez sensible à sa partie moyenne, est peu marqué en haut et en bas. L'*interne* est très prononcé, mince et tranchant; un peu arqué au milieu, il donne attache au ligament interosseux. L'*antérieur* est moins saillant; il est arrondi, sur-tout inférieurement; quelquefois il présente le conduit de nutrition; il fournit, en haut, des insertions aux muscles fléchisseur sublime, long fléchisseur propre du pouce, et court supinateur; en bas, il reçoit d'abord le muscle carré pronateur, et ensuite le long supinateur.

488. *Extrémité supérieure* ou *humérale*. Elle présente en haut une cavité circulaire, superficielle, encroûtée de cartilage, dans laquelle est reçue la petite tête de l'humérus. La circonférence de cet enfoncement, également lisse et recouverte par une couche cartilagineuse, est plus large en dedans, où elle s'articule avec la petite cavité sigmoïde du cubitus; dans le reste de son étendue, elle est en rapport avec le ligament annulaire. Cette partie articulaire du radius est supportée par un *Col* arrondi, rétréci, long d'environ un travers de doigt, un peu oblique en dehors. Ce col se termine, en bas et en dedans, à la *Tubérosité bicipitale*, éminence qui est lisse et contiguë en dehors au tendon du muscle biceps-brachial, auquel elle donne attache en dedans par une surface raboteuse.

489. *Extrémité inférieure* ou *carpienne*. Elle est presque carrée et plus grosse que la supérieure. On y remarque en bas une surface articulaire, qui est traversée d'a-

vant en arrière par une ligne peu saillante , et qui s'unit,
en dehors, avec le scaphoïde, et, en dedans, avec le semi-
lunaire : elle présente à cet effet deux facettes, dont l'externe est triangulaire et plus étendue, et l'interne carrée
et moins alongée. En avant, cette extrémité de l'os donne
attache au ligament antérieur de l'articulation du poignet; en arrière, elle offre deux coulisses verticales ,
dont l'externe, étroite, un peu oblique en dehors, laisse
glisser le tendon du muscle long extenseur du pouce ,
tandis que l'interne, plus large et superficielle , donne
passage aux tendons des muscles extenseur commun des
doigts et extenseur de l'index; en dedans, elle est creusée par une cavité oblongue , cartilagineuse , destinée à
s'articuler avec l'extrémité inférieure du cubitus ; en
dehors, elle est parcourue par deux coulisses encore,
l'une, antérieure, pour les tendons des muscles grand abducteur et court extenseur du pouce; l'autre, postérieure,
pour ceux des radiaux externes; le bord qui les sépare se
termine en bas par une éminence pyramidale appelée
Apophyse styloïde du Radius (*Éminence malléolaire* ,
Chauss.), laquelle se termine elle-même par un sommet
mousse où s'implante le ligament latéral externe de l'articulation radio-carpienne.

490. *Structure*, *Articulations* et *Développement.* Le
radius présente absolument la même structure que l'humérus et tous les os longs; il est creusé par un canal
médullaire très marqué et plus ample en haut qu'en bas.
Il s'articule avec l'humérus , le cubitus , le scaphoïde et
le semi-lunaire. Il se développe par trois point d'ossification, un pour le corps et un pour chacune de ses extrémités.

Du Cubitus.

(Κύβιτος, *Græc.*, *Os du coude* des Français ; *Cubitus*, Chauss., Soemm.)

491. *Forme.* Le cubitus est un os long, irrégulier, placé

à la partie interne de l'avant-bras, plus volumineux en haut qu'en bas, un peu plus étendu que le radius, et divisé, comme lui, en :

492. *Corps* ou *Partie moyenne*. Supérieurement, il est courbé en avant, et, inférieurement, en arrière et en dehors; sa région moyenne est droite. Sa *face antérieure*, concave en haut et en bas, donne attache, dans le premier sens, où elle est large, au muscle fléchisseur profond, qui se fixe aussi dans son milieu; et dans le second, où elle est étroite, au muscle carré pronateur. Vers sa partie supérieure, est l'orifice d'un conduit nourricier qui se dirige de bas en haut. La *face postérieure* est partagée en deux parties par une ligne saillante, longitudinale; de ces parties, l'*interne*, qui est plus large, donne attache, de haut en bas, aux muscles anconé et cubital postérieur; l'*externe*, plus étroite, reçoit, dans le même sens, des insertions des muscles court supinateur, grand abducteur et extenseur du pouce, et extenseur de l'index. La *face interne*, très large et un peu concave en haut, est recouverte dans ses trois quarts supérieurs par le muscle fléchisseur profond; en bas, elle se rétrécit beaucoup et devient sous-cutanée.

493. Des trois bords qui séparent ces faces, l'*externe*, tranchant dans ses trois quarts supérieurs, arrondi inférieurement, donne attache au ligament interosseux; l'*antérieur*, plus mousse, sert, en haut, à l'insertion du muscle fléchisseur profond, et, en bas, à celle du muscle carré pronateur; le *postérieur*, très marqué dans ses trois quarts supérieurs, y donne attache à une aponévrose commune aux muscles cubital antérieur, fléchisseur profond et cubital postérieur; il se perd insensiblement en bas.

494. *Extrémité supérieure* ou *humérale*. Elle est très volumineuse, d'une figure irrégulière, difficile à déterminer, et est principalement formée par deux apophyses.

L'une porte le nom d'*Olécrâne* (1); elle est située en arrière, et beaucoup plus élevée que le reste de l'os; en haut, elle donne attache au muscle triceps-brachial; en arrière, elle présente une surface triangulaire, étroite, recouverte seulement par la peau; en avant, elle est concave et encroûtée de cartilage. L'autre, qu'on appelle *Apophyse coronoïde*, est placée en avant et au-dessous de l'olécrâne; elle est inclinée en arrière et cartilagineuse supérieurement; mais, inférieurement, elle est tournée en avant et offre une empreinte très prononcée pour le muscle brachial antérieur. En dedans, elle donne attache à quelques fibres des muscles rond pronateur et fléchisseur sublime, et au ligament latéral interne de l'articulation huméro-cubitale; en dehors, elle est creusée par une cavité ovalaire d'avant en arrière, encroûtée de cartilage, et appelée *petite Cavité sigmoïde* (2) ; cette cavité s'articule avec l'extrémité supérieure du radius, et se continue en haut avec la *grande Cavité sigmoïde* (*Sinus sigmoideus*), qui roule sur la trochlée de l'humérus, et qui est formée par les faces antérieure de l'olécrâne et supérieure de l'apophyse coronoïde, qui se joignent à angle presque droit. Sa portion postérieure et verticale est plus grande que l'antérieure, qui est horizontale. Elle est aussi partagée par une ligne saillante, qui se porte du haut de l'olécrâne au sommet de l'apophyse coronoïde, en deux moitiés latérales, dont l'interne est la plus large.

495. Extrémité inférieure ou *carpienne.* Elle est fort petite; on y voit deux éminences: l'externe qu'on appelle la *Tête du cubitus*, est arrondie, encroûtée de cartilage, contiguë en bas au fibro-cartilage triangulaire de l'arti-

---

(1) Ὠλέκρανον, *cubiti pars gibbera*, R. R., Ὠλένη, *cubitus*; κράνος, *galea*.

(1) Σιγμοειδής, c'est-à-dire ayant la forme de la lettre *sigma* représentée par C et non par Σ.

culation, et reçue en dehors dans la cavité de l'extrémité inférieure du radius. L'interne, ou l'*Apophyse styloïde* (*Éminence malléolaire du cubitus*, Chauss.), est plus saillante et située un peu en arrière; elle est conique et légèrement recourbée en dehors; son sommet donne attache au ligament latéral interne de l'articulation radio-carpienne. Postérieurement, ces deux éminences sont séparées par une coulisse où passe le tendon du muscle cubital postérieur, et inférieurement, par un enfoncement inégal dans lequel s'implante le fibro-cartilage triangulaire dont il vient d'être parlé.

496. *Structure, Articulations* et *Développement.* Le cubitus, entièrement analogue au radius pour sa composition, s'articule avec lui, avec l'humérus, et médiatement avec l'os pyramidal. Il se développe aussi par trois points d'ossification; quelquefois il présente un os surnuméraire au sommet de l'olécrâne ou de l'apophyse coronoïde: Sœmmering a observé ce dernier cas. Quelquefois aussi on trouve un noyau d'ossification dans le cartilage qui doit former l'apophyse styloïde.

4° *Des Os du Carpe* (1).

(*Carpe*, Chauss.; *Carpus*, L.)

PREMIÈRE RANGÉE.

Du Scaphoïde (2).

(*Os naviculare, seu scaphoideum*, Soemm.)

497. Cet os, placé à la partie supérieure et externe du carpe, est le plus gros de ceux de la première rangée. Il est alongé, convexe du côté de l'avant-bras, concave dans

_____

(1) Καρπος, des Grecs.
(2) Σκάφη, *navicula;* εἶδος, *figura.*

l'autre sens, incliné en bas et en dehors. Sa *face supé-rieure*, triangulaire, lisse, cartilagineuse, s'articule avec le radius ; l'*inférieure*, dirigée un peu en dehors et en arrière, triangulaire et lisse aussi, convexe et encroûtée de cartilage, est unie au trapèze et au trapézoïde : la *postérieure*, très étroite, est creusée dans toute sa longueur par une rainure où viennent s'implanter des ligaments ; l'*antérieure*, étroite également, est concave en haut et en dedans ; en bas et en dehors, elle présente une saillie assez marquée pour des ligaments ; l'*externe*, étroite et tuberculeuse, reçoit l'insertion du ligament latéral externe de l'articulation radio-carpienne ; l'*interne* offre deux facettes concaves et cartilagineuses, dont la supérieure, plus étroite, s'articule avec le semi-lunaire, et l'inférieure, plus large, inclinée en bas, en avant et en dedans, est unie à la tête du grand os.

Du Semi-lunaire (1).

(*Os lunatum*, Soemm.)

498. Il est moins gros et moins alongé que le scaphoïde. Sa *face supérieure*, convexe et lisse, s'articule avec le radius ; l'*inférieure*, plus étendue d'arrière en avant que transversalement, présente une facette concave, unie avec la tête du grand os et avec l'os crochu ; cette facette est quelquefois double ; l'*antérieure* et la *postérieure*, inégales et rugueuses, donnent attache à des ligaments ; la première de celles-ci est la plus large de toutes ; l'*externe*, un peu concave, lisse, encroûtée de cartilage, légèrement inclinée en haut et demi-circulaire, se joint au scaphoïde ; l'*interne*, dirigée un peu en bas, offre une facette plus large, un peu convexe, à peu près quadrilatère, qui repose sur l'os pyramidal.

---

(1) Ainsi nommé parce que la facette, à l'aide de laquelle il s'articule avec le scaphoïde, a la forme d'un croissant.

Du Pyramidal.

(*Os triquetrum , seu cuneiforme ,* Soemm.)

499. Un peu moins volumineux encore que le semi-
lunaire, il est placé en dedans et un peu au-dessous de lui.
Sa forme est celle d'une espèce de coin dont la base serait
tournée en dehors et en haut, et le sommet en base et en
dedans. Sa *face supérieure* est convexe et lisse ; elle est
contiguë à un fibro-cartilage triangulaire qui la sépare
de la tête du cubitus ; sa *face inférieure,* inclinée en dehors, un peu concave et lisse, appuie sur l'os crochu ; la
postérieure est inégale, et donne attache à des ligaments ;
l'*antérieure* présente en dedans une facette cartilagineuse,
plane et circulaire, qui s'unit au pisiforme, et que bornent, en dehors, des empreintes ligamenteuses; l'*externe,* quadrilatère, convexe et lisse, tournée légèrement en haut, s'articule avec le semi-lunaire; l'*interne* est
creusée d'un enfoncement inégal pour des ligaments.

Du Pisiforme.

(*Os pisiforme , seu orbiculare ,* Soemm.)

500. Il est le plus petit des os du carpe, dont il occupe
la partie interne et supérieure; son nom vient de ce que,
en raison de sa forme arrondie, on a cru devoir le comparer à un pois; il se trouve placé sur un plan antérieur
aux autres os de sa rangée. En arrière, il offre une facette
circulaire qui s'unit à celle que le pyramidal présente en
avant. Tout le reste de sa surface est convexe, rugueux
et inégal. Il donne attache, en haut, au muscle cubital
antérieur, en bas au muscle abducteur du petit doigt, en
avant au ligament annulaire antérieur du carpe.

Du Trapèze.

(*Os multangulum majus, seu trapezium*, SOEMM.)

501. Placé à la partie externe et inférieure du carpe, un peu en avant des autres os, le trapèze paraît dirigé obliquement. Sa *face supérieure*, concave, cartilagineuse, s'articule avec le scaphoïde ; l'*inférieure* est convexe d'arrière en avant et concave transversalement ; elle s'unit au premier os du métacarpe ; la *postérieure* et l'*externe* présentent des insertions ligamenteuses ; l'*antérieure*, étroite et inégale, est creusée en haut d'une coulisse que traverse le tendon du muscle radial antérieur, et dont le bord externe forme une éminence où viennent se fixer le ligament annulaire antérieur du carpe et les muscles court abducteur et opposant du pouce ; l'*interne* est inclinée en bas ; elle s'articule avec le trapézoïde par une facette large et concave, et avec le second os du métacarpe par une autre facette étroite et plane, placée au-dessous de la précédente.

Du Trapézoïde.

(*Os multangulum minus, seu trapezium pyramidale*, SOEMM.)

502. Il est plus petit que le précédent, plus étendu d'arrière en avant que dans tout autre sens, plus épais en arrière qu'en devant. Sa *face supérieure*, concave et lisse, étroite, quadrilatère, s'articule avec le scaphoïde ; l'*inférieure* est partagée, par une ligne saillante qui se dirige d'avant en arrière, en deux parties, dont l'interne, plus large et un peu concave, est unie au second os du métacarpe ; la *postérieure*, convexe et raboteuse, donne attache à des ligaments ; l'*antérieure* est dans le même cas, mais elle est moins large ; l'*externe* se joint au trapèze

par une facette convexe; l'*interne,* moins large et concave
en avant pour s'articuler avec le grand os, reçoit en arrière des insertions ligamenteuses.

Du Grand Os.

(*Os magnum , seu capitatum,* Soemm.)

503. C'est le plus considérable des os du carpe ; sa hauteur l'emporte sur toutes ses autres dimensions : épais et
cubique en bas, il est arrondi et hémisphérique en haut.
Sa *face supérieure,* qu'on nomme sa *Tête,* a la plus garnde
partie de sa convexité tournée en arrière et en dehors ;
elle est supportée par un col rétréci, en forme de rainure,
et elle est reçue dans une cavité que forment le scaphoïde et le semi-lunaire réunis. Sa *face inférieure* est
partagée en trois facettes, dont l'externe, inclinée en dehors, concave et lisse, s'articule avec le second os du métacarpe, tandis que la moyenne, horizontale , plus large
que les deux autres, un peu oblique en haut dans sa partie
postérieure, repose sur le troisième; et que l'interne, très
petite, plane et horizontale aussi, est jointe au quatrième.
Sa *face postérieure* est large et convexe inférieurement ,
un peu concave supérieurement; des ligaments s'y implantent, ainsi qu'à l'*antérieure,* qui est plus étroite ;
l'*externe* offre une facette plane unie au trapézoïde ; l'*interne* a, en arrière et en haut, une facette plus grande ,
concave, articulée avec l'os crochu ; le reste de sa surface
est rugueux et donne attache à des ligaments.

De l'Os crochu.

(*Os unciforme ,* Bichat ; *Os hamatum ,* Soemm.)

504. Après le précédent, il est le plus fort des os du
carpe, dont il occupe la partie interne et inférieure : il a

assez la forme d'un coin dont la base serait tournée en bas.
Sa *face supérieure*, extrêmement étroite, arrondie et lisse,
n'est qu'un bord articulé avec le semi-lunaire ; l'*inférieure*
offre une double facette qui repose sur les quatrième et
cinquième os du métacarpe ; la *postérieure*, triangulaire
et inégale, donne attache à des ligaments ; l'*antérieure*
porte, en dedans et en bas, une éminence considérable, un
peu recourbée sur elle-même en dehors, servant à l'attache du ligament annulaire du carpe et de quelques-uns
des muscles du petit doigt ; l'*externe* est lisse supérieurement et postérieurement pour s'articuler avec le grand os,
inégale en avant et en bas pour des insertions ligamenteuses ; l'*interne*, coupée très obliquement, concave en
bas et en arrière, et convexe en haut et en avant, s'unit au
pyramidal.

505. *Structure et développement.* Tous les os du carpe
sont formés par un tissu spongieux, très peu serré, im-
bibé, dans l'état frais, d'une grande quantité de fluides ;
une lame fort mince de tissu compacte en revêt la superficie.

Ils ne se développent que par un seul point d'ossification, excepté l'os crochu, qui en a deux. Le pisiforme
ne commence à s'ossifier que vers l'âge de douze ans seulement.

En décrivant chacun des os du carpe, nous avons suffisamment indiqué leurs articulations.

4°. *Des Os du Métacarpe* (1).

(*Ossa Metacarpi*, Soemm.)

Du premier Os du Métacarpe.

506. Cet os, comme tous ceux du métacarpe, appar-

tient à la classe des os longs; il est plus court et plus
gros que les quatre autres. Son *Corps* est un peu courbé
d'arrière en avant; il est convexe et recouvert par les
tendons des muscles extenseurs du pouce postérieurement, et antérieurement il présente, dans son milieu,
une crête saillante qui donne attache aux muscles opposant et court fléchisseur du pouce; en dedans et en haut,
où il est fort étroit, le premier muscle interosseux dorsal
trouve une implantation. Son *Extrémité supérieure* ou *carpienne* supporte une facette articulaire, lisse, concave
d'arrière en avant, convexe transversalement, qui s'unit
au trapèze; en dehors, cette extrémité donne attache
au tendon du muscle grand abducteur du pouce. Dans le
reste de sa circonférence, se fixe une capsule fibreuse.
Son *Extrémité inférieure* ou *Tête* est convexe et lisse,
plus prolongée et plus large en avant qu'en arrière, recouverte d'un cartilage pour s'articuler avec la première
phalange du pouce. On remarque à sa partie antérieure
deux dépressions qui correspondent à des os sésamoïdes;
et, de chaque côté, un enfoncement qui reçoit l'insertion
du ligament latéral.

Du second Os du Métacarpe.

507. C'est un des plus gros et des plus longs des os de
cette région. Son *Corps*, courbé comme celui du précédent, est à peu près prismatique et triangulaire. En arrière, il offre une ligne longitudinale, saillante, qui se
bifurque en bas pour former les côtés d'une surface triangulaire dont le sommet est tourné en haut, et où viennent
s'implanter, en dehors, le premier muscle interosseux
dorsal, et en dedans, le second. En avant, il est surmonté par un bord mousse et arrondi, qui correspond
aux tendons des fléchisseurs, et qui offre plus de saillie
inférieurement que supérieurement. En dehors, il donne

attache au muscle premier interosseux dorsal, et en dedans, un peu antérieurement, au premier interosseux palmaire. Son *Extrémité supérieure* est creusée au milieu par une surface concave qui s'articule avec le trapézoïde; en dehors, elle offre une facette plane, inclinée en avant, qui s'unit au trapèze; et en dedans, une facette double, dont la partie supérieure se joint au grand os, et l'inférieure au troisième os du métacarpe. En arrière, cette extrémité de l'os porte une tubérosité qui donne attache au tendon du muscle premier radial externe; et en avant, des inégalités pour celui du radial antérieur. L'*Extrémité inférieure* ou la *Tête* de cet os est analogue à celle du premier; elle s'articule avec la première phalange de l'index.

Du troisième Os du Métacarpe.

508. Il est un peu moins long que le précédent. Son *Corps* offre absolument la même disposition : en avant, il donne attache au muscle court fléchisseur du pouce dans son quart supérieur ; mais, dans ses trois quarts inférieurs, il sert à l'insertion des fibres du muscle abducteur du même doigt. En dehors, le second, et en dedans, le troisième muscle interosseux dorsal viennent s'y implanter. Son *Extrémité supérieure* présente une facette presque plane, horizontale antérieurement, inclinée en avant et en dedans postérieurement, et articulée avec le grand os; en arrière, cette extrémité donne attache à des ligaments et au tendon du muscle second radial externe; en avant, elle reçoit seulement des ligaments; en dehors, est une facette concave et lisse qui s'articule avec le second os du métacarpe, et en dedans on voit deux facettes séparées par un enfoncement, qui se joignent au quatrième. Son *Extrémité inférieure*, articulée avec la première phalange du doigt du milieu, est semblable à celle du précédent.

15.

Du quatrième Os du Métacarpe.

509. Plus court et plus mince que le troisième, il présente la même forme dans son *Corps*, qui donne attache en dehors au muscle second interosseux palmaire et au troisième interosseux dorsal, et en dedans au quatrième interosseux dorsal. Son *Extrémité supérieure* offre deux surfaces articulaires continues : une interne, large et un peu concave, sur laquelle appuie l'os crochu; l'autre externe, postérieure, très petite et plane, qui s'articule avec le grand os. En devant et en arrière, cette extrémité donne attache des ligaments ; en dehors, elle a une double facette unie au troisième, et en dedans, une facette simple, un peu concave, jointe au cinquième os du métacarpe. L'*Extrémité inférieure* est articulée avec la première phalange du doigt annulaire.

Du cinquième Os du Métacarpe.

510. Il est moins long que le quatrième. Son *Corps* est un peu aplati d'arrière en avant : dans le premier sens, il est parcouru par une ligne oblique qui le divise diagonalement en deux moitiés, dont l'externe, concave, donne attache au quatrième muscle interosseux dorsal, tandis que l'interne, convexe et plus large, est recouverte par les tendons des extenseurs du petit doigt. En dehors et en avant, ce corps donne attache au troisième interosseux palmaire, et en dedans, où il est étroit et inégal, au muscle opposant du petit doigt. L'*Extrémité supérieure* présente une facette concave, dirigée un peu en dehors, et articulée avec l'os crochu; on y voit, en dedans, une tubérosité pour l'attache du muscle cubital postérieur; en dehors, une facette unie avec le quatrième os du métacarpe; en avant et en arrière, des empreintes ligamen-

teuses. L'*Extrémité inférieure* est jointe avec la première phalange du petit doigt.

511. *Structure* et *Développement.* Les os du métacarpe ont la structure des os longs, en général, c'est-à-dire que leur corps est compacte et que leurs extrémités sont celluleuses. Ils sont creusés par un canal médullaire prononcé. Au milieu de la face antérieure de leur corps, on observe l'ouverture de leur conduit principal de nutrition, qui se dirige de bas en haut.

Le premier se développe par deux points d'ossification, un pour le corps et l'autre pour son extrémité supérieure ; les quatre autres n'en ont également que deux, un pour le corps aussi, et l'autre pour l'extrémité inférieure.

512. *Articulations.* Le premier s'articule avec le trapèze et la première phalange du pouce ; le second avec le trapèze, le trapézoïde, le grand os, le troisième os du métacarpe et la première phalange de l'index ; le troisième, avec le grand os, le second et le quatrième os du métacarpe, et la première phalange du doigt médius ; le quatrième, avec le grand os, l'os crochu, le troisième et le cinquième os du métacarpe et la première phalange du doigt annulaire ; le cinquième, enfin, avec l'os crochu, le quatrième os du métacarpe et la première phalange du petit doigt.

6° Des Os des Doigts.

513. Les doigts sont composés de quatorze os nommés *Phalanges* (1) ; chacun d'eux en a trois, à l'exception du pouce où l'on n'en rencontre que deux. Les supérieures sont les plus longues et les plus fortes; les inférieures sont fort petites et résistantes ; les moyennes semblent tenir le milieu entre elles. Dans toutes, l'extrémité supérieure

---

(1) Φάλαγγες, de φάλαγξ, *acies*, parce qu'on les a comparées à des soldats rangés en ordre.

est plus volumineuse que l'inférieure ; la face antérieure est concave et la postérieure convexe ; la première est en rapport avec les tendons des fléchisseurs, et la seconde avec ceux des extenseurs des doigts.

Des premières Phalanges, ou Phalanges métacarpiennes.

(*Phalanges*, CHAUSS.; *Phalanges primæ*, SOEMM.)

514. Il y en a une à chaque doigt : celle du doigt médius est la plus longue ; celle du petit doigt est la plus courte et la plus faible. Leur *face antérieure* forme une sorte de gouttière qui loge les tendons des muscles fléchisseurs, et dont les bords, minces et raboteux, donnent attache à la gaîne fibreuse de ces tendons. L'*Extrémité supérieure*, offrant une forme quadrilatère à angles arrondis, présente une cavité transversalement ovalaire, qui s'articule avec la tête de l'os du métacarpe correspondant, et dont les côtés ont des inégalités pour l'attache des ligaments latéraux ; celle de la première phalange du pouce reçoit les insertions des muscles court abducteur, court fléchisseur et adducteur de ce doigt. Leur *Extrémité inférieure* est surmontée de deux petits condyles séparés par une rainure, plus prolongés en devant qu'en arrière et articulés avec la phalange suivante.

Des secondes Phalanges.

(*Phalangines*, CHAUSS.; *Phalanges mediæ*, SOEMM.)

515. Le pouce n'en offre point. Celle du doigt du milieu est la plus longue ; celle du petit doigt est la plus mince et la plus courte. Elles ressemblent beaucoup aux précédentes, si ce n'est qu'on remarque à leur partie moyenne et antérieure deux empreintes où viennent se fixer les terminaisons des tendons du muscle fléchisseur sublime, et que leur *Extrémité supérieure* présente deux

facettes concaves séparées d'avant en arrière par une ligne saillante, pour son articulation avec les condyles des phalanges métacarpiennes, et des inégalités, à sa partie postérieure, pour l'attache d'une portion du tendon du muscle extenseur commun des doigts.

Des troisièmes Phalanges, ou Phalanges unguéales.

(*Phalangottes; Chaussé; Phalanges unguium; Soemm.*)

516. On en observe à tous les doigts; celle du pouce est la plus considérable; la moins volumineuse appartient au petit doigt. Elles manquent de corps, et ont la forme d'une pyramide tronquée et comprimée : leur *Face postérieure*, est convexe et recouverte par les ongles; l'*antérieure* est concave à sa partie moyenne et donne insertion au tendon du muscle fléchisseur profond. La *Base* est creusée de deux cavités analogues à celles de l'extrémité supérieure des phalanges moyennes, et articulées avec les condyles de leur extrémité inférieure; sur les côtés, sont les empreintes des ligaments latéraux, et en arrière l'attache des tendons du muscle long extenseur commun des doigts. Quant au *Sommet*, il est arrondi, terminé en rondache, très-inégal, tuberculeux, plus large que le corps et en rapport avec la pulpe des doigts.

517. *Structure, Articulations, Développement.* Les premières et les secondes phalanges ont la même composition que les os du métacarpe; elles présentent également un canal médullaire; les troisièmes ne sont formées que par un tissu celluleux, recouvert d'une légère couche de tissu compacte. Les premières s'articulent avec les os du métacarpe et avec les secondes; les secondes avec les précédentes et avec les troisièmes; celles-ci avec les secondes, excepté celle du pouce, qui s'unit immédiatement à la première. Leur développement s'opère par deux points d'ossification, un pour le corps, l'autre pour

l'extrémité supérieure. Leur extrémité inférieure ne se
développe point isolément.

Des Membres supérieurs considérés en général sous le rapport des Os qui les composent.

518. Ces membres, dont la longueur est telle, que leur
extrémité inférieure vient aboutir, dans la station, au milieu de la cuisse, sont composés chacun de trente-deux
os, dont le poids est supporté par les connexions, plus ou
moins éloignées, de l'épaule avec la tête, le cou et la colonne vertébrale. Pour leur assigner les diverses régions
propres à en faciliter l'étude, on les suppose pendants le
long du corps, la paume de la main regardant en avant;
et alors on observe les particularités suivantes dans chacune des portions qui les composent.

519. L'*Épaule* se trouve appliquée sur la partie supérieure du thorax, de manière à en augmenter beaucoup l'é-
tendue transversale à l'extérieur; elle est plus longue que
large; et cette longueur est plus marquée dans la Femme
que dans l'Homme, à cause du développement plus grand
des mamelles, qui a nécessité un élargissement de la poitrine à sa partie supérieure. Quant à sa hauteur, c'est l'o-
moplate seule qui peut servir à la faire estimer : on sent
bien que la clavicule n'y entre pour rien.

L'épaule est, en général, inclinée en arrière, et la cavité glénoïde de l'omoplate dirigée absolument en dehors.
Les deux os qui la forment constituent un levier coudé et
horizontal, qui est tellement disposé, que le sommet de
l'angle est au-dessus de la cavité glénoïde, et que sa base
regarde en dedans et en arrière.

520. Le *Bras*, cette portion du membre thoracique
étendue entre l'épaule et le coude, est formé par un seul
os déjà décrit, et ne peut presque rien nous offrir à examiner dans sa conformation générale; il est protégé, à sa
partie supérieure, par la saillie que font l'acromion et l'a-

pophyse coracoïde. La poulie qu'on remarque à sa partie inférieure est oblique, de manière à se porter en avant vers le bord interne de l'os, et à se diriger en arrière vers son côté externe. La tubérosité interne de cette même extrémité répond à la tête de l'humérus, et la tubérosité externe ou épicondyle, à la grosse tubérosité (*trochiter*) de l'extrémité supérieure.

521. L'*Avant-Bras*, situé entre le bras et la main, est aplati d'avant en arrière, courbé un peu en devant, d'une largeur à peu près uniforme dans toute sa longueur. Les deux os qui le composent sont tellement disposés, que la partie la plus épaisse de l'un correspond à la plus mince de l'autre, en sorte que, dans les divers points de l'étendue de l'avant-bras, la somme de leurs diamètres réunis reste presque constamment la même. Tous deux sont arrondis du côté où ils s'éloignent l'un de l'autre, et terminés par un bord tranchant du côté par lequel ils se rapprochent. Ils se touchent par leurs deux extrémités ; mais au milieu ils sont séparés l'un de l'autre par un intervalle qu'on nomme *Espace interosseux*, lequel se rétrécit en haut et en bas, et est, dans l'état frais, bouché par un ligament membraniforme. Leur deux extrémités carpiennes sont à peu près de niveau ; mais l'extrémité supérieure du cubitus s'élève environ d'un douzième au-dessus de celle du radius. Celui-ci est en général situé sur un plan un peu antérieur à celui du cubitus. Au coude, c'est le cubitus qui constitue principalement l'articulation ; mais, à la main, c'est le radius presque seul, et il entraîne ainsi dans tous ses mouvements cette partie du membre supérieur.

Nous avons supposé ce membre pendant le long du corps, de manière que le dos de la main fût tournée en arrière : c'est cette position qu'on appelle *supination* ; on réserve le nom de *pronation* à celle dans laquelle cette même partie est tournée en dehors, tandis que le pouce regarde en avant. Dans la pronation, le radius conserve en place son extrémité supérieure, mais inférieurement il roule sur le cubitus ; ce qui fait qu'alors ces deux os sont croisés.

522. La *Main* (*Manus, Lu*), ou la dernière partie des membres supérieurs, varie pour ses dimensions dans les divers individus, et est plus étendue en hauteur qu'en largeur. Au reste, sous le rapport de cette dernière dimension, elle l'emporte sur l'avant-bras. La *face antérieure*, concave, est appelée *Paume de la main* ; la *postérieure*, convexe et un peu inclinée sur l'avant-bras, se nomme *Dos de la main*. Son *bord externe* ou *radial* est plus étendu que l'*interne* ou *cubital*. On la divise en :

523. *Carpe* (*Carpus*, Soemm.). Celui-ci qui commence la main dans le squelette et qui s'articule avec l'avant-bras, dont il ne dépasse presque pas le niveau sur les côtés, est ovale transversalement. Sa hauteur est peu considérable. Il est aplati d'avant en arrière et légèrement courbé en avant. Sa *face postérieure* est, en général, convexe, et traversée par un enfoncement inégal qui indique la séparation des deux rangées des huit os qui le constituent. Sa *face antérieure*, qui est concave, représente une espèce de coulisse dans laquelle passent les tendons des muscles fléchisseurs des doigts, des nerfs et des vaisseaux. Le scaphoïde et le trapèze en dehors, le pisiforme et l'apophyse de l'os crochu en dedans, forment quatre éminences qui bordent latéralement cette coulisse, et auxquelles viennent se fixer les muscles du pouce et du petit doigt, ainsi que le ligament annulaire antérieur du carpe. Les deux faces du carpe sont en général fort inégales pour des insertions ligamenteuses. La première fait partie du dos de la main et est couverte par les tendons extenseurs des doigts.

524. Du côté de l'avant-bras, le carpe offre une convexité plus prolongée en arrière qu'en devant, encroûtée

de cartilage dans l'état frais, et qui s'enfonce entre les os
de l'avant bras-pour former avec eux l'articulation du
poignet.

En bas, cette partie de la main se termine par un certain nombre de facettes articulaires qui se joignent aux os
du métacarpe.

En dehors et en dedans, le carpe offre des inégalités
de stinées à l'insertion de ligaments.

525. *Métacarpe* (*Metacarpus*, Sœmm.). Cette partie
de la main, placée entre le carpe et les doigts, forme une
sorte de grille quadrilatère, plus large en bas qu'en haut.
Concave antérieurement, convexe postérieurement, elle
présente des intervalles très marqués, et qui existent
entre les os qui la composent, lesquels se touchent par
leurs extrémités supérieures, à l'exception du premier.
Aussi l'espace qui se voit entre lui et le second est-il
beaucoup plus prononcé qu'entre les autres. C'est dans
ces intervalles que sont logés les muscles interosseux.

526. *Doigts*, (Δάκτυλοι, Gr.; *Digiti*, L.). Ils sont au
nombre de cinq, et on les désigne par leur nom numérique, en comptant du radius vers le cubitus ; le premier
s'appelle aussi *Pouce* (*Pollex*, L., *à pollendo?*); le second, *Indicateur* ou *Index*, parce qu'il sert à montrer de
loin un objet ; le troisième, *Medius*, en raison de sa position ; le quatrième, *Annulaire*, parce que c'est lui, le
plus souvent, qui porte les bagues ou anneaux ; le cinquième enfin est le *Petit Doigt*, qu'on nomme encore
Auriculaire, parce qu'il est le seul qu'on puisse introduire facilement dans le conduit auditif externe.

Les dimensions des doigts varient beaucoup : le doigt
du milieu est le plus long ; l'indicateur, puis l'annulaire
viennent ensuite ; le pouce et le petit doigt sont les derniers sous ce rapport ; mais, par rapport à leur grosseur,
ils occupent l'ordre suivant : le pouce, le doigt du milieu, l'indicateur, l'annulaire, l'auriculaire. En général,

la face dorsale des doigts est convexe longitudinalement, mais sur-tout transversalement. Leur face palmaire offre une concavité correspondante. Le pouce est plus droit que les autres.

DES MEMBRES ABDOMINAUX

(*Extrémités inférieures* de quelques anatomistes ; *Artus inferiores* ; Soemm.)

1°. *De la Cuisse.*

Du Fémur.

(*Fémur* Chauss. *Os Femoris* ; Soemm.)

527. *Forme.* Le fémur est le plus long, le plus fort, le plus volumineux et le plus lourd de tous les os du corps ; il est cylindroïde, un peu courbé en devant, pair, non symétrique, oblique en bas et en dedans, légèrement contourné sur lui-même ; de telle sorte que, dans le squelette, il est sensiblement rapproché de celui du côté opposé par son extrémité inférieure, tandis qu'il s'en écarte beaucoup par la supérieure ; appuyé en bas sur la jambe, il lui transmet le poids du bassin, avec lequel il s'articule en haut. On le divise en :

528. *Corps.* D'abord assez épais en haut, il se rétrécit à sa partie moyenne, et s'élargit de nouveau beaucoup en bas. Légèrement contourné sur lui-même, il présente une courbure très prononcée dont la convexité est en avant. Il est un peu triangulaire dans ses trois quarts supérieurs, et aplati d'avant en arrière dans son quart inférieur.

Sa *face antérieure*, convexe, plus large en haut et en bas qu'à sa partie moyenne, légèrement contournée sur elle-même, donne attache, dans ses trois quarts supérieurs, au muscle triceps-crural, qui la recouvre entièrement. L'*externe* est étroite, légèrement concave supérieurement, convexe inférieurement; elle donne attache à la portion externe du muscle triceps-crural. L'*interne* est plus large que la précédente, presque plane, et se trouve recouverte par la portion correspondante du muscle triceps-crural, auquel elle donne attache dans ses deux tiers supérieurs.

529. Ces faces sont séparées par trois *bords*, dont deux sont *latéraux* arrondis, peu marqués, et donnent attache au muscle triceps-crural. Le troisième est *postérieur*; il est très saillant, rugueux, garni d'aspérités prononcées, et a reçu le nom de *Ligne âpre*. Cette ligne, dont la direction est parallèle à l'axe de l'os, est beaucoup plus prononcée à sa partie moyenne qu'à ses extrémités. Elle a d'ailleurs une certaine largeur, et offre deux lèvres séparées par un interstice, et fort écartées en haut et en bas, ce qui la fait paraître bifurquée à ses deux extrémités. Elle donne attache en dehors au muscle triceps-crural et à la courte portion du muscle biceps; en dedans, elle reçoit encore les insertions du premier de ces muscles; sa partie moyenne reçoit une portion des fibres des trois muscles adducteurs de la cuisse. C'est au milieu de la ligne âpre que l'on voit le conduit nourricier de l'os, dirigé en haut et en avant. Ce conduit est le plus souvent unique; quelquefois cependant il y en a deux ou trois. La branche externe de la bifurcation supérieure de la ligne âpre monte au grand trochanter; elle est fort raboteuse, et donne attache, en dehors au muscle triceps-crural, en dedans au troisième adducteur, et au milieu au tendon du grand fessier. L'interne se dirige en haut et en dedans, vers le petit trochanter; elle est peu marquée et donne attache aux muscles pectiné et triceps-crural. Les muscles grand adducteur et carré de la cuisse recouvrent l'intervalle triangulaire qui se voit entre ses deux branches. Les branches de la bifurcation inférieure de la ligne âpre sont plus

longues que celles de la supérieure ; elles descendent, en
s'écartant l'une de l'autre plus que celles de la supérieure,
vers la partie postérieure des condyles, au-dessus desquels elles finissent par des empreintes très prononcées.
L'externe, plus saillante que l'interne, sert à l'insertion
des muscles triceps et biceps de la cuisse ; l'interne, déprimée supérieurement et presque entièrement effacée
vers son milieu pour le passage de l'artère crurale, qui
croise sa direction, donne attache aux muscles triceps-
crural et troisième adducteur. Ces deux lignes sont séparées par une surface triangulaire, aplatie, qui correspond
aux vaisseaux et aux nerfs poplités, et est bornée, en bas
et latéralement, par des empreintes raboteuses qui se
trouvent immédiatement au-dessus de l'extrémité postérieure du condyle, et qui donnent attache aux tendons
des muscles jumeaux.

830. *Extrémité supérieure* ou *pelvienne*. Cette extrémité, courbée angulairement lors de sa réunion avec le
corps, d'une forme très irrégulière, présente trois apophyses considérables, dont l'une a reçu le nom de *Tête
du fémur* : c'est la plus volumineuse et la plus élevée des
trois. Elle est plus qu'hémisphérique, dirigée obliquement en haut, en dedans et un peu en avant. Elle offre,
à sa partie moyenne ou un peu au-dessous, un petit enfoncement raboteux et inégal qui donne attache au ligament interne de l'articulation coxo-fémorale. Cette tête
est encroûtée de cartilage, et s'articule avec la cavité cotyloïde de l'os iliaque ; elle est soutenue par un *Col* alongé,
aplati d'avant en arrière, qui forme un angle plus ou
moins obtus et saillant en dehors avec l'axe du corps de
l'os. L'épaisseur de ce col est plus marquée à l'endroit où
il se joint à l'os que partout ailleurs. Là, en effet, il paraît renflé. Il est plus long et moins épais en bas et en
arrière qu'en haut et en avant. Une ligne diversement
contournée, répondant à la circonférence du cartilage

d'incrustation de la tête, sépare celle-ci d'avec le col.
Deux autres lignes, larges et raboteuses, obliques en dedans et en bas, allant du grand au petit trochanter, et situées l'une en devant, l'autre en arrière de la base du col,
indiquent sa jonction avec le corps de l'os et donnent
attache à la capsule articulaire. La partie de ce col qui
tient à la tête est arrondie et moins forte; il a, dans le
reste de son étendue, la forme d'un prisme triangulaire à
angles très émoussés.

531. La seconde apophyse de l'extrémité supérieure
du fémur a été nommée *grand Trochanter* (*Trokanter*,
Chaussier) (1). C'est une éminence quadrilatère, large,
épaisse, rugueuse, aplatie de dedans en dehors, occupant la partie la plus externe de cette région du fémur,
et moins élevée que la tête.

La *face externe* du grand trochanter est large et convexe; elle est recouverte par le tendon du muscle grand
fessier, dont elle est séparée par une poche synoviale.
Elle se termine en bas par une crête assez saillante qui
donne attache à une portion du muscle triceps-crural.

Sa *face interne* offre supérieurement un enfoncement
irrégulier nommé *Cavité digitale* ou *trochantérienne*,
qui donne attache aux tendons des muscles pyramidal,
jumeaux supérieur et inférieur, obturateurs interne et
externe. Le *bord antérieur* du grand trochanter est peu
saillant, mais très large et rugueux; il donne insertion
au tendon du muscle petit fessier. Son *bord postérieur* est
arrondi, plus prononcé, mais plus étroit; il reçoit le tendon du muscle carré de la cuisse.

Son *Sommet*, court, épais, très raboteux, donne attache au tendon du muscle moyen fessier.

532. Le *petit Trochanter* (*Trokantin*, Chauss.) (2) est

_____

(1) Τροχαντὴρ μέγας, Gr. — R. Τροχος, *rota*.
(2) Τορχαντὴρ μικρός, Græc.

situé au-dessous et en arrière de la base du col du fémur,
et beaucoup plus bas que le grand trochanter ; sa forme
est pyramidale ; sa direction oblique en dedans et en arrière ; son sommet donne attache au tendon des muscles
psoas et iliaque réunis. De sa base, qui est triangulaire,
partent trois lignes saillantes : deux supérieures, dont
l'une monte obliquement en dehors pour aller gagner
le grand trochanter, tandis que l'autre se porte obliquement en dedans pour se continuer avec la partie inférieure du col ; et une inférieure, qui se dirige vers la
ligne âpre, et forme la branche interne de sa bifurcation
supérieure.

535. *Extrémité inférieure* ou *tibiale.* Plus volumineuse que la précédente, elle est un peu aplatie d'avant
en arrière, et moins épaisse à sa partie moyenne que sur
ses côtés, qui sont formés par deux éminences considérables connues sous le nom de *Condyles du fémur.* Ces
condyles s'articulent avec le tibia, et sont distingués en
interne et en externe. Le premier est plus étroit, moins
saillant en avant, plus oblique, plus prolongé en arrière
que le second, et descend aussi plus bas lorsqu'on met
le fémur dans une direction verticale; mais il reste de niveau avec lui quand on rend à l'os son obliquité naturelle. Ces deux condyles offrent une plus grande convexité en arrière qu'en avant. Ils sont séparés, dans le
premier sens, par une échancrure considérable, très inégale dans son fond, qui se prolonge entre eux, qui est
dépourvue de cartilage articulaire, et qui loge les ligaments croisés du genou. Antérieurement, il se rapprochent, leurs surfaces semblent se confondre, et ils se
réunissent au moyen d'une sorte de poulie ou surface
convexe de haut en bas, concave transversalement, plus
saillante et plus élevée en dehors qu'en dedans, formée
spécialement aux dépens du condyle externe, dont elle
occupe toute la partie antérieure, et articulée avec la ro-

tule. Le condyle externe présente, en dedans, une éminence saillante, inégale, nommée *Tubérosité interne du
fémur*, laquelle donne attache au ligament latéral interne
de l'articulation fémoro-tibiale et au tendon du muscle
grand adducteur. En dehors, il sert à l'insertion des fibres du ligament croisé postérieur, par une surface inégale, rugueuse. Le condyle externe présente dans ce
même sens, la *Tubérosité externe du fémur*. Celle-ci est
moins saillante que l'interne; elle est inégale, rugueuse,
convexe, et donne attache au ligament latéral externe de
l'articalation fémoro-tibiale. Au-dessous de cette tubérosité, on voit une coulisse assez large, qui reçoit le tendon du muscle poplité. En dedans, ce condyle présente
une surface inégale, raboteuse, à la partie postérieure de
laquelle s'implante le ligament croisé antérieur. Très
convexe en arrière, presque plat en avant, très large en
bas, ce condyle offre d'assez grandes différences d'avec
l'interne, qui est plus convexe en avant et moins large
en bas.

534. *Structure.* Le fémur offre la structure commune
à tous les os longs, c'est-à-dire qu'il est formé de tissu
compacte dans son corps, et de tissu celluleux dans ses
extrémités. Son tissu compacte paraît évidemment fibreux à l'extérieur, et particulièrement au col. Un vaste
canal médullaire cylindrique occupe tout l'intérieur de
cet os, et présente une foule de lames larges qui se détachent de ses parois, ainsi que des filaments très ténus
et entrecroisés.

535. *Développement.* Il a lieu par cinq points d'ossification, un pour chacune des trois apophyses de l'extrémité pelvienne, un pour le corps, et un pour les deux
condyles de l'extrémité inférieure.

536. *Articulations.* Le fémur est articulé avec l'os iliaque, le tibia et la rotule, par les divers points indiqués.

2° De la Jambe.

De la Rotule.

(*Rotule*, Chauss.; *Patella*, Soemm.)

537. Cet os, irrégulier, aplati, d'un volume peu considérable, occupe la partie antérieure du genou. Sa forme est celle d'un triangle arrondi vers ses angles. Sa *Face antérieure* est convexe, inégale, parsemée d'un grand nombre de petites ouvertures vasculaires et de stries longitudinales, qui indiquent la direction des fibres de l'os. Elle est recouverte par des expansions tendineuses et aponévrotiques et par la peau. La *Face postérieure* est séparée en deux facettes encroûtées de cartilage et articulées avec les condyles du fémur par une ligne saillante qui descend obliquement en dedans de la base de l'os vers son angle inférieur. De ces deux facettes, l'interne est plus étendue et plus profonde que l'externe, pour s'accommoder à la disposition de la partie articulaire du condyle correspondant. Au-dessus d'elles, on voit une petite surface triangulaire, raboteuse, à laquelle s'insère le ligament rotulien.

538. La *Base de la rotule*, qui est épaisse, dirigée en haut, coupée obliquement en bas et en arrière, donne attache au tendon du muscle extenseur de la jambe. Ses deux *Bords latéraux*, minces, convexes, saillants, reçoivent des aponévroses du muscle triceps-crural. Son *Sommet*, tourné en bas, aigu, sert à l'implantation du ligament rotulien.

539. *Structure*. La rotule est presque entièrement formée d'un tissu celluleux très serré, traversé par des fibres osseuses longitudinales, et recouvert d'une couche très mince de tissu compacte. Elle paraît emprunter cette manière d'être particulière de la base fibreuse dans laquelle

elle se développe. Elle prend naissance effectivement au milieu du tendon des muscles extenseurs de la jambe, qui semble s'encroûter alors de phosphate de chaux.

540. *Développement* et *Articulations*. La rotule naît par un seul point d'ossification; elle reste long-temps cartilagineuse, et ne devient entièrement osseuse qu'à un âge assez avancé; elle s'articule avec les condyles du fémur, et se trouve unie au tibia par le ligament rotulien.

Du Tibia (1).

(*Tibia*, CHAUSS., SOEMM.)

541. *Forme*. Le tibia est le plus gros et le plus long des deux os de la jambe, dont il occupe la partie interne et antérieure. Après le fémur, il est le plus volumieux des os du corps. On le divise en :

542. *Corps*. Il est prismatique et triangulaire; sa grosseur diminue de la partie supérieure à l'inférieure d'une manière générale; mais l'endroit où il est le moins fort se rencontre au-dessous de son tiers moyen. Indépendamment de la torsion sur lui-même, qu'il partage avec tous les os longs, ce corps offre une double courbure, qui est telle qu'en dedans ses deux tiers supérieurs sont légèrement convexes, tandis que l'inférieur est un peu concave. Sa *Face interne*, un peu oblique en avant, légèrement convexe, plus large supérieurement qu'inférieurement, est recouverte en haut par les expansions tendineuses des muscles couturier, droit interne et demi-tendineux; partout ailleurs elle est sous-cutanée. Sa *Face externe*, dont la largeur est également plus marquée en haut qu'en bas, est concave dans ses deux tiers supérieurs, où s'insère

---

(1) *Tibia*, une flûte. On prétend que les premiers instruments de ce genre furent faits par des bergers avec des os de la jambe des animaux.

16.

le muscle jambier antérieur, et convexe dans l'inférieur
que recouvrent les tendons de ce muscle, de l'extenseur
commun des orteils, de l'extenseur propre du gros orteil
et du péronier antérieur. Sa *Face postérieure* est plus large
aussi en haut qu'en bas ; elle est légèrement convexe dans
toute son étendue; sa partie supérieure est traversée
par une ligne saillante qui se porte obliquement en bas
et en dehors, et à laquelle s'insèrent les muscles poplité,
soléaire, jambier postérieur, fléchisseur commun des
orteils. La portion de la face postérieure du tibia, qui est
située au-dessus de cette ligne, est peu étendue, triangulaire et recouverte par le muscle poplité ; celle qui est
au-dessous, ayant des dimensions plus considérables, est
en rapport avec les muscles jambier postérieur et long
fléchisseur commun des orteils, auxquels elle donne attache. C'est dans la partie supérieure de cette face que se
voit le conduit nourricier de l'os, qui est précédé d'une
petite gouttière, et dont la direction est oblique en bas et
en avant. Il est le plus considérable de tous les conduits
de ce genre qui peuvent se rencontrer sur les os longs.

543. Trois bords séparent ces faces. L'*antérieur* est
plus saillant à sa partie moyenne qu'en haut, et sur-tout
qu'en bas, où il s'arrondit et disparaît tout-à-fait. Il a
reçu le nom de *Crête du tibia*. Il est contourné comme le
corps de l'os et donne attache à l'aponévrose jambière.
Le *bord interne* est épais, arrondi, plus marqué inférieurement que supérieurement, où il donne attache au ligament latéral interne de l'articulation du genou. C'est à ce
bord que viennent aussi se fixer les muscles poplité, soléaire et long fléchisseur commun des orteils. Le *bord
externe* est mince, aigu, et sert à l'insertion du ligament
interosseux : il se bifurque en bas.

544. *Extrémité supérieure* ou *fémorale*. Plus volumineuse que l'inférieure, cette extrémité est ovalaire transversalement; elle offre en haut deux facette articulaires,

concaves, encroûtées de cartilage dans l'état frais, connues improprement sous le nom de *Condyles du tibia*, et articulées avec les condyles du fémur : l'interne, plus profonde que l'autre, est ovale d'avant en arrière ; l'externe, un peu oblique en bas et en dehors, a une forme à peu près circulaire. Une apophyse pyramidale, à base large, oblique en haut et en dedans, surmontée de deux tubercules, placée plus loin de la partie antérieure de l'os que de sa partie postérieure, et appelée *Epine du tibia*, sépare ces deux facettes, et présente en avant et en arrière deux enfoncements inégaux qui donnent attache aux fibro-cartilages semi-lunaires et aux ligaments croisés de l'articulation du genou. L'antérieur a plus d'étendue que le postérieur.

L'extrémité supérieure du tibia est bornée en avant par une surface triangulaire, un peu convexe, obliquement dirigée en avant et en bas, offrant beaucoup d'ouvertures vasculaires, et qui présente en bas un tubercule auquel se fixe le ligament rotulien. En arrière, on observe une échancrure plus ou moins profonde. Sur les côtés, se rencontrent deux éminences considérables nommées *Tubérosités du tibia*. L'interne est plus forte, plus prononcée que l'externe ; elle donne attache au ligament latéral interne de l'articulation du genou, et en arrière au tendon du muscle demi-membraneux. L'externe présente postérieurement une petite facette arrondie, un peu convexe, presque circulaire, dirigée en bas, encroûtée de cartilage pour s'articuler avec l'extrémité supérieure du péroné.

545. *Extrémité inférieure* ou *tarsienne*. Elle a une forme à peu près quadrilatère, et elle offre, en avant, une surface large, convexe, qui donne attache à des ligaments, et que recouvrent les tendons des muscles de la partie antérieure de la jambe. En arrière, on voit une autre surface presque plane, et traversée de haut en bas

et de dedans en dehors , par une gouttière superficielle , dans laquelle glisse le tendon du muscle long fléchisseur du gros orteil; en bas, elle reçoit aussi des insertions ligamenteuses. En dehors, est une facette concave, triangulaire, rugueuse en haut, où s'attache un ligament, large, lisse et polie en bas, pour se joindre à une facette semblable de l'extrémité inférieure du péroné : c'est au sommet de cette facette que se termine le bord externe du corps du tibia. En dedans, on voit une apophyse épaisse , triangulaire, dirigée en bas , aplatie de dedans en dehors : c'est la *Malléole interne ;* elle n'est pas sur le même plan que la tubérosité interne du tibia ; elle est un peu antérieure à celle-ci, ce qui paraît dépendre de la torsion du corps de l'os. Cette apophyse est convexe et sous-cutanée en dedans ; en dehors, elle présente une petite facette triangulaire, qui se joint à angle presque droit avec la surface articulaire inférieure de cette extrémité tarsienne du tibia, et qui s'unit à l'astragale. En avant et en arrière, elle se termine par deux bords épais: l'antérieur est convexe et donne attache à des ligaments; le postérieur est creusé par une et quelquefois par deux coulisses superficielles, obliques en bas et en dedans , et dans lesquelles glissent les tendons des muscles jambier postérieur et long fléchisseur commun des orteils. Le sommet de la malléole interne est plus large et descend moins bas en arrière qu'en avant : il donne attache au ligament latéral interne de l'articulation du pied. En bas , l'extrémité tarsienne du tibia se termine par une surface quadrilatère , concave, plus large en dehors qu'en dedans , séparée en deux parties par une saillie très superficielle qui la parcourt d'avant en arrière: borné en dedans par la face externe de la malléole interne, et en dehors par l'échancrure qui reçoit l'extrémité inférieure du péroné, cette surface s'articule avec la face supérieure de l'astragale.

546. *Structure.* Le tibia présente la structure com-

munc à tous les os longs ; le tissu compacte forme son corps et revêt ses extrémités , que compose spécialement du tissu celluleux. Son canal médullaire est le plus prononcé de tous ceux des os longs.

547. *Articulations* et *Développement*. Cet os se développe par trois points d'ossification , un pour le corps et un pour chaque extrémité. L'épine qui termine sa crête supérieurement, se forme quelquefois par une petite épiphyse lenticulaire qui ne reste pas long-temps distincte. On voit aussi la malléole interne se développer isolément.

Le tibia s'articule avec le fémur, le péroné et l'astragale.

Du Péroné (1).

(*Péroné* , CHAUSS.; *Fibula* , SOEMM.)

548. *Forme*, Cet os , d'une longueur presque égale à celle du tibia, mais beaucoup plus mince que lui, occupe la partie externe de la jambe. Il a une direction légèrement oblique , qui est telle que son extrémité inférieure se trouve plus en avant que la supérieure. On le divise en :

549. *Corps*. Il est grêle , arrondi en haut, prismatique et triangulaire dans le reste de son étendue. Il est tordu sur lui-même et légèrement courbé en dehors. Sa *face interne* regarde un peu en arrière dans sa partie supérieure; ensuite elle se contourne pour devenir antérieure. Elle est divisée par une crête longitudinale à laquelle se fixe le ligament interosseux , en deux portions , dont l'une, antérieure et moins étendue , donne attache aux muscles extenseur propre du gros orteil, extenseur commun des orteils et péronier antérieur, tandis que la postérieure, plus considérable, un peu concave dans le sens de sa longueur , représente une sorte de gouttière qui

---

(1) Περονή , Græc.; *idem quod Fibula* Lat.

donne attache au muscle jambier postérieur. Sa *face externe*, qui regarde un peu en avant dans sa partie supérieure, et en arrière dans l'inférieure, donne attache en haut au muscle grand péronier, et au milieu au muscle moyen péronier, qui la recouvrent presque entièrement. La *face postérieure* regarde un peu en dehors supérieurement et ensuite, se contourne pour se diriger en dedans inférieurement; en haut elle donne attache au muscle soléaire, et en bas au muscle long fléchisseur du gros orteil. C'est vers sa partie moyenne que l'on voit l'orifice du conduit nourricier dirigée en avant et en bas. Inférieurement cette face, devenue plus large, présente un espace triangulaire, convexe, rugueux, qui se joint au tibia.

550. Les faces du péroné sont séparées par trois bords: l'un, *antérieur*, se dirige en dehors à sa partie inférieure, et donne attache en dedans aux muscles extenseur commun des orteils et péronier antérieur; en dehors, il reçoit les insertions des muscles péroniers latéraux. En bas, il se bifurque, et les branches de cette bifurcation sont séparées par une surface triangulaire, un peu concave, recouverte par les téguments. Le *bord interne* se contourne en avant dans sa partie inférieure; il est beaucoup plus saillant à sa partie moyenne qu'à ses extrémités. En haut, il donne attache aux muscles jambier postérieur et long fléchisseur propre du gros orteil : le ligament interosseux s'insère à sa partie inférieure. Le troisième bord est *externe*; il se contourne en arrière dans sa partie inférieure; il donne attache postérieurement aux muscles soléaire et long fléchisseur propre du gros orteil, et en avant aux deux péroniers latéraux.

551. *Extrémité supérieure* ou *tibiale*. Elle est arrondie, et connue généralement sous le nom de *Tête du Péroné*. Elle présente une facette un peu concave, tournée en dedans et en avant, et articulée avec la tubérosité externe du tibia (544). Elle se termine en arrière par une

apophyse pyramidale qul se dirige en haut; tout son contour, en général, offre des inégalités qui donnent attache à des ligaments, et notamment au ligament latéral externe de l'articulation fémoro-tibiale , et au tendon du muscle biceps-crural.

552. *Extrémité inférieure* ou *tarsienne*. Alongée, aplatie de dedans en dehors, terminée en pointe inférieurement, elle forme la *Malléole externe*, qui est plus volumineuse et qui descend plus bas que l'interne. Sa face *externe* est convexe et sous-cutanée. L'*interne* offre une petite facette triangulaire , lisse, concave d'arrière en avant, convexe de haut en bas, qui se joint à l'astragale, et qui est bornée en arrière par un enfoncement rugueux, inégal, qui donne attache à un des ligaments postérieurs de l'articulation tibio-tarsienne. Au-dessus de cette facette est une surface triangulaire, rugueuse, qui unit le péroné au tibia. En avant, la malléole externe présente un bord mince , inégal, auquel s'insèrent des ligaments. En arrière , est un autre bord beaucoup plus large , sur lequel est pratiquée une coulisse pour le passage des tendons des muscles péroniers latéraux. Son sommet forme une saillie pyramidale qui donne insertion au ligament latéral externe de l'articulation tibiotarsienne.

553. *Structure, Développement, Articulations*. Le corps du péroné est formé de tissu compacte. Ses extrémités contiennent sur-tout du tissu celluleux ; il renferme un canal médullaire ; il se développe par trois points d'ossification , un pour le corps et un pour chaque extrémité, et s'articule avec le tibia et avec l'astragale.

3° Des Os Du Tarse.

(*Tarsus*, L.; Ταρσος, Gr.)

Du Calcanéum (1).

(*Calcaneum*, CHAUSS.; *Calcaneus*, SOEMM.)

554. Cet os occupe la partie postérieure et inférieure
du tarse, et concourt spécialement à former le talon par
la saillie considérable qu'il présente en arrière. Alongé
dans ce sens, et légèrement comprimé de dedans en dehors, il est le plus volumineux des os de la région dont
il s'agit.

Sa *face supérieure* offre, postérieurement, une surface concave d'avant en arrière, convexe transversalement, située au devant du tendon d'Achile ; au milieu,
une facette articulaire, large, convexe, qui regarde en
avant et en dehors, et qui s'articule avec l'astragale ; en
avant et en dehors, un enfoncement raboteux, inégal,
où se fixent des ligaments ; en avant et en dedans, une
autre facette articulaire, étroite, oblongue, légèrement
concave, qui s'articule aussi avec l'astragale, et qui est
séparée de la précédente par une gouttière transversale,
profonde et raboteuse, où s'implante un ligament qui se
porte vers l'astragale. Cette facette est pratiquée sur une
saillie que l'os forme en cet endroit, que l'on connaît sous
le nom de *petite Apophyse du Calcaneum*, et qui est inégale en dedans pour donner attache au ligament latéral
interne de l'articulation du pied.

Sa *face inférieure*, qui est beaucoup plus étroite que la
précédente, offre en arrière deux tubérosités, dont l'in-

_____

(1) Σκελις, Græc.— *Calx*, L.; Talon.

terne est plus volumineuse : elles servent à l'insertion des muscles superficiels de la plante du pied, et sont séparées par un enfoncement où s'attache un ligament robuste. Antérieurement, cette face se rétrécit encore et se termine par un tubercule rugueux auquel s'insère le ligament calcanéo- scaphoïdien inférieur.

La *face antérieure* du calcanéum est la plus petite de toutes : elle est formée par une facette encroûtée de cartilage, concave de haut en bas, légèrement convexe de dehors en dedans, qui se joint au cuboïde. La portion de l'os qui soutient cette surface est rétrécie, et a reçu le nom de *grande Apophyse du Calcanéum*.

Sa *face postérieure*, qui est convexe en tous sens, offre des inégalités en bas, où s'insère le tendon d'Achille; en haut elle est lisse et polie, et se trouve séparée de ce tendon par une bourse synoviale.

Sa *face externe*, plus large en arrière qu'en devant, est creusée, dans ce dernier sens, par deux coulisses superficielles, dirigées en bas et en avant pour le passage des tendons des muscles péroniers latéraux; elle est en grande partie sous-cutanée, et offre en avant, sur la grande apophyse, des inégalités où se fixe le muscle pédieux. Les deux coulisses sont d'ailleurs séparées par une épine sur laquelle s'implante le ligament latéral externe de l'articulation du pied,

Enfin, sa *face interne*, qui est large, concave d'avant en arrière, légèrement convexe de haut en bas à sa partie postérieure, forme une voûte sous laquelle glissent les tendons des muscles long fléchisseur commun des orteils, jambier postérieur, et long fléchisseur propre du gros orteil. Le tendon de ce dernier muscle passe dans une coulisse très marquée, qui occupe la partie supérieure de cette face, et qui est creusée sous la petite apophyse. Les nerfs et les vaisseaux plantaires sont aussi logés dans cette concavité. Postérieurement et inférieurement, elle

donne attache, par quelques inégalités, au muscle accessoire du long fléchisseur des oreils.

De l'Astragale (1).

(*Astragale*, CHAUSS.; *Astragalus*, SOEMM.)

555. Cet os, d'une figure très irrégulière et comme cuboïde, le plus volumineux de ceux du tarse après le calcanéum, occupe la partie moyenne et supérieure de cette
région, et est comme enchâssé entre les deux malléoles.
Sa *face supérieure*, dans ses deux tiers postérieur, est
formée par une surface articulaire plus large en devant
qu'en arrière, convexe d'arrière en avant, inclinée dans
le premier de ces deux sens, un peu concave transversalement, qui représente une sorte de poulie à gorge peu
profonde, articulée avec l'extrémité inférieure du tibia, et
dont le bord externe est plus saillant et plus long que l'interne ; son tiers antérieur présente un enfoncement raboteux, pour des insertions ligamenteuses, lequel constitue
une portion du col de l'astragale. Sa *face inférieure* offre
deux facettes articulaires, séparées l'une de l'autre par
une rainure très marquée, oblique en avant et en dehors,
plus étroite postérieurement qu'antérieurement, et où
s'insèrent des ligaments qui se fixent d'autre part au calcanéum. De ces facettes, l'une est postérieure et externe,
grande, concave, dirigée en arrière et en dedans : l'autre
est antérieure et interne, légèrement convexe : toutes deux
s'articulent avec la face supérieure du calcanéum. La *face
antérieure* de l'astragale est convexe, arrondie, articulée
avec le scaphoïde ; formée par une saillie très prononcée
que l'os offre en cet endroit, elle est supportée par une
sorte de col, et s'appelle *Tête de l'Astragale*. Le *Col* de
l'astragale, droit en haut, où il présente un enfoncement

_____

(1) Ἀστραγαλος, *talus*,

rempli par du tissu cellulaire graisseux et par des ligaments, oblique en bas, où il offre une rainure où s'insèrent des ligaments qui vont au calcanéum comme nous
l'avons dit, est très raboteux, inégal, criblé d'un grand
nombre de trous vasculaires, sinueux, et comme tordu
sur lui-même. Il a plus de longueur effectivement en dehors et en haut qu'en dedans et en bas. Sa *face postérieure*
est très étroite et traversée obliquement, en bas et en dedans, par une coulisse dans laquelle passe le tendon du
muscle long fléchisseur propre du gros orteil, et qui
offre, en dehors, une éminence pointue à laquelle se fixe
un ligament. Sa *face externe*, triangulaire, lisse, concave de haut en bas, plane et même un peu convexe d'arrière en avant, s'articule avec le péronné. L'*interne*, qui
est rugueuse, inégale dans la plus grande partie de son
étendue qui donne attache à des ligaments, présente, en
haut, une facette moins étendue que celle de l'externe,
plus large en avant qu'en arrière, où elle se termine en
pointe, et est articulée avec la malléole interne : elle se
joint à angle presque droit avec la face supérieure de l'os.

Du Scaphoïde.

(*Scaphoïde*, Chauss.; *Os naviculare Tarsi*, Soemm.)

556. Il occupe la partie moyenne et interne du tarse,
et a la forme d'un ovale dont le grand diamètre est oblique en bas et en dedans. Sa *face antérieure* convexe et lisse
est formée par trois facettes, dont l'interne, dirigée en
avant et un peu en dedans, est plus large en bas qu'en
haut pour s'articuler avec le premier os cunéiforme; tandis que la moyenne, qui regarde directement en avant,
et est plus large supérieurement qu'inférieurement, se
joint au second; et que l'externe, à peu près de même
forme qu'elle, tournée en avant et en dehors, s'unit avec
le troisième : elle sont séparées entre elles par des lignes

anguleuses peu marquées. La *face postérieure* du scaphoïde, concave et lisse, s'articule avec la tête de l'astragale. Sa *circonférence* est rugueuse et convexe en haut,
en bas et en dehors, et offre beaucoup d'empreintes ligamenteuses : dans ce dernier sens, elle est quelquefois
munie d'une petite facette qui s'articule avec le cuboïde :
tout-à-fait en bas et en dedans, elle est surmontée d'un
tubercule saillant et inégal, auquel s'insère le tendon du
muscle jambier postérieur, et qui fait saillie au bord interne du pied.

Du Cuboïde.

(*Cuboïde*, CHAUSS.; *Os cuboideum*, SOEMM.)

557. Le cuboïde est situé à la partie antérieure et externe du tarse. Il est à peu près cubique comme son nom,
qui lui a été imposé d'abord par Galien, semble le faire
pressentir ; mais il a réellement cependant un peu plus
de longueur et d'épaisseur en dedans qu'en dehors.

Sa *face supérieure*, recouverte par le muscle pédieux,
est aplatie et rugueuse ; elle regarde en dehors et donne
attache à des ligaments. L'*inférieure* est partagée en deux
parties par une éminence oblique en avant et en dedans,
qui donne attache au ligament calcanéo-cuboïdien inférieur, et qui sépare deux enfoncements, dont l'un postérieur, rugueux, plus large, sert aussi à l'implantation
des fibres de ce ligament, tandis que l'autre, antérieur,
est une véritable coulisse oblique, dans laquelle glisse le
tendon du muscle long péronier latéral. Sa *face antérieure* est inclinée un peu en dehors ; elle est formée par
deux petites facettes, dont l'interne est carrée et se joint
au quatrième os du métatarse, et dont l'externe, qui est
triangulaire, s'unit au cinquième. Sa *face postérieure*,
qui est convexe de haut en bas, concave transversalement, s'articule avec le calcanéum. L'*externe*, est très
étroite ; on y voit le commencement de la coulisse qui

règne sur la face inférieure, et qui forme en cet endroit une sorte de poulie pour la réflexion du muscle long péronier latéral. L'*interne*, enfin, dans sa partie postérieure, inégale et rugueuse, donne attache à des ligaments, et dans quelques cas, présente une petite facette qui s'articule avec le scaphoïde; mais, au milieu, elle porte une facette arrondie, lisse et plane, qui s'unit avec le troisième os cunéiforme, et qui est bornée en avant par des empreintes ligamenteuses.

Des Os cunéiformes.

(*Os cunéiformes*, Chauss.; *Ossa cuneiformia*, Soemm.)

558. Les os cunéiformes occupent la partie antérieure et interne du tarse, entre le scaphoïde et les trois premiers os du métatarse; ils ont la forme d'un coin et sont d'inégale grosseur. On les désigne par leur nom numérique, en comptant de dedans en dehors : quelquefois aussi, et d'après leur volume, on les distingue en *grand*, *moyen* et *petit cunéiformes*.

Du premier Os cunéiforme.

559. On le nomme aussi *grand Os cunéiforme*, à cause de son volume, qui l'emporte sur celui des deux autres. Il a plus de hauteur que d'étendue transversale; il ressemble à un coin dont la base serait tournée en bas. Il a beaucoup de hauteur, sur-tout en avant, et un peu plus de longueur en bas qu'en haut. Il se recourbe supérieurement vers le second, et ne le dépasse point dans ce sens, sans être lui-même non plus dépassé par le troisième; de sorte que tous trois réunis forment, en haut, une convexité régulièrement transversale. Sa *Face antérieure* qui est légèrement convexe, encroûtée de cartilage, a la figure d'un croissant dont le bord convexe est tourné en

dedans : elle s'articule avec le premier os du métatarse.
La *postérieure* regarde un peu en dehors ; elle est trian-
laire, lisse, concave, et se joint à la facette interne de la
face antérieure du scaphoïde. L'*interne*, très étendue,
presque plane, rugueuse, est sous-cutanée. L'*externe*,
presque plate aussi, offre, en haut, deux facettes articulaires, dont l'une, antérieure et plus petite, s'articule
avec le second os métatarsien, et dont l'autre, postérieure, est plus grande et se joint au second os cunéiforme. La partie inférieure de cette face est inégale et donne
attache à des ligamens. La *Base* du premier os cunéiforme est convexe, rugueuse, tournée vers la plante du pied ;
elle donne attache au tendon du muscle jambier antérieur et à une portion de celui du jambier postérieur.
Elle descend au-dessous du niveau de la partie inférieure
du moyen et sur-tout du petit os cunéiformes. Son *Sommet*, tourné en haut, est représenté par un bord assez
mince, qui forme en dehors un petit coude peu prononcé,
dû à la réunion des deux facettes de la face externe entre
elles.

Du second Os cunéiforme.

560. C'est le plus petit des trois os de ce nom ; ce qui
fait qu'on le nomme aussi *petit Os cunéiforme*. Il est
comme enclavé entre l'os précédent et le suivant. Sa *Base*
est tournée en haut ; elle est quadrilatère et donne attache à des ligaments ainsi que son *sommet*, qui est assez
mince et situé en bas. Sa *face antérieure*, qui est triangulaire, légèrement convexe, est articulée avec le second
os du métatarse. La *postérieure*, qui est aussi à peu près
triangulaire, un peu convexe, se joint au scaphoïde. L'*interne* offre, en haut, une petite facette lisse, oblongue,
aplatie, qui s'articule avec le premier os cunéiforme ; en
en bas, elle est rugueuse et donne attache à des ligaments. Enfin l'*externe* présente en haut et en arrière,

une facette lisse et un peu concave qui est articulée avec le troisième os cunéiforme. Au bas de cette face on voit des empreintes ligamenteuses.

Du troisième Os cunéiforme.

561. On l'appelle aussi *moyen Os cunéiforme*, parce qu'il tient le milieu, pour la grosseur, entre les deux os précédents. Il est situé en dehors de ceux-ci et en dedans du cuboïde. Sa *face antérieure* est aplatie, lisse et triangulaire ; elle s'articule avec le troisième os du métatarse. La *postérieure*, de même forme, regarde un peu en dedans et se joint au scaphoïde. L'*interne* offre, en devant, une facette étroite et se joint au second os du métatarse, et, en arrière, une autre facette un peu convexe qui s'articule avec le second os cunéiforme : ces deux facettes sont séparées l'une de l'autre par un enfoncement rugueux qui donne attache à des ligaments. La *face externe* est surmontée, en arrière et en haut, d'une facette aplatie, arrondie, qui est unie au cuboïde, et en avant, d'une autre petite facette presque linéaire, qui s'articule avec le quatrième os du métatarse. Le reste de cette face offre des empreintes ligamenteuses. La *base* de l'os regarde en haut et un peu en dehors ; elle est rugueuse et légèrement convexe. Son *sommet*, qui est dirigé en bas, est épais et tuberculeux.

562. *Structure* et *Développement*. La structure est la même pour tous les os du tarse ; leur intérieur est rempli par un tissu spongieux, très mou et fortement abreuvé de liquides dans l'état frais ; une couche fort mince d'un tissu compacte, comme lamelleux ou fibreux, et susceptible de se déchirer par la traction, en revêt la superficie. Le calcanéum et l'astragale prennent naissance par deux centres d'ossification ; tous les autres se développent par

un seul point qui, dans les trois cunéiformes en particulier, ne paraît qu'après la naissance.

La description de ces os est si courte et si simple, que
je crois inutile de récapituler les articulations de chacun
d'eux.

4° *Des Os du Métatarse* (1).

(*Ossa Metatarsi* , SOEMM.)

Du premier Os du Métatarse.

565. Il est plus court et plus volumineux que les autres,
en dedans desquels il est situé. Son *Corps*, qui est prismatique et triangulaire, présente une *face supérieure* convexe et inclinée en dedans : une *face inférieure* concave,
plus large à ses extrémités qu'à sa partie moyenne, et recouverte par le muscle fléchisseur propre du gros orteil :
une *face externe* aussi un peu concave, et répondant, en
haut, au premier muscle interosseux dorsal, et, en bas,
au muscle abducteur du gros orteil. Des trois bords qui
séparent ses faces, deux sont supérieurs, arrondis, légèrement concaves ; le troisième est inférieur, plus saillant
que les précédents, et tourné un peu en dehors. — Son
Extrémité postérieure ou *tarsienne* offre une facette légèrement concave, ovalaire, correspondant à celle qu'offre,
en avant, le premier os cunéiforme ; son contour est renflé et inégal, et porte intérieurement un tubercule auquel
s'insère le tendon du muscle long péronier latéral.—Son
Extrémité antérieure ou *phalangienne* a reçu le nom de
Tête : elle est arrondie, convexe, lisse, plus prolongée en
bas qu'en haut. Elle offre, dans le premier sens, deux enfoncements en forme de gouttières, qui sont séparés par
une saillie moyenne, et qui logent des os sésamoïdes, et
elle s'articule avec la première phalange du gros orteil.

(1) Μετατάρσιον, R. R. Μετα, *post* ; Ταρσος, *tarsus*.

Sur les côtés de cette extrémité, on voit des empreintes
pour les ligaments latéraux de l'articulation.

Du second Os du Métatarse.

564. Celui-ci est le plus long de tous ceux de cette région. Son *Corps*, qui est alongé, plus étroit en avant
qu'en arrière, présente en général une forme qui varie
suivant les individus; sa *face supérieure*, légèrement convexe, est partagée par un bord mousse, en deux parties,
dont l'interne donne attache au premier muscle interosseux dorsal, et l'externe au second; sa *face inférieure*,
très étroite, concave, en rapport avec le muscle abducteur du gros orteil, est recouverte par les deux premiers
muscles interosseux plantaires; l'*interne* est étroite aussi
et arrondie; l'*externe* a à peu près la même forme : elle
correspond comme elle à un muscle interosseux. L'*Extrémité postérieure* ou *tarsienne* du second os du métatarse, qui a la figure d'un coin et qui est comme enchâs-
sée entre les trois os cunéiformes, offre, en arrière, une
facette triangulaire, concave, qui s'articule avec le second de ces os; en dedans, une surface aplatie, rugueuse, où l'on voit, en haut, une autre facette qui se joint
au premier os cunéiforme; en dehors, deux petites facettes articulaires, planes, surmontant des empreintes
ligamenteuses, se réunissant à angle droit, et dont l'antérieure s'articule avec le troisième os du métatarse, et la
postérieure avec le troisième cunéiforme; en haut, cette
extrémité se termine par une surface aplatie, rugueuse,
qui en forme la base; en bas, par un bord étroit, inégal,
qui représente son sommet. L'*Extrémité antérieure* ou
phalangienne de cet os, qui porte aussi le nom de *Tête*,
est convexe, comprimée transversalement, plus étendue
en bas qu'en haut, et s'articule avec la première phalange du second orteil. Elle est creusée, en dedans et en

17.

dehors , par des enfoncements qui donnent attache aux
ligaments latéraux de cette articulation. On y voit en
outre, supérieurement , une rainure superficielle qui
sépare cette tête du reste de l'os.

Du troisième Os du Métatarse.

565. Il est un peu moins long que le précédent , et a
une forme à peu près semblable à la sienne. Son *Corps*,
qui est prismatique et triangulaire , et un peu courbé en
dedans à sa partie antérieure, offre une *face supérieure*
convexe , divisée en deux parties par une ligne saillante
qui donne attache au second et au troisième des muscles
interosseux dorsaux; deux *faces latérales*, qui correspondent aux mêmes muscles , et un *bord inférieur* qui est
mince, concave, et qui sert à l'insertion du premier muscle interosseux plantaire. Son *Extrémité postérieure* ou
tarsienne est à peu près de même forme que celle de l'os
précédent; elle présente en arrière une facette triangulaire, plate, dirigée en dedans , qui s'articule avec le
troisième os cunéiforme; en dedans, deux petites facettes
continues postérieurement, mais séparées antérieurement par un léger enfoncement , et qui s'articulent avec
le second os du métatarse ; en dehors , une petite facette
concave qui s'unit au quatrième, et qui est bornée en bas
par des empreintes ligamenteuses. La base de cette extrémité est tournée en haut, aplatie et rugueuse ; son
sommet, qui regarde en bas , donne attache à des ligaments. L'*Extrémité antérieure* ou *phalangienne* de cet os
est semblable, pour la forme, à celle du précédent : elle
s'articule avec la première phalange du troisième orteil.

Du quatrième Os du Métatarse.

566. De même forme à peu près que le troisième, il est
un peu moins long que lui. Son *Corps*, prismatique et

triangulaire, a une courbure en dedans un peu plus marquée que celle du précédent ; sa *face supérieure* est étroite et aussi partagée en deux par une ligne saillante ; elle donne attache au troisième et au quatrième des muscles interosseux dorsaux ; sa *face externe* est étroite et arrondie; l'*interne* offre la même disposition ; la première donne attache au quatrième muscle interosseux dorsal, la seconde, au second muscle interosseux plantaire, de même que le *bord inférieur* , qui est mince , concave et un peu dirigé en dehors. L'*Extrémité postérieure* ou *tarsienne* du quatrième os du métatarse est à peu près cubique et présente en arrière une facette carrée , un peu concave , jointe avec le cuboïde ; en dedans , deux autres facettes dont l'une, antérieure, convexe , s'articule avec le troisième os du métartarse; et dont l'autre, postérieure et fort étroite, s'unit au troisième os cunéiforme ; en dehors , une facette un peu concave qui s'articule avec le cinquième os du métatarse; en haut et en bas, deux surfaces rugueuses qui donnent attache à des ligaments. L'*Extrémité antérieure* ou *phalangienne* du même os ne diffère en rien de celle des autres os du métatarse; elle s'articule avec la première phalange du quatrième orteil.

Du cinquième Os du Métatarse.

567. C'est le plus court de tous , après le premier. Son *Corps* est , comme dans la plupart des précédents, prismatique, triangulaire, fortement courbé en dedans, beaucoup plus volumineux postérieurement qu'antérieurement; sa *face supérieure* est convexe et inclinée en dehors; l'*inférieure* est concave , inclinée en dedans ; elle donne attache au troisième muscle interosseux plantaire , et est recouverte en partie par le muscle court fléchisseur du petit orteil ; l'*interne* , qui est étroite, convexe , reçoit , en haut, le quatrième muscle interosseux dorsal , et en

bas, le troisième muscle interosseux plantaire. L'*Extré-mité postérieure* ou *tarsienne* est très volumineuse , pyramidale; elle présente, èn arrière, une facette triangulaire, convexe, dirigée en dedans, qui s'articule avec le cuboïde ; en dedans, une facette un peu convexe, unie au quatrième os du métatarse ; en dehors, un tubercule très saillant , incliné en bas, en dehors et en arrière , et auquel se fixent le tendon du muscle court péronier latéral et une portion du muscle abducteur du petit orteil ; en haut et en bas, des insertions ligamenteuses. L'*Extrémité antérieure* ou *phalangienne* est beaucoup moins volumineuse que celle des précédents; sa convexité est plus prolongée en bas et en dehors ; elle s'articule avec la première phalange du cinquième orteil, et donne quelques insertions au muscle transversal des orteils.

568. *Structure* et *Développement*. Les os du métatarse, sous ces deux rapports, présentent absolument les mêmes particularités que ceux du métacarpe (510) : comme eux, ils ont un canal médullaire, des extrémités celluleuses et un corps principalement compacte. Le premier a une épiphyse commençant à son extrémité postérieure , et les quatre derniers en ont une à leur extrémité antérieure.

569. *Articulations*. Le premier s'articule avec le grand os cunéiforme et avec la première phalange du gros orteil; le second se joint aux trois os cunéiformes, au troisième os du métatarse et à la première phalange du second orteil ; le troisième est uni au troisième os cunéiforme, au second et au quatrième os du métatarse, et à la première phalange de l'orteil correspondant ; le quatrième s'articule avec le cuboïde, le troisième cunéiforme , le troisième et le cinquième os du métatarse et la première phalange du quatrième orteil; le cinquième, enfin, est en rapport avec le cuboïde, le quatrième os du métatarse et la première phalange du petit orteil.

5° *Des Os des Orteils.*

570. Les Orteils ou Doigts du pied sont au nombre de
cinq et distingués entre eux par leur nom numérique
de premier, second, troisième, etc., en comptant de dedans en dehors. Le premier aussi a reçu le nom de *gros
Orteil*, et le cinquième celui de *petit Orteil*. Le premier
seul n'est formé que de deux phalanges ; tous les autres
en ont trois.

Des premières Phalanges des Orteils.

(*Phalanges*, CHAUSS.; *Phalanges primæ*, SOEMM.)

571. Ces phalanges sont beaucoup plus longues que
les autres. Elles sont bien plus grêles et plus arrondies
que celles qui leur correspondent aux doigts de la main,
à l'exception toutefois de celle du gros orteil, qui est
aplatie et très volumineuse. Les autres vont toujours en
diminuant de longueur. Leur *Corps* est très mince en
avant, plus épais en arrière ; sa *face supérieure* est droite,
convexe, et correspond aux tendons des muscles extenseurs des orteils ; l'*inférieure* est concave, sur-tout vers
les extrémités ; elle correspond aux tendons des fléchisseurs; les parties latérales de cette face donnent attache
aux gaînes fibreuses de ces tendons ; les *faces latérales*
sont concaves et correspondent aux tendons des muscles
interosseux et lombricaux du pied. Leur *Extrémité postérieure*, qui est plus considérable que l'antérieure, et
qui offre, en arrière, une surface arrondie, concave,
qui se joint avec la tête de l'os du métatarse correspondant, présente de chaque côté un tubercule pour l'attache du ligament latéral. Leur *Extrémité antérieure*, qui
est beaucoup plus petite, est formée par deux espèces de
condyles, qui sont rapprochés en haut et s'écartent en

bas; on observe entre eux une rainure; leur plus grande convexité est tournée en bas. Sur les côtés de cette extrémité, on voit les empreintes des ligaments latéraux.

Des secondes Phalanges des Orteils.

(*Phalangines* , Chauss.; *Phalanges mediæ* ,Soemm.)

572. Elles sont très courtes, comme cubiques: le gros orteil en est dépourvu. Leur *face supérieure* est convexe transversalement, concave d'avant en arrière, et correspond aux tendons de l'extenseur des orteils. L'*inférieure*, inégale, concave, donne attache aux tendons du muscle court fléchisseur commun des orteils. Les *bords latéraux*, concaves d'avant en arrière, donnent attache aux gaînes fibreuses des tendons des muscles fléchisseurs, Leur *Extrémité postérieure* offre une facette articulaire, concave, dont le grand diamètre est transversal, et qui est marquée, dans sa partie moyenne, d'une saillie verticale: elle s'articule avec les condyles des premières phalanges. Leur *Extrémité antérieure* porte deux petits condyles un peu moins saillants que ceux de l'extrémité antérieure des premières phalanges.

Des troisièmes Phalanges des Orteils.

(*Phalangettes* , Chauss.; *Phalanges unguium* , Soemm.)

573. Elles sont toutes très petites ; celle du gros orteil est beaucoup plus volumineuse que les autres; leur forme est à peu près pyramidale. Leur *Corps,* dont les *faces supérieure* et *inférieure* sont concaves d'avant en arrière et convexes transversalement, donne attache, en haut et en arrière, au tendon de l'extenseur commun des orteils, et soutient l'ongle en haut et en avant; en bas, il offre en arrière un tubercule qui reçoit l'insertion du tendon du muscle long fléchisseur commun des orteils. Leur *Extré-*

mité postérieure ou *Base* est beaucoup plus grosse que l'antérieure ; du reste, elle est semblable, pour la forme, à celle des secondes phalanges. L'*antérieure* ou *Sommet* est fungiforme, arrondie, tuberculeuses, et se trouve en rapport avec la pulpe des orteils.

574. *Structure*, *Développement* et *Articulations*. Les premières phalanges des orteils sont analogues à celles des doigts pour leur composition et leur mode d'accroissement ; mais les secondes et les troisièmes ne sont formées que de tissu celluleux, revêtu par une couche mince de tissu compacte, et ne se développent que par deux, et même, le plus souvent, que par un seul point d'ossification, en raison de leur petitesse. Quand il existe deux de ces points, l'un occupe l'extrémité postérieure, et l'autre le corps. L'extrémité antérieure ne présente point d'épiphyse.

Les premières phalanges s'articulent avec les os du métatarse et avec les secondes ; celles-ci avec les premières et avec les troisièmes. Au gros orteil, la première se joint immédiatement à la dernière.

Des Os sésamoïdes (1).

(*Ossa sesamoidea*, Soemm.)

575. On nomme ainsi de petits os irréguliers, dont l'existence et le nombre ne sont point constants, mais qu'on trouve en général en plus grande quantité chez l'Homme que chez la Femme, et qui se rencontrent dans quelques articulations des doigts et des orteils. Leur forme varie beaucoup ; ils sont composés de tissu spongieux recouvert par une légère couche de tissu compacte ; ils n'existent point chez les enfants, et ne se développent

---

(1) Σησαμοειδέα, *ob formam sesami granis ferè similem.*

qu'avec l'âge dans les tendons qui entourrent l'articulation à laquelle ils appartiennent.

576. A la main, on en rencontre ordinairement deux
à la partie antérieure de l'articulation métacarpo-phalangienne du pouce, quelquefois un ou deux à l'articulation
correspondante de l'index, un autre à celle du petit doigt,
et un à l'articulation phalangienne du pouce. On en observe rarement aux autres doigts : ce cas s'est cependant
offert à Morgagni (1). Les deux premiers du pouce sont
volumineux, oblongs, convexes en avant, encroûtés de
cartilage en arrière, et logés dans une rainure de l'extrémité inférieure des premiers os du métacarpe : quelquefois l'un des deux est plus gros. Ils sont enveloppés par
les fibres du tendon du muscle court fléchisseur ; celui
du long fléchisseur passe entre eux.

577. Au pied, il y en a également trois pour le gros
orteil. Leur forme est la même que celle des os sésamoïdes
du pouce. On en trouve aussi assez souvent un à l'articulation métatarso-phalangienne du second, et un à celle
du cinquième orteil.

578. On observe aussi de ces os dans quelques autres
régions du corps. Ainsi, assez constamment, il y en a un
à la partie postérieure de chaque condyle du fémur chez
les vieillards ; il s'en rencontre très souvent un autre
sous le cuboïde, dans le tendon du muscle long péronier
latéral; enfin, près de son insertion au scaphoïde, le tendon du muscle jambier antérieur en contient un aussi.

Des Membres abdominaux considérés en général
sous le rapport de leurs Os.

579. Les membres inférieurs sont formés par une suite

_____

(1) *Adv. anat.* II, *Animadv.* 30.

d'os qui représente une espèce de colonne appuyée sur une large base à laquelle elle transmet tout le poids du corps. Cette colonne est comme brisée dans sa partie moyenne; elle se rapproche, en effet, de celle du côté opposé jusqu'au genou, pour descendre ensuite verticalement et parallèlement. Néanmoins, dans les Femmes, il y a toujours une légère inclinaison en dedans dans toute l'étendue du membre. En général aussi le membre abdominal présente une courbure en dehors, parce que le fémur est un peu convexe dans ce sens ; parce que la partie externe de l'extrémité supérieure du tibia n'est jamais assez élevée pour compenser la longueur qui manque au condyle correspondant; parce qu'enfin cette extrémité supérieure du tibia elle-même est également un peu courbée.

A la cuisse, cette colonne est solide et formée par un seul os ; au genou, elle offre un volume plus considérable ; à la jambe, elle se rétrécit un peu et résulte de la jonction de deux os que sépare un intervalle.

580. En décrivant le fémur, nous avons indiqué à peu près toutes les particularités que peut offrir la *Cuisse* dans le squelette. Son axe n'est point parallèle à celui du membre. Courbé angulairement à la réunion de son corps avec son extrémité supérieure, il se rapproche des téguments en haut et en dehors, et laisse en dedans un espace considérable pour les muscles. Remarquons cependant que les deux fémurs ne sont nullement parallèles entre eux, et que séparés en haut par toute la distance d'une cavité cotyloïde à l'autre, ils se rapprochent beaucoup par leur extrémité inférieure : de là il arrive que, dans leur position naturelle, les condyles se trouvent de niveau, quoique l'interne soit un peu plus long que l'externe. Observons encore, pour la théorie des fractures et des luxations, que le grand trochanter, le condyle externe et la malléole du péroné, doivent être situés à peu près sur une même ligne dans la position naturelle du membre.

581. La grosseur de la *Jambe* diminue graduellement de haut en bas ; elle-même est aplatie de devant en arrière et de dehors en dedans ; elle est plus épaisse en dedans qu'en dehors , en raison de l'inégal volume des deux os qui la composent ; l'espace qui sépare ceux-ci est rempli par un ligament membraneux et est fort étroit inférieurement : au reste , dans toute sa longueur, il semble moins large que celui qui existe entre le radius et le cubitus.

La jambe présente, en bas , les deux malléoles : dans tous les cas, elle forme un angle avec le pied ; mais ce n'est que lorsqu'elle est fléchie qu'elle en fait un avec la cuisse.

582. Le *Pied* , constitué par vingt-six os très intimement rapprochés les uns des autres, unis les uns avec les autres par une multitude de facettes , forme un tout solide dont l'axe coupe , presque à angle droit, la ligne de direction de la longueur totale du corps. Plus long que large , il est plus prolongé en avant qu'en arrière ; la partie postérieure du calcanéum est en effet la seule qui dépasse la jambe dans ce dernier sens.

D'abord étroit, tant qu'il n'est formé que par le calcanéum, le pied ne tarde point à s'élargir quand celui-ci s'unit à l'astragale : cet élargissement continue jusqu'aux articulations métatarso-phalangiennes : il s'opère un nouveau rétrécissement dans la région des orteils.

En dedans , depuis le calcanéum jusqu'aux phalanges, le pied offre une concavité dans laquelle sont logés des muscles , des nerfs et des vaisseaux , et qui empêche qu'il ne touche le sol dans toute son étendue.

Le *Dos du pied* ou sa *face supérieure* est convexe et incliné en dehors et en devant. Son bord externe est moins fort et moins épais que l'interne. On appelle *Talon* son extrémité postérieure ; l'antérieure est la *Pointe du Pied*, et la *face inférieure* en est la *Plante.*

583. Le *Tarse* forme une espèce de voûte dont la concavité se trouve manifestement augmentée par la gouttière de la face interne du calcanéum. Les os qui composent cette partie semblent disposés sur deux rangs, mais moins manifestement qu'au carpe. L'astragale et le calcanéum constituent le postérieur ; le scaphoïde, le cuboïde et les trois os cunéiformes appartiennent au second.

La tête de l'astragale est dirigée en devant ; l'extrémité antérieure du calcanéum est tournée un peu en dehors ; le cuboïde, le scaphoïde et les trois os cunéiformes, qui reposent sur lui, sont transversalement situés.

584. Le *Métatarse* est composé de cinq os, qui ne sont point unis étroitement entre eux dans toute leur étendue, mais qui s'écartent en avançant vers les orteils ; celui du gros orteil est sur un plan antérieur aux autres ; celui du cinquième est postérieur de beaucoup. Ces os sont fortement articulés entre eux par leur extrémité tarsienne, mais en avant ils sont très écartés ; sur-tout entre le premier et le second il existe un assez grand intervalle. La portion de la voûte du pied, formée par le métatarse, diffère de celle que formée le tarse, en ce qu'elle est moins épaisse, et que les pièces qui la composent sont plus longues et moins grosses, et laissent entre elles des intervalles marqués qui lui donnent l'aspect d'une sorte de grille.

585. Dans l'état de belle nature, et sur-tout chez les Femmes, c'est le second orteil qui est le plus long et qui dépasse le niveau des autres ; le premier vient ensuite sous le rapport de la dimension dont il s'agit, et les autres diminuent progressivement. Au reste, le premier est bien certainement le plus volumineux

Mais l'usage des chaussures déforme beaucoup le pied dans les pays civilisés : les orteils, par la gêne qu'elles leur impriment, changent de direction ; leurs phalanges deviennent irrégulières ; elle se soudent même souvent les unes avec les autres.

586. Le membre supérieur se trouve placé sur un plan postérieur à celui qu'occupe le membre abdominal du même côté : c'est ce dont on peut parfaitement se convaincre en abaissant une ligne de la cavité glénoïde à la cavité cotyloïde.

Les deux membres thoraciques sont séparés, dans leur partie supérieure, par un intervalle plus grand que celui qui existe entre les deux têtes des fémurs.

Sous le rapport de la longueur et de la force, les membres inférieurs l'emportent de beaucoup sur les supérieurs : leur longueur forme les sept treizièmes de celle du corps. Observons cependant que la main, par la manière dont elle est articulée avec l'avant-bras, offre des dimensions plus grandes, suivant l'axe général du membre, que le pied, qui forme avec la jambe un angle presque droit.

Le fémur et l'humérus ont entre eux de grands rapports ; on peut comparer leur extrémité supérieure sous le point de vue de la tête, et des trochanters et tubérosités ; le tibia et le péroné ont une ressemblance évidente avec le radius et le cubitus ; la rotule peut, jusqu'à un certain point, être considérée comme analogue de l'olécrâne ; les malléoles du pied et les apophyses styloïdes du poignet sont des parties analogues aussi.

Mais c'est sur-tort le pied et la main qui peuvent être comparés entre eux. *Pes altera manus,* a-t-on dit, et cela est très vrai : on y retrouve les mêmes divisions, les mêmes os, et, pour ainsi dire, la même nature de mouvements. On a vu quelques individus nés sans bras qui s'étaient tellement exercés avec le pied, qu'ils s'en servaient pour écrire ou pour saisir les corps les plus ténus. Cependant ces deux parties diffèrent beaucoup sous certains rapports.

Ainsi le tarse est bien différent du carpe pour le nombre, le volume, la forme et la coordination de ses os. Il s'articule sur-tout avec l'extrémité inférieure du tibia; tandis que le carpe s'unit principalement au radius, dont l'analogue est le péroné; en outre, comme nous l'avons déjà dit, leur mode de jonction ne se ressemble nullement. Le tarse est la partie la plus longue du pied; à la main, le carpe occupe fort peu d'espace : tout ce que le premier a gagné sous le rapport du volume et de la solidité, il paraît l'avoir perdu sous celui de la mobilité.

Les orteils sont infiniment plus courts que les doigts, et présentent d'assez grandes différences dans la structure et la conformation de leurs phalanges.

CHAPITRE II.

DES ARTICULATIONS.

ou

DE LA SYNDESMOLOGIE.

§ Ier. Considérations préliminaires.

587. Les os ne se tiennent point par continuité de substance d'un bout à l'autre du corps, comme le font plusieurs systèmes d'organes, les nerfs et les vaisseaux en particulier. Ils sont contigus entre eux dans un grand nombre de leurs points, et c'est leur rapport mutuel, la manière dont ils se rencontrent et s'adaptent réciproquement, leur mode d'union, quel qu'il soit, que l'on désigne sous le nom d'Articulations. C'est à l'aide des articulations que le système osseux forme un tout, un ensemble qui constitue le Squelette.

§ II. *Divisions des Articulations.*

588. Dans les os longs, c'est par les extrémités qu'ont
lieu les articulations; dans les os larges, c'est communément par les bords; dans les os courts, c'est par divers
points de la surface.

589. Les articulations se trouvent naturellement partagées en deux classes générales, suivant qu'elles maintiennent les os immobiles, ou qu'elles leur permettent
des mouvements.

Les premières, qui appartiennent spécialement aux os
dont l'ensemble constitue des cavités destinées à garantir
les organes, comme à la tête, au bassin, etc., se sous-
divisent elles-mêmes en différents ordres sous le rapport
de la conformation des surfaces qui concourent à les former.

Ainsi ces surfaces peuvent être, 1° simplement *juxta-
posées* : c'est ce qui a lieu dans les endroits où les os doivent conserver leurs rapports mutuels d'une manière
constante, par leur position même, ainsi qu'on le remarque à la base du crâne et dans l'union de la plupart des
os de la face, où le seul mécanisme de la partie suffit
pour assurer la solidité. 2° Elles sont *engrenées* si le mécanisme général de la région est insuffisant pour maintenir cette solidité : alors elles offrent des aspérités et des
enfoncements d'une grandeur et d'une forme toujours
irrégulières, qui se reçoivent réciproquement, et qui
sont exactement moulés les uns sur les autres, ainsi que
cela s'observe à la voûte du crâne. Au reste, il n'y a jamais que la circonférence des os plats qui présente ce
mode d'union : en raison du peu de largeur des surfaces,
il était nécessaire que les points de contact y fussent multipliés. 3° Enfin, elles constituent quelquefois une véritable sorte d'*implantation* : la réception des racines des

dents dans leurs alvéoles nous en offre un exemple évident.

590. Quant aux articulations qui permettent aux os de se mouvoir, elles présentent elles-mêmes deux grandes sous-divisions : en effet, leurs surfaces sont maintenues dans une sorte de *continuité* par la disposition de quelque organe particulier qui se trouve interposé entre elles, ainsi que cela a lieu pour les corps des vertèbres ; ou bien elles sont simplement *contiguës*, comme dans les articulations des membres.

591. Ces dernières ne permettent pas toutes des mouvements d'une égale étendue ni de la même nature. C'est d'après cette considération spéciale qu'on a donné dernièrement une classification physiologique de ces sortes d'articulations, qui diffère entièrement de celle adoptée par la plupart des anatomistes (1), mais que je vais tâcher d'y rapporter dans le tableau suivant, où j'espère présenter, d'une manière précise et complète, tout ce qui tient à la division et aux différences des articulations des os, ainsi qu'à leur nomenclature.

A. *Articulations mobiles*, ou *Diarthroses* (2).

a. Surfaces unies d'une manière intime par un corps intermédiaire, ce qui constitue l'AMPHIARTHROSE (3).

Ex. *La jonction des corps des vertèbres entre eux ; celle des os pubis entre eux ; l'articulation de la partie supérieure du sternum.*

b. Surfaces non réunies comme dans le cas précédent (4).

_____

(1) *Voyez* BICHAT, *Anat. génér.*, tom. III, p. 49.

(2) R. R. Διά, *per* ; ἀρθρον, *articulus.*

(3) Ἀμφι, *utrinque* ; ἀρθρον, *articulus*, c'est-à-dire articulation mixte; c'est ce qu'on appelle aussi *Diarthrose de continuité.*

(4) C'est ce qu'on appelle encore *Diarthrose de contiguité.*

1° Et permettant des mouvements de circumduction, ou dans tous les sens possibles : c'est la DIARTHROSE ORBICULAIRE, ou VAGUE, ou en GENOU, qu'on divise en :

ENARTHROSE (1), dont les mouvements ont lieu à l'aide d'une tête reçue dans une cavité; ex. : *l'articulation de l'os iliaque et du fémur*; ou bien au moyen d'une cavité qui tourne sur une tête; ex. : *l'articulation des premières phalanges des doigts avec les os du métacarpe.*

ARTHRODIE (2), qui est formée par le contact de surfaces planes ou presque planes, et dont les mouvements sont très manifestes, comme à *l'articulation de la mâchoire inférieure*; ou obscurs, comme cela a lieu entre *les os du carpe*, dernier cas qui a fait admettre par certains auteurs une *Diarthrose planiforme ou serrée, articulus adstrictus*, que d'autres ont considérée comme la véritable *amphiarthrose.*

2° Ou bien ne pouvant laisser exécuter que des mouvements d'opposition bornés : c'est le *Ginglyme* (3), ou *Diarthrose alternative* ou *en charnière*. On le distingue en :

GINGLYME ANGULAIRE, ou CHARNIÈRE, dont les mouvements sont ordinairement réduits à la flexion et à l'extension : on l'appelle *parfait*, si ces mouvements sont absolument les seuls permis, comme au coude; ou *imparfait*, s'il peut y avoir quelques mouvements de latéralité, comme au genou.

GINGLYME LATÉRAL, TROCHOÏDE, ou DIARTHROSE ROTATOIRE, où la rotation est le seul mouvement possible, et qui est double lorsqu'un os tourne sur un autre par deux points donnés, comme le radius le fait à l'égard du cubitus; ou *simple*, si le mouvement se passe dans un seul point; ex. : *l'articulation de l'atlas et de l'apophyse odontoïde.*

---

(1) R. R. Ἐν, *in*; ἄρθρον, *articulus*. La préposition indique une réception profonde.

(2) Ἀρθρωδιά, à *Galeno, Lib. de Ossib., illi opponitur* ἀνάρθρωσις;

(3) Γιγγλύμος, *cardo.*

B. *Articulations immobiles*, ou *Synarthroses* (1).

1° SUTURE (2). Les surfaces articulaires plus ou moins épaisses, constamment revêtues d'une lame cartilagineuse intimement unie à l'une et à l'autre, se reçoivent à l'aide d'engrenures plus ou moins prononcées. Quelquefois les dentelures qui les forment ont un pédicule étranglé : c'est ce qui constitue la *Suture en queue d'aronde*. D'autres fois, au contraire, la circonférence d'un os n'offre que peu d'inégalités et est taillée en biseau pour recouvrir l'os voisin : c'est la *Suture écailleuse* ou *squammeuse*, dans laquelle les bords articulaires des os s'adaptent les uns aux autres, comme les pièces d'une coquille bivalve. On trouve des exemples de la première espèce de suture à la voûte du crâne : la suture temporale est le type de la seconde.

2° HARMONIE. (3). Ici les surfaces ne sont que juxta-posées; elles présentent simplement des rugosités qui s'adaptent les unes aux autres, comme on le voit à l'*articulation des os maxillaires et des os du nez entre eux.*

3° GOMPHOSE (4). Les surfaces sont véritablement implantées ; ex. : *les dents dans leurs alvéoles.*

4° SCHINDYLÈSE (5). Une lame d'un os est reçue dans une rainure d'un autre os, comme on le remarque entre le bord supérieur du vomer et la face inférieure du sphénoïde; entre l'os lacrymal et l'apophyse montante de l'os maxillaire supérieur.

592. L'ensemble des moyens par lesquels l'union des os est assurée, est ce qu'on nomme *Symphyse* (6); et comme ces moyens varient dans le plus grand nombre des cas, qu'ils sont tantôt des cartilages, tantôt des ligaments cartilaginiformes, tantôt des ligaments fibreux, etc., les anciens anatomistes, en les prenant pour base de

---

(1) R. R. Σὺν, *cum* ; ὀρθρον, *articulus*, *id est*, *coarticulatio*.

(2) *Sutura*, couture.

(3) Ἁρμονία, R., ἄρω, *adapto*.

(4) Γόμφωσις, R., γόμφος, *clavus*.

(5) Σχινδυλήσις, propriè *calami fissura*. *V*. MONRO, *Osteol.*, in-fol., tome 1, pag. 28.

(6) Σύμφυσις R. R. Σὺν, *cum*; φυω, *cresco* ; συμφύω, *concresco*.

18.

leurs divisions, ont distingué plusieurs sortes de symphyses. Ainsi on nomme *Synchondroses* (1) les articulations dans lesquelles des cartilages servent à maintenir
les rapports des os, et ces synchondroses peuvent n'être
que temporaires, comme celle qui existe, dans le jeune
âge, entre le sphénoïde et l'apophyse basilaire; ou bien
elles se rencontrent à toutes les époques de la vie: ces
dernières peuvent permettre des mouvements assez marqués, comme le font en particulier les cartilages sterno-
costaux; ou sont entièrement fixes, comme le paraissent
être les articulations des os du bassin, auxquelles on a
conservé d'une manière spéciale le nom de *Symphyses.*
On a appelé *Synévroses* (2) les articulations qui se font à
l'aide de ligaments, comme celle du genou; *Syssarcoses*
(3) celles où les os sont maintenus en position par des
muscles, comme on le remarque à l'os hyoïde; *Méningoses* (4) celles dans lesquelles des membranes servent
de liens: on observe des méningoses dans le crâne des
enfants, aux endroits qu'occupent les fontanelles avant
que l'ossification soit entièrement achevée.

§ III. *Des Parties qui entrent dans la structure des
Articulations.*

593. *Cartilages.* Les surfaces par lesqu lle s deux ou
plusieurs os se touchent pour former une articulation
mobile, sont constamment encroûtées d'un cartilage qui
constitue une sorte d'écorce polie, plus ou moins épaisse,
d'un blanc perlé, d'une dureté et d'une élasticité remarquables, d'une souplesse qui facilite beaucoup le jeu des

---

(1) R. R. Σὺν, *cum*; χόνδρος, *cartilago.*
(2) R. R. Σὺν, *cum*; νεῦρον, *nervus, ligamentum,*
(3) R. R. Σὺν, *cum*; σάρξ, *caro,*
(4) R. Μῆνιγξ, *membrana,*

pièces de l'articulation. Ce cartilage, ressemblant à une couche de cire vierge dont on aurait enduit l'os à l'endroit où il existe, est toujours bien plus large qu'épais ; il se moule parfaitement sur les formes articulaires, et adhère, par une de ses faces, au tissu osseux d'une manière encore peu connue, mais extrêmement forte. Cependant il n'y a nulle continuité de substance entre lui et le parenchyme cartilagineux de l'os ; en enlevant, à l'aide d'un acide, à un os frais le phosphate de chaux qu'il renferme, on n'aperçoit aucune liaison intime entre les deux tissus, et le cartilage se sépare alors spontanément de l'os. Aucun vaisseau ne paraît se porter directement de l'intérieur de celui-ci à la superficie du cartilage ; et, après une injection soignée, on observe, en divisant l'os longitudinalement, que toutes les artères se perdent dans son tissu spongieux.

La surface du cartilage opposée à l'os est exactement recouverte par la membrane synoviale de l'articulation, qui lui donne un aspect lisse et poli, et qui lui adhère si intimement, qu'on la croirait entièrement à nu ; elle est tellement disposée, qu'en général, dans la situation moyenne de l'articulation, elle correspond par tous ses points au cartilage avec lequel elle est en rapport.

La circonférence de ces cartilages se termine d'une manière insensible sur la surface osseuse, en diminuant graduellement d'épaisseur. Observons néanmoins, par rapport à cette épaisseur, qu'elle est beaucoup plus grande au centre qu'à la circonférence des cartilages qui recouvrent les têtes des os, tandis qu'on remarque une disposition inverse dans ceux qui revêtent les cavités correspondantes. Cette épaisseur est uniforme dans les cartilages des diverses articulations par arthrodie planiforme, comme au carpe, au tarse, etc.

594. Il ne faudrait pas croire que les articulations synarthrodiales fussent entièrement dépouillées de carti-

lages, par la raison qu'elles ne sont point susceptibles de mouvement. Dans toutes celles dont les surfaces présentent des engrenures ou sont simplement juxta-posées, on voit une couche cartilagineuse d'une grande ténuité, continue aux deux os qui sont en rapport, et qui devient d'autant plus mince et plus adhérente qu'on avance davantage en âge, se transformant même très souvent, dans la vieillesse, en une véritable substance osseuse. Dans les sutures du crâne, ces lames cartilagineuses sont plus minces à l'intérieur qu'à l'extérieur de la paroi.

595. Les cartilages articulaires, dépourvus de périchondre fibreux et de vaisseaux sanguins apparents, sont formés par des fibres longitudinales, que d'autres transversales et obliques, croisent en sens inverse. Ces fibres sont tellement serrées, qu'au premier coup d'œil, elles semblent constituer un tout homogène; on les aperçoit fort bien quand on a opéré la section d'un cartilage: elles forment alors des dentelures prononcées sur les bords de la division. Les aréoles qu'elles circonscrivent sont remplies par une matière gélatineuse et comme pulpeuse, abondante sur-tout dans les enfants. L'élasticité de ce tissu est extrêmement marquée, principalement dans l'âge adulte, et se conserve bien dans l'état de mort.

596. Cet ordre d'organes demeure intact pendant une assez longue macération, et résiste beaucoup à la putréfaction. L'action d'une forte chaleur fait crisper les cartilages comme presque tous les autres tissus animaux ; l'ébullition dans l'eau leur donne une teinte jaunâtre, puis les sillonne de gerçures réticulées qui leur permettent de se détacher par petites plaques polygoniques, qui ne tardent pas à se fondre presque complétement en gelée; par la dessiccation à l'air libre ; ils deviennent durs, cornés, demi-transparents, et ils perdent leur élasticité et la plus grande partie de leur volume.

597. Les cartilages renferment du tissu cellulaire: lors-

que , par l'ébullition, on les a privés de la gélatine qu'ils
contiennent, on obtient une espèce de parenchyme membraneux qui en prouve assez l'existence. Ils reçoivent des
vaisseaux sanguins très ténus qui partent des rameaux situés près de l'articulation, et principalement dans l'épaisseur des capsules, et qui rampent plus ou moins obliquement dans leur épaisseur. Quoique des injections très
fines démontrent sans aucun doute la présence de ces
vaisseaux, il paraît probable que, dans l'état de santé,
la plupart de ceux qu'on voit alors ne renferment pas de
sang, et sont seulement parcourus par des fluides blancs
d'une nature encore inconnue. Quant aux nerfs, on n'en
a pas encore suivi dans la substance des cartilages.

598. *Ligaments.* Les ligaments, qu'on rencontre dans
presque toutes les articulations mobiles, et qui leur sont
pourtant quelquefois étrangers, sont des faisceaux fibreux, très denses, réguliers ou irréguliers, arrondis ou
aplatis en bandelettes, d'un blanc nacré, d'une forme et
d'une étendue fort variables, quelquefois même membraneux, constituant parfois aussi des plans entrecroisés,
mais toujours entrelacés avec le périoste par leurs deux
extrémités, ce qui les distingue particulièrement des
tendons (1). Ils servent à attacher les os et les cartilages
les uns aux autres.

Les fibres des ligaments sont unies entre elles par un
tissu cellulaire assez lâche, et qui contient fréquemment
des flocons graisseux, sur-tout dans ceux dont la forme
est irrégulière. Ces fibres sont blanches ou légèrement

---

(1) D'après cette définition, on voit que c'est à tort que beaucoup d'a-
natomistes ont donné le nom de *ligaments* à des parties qui en diffèrent
totalement par la forme, la structure et la composition: on ne doit donc
pas conserver cette appellation aux replis de la membrane muqueuse de
la bouche qui existent sous la langue, aux replis du péritoine qui sou-
tiennent le foie, etc.

grisâtres, dures, peu élastiques, très résistantes, et capables de soutenir les efforts les plus considérables.
Quelques vaisseaux sanguins et lymphatiques d'un très
petit calibre les parcourent, et pénètrent dans leurs intervalles par des fentes étroites qu'occupe le tissu cellulaire; mais on n'y a pas encore pu suivre de nerfs.

599. Le tissu des ligaments contient de l'eau en grande
proportion. Il devient dur, transparent, élastique et
cassant par le fait de la dessiccation, qui lui donne en
outre une couleur rougeâtre ou jaunâtre. Par la macération, il s'amollit et devient floculent à la surface, long-
temps avant de se résoudre en matière muqueuse.

600. *Capsules fibreuses.* On nomme ainsi des espèces
de sacs cylindriques, membraneux, fibreux, plus ou
moins forts et plus ou moins épais, élastiques, blanchâtres, d'autant plus lâches que la partie est susceptible de
mouvements plus étendus, enveloppés par beaucoup de
tissu cellulaire, fortifiés par des fibres tendineuses provenant des muscles voisins, et ouverts par leurs deux extrémités, qui s'entrelacent avec le périoste autour de la
circonférence des surfaces articulaires supérieure et inférieure, dans les articulations huméro-scapulaire et
ilio-fémorale, les seules où l'on observe de véritables
capsules. Elles s'ouvrent quelquefois pour laisser passer
les tendons qui vont se fixer à l'os, et sont tapissées à leur
face interne par la membrane synoviale.

Après une injection heureuse, on voit la superficie de
ces capsules couverte d'un réseau vasculaire très prononcé, qui se subdivise de plus en plus en s'approchant
de la circonférence des cartilages, dans lesquels il envoie plusieurs ramuscules (597). M. Heyligers (1) a remarqué qu'elles recevaient également des nerfs, ce qui

---

(1) *Dissert. phys.-anat. de Fab. int. Articul.*, in-8°. Trajecti ad
Rhenum, 1803, page 15.

est sur-tout apparent dans l'articulation de la cuisse, comme j'ai eu occasion de m'en convaincre moi-même.

601. De même que le tissu des ligaments, celui des capsules est difficilement altérable par la macération; comme lui, il conserve long-temps son apparence et sa structure, et ce n'est qu'au bout d'un temps assez long que ses fibres s'écartent les unes des autres pour se convertir en une pulpe mollasse, blanchâtre et homogène. L'un et l'autre se fondent en gelée dans l'eau bouillante après s'être d'abord crispés, et cela quelquefois avec assez de violence pour détacher la surperficie de l'os auquel ils sont fixés : ils se durcissent également à l'air et y acquièrent la transparence de la corne ; l'acide sulfurique les réduit en une pulpe noirâtre, et l'acide nitrique les change en une matière jaune ; l'acide acétique à froid les gonfle et les réduit en une masse gélatineuse. Les alkalis les gonflent et les ramollissent.

602. *Fibro-cartilages articulaires.* On regardait naguère comme de véritables ligaments ces corps d'une nature particulière, qu'on a appelés encore *Ligaments chondroïdes inter-articulaires* ou *Ménisques* (1), et qui tiennent le milieu entre les ligaments et les cartilages pour la structure et pour les propriétés. Ils sont en effet formés d'une sorte de base fibreuse, dure, résistante, dense et serrée, dans les mailles de laquelle est déposée une vraie substance cartilagineuse à laquelle sont dues la couleur blanche qui les caractérise, l'apparence inorganique que leur section offre en plusieurs endroits, et l'élasticité qu'ils ont spécialement en partage. La résistance qu'ils opposent aux ruptures et leur solidité, viennent au contraire de la nature de leur base.

---

(1) Ce dernier nom n'appartient réellement qu'à ceux qui sont libres par leurs deux surfaces, et dont la circonférence seule est adhérente au reste de l'articulation.

On les rencontre presque toujours dans l'intervalle des surfaces de quelques articulations mobiles, comme au genou ou à la mâchoire; il en existe aussi entre les corps des vertèbres, et ceux-ci sont de véritables *neuro-chondroïdes amphiarthrodiaux*, selon l'expression de Gallien; leur forme varie singulièrement: ils représentent ordinairement des espèces de lames libres par leurs deux faces le plus souvent, et qui sont parfois percées à leur centre. Ils ne sont pas recouverts par un périchondre.

On n'y rencontre que peu de vaisseaux sanguins, et l'on n'y suit point de nerfs. Leur élasticité est très manifeste.

La dessiccation les rend durs et cassants sans leur donner une teinte jaunâtre, et ils se comportent, à l'égard des réactifs, de la même manière que les deux systèmes dont ils semblent également participer.

603. *Membranes* ou *Capsules synoviales articulaires*. Décrites avec exactitude seulement dans ces derniers temps, et en particulier par Bichat, ces membranes ont la plus grande analogie avec les membranes séreuses, sous le triple rapport de leur forme, de leur structure et de leurs fonctions. Elles existent dans toutes les articulations mobiles sans exception, et forment des poches sans ouvertures, transparentes, déployées sur toutes les parties qui constituent l'articulation, sans en renfermer aucune dans leur intérieur. Leur surface interne est libre, contiguë à elle-même, lisse, polie, souvent garnie de villosités et de prolongements frangés, sans cesse lubréfiée par un fluide albumineux et d'un aspect presque semblable à celui de la cavité des plèvres ou du péritoine. Leur surface externe est inégale, rugueuse, fixée par du tissu cellulaire à tous les organes voisins, aux ligaments, aux fibro-cartilages, aux cartilages diarthrodiaux, etc., etc.,

et souvent on la voit former des espèces de petites hernies à travers les fibres des capsules (1).

L'aspect général de ces capsules synoviales articulaires varie beaucoup. Il en est qui représentent des sacs arrondis et simples: c'est ce qui a lieu pour les articulations phalangiennes des doigts et des orteils. D'autres, comme dans les articulations coxo-fémorale et scapulo-humérale, semblent traversées par un ligament ou par un tendon, autour duquel elles se réfléchissent de manière à former une gaîne.

Ces membranes sont absolument cellulaires, comme le prouve spécialement la macération ; aucune fibre n'y est distincte. Leur tissu est plus dense et moins souple que celui des membranes séreuses ; les injections y démontrent une grande quantité de vaisseaux sanguins qui y parviennent en traversant les ligaments et les capsules fibreuses. On n'y a point encore découvert de vaisseaux lymphatiques; mais l'on peut présumer qu'ils s'y rencontrent en grande abondance. On n'y a jamais suivi aucun nerf.

Les membranes synoviales paraissent absolument étrangères à la solidité des articulations ; elles favorisent seulement leurs mouvements en exhalant un fluide d'une nature particulière et qu'on nomme *Synovie* (2) (*Axungia articularis, seu Unguen articulare,* Sœmm.)

604. Ce fluide, qui n'est nullement, comme on l'a cru pendant long-temps, le produit du mélange de la sérosité

---

(1) Tout récemment (septembre 1830). M. Velpeau a nié l'existence de la te synoviale sur les cartilages diarthrodiaux, au moins sur ceux du genou.

(2) Mot d'une origine obscure et récente, que Paracelse paraît avoir employé le premier pour désigner une maladie, ou qu'on aurait appliqué à notre liquide à cause d'une ressemblance grossière avec l'albumen de l'œuf.

des membranes avec la moelle des os, est blanchâtre, visqueux, filant et transparent, d'une saveur douceâtre et un peu salée, d'un odeur animale fade; si on le laisse reposer au sortir de l'articulation, il se prend en gelée; il se mêle bien à l'eau; sa pesanteur spécifique, un peu plus considérable que celle de ce dernier liquide, est exprimée par 105, celle de l'eau étant 100, et il mousse quand on l'agite; il file comme la glaire d'œuf, sans être aussi onctueux et aussi consistant qu'elle. L'action du calorique, de l'alkohol, des acides minéraux, y démontre l'existence de l'albumine, qui se concrète sous l'influence de ces divers actifs. Dernièrement M. le professeur Orfila a fait voir que la fibrine était un des principes constituants de la synovie, qui contient aussi du mucus et de la soude à nu; ce qui fait que les papiers teints avec un bleu végétal verdissent d'une manière marquée quand on les y trempe. Margueron (1) y a de plus trouvé de l'hydrochlorate et du carbonate de soude: mais toutes ces substances y sont tenues en dissolution dans une grande quantité d'eau qui forme plus des trois quarts du poids du liquide. Exposé à un air humide, la synovie perd sa viscosité, se trouble, devient rouge ou brune, laisse dégager de l'ammoniaque. Par la distillation elle fournit un charbon qui, outre les deux sels indiqués, contient aussi du phosphate de chaux. On y a également observé une matière animale que l'on dit être de l'acide urique.

La quantité de la synovie varie beaucoup suivant les articulations; il en est, celle du coude-pied sur-tout, qui en contiennent plus que les autres; mais en général on peut établir que plus la mobilité de la partie est grande, plus ce fluide est abondant.

605. Dans toutes les articulations mobiles, on trouve

(1) Mémoire lu à l'Académie des Sciences, en 1792.

certains organes plus ou moins rouges, variant beaucoup
pour le volume , la figure et la situation. Quelquefois il
y en a plusieurs ensemble dans une même articulation ;
souvent il n'y en a qu'un seul d'un volume remarquable ,
comme dans l'articulation ilio-fémorale ; et il faut observer que plus une articulation a de mouvements à exécuter , plus ces corps sont multipliés et développés. Quelques-uns sont quadrangulaires, d'autres en croissants ,.
etc. Tantôt ils sont placés dans des cavités spéciales des
os, tantôt simplement à la circonférence de ceux-ci ;
mais , quelle que soit leur position, elle est toujours telle
qu'ils sont à l'abri de toute compression, lorsque les os se
meuvent les uns sur les autres.

Ce sont ces corps, dans le tissu desquels Rosenmuller
a cru apercevoir des follicules sécrétoires, que Clopton
Havers a appelés *Glandulæ mucilaginosæ* (1) , pensant que
la synovie était sécrétée par eux ; en quoi il a été suivi par
Winslow , Haller, Bertin , MM. Portal , Heyligers , etc.
Mais la plupart des anatomistes modernes n'ont pu
adopter cette opinion ; et, parmi eux, il faut distinguer les
noms, propres à faire autorité, de Walter, de Bichat, de
Boyer , de Béclard, etc. Ceux-ci ne distinguent point ces
pelotons articulaires du tissu cellulaire, se fondant sur
ce que la dissection la plus soignée n'y démontre aucune
trace du parenchyme particulier aux glandes ; sur ce que
l'on ne peut y apercevoir aucun vestige de conduit excréteur ; sur ce que, par l'insufflation , on résout entièrement ces pelotons en tissu cellulaire, ce qui arrive aussi par
la macération. Il faut considérer ces corps comme des masses de tissu cellulaire adipeux , dont le volume varie selon
la quantité de graisse qu'elles contiennent, où les vaisseaux artériels et veineux se subdivisent à l'infini avant

_____

(1) *Novæ observ. de Ossibus,* etc, in-12, Amst., 1731, page 209.

de parvenir à la membrane, à l'égard de laquelle ils font ce
que fait la pie-mère pour les vaisseaux qui pénètrent dans
le cerveau. Au reste, les mailles de ces petits pelotons contiennent une matière oléagineuse d'une nature particulière ; et après des injections bien faites, on reconnaît que
les vaisseaux se divisent et s'anastomosent mille et mille
fois sur les parois, ce qui les différencie évidemment du
tissu cellulaire du reste du corps. Observons encore que la
membrane synoviale forme au-dessus de chacune de
ces prétendues glandes une foule de franges flottantes ,
découpées sur leur bord libre, que l'on voit bien sur-tout
par une dissection faite sous l'eau, et sur lesquelles Béclard
a récemment fait des recherches curieuses : ce sont ces
franges que Havers regardait comme les conduits excréteurs de ses glandes, rangés les uns à côté des autres : mais,
à proprement parler, elles ne sont que des replis de la capsule synoviale, qui contiennent, dans leur épaiseur , du
tissu cellulaire , de la graisse et des vaisseaux sanguins.

§ IV. *DES ARTICULATIONS EN PARTICULIER.*

A. *Articulations du Tronc.*

a. *Articulations de la Colonne Vertébrale.*

606. Ces articulations sont fort nombreuses et fort compliquées, par cela même que la région du tronc à laquelle
elles appartiennent est composée d'un grand nombre
d'os qui se touchent tous par plusieurs points à la fois.
Néanmoins, comme ces os se ressemblent beaucoup, les
ligaments qui les unissent ne présentent qu'une même
disposition , et peuvent être décrits simultanément, à
l'exception de ceux qui maintiennent en rapport l'axis et
l'atlas.

1°. *Articulations communes des Vertèbres.*

607. Chaque vertèbre, depuis la troisième cervicale inclusivement jusqu'à la dernière lombaire, se trouve en contact avec celle qui la précède ou qui la suit, par son corps et par ses apophyses articulaires ; en outre, les lames et les apophyses épineuses de toutes les vertèbres sont unies entre elles médiatement par des ligaments. Il en résulte que les articulations communes des vertèbres se présentent sous l'apect d'une amphiarthrose pour leurs corps, et d'une arthrodie plane à mouvements obscurs pour leurs apophyses articulaires, et qu'elles sont encore fortifiées par des espèces de ligaments accessoires, capables d'une grande résistance. Remarquons aussi que chaque vertèbre a, d'une part, des moyens d'union isolés et particuliers, comme les ligaments jaunes et les fibro-cartilages, et participe, de l'autre, à l'usage d'organes communs, qui s'étendent à la fois sur toute la colonne vertébrale, ou au moins sur sa plus grande partie : tels sont les ligaments vertébraux antérieur et postérieur, etc.

Articulations des Corps des Vertèbres.

608. *Ligament vertébral antérieur* (*Fascia longitudinalis anterior*, Weitbrcht). Ce ligament occupe la région antérieure de la colonne vertébrale, depuis l'axis jusqu'à la partie supérieure du sacrum ; il est membraniforme, d'un aspect nacré très brillant ; il offre des stries longitudinales très prononcées, qui séparent autant de faisceaux de fibres, entre lesquels existent, pour le passage des vaisseaux sanguins et du tissu cellulaire, de petits intervalles irréguliers par leur forme et par leur position. Ce ligament est très étroit au cou, plus large au dos, encore plus large dans la région lombaire, et disposé de manière à recouvrir la plus grande partie du corps des vertèbres.

Mince au cou et aux lombes, il est plus épais au dos, et
partout il se moule sur les inégalités des vertèbres, et
s'accommode à toutes leurs flexuosités. Sa *face antérieure* est recouverte, au cou, par le pharynx et par l'œ-
sophage ; au dos, par ce dernier, par l'artère aorte, la
veine azygos et le canal thoracique ; aux lombes, par l'artère aorte, la veine-cave inférieure, le réservoir du chyle
et un grand nombre de ganglions et de troncs lymphatiques. Toutes ces parties lui sont unies par un tissu cellulaire lâche. Dans la région lombaire, ses fibres sont
fortifiées par celles des tendons des piliers du muscle diaphragme, avec lesquels elles s'entrelacent. Sa *face postérieure* est appliquée sur les corps des vertèbres et sur
les fibro-cartilages qui les séparent ; on observe qu'elle
contracte une adhérence bien plus forte avec les derniers
qu'avec les premiers, et qu'elle est beaucoup plus solidement fixée aux rebords saillants du corps de chaque vertèbre qu'à la gouttière transversale que ce même corps
présente. Les *bords latéraux* du ligament vertébral antérieur sont beaucoup plus minces que sa partie moyenne ;
ils correspondent, dans la région cervicale, aux muscles
grands droits antérieurs de la tête et longs du cou, et
dans la lombaire aux psoas.

Sur les côtés de ce ligament et sous les muscles longs
du cou, on trouve, dans la région cervicale seulement et
pour chaque articulation vertébrale, deux petits faisceaux fibreux, qui se portent obliquement, de haut en bas
et de dedans en dehors, de la vertèbre supérieure à l'inférieure. Leurs fibres sont courtes, minces, et se confondent souvent en grande partie avec le fibro-cartilage sur
lequel elles sont appliquées.

Les fibres qui constituent ce ligament, sorte de périoste
très développé, n'en occupent pas toute la longueur ; elles
n'ont pas même toutes les mêmes dimensions. Les unes,
superficielles, recouvrent le corps de quatre ou cinq ver-

tèbres; d'autres, moyennes, se perdent au-delà de la troisième vertèbre au-dessous de celles où elles ont pris naissance; les plus profondes sont encore plus courtes, et se portent seulement d'une vertèbre à celle qui est immédiatement au-dessous. Il faut aussi remarquer qu'en général ces fibres naissent en bien plus grand nombre sur les fibro-cartilages que sur les vertèbres elles-mêmes.

610. *Ligament vertébral postérieur (Fascia longitudinalis postica*, Weit.). Ce ligament semble naître d'un autre ligament avec lequel il entrelace ses fibres, et qu'on nomme *occipito-axoïdien*; il existe derrière le corps des vertèbres depuis celui de l'axis jusqu'au sacrum. Il est plus large au cou et au dos qu'à la région lombaire, où il devient même si étroit, qu'il n'a guère plus de deux lignes d'étendue transversale; dans tous les points de son trajet, il est plus large au niveau de chaque substance intervertébrale que sur le corps des vertèbres elles-mêmes, ce qui lui donne la forme d'une longue bandelette étranglée d'espace en espace. Il est lisse, poli, d'un blanc perlé très brillant; il n'offre pas de faisceaux de fibres distincts comme le précédent, ni d'intervalles pour le passage des vaisseaux. Il est, en général, plus dense et plus serré que l'antérieur; assez mince aux lombes et au cou, c'est dans la région dorsale qu'il a le plus d'épaisseur. Sa *face postérieure* est en rapport avec la dure-mère qui enveloppe la moelle épinière, et elle lui est unie par un tissu cellulaire extrêmement lâche, filamenteux, rougeâtre, ne contenant pas de graisse, mais très susceptible d'une infiltration séreuse : cette disposition est surtout apparente inférieurement, car, en haut, la dure-mère est assez intimement unie au ligament. La *face antérieure* de celui-ci correspond au corps des vertèbres et à la partie postérieure de la circonférence des fibro-cartilages intervertébraux, et adhère beaucoup plus fortement à ceux-ci qu'aux premiers, auxquels il ne s'attache même qu'en

haut et qu'en bas : au milieu, il est séparé de l'os par un intervalle où se trouvent logés les vaisseaux qui se ramifient dans le tissu spongieux de la vertèbre. Ses *bords latéraux* sont en rapport avec les sinus veineux vertébraux, et sont soulevés pour laisser passer les vaisseaux, à la différence du ligament précédent.

Ce ligament, ainsi que l'antérieur, est composé de fibres superficielles, occupant l'intervalle de quatre ou cinq vertèbres ou fibro-cartilages, et de fibres profondes, étendues sur deux vertèbres seulement, ou même sur une seule et son fibro-cartilage.

611. *Fibro-cartilages intervertébraux (Ligamenta intervertebralia*, Weit.) Ces organes sont des tranches de cylindres flexibles, blanchâtres, résistantes, placées verticalement entre les corps des vertèbres, depuis l'intervalle qui sépare la seconde de la troisième, jusqu'à celui qui existe entre la dernière et le sacrum. Leur forme est coordonnée à celle du corps des vertèbres avec lesquelles ils sont en rapport, de manière qu'au cou et aux lombes, il sont ovalaires, tandis que dans la région dorsale ils sont circulaires.

Les fibro-cartilages des lombes et de la partie inférieure du dos sont beaucoup plus épais que ceux du cou et de la partie supérieure du dos; aux lombes ils ont jusqu'à six lignes d'épaisseur. Mais chacun d'eux n'a pas une épaisseur égale dans tous les points de son étendue : aux lombes et au cou, ils sont plus minces en arrière qu'en devant; le contraire a lieu dans la région dorsale; et c'est là une des causes qui peuvent le plus influer sur la triple courbure de l'épine.

Par leurs *faces supérieure* et *inférieure*, les fibro-cartilages adhèrent assez intimement en haut et en bas aux surfaces correspondantes des vertèbres, et chez les sujets qui n'ont pas dépassé vingt ans, ils se trouvent unis à deux couches du cartilage de nutrition de ces os, avec lesquelles on les enlève assez facilement ; mais, plus tard, les fibres osseuses et celles des substances intervertébrales s'identifient de manière à ne pouvoir plus être séparées. Leur *circonférence* correspond, en devant, au ligament vertébral antérieur, et en arrière au postérieur, en contractant avec leurs fibres de solides adhérences ; elle fait partie des trous de conjugaison ; et, de plus, au dos, elle concourt à la formation des petites cavités articulaires qui reçoivent l'extrémité postérieure des côtes.

Les fibro-cartilages intervertébraux sont formés dans leur contour par des fibres et des lames très serrées, de la nature des ligaments. Leurs lames sont concentriques, comme annulaires, et disposées presque verticalement ; jamais les fibres qui les composent ne se portent perpendiculairement d'une vertèbre à une autre ; mais les plus extérieures montent de gauche à droite, et recouvrent une couche qui a une direction opposée, et qui est elle-même appliquée sur d'autres couches d'une autre direction. Ces lames, nombreuses en avant et latéralement, sont plus rares en arrière ; elles s'entrecroisent, elles diminuent d'épaisseur, et laissent entre elles des intervalles plus larges à mesure qu'on s'approche du centre de chaque fibro-cartilage. Leurs vacuoles sont remplies par une substance molle, pulpeuse, homogène, grisâtre, visqueuse, et, au centre même, il n'y a plus qu'un tissu aréolaire très mou, spongieux, élastique, et contenant en abondance cette même substance : cette disposition est beaucoup plus apparente dans la région lombaire que dans le reste de l'étendue de la colonne épinière. Chez l'enfant, cette matière est blanchâtre, transparente et bien plus abondante que chez l'adulte, où elle est plus consistante et jaunâtre ; dans les vieillards, elle diminue encore de quantité, et les fibro-cartilages perdent beaucoup de leur épaisseur.

Ces corps, imbibés d'eau se tuméfient, et augmentent leur

19.

étendue verticale d'une manière très marquée, puisqu'ils peuvent acquérir jusqu'à un pouce d'épaisseur ; mais c'est sur-tout vers le centre que cet accroissement s'opère, et si l'un d'eux est coupé horizontalement entre deux vertèbres, chaque portion, comme l'indique Bichat, s'élève en formant un cône qui a sa base vers les lames extérieures du fibro-cartilage, auxquelles le séjour dans l'eau communique aussi une teinte rouge. Par la dessiccation, au contraire, ces organes s'amincissent beaucoup, sur-tout dans la partie moyenne, qui n'a tout au plus alors qu'une ligne d'épaisseur.

Dans l'état frais, l'élasticité de ces fibro-cartilages est extrêmement remarquable, et ramène à sa direction naturelle la colonne vertébrale qu'on a cherché à fléchir en différents sens sur un cadavre. Si l'on coupe verticalement plusieurs vertèbres, le tissu de ces corps s'épanouit et dépasse le niveau des surfaces osseuses sciées. Leur ténacité ou force de cohésion est très grande, et surpasse même celle des os auxquels ils tiennent.

Articulations des Apophyses articulaires.

612. En décrivant les vertèbres, nous avons indiqué la forme et la direction des facettes par lesquelles leurs apophyses articulaires se correspondent. Ces facettes sont revêtues d'une couche cartilagineuse très mince, que recouvre une petite poche synoviale qui se réfléchit de l'une sur l'autre. Cette membrane est fort peu lâche et ne contient presque point de synovie : elle est recouverte assez constamment par de petits trousseaux de fibres ligamenteuses, plus ou moins écartées, irrégulières, qui se portent de l'apophyse articulaire d'une vertèbre à celle de la vertèbre opposée, et qui sont plus prononcées au dos et aux lombes qu'au cou : en dedans, elle a des connexions avec le ligament jaune voisin.

Articulations des Lames des Vertèbres.

615. Ligaments jaunes (*Ligamenta crurum subflava*, Weit.) Ces ligaments, qui occupent les espaces inter-laminaires des vertèbres, depuis celui qui existe entre la seconde et la troisième, jusqu'à celui qui sépare la dernière du sacrum, et qui complète en arrière le canal vertébral, sont formés par un tissu particulier, très fort et très résistant, ferme, élastique, jaunâtre, composé de fibres verticales. Ils sont plus apparents à l'intérieur qu'à l'extérieur du canal vertébral, et chacun d'eux est par-tagé en deux portions, l'une droite, l'autre gauche, réu-nies angulairement vers la base de l'apophyse épineuse, mais de manière cependant à laisser entre elles une pe-tite fente que bouche du tissu cellulaire. A la partie su-périeure du cou, ils sont minces et étroits; ils deviennent plus épais et plus larges à mesure qu'ils descendent, en sorte qu'aux lombes ils ont des dimensions très prononcées.

Chaque portion de ces ligaments a une forme quadri-latère, et est alongée transversalement. Leur *Face anté-rieure* est en rapport avec la dure-mère de la moelle épi-nière; elle en est séparée par un tissu cellulaire dont nous avons déjà eu occasion de parler (609); elle a un aspect lisse et poli, qui semble dû à l'existence d'une membrane particulière extrèmement fine. La *postérieure*, rugueuse et inégale, est difficile à apercevoir, principalement dans la région dorsale; elle est recouverte en partie par la lame vertébrale supérieure, et en partie par le muscle trans-versaire épineux. Leur *bord supérieur* s'attache à la face interne de la lame de la vertèbre qui est située au-dessus; l'*inférieur* se fixe au bord même de la lame vertébrale qui est placée en bas. En *dehors*, ces ligaments sont en contact avec la membrane synoviale des apophyses articulaires, tandis qu'en *dedans*, vers l'angle qu'ils forment en se joignant, ils se continuent, au dos et aux lombes, avec les ligaments interépineux.

Ils sont composés de fibres parallèles, très nombreuses, très serrées les unes contre les autres, plus longues du côté du canal que du côté des gouttières vertébrales. Leur élasticité et leur résistance sont énormes. M. le professeur Duméril les regarde comme étant de la même nature que le ligament cervical postérieur, qui sert à soutenir la tête chez les quadrupèdes, et qui, pour cela, avait besoin d'une très grande force. Il est facile d'en séparer les fibres et de les déchirer avec les doigts, pourvu qu'on le fasse dans le sens de leur longueur. Ils contiennent fort peu de tissu cellulaire, et ne se fondent par l'ébullition qu'avec une extrême difficulté.

Articulations des Apophyses épineuses.

614. *Ligaments interépineux* (*Membrana inter-spinalis*, Weit.). Ces ligaments occupent les intervalles des apophyses épineuses au dos et aux lombes, car ils manquent au cou, où ils semblent remplacés par les muscles du même nom; ils représentent autant de petites membranes, dont la forme varie en raison de celle de l'espace qu'ils occupent, en sorte qu'ils sont étroits et un peu alongés au dos, tandis qu'ils sont larges et quadrilatères aux lombes: ils paraissent aussi d'autant plus forts et plus épais, qu'on les examine plus inférieurement. Leurs *faces*, qui sont *latérales*, correspondent, à droite et à gauche, aux muscles transversaire épineux et long dorsal. Un de leurs *bords* se fixe *en haut* au bord inférieur de l'apophyse supérieure; un autre s'attache *en bas* au bord supérieur de celle qui est au-dessous. *En arrière*, ils se confondent avec le ligament sur-épineux, et en devant avec les ligaments jaunes. Ils sont composés de trousseaux de fibres

irréguliers, qui affectent des directions différentes, mais qui partent, en général, obliquement et en sens inverse du ligament sur-épineux et de l'apophyse inférieure, de manière à s'entrecroiser.

615. On trouve encore assez souvent aux lombes, entre les apophyses épineuses de la troisième et de la quatrième des vertèbres de cette région, une véritable bourse muqueuse ou synoviale entourée d'une capsule fibreuse (1).

616. *Ligament sur-épineux dorso-lombaire*, Bichat. (*Ligam. queis apices Vertebrarum connectuntur*, Weit.) Il est situé derrière le sommet des apophyses épineuses des vertèbres dorsales et lombaires, depuis la septième vertèbre cervicale jusqu'aux tubercules postérieurs moyens du sacrum. Au dos, il est fort étroit et beaucoup plus mince qu'aux lombes; dans l'une et l'autre région ses fibres s'entrelacent étroitement avec celles des aponévroses des muscles voisins; mais on peut bien les en distinguer à cause de leur direction longitudinale. Ces fibres n'ont pas toutes la même longueur; elles offrent une disposition analogue à celle que nous avons déjà remarquée pour le ligament vertébral antérieur, c'est-à-dire qu'elles s'étendent à deux, à trois, à quatre ou à cinq apophyses épineuses, suivant qu'elles sont profondes, moyennes ou superficielles. Sa *face postérieure* est recouverte par la peau, qui lui adhère fortement à l'aide d'un tissu cellulaire dense; sa *face antérieure* envoie des fibres aux ligaments interépineux, tandis que ses *bords* confondent les leurs avec les aponévroses dorsales et lombaires.

617. Ce ne sont pas là les seuls organes fibreux que la colonne vertébrale puisse offrir à étudier à sa superficie. Weitbrecht, Sœmmering, Lauth, ont admis des liga-

_____

(1) C'est là ce que le professeur Mayer a nommé *Ligament capsulaire interépineux*.

ments intertransversaires qui, selon eux, existent entre les apophyses transverses, depuis la cinquième vertèbre du dos jusqu'à la onzième; mais ces ligaments ne sont autre chose que de minces faisceaux de fibres irrégulières, qui semblent se confondre avec les tendons des muscles des gouttières vertébrales, et qui paraissent destinés plutôt à leur donner insertion qu'à maintenir les os en rapport; en sorte qu'on ne peut pas admettre, avec Winslow, que ces ligaments soient analogues aux interépineux, et qu'ils représentent des membranes.

Autour de chaque trou de conjugaison, on trouve encore des trousseaux de fibres circulaires, irréguliers, envoyant assez souvent un prolongement qui partage le trou en deux portions, et qui sont manifestes, sur-tout à la région lombaire.

Articulation des deux premières Vertèbres entre elles, ou Articulation atloïdo-axoïdienne.

618. Cette articulation est de l'espèce de celle que l'on nomme *ginglyme latéral* ou *axoïdaire*, et est susceptible d'une très grande mobilité; elle a lieu par plusieurs points à la fois, savoir: par l'apophyse odontoïde de l'axis avec l'arc antérieur de l'atlas, et par les facettes articulaires latérales de ces deux vertèbres, lesquelles sont horizontales et bien plus étendues que les suivantes.

619. *Membranes synoviales odontoïdiennes.* Elles sont au nombre de deux, l'une *antérieure,* l'autre *postérieure.* La première se déploie sur une facette ovalaire; concave, encroûtée d'un mince cartilage, située en arrière de l'arc antérieur de l'atlas, et sur une facette correspondante, convexe, qu'offre en avant l'apophyse odontoïde: cette capsule est très mince, transparente, un peu plus lâche en haut qu'en bas, entourée de beaucoup de tissu cellulaire. La seconde de ces membranes est tout aussi mince, et également enveloppée de tissu cellulaire en haut et

sur les côtés. Elle revêt une facette convexe, encroûtée de cartilage, oblongue, qui existe à la partie postérieure de l'apophyse odontoïde, et elle se prolonge même un peu sur ses côtés ; de là elle se porte en arrière sur la partie antérieure du ligament transverse, à laquelle elle adhère peu, et qu'elle rend lisse et polie. Elle est contiguë latéralement à la membrane synoviale des condyles occipitaux, et même se confond un peu avec elle.

620. *Ligament transverse* (*Ligamentum cruciforme*, Mauchart). On nomme ainsi un faisceau fibreux, épais, fort et résistant, aplati d'avant en arrière, un peu plus large au milieu qu'à ses extrémités, s'étendant de la partie interne d'une des masses latérales de l'atlas au point correspondant du côté opposé, en passant derrière l'apophyse odontoïde. Il résulte de cette disposition que ce ligament décrit dans son trajet un quart de cercle, et qu'il forme, avec l'arc antérieur de l'atlas, une espèce d'anneau dans lequel tourne l'apophyse odontoïde, ou qui tourne sur elle. Sa *face postérieure*, convexe, est recouverte par le ligament occipito-axoïdien. L'*antérieure*, concave, est contiguë aux ligaments odontoïdiens, à l'apophyse odontoïde, et un peu revêtue par la capsule synoviale postérieure de cette même apophyse. De la partie moyenne de son *bord inférieur*, on voit se détacher un petit trousseau de fibres verticales, large d'environ une ligne, et fixé à la partie postérieure du corps de l'axis. Du point correspondant de son *bord supérieur*, part également un petit faisceau fibreux très distinct, bien plus long, plus large en bas qu'en haut, et qui monte se fixer à la face antérieure du ligament occipito-axoïdien, avec lequel il confond ses fibres (1). Ses *extrémités* s'attachent à des tubercules

---

(1) Sœmmering décrit, sous le nom d'*Appendix superior*, un petit trousseau fibreux qui, se détachant du même point, vient se terminer à une ligne au-devant du trou occipital sur la surface basilaire.

irréguliers que présentent les masses latérales de l'atlas.

Ce ligament, très fort, très dense et très épais, est composé de fibres transversales, serrées, parallèles, le plus ordinairement partagées par des intervalles étroits et remplis de tissu cellulaire, en deux ou trois faisceaux distincts, et placés les uns au-dessus des autres.

621. *Ligament atloïdo-axoïdien antérieur.* Le bord inférieur du petit arc de l'atlas et son tubercule moyen donnent naissance aux fibres de ce ligament, qui se fixent inférieurement à la base de l'apophyse odontoïde et au-devant du corps de l'axis. Ces dernières sont les plus longues; elles forment parfois un petit faisceau arrondi et distinct, tandis que les autres représentent une sorte de couche membraneuse qui occupe l'intervalle des capsules articulaires et qui les recouvre même un peu. Le ligament dont il s'agit n'a de rapport en devant qu'avec les muscles grands droits antérieurs de la tête.

622. *Ligament atloïdo-axoïdien postérieur.* Ce ligament, d'une apparence membraneuse, très mince et très lâche, s'attache au bord inférieur de l'arc postérieur de l'atlas, d'une part, et de l'autre au bord supérieur de la lame de l'axis. En *arrière*, il est recouvert par beaucoup de tissu cellulaire graisseux, et par les muscles grands obliques de la tête. En *avant*, il se trouve en rapport avec des faisceaux de fibres verticales, jaunâtres, séparés entre eux par du tissu cellulaire, assez analogues aux ligaments jaunes, mais attachés à la lèvre interne des lames de l'axis et au bord inférieur de l'arc postérieur de l'atlas : la dure-mère du canal vertébral est appliquée sur eux.

623. *Membranes synoviales des Apophyses Articulaires.* Les facettes par lesquelles ces apophyses sont en contact, sont beaucoup plus étendues que celles que nous offrent les autres vertèbres, et constituent, comme elles, une arthrodie planiforme : mais une chose à observer, c'est que celles de l'axis sont bien plus larges que celles

de l'atlas. Les unes et les autres sont revêtues par une
couche très mince de cartilage, et maintenues en rapport
par une membrane synoviale de chaque côté. Ces membranes sont remarquables par leur extrême laxité, qui est
encore plus grande antérieurement et postérieurement
que sur les côtés ; elles n'embrassent pas seulement les
facettes articulaires des apophyses de l'atlas, mais elles se
réfléchissent un peu sur leur circonférence : leur épaisseur est un peu plus forte que celle des membranes synoviales de l'apophyse odontoïde ; elles correspondent en
devant au ligament atloïdo-axoïdien antérieur ; en *arrière* , à du tissu cellulaire graisseux ; en *dedans* , aux
capsules synoviales odontoïdiennes et au ligament transverse ; en *dehors*, aux artères vertébrales , sur lesquelles
elles se réfléchissent en formant une sorte de gaîne.

B. *Articulations de la Poitrine.*

Articulations sterno-costales.

624. Nous avons déjà dit que les sept premières côtes
sont seules véritablement articulées avec le sternum par
l'intermédiaire d'un cartilage assez long, tandis que celles qui les suivent sont simplement jointes entre elles
antérieurement à l'aide de ce même cartilage de prolongement, et que même, parmi celles-ci, les deux dernières
flottent entre les muscles par leur extrémité abdominale.
Cette connaissance nous conduit naturellement à partager ces articulations en deux ordres : celui des *vraies
Côtes*, où il y a fort peu de mobilité , et celui des *Côtes
asternales,* où cette propriété est plus prononcée.

Articulations des Cartilages des vraies Côtes avec le Sternum.

625. Les extrémités internes de chacun de ces cartilages (124.) offrent une facette qui se trouve logée dans
l'une des petites cavités placées sur les bords latéraux du
sternum (109), et qui est revêtue, ainsi que celle-ci, d'une
légère couche de cartilage, dont la surface est assez peu
lisse. Deux ligaments rayonnés, l'un *antérieur* et l'autre
postérieur, affermissent cette espèce d'arthrodie. Une
membrane synoviale très serrée, extrêmement mince,
peu abondante en synovie, se déploie sur les surfaces articulaires ; on l'aperçoit avec assez de difficulté ; néanmoins elle est un peu plus marquée dans les deux ou
trois articulations supérieures que dans les suivantes, en
exceptant pourtant la première, où il y a véritablement
continuité de substance entre le cartilage costal et le sternum. Cette capsule est en rapport, en avant et en arrière,
avec les ligaments antérieur et postérieur de l'articulation ; elle est en outre fortifiée, en haut et en bas, par
quelques fibres irrégulières.

626. On trouve presque constamment, dans l'articulation du second de ces cartilages, un faisceau fibreux
qui se porte de son angle saillant à l'angle rentrant de la
cavité sternale, et qui partage cette articulation en deux
parties, ce qui nécessite là une double membrane synoviale.

627. *Ligament antérieur,* Ce ligament est large, mince,
membraneux, triangulaire et composé de fibres qui vont,
en rayonnant, de l'extrémité interne du cartilage, se répandre sur la face cutanée du sternum, où elles s'entrelacent avec celles des ligaments du côté opposé et de
ceux situés immédiatement au-dessus et au-dessous,
avec le périoste de l'os, et avec des fibres aponévrotiques

du muscle grand pectoral. La direction des fibres de ce ligament est telle, que les supérieures se portent obliquement en haut, les inférieures obliquement en bas, et les moyennes horizontalement; elles n'ont pas toutes la même longueur; ce sont les superficielles qui sont les plus étendues : quant aux profondes, elles deviennent d'autant plus courtes qu'on approche davantage de l'articulation. De l'entrecroisement mutuel des fibres de tous les ligaments antérieurs résulte une espèce de membrane assez épaisse qui recouvre entièrement le sternum, et qui est beaucoup plus apparente inférieurement que supérieurement : chez quelques sujets, elle forme même en bas une espèce de plan triangulaire, séparé et distinct.

Le ligament antérieur est recouvert en devant par le muscle grand pectoral.

628. *Ligament postérieur.* Il est moins épais que le précédent, et ses fibres ne sont point aussi apparentes, quoiqu'elles se comportent absolument de la même manière que les siennes. Par leur mutuel entrelacement, elles forment sur la face médiastine du sternum une membrane véritable (*Membrana Sterni*, Weit., Soëmm.), aussi épaisse que celle qui est due aux ligaments antérieurs, mais lisse, polie, sans faisceaux de fibres distincts, si ce n'est quelques-uns simplement qui la suivent dans toute sa longueur, ce qui semblerait indiquer qu'elle ne naît pas entièrement des ligaments postérieurs.

Elle est parcourue par un assez grand nombre de vaisseaux sanguins d'un petit volume.

629. *Ligament costo-xiphoïdien* (*Ligam. cartilaginis ensiformis*, Weit.) Outre les mêmes ligaments que ceux des autres cartilages des vraies côtes, celui de la septième est uni à l'appendice xiphoïde par un ligament particulier, et dont les dimensions varient beaucoup suivant les sujets. C'est le plus ordinairement un petit faisceau alongé, très mince, qui, du bord inférieur du cartilage,

descend obliquement en dedans et s'épanouit sur la face
antérieure de l'appendice sternal, en se réunissant à celui du côté opposé. Il est recouvert par le muscle droit de
l'abdomen.

Articulations des Cartilages des fausses Côtes entre eux.

630. Nous avons déjà indiqué (123) la manière dont le
sixième, le septième et le huitième des cartilages sterno-
costaux se rencontrent par leurs bords contigus, à l'aide
de petites facettes oblongues. Ces facettes varient beaucoup par rapport à leur forme et à leur étendue, et souvent aussi s'observent entre le huitième et le neuvième.
Chacune de ces articulations est pourvue d'une petite poche synoviale bien plus lâche et plus apparente que celle
qui existe au point de jonction des cartilages précédents
et du sternum; chacune d'elles aussi est fortifiée par des
fibres obliques et irrégulières, qui se portent d'un cartilage à l'autre, en avant et en arrière, sont beaucoup plus
prononcées dans le premier sens que dans le second, et
se confondent avec le périchondre; en outre, les extrémités internes des trois ou quatre premières côtes abdo-
minales sont unies par une sorte de petit cordon ligamenteux, au bord inférieur du cartilage qui est au-dessus. L'extrémité correspondante des cartilages des deux
dernières côtes, ordinairement, et toujours de la dernière,
tient seulement aux muscles de l'abdomen (1).

631. Quelques anatomistes encore, admettent sous la
dénomination de *Ligaments nacrés* (*Ligamenta nitentia,
Ligamenta coruscantia*) la présence de fibres fasciculées,
aplaties en membranes minces, comme un moyen d'u-

---

(1) L'extrémité externe des cartilages sterno-costaux est intimement
unie à celle des côtes; mais il n'y a aucune espèce de ligament pour
maintenir en rapport ces surfaces entièrement immobiles.

nion du bord inférieur du cartilage sterno-costal supérieur, avec le bord supérieur de celui qui le suit. Nous ne voyons ici que les aponévroses placées sous la dépendance des muscles inter-costaux internes.

Articulations costo-vertebrales.

632. Ces articulations, qui rentrent dans l'ordre des ginglymes angulaires, et qui sont extrêmement serrées, sont le résultat de la jonction des têtes des côtes, revêtues d'une lame cartilagineuse mince, avec les cavités creusées sur le corps des vertèbres dorsales (116-52). Ces cavités, comme nous l'avons déjà fait remarquer, appartiennent à une seule vertèbre pour chacune des première, onzième et douzième côtes ; mais, pour toutes les autres, elles sont pratiquées sur les deux corps à la fois des vertèbres voisines et sur le fibro-cartilage qui les unit : les unes et les autres sont également encroûtées d'une couche de cartilage peu épaisse, isolée pour chacune d'elles, et qui n'a pas l'aspect poli que l'on remarque ordinairement dans les organes de cette nature. On observe aussi, dans chacune, un petit paquet de ce tissu cellulaire rougeâtre qu'on a pris pour des glandes synoviales, et des ligaments qu'on nomme ;

633. *Ligament antérieur* ou *rayonné*. Il n'est pas le même pour toutes les articulations des côtes, à cause de la particularité que nous avons fait connaître dans le paragraphe précédent. Dans les neuf qui suivent la première, il est formé de trois faisceaux fibreux, minces, aplatis, qui se fixent séparément aux deux vertèbres et au fibro-cartilage qui concourent à former la cavité articulaire, et qui, en convergeant, viennent s'attacher tout autour de la partie antérieure de la tête de la côte, et constituent un faisceau irrégulièrement quadrilatère et à fibres rayonnées, dont les superficielles sont plus longues que les

profondes. Le petit trousseau moyen qui vient horizontalement du fibro-cartilage est le moins prononcé , et ,
comme les deux autres , il laisse entre ses fibres des interstices qui donnent passage à des vaisseaux sanguins.

Les ligaments rayonnés des première , onzième et douzième côtes, qui ne sont pas ainsi divisés , ne présentent
pourtant pas uniquement un seul ordre de fibres ; une
partie de celui de la première se fixe à la dernière vertèbre cervicale , et ceux des deux autres s'étendent aussi
jusqu'aux vertèbres voisines.

La *face antérieure* de ces ligaments rayonnés est recouverte par les rameaux nerveux des ganglions thoraciques
du grand sympathique , par la plèvre , et, à droite seulement, par la veine azygos. La *postérieure* est appliquée
sur l'articulation , à laquelle elle forme une espèce de
capsule fibreuse, conjointement avec le ligament costo-
transversaire moyen.

634. *Ligament inter-articulaire.* Il existe dans l'intérieur même de l'articulation de la tête de chaque côte ,
depuis la seconde jusqu'à la dixième inclusivement ; il
manque dans les autres. C'est un petit faisceau fibreux,
légèrement jaunâtre, d'un tissu très serré , plus ou moins
épais , aplati de haut en bas , court, fixé d'une part à la
ligne saillante qui sépare les deux facettes de l'extrémité
postérieure de la côte, de l'autre à l'angle de la cavité qui
la reçoit, où il se continue avec le fibro-cartilage intervertébral. Il partage l'articulation en deux parties qui
n'ont entre elles aucune communication.

635. *Membranes synoviales.* On sent bien qu'il doit y
en avoir deux dans les articulations où l'on rencontre le
ligament précédent, qui les sépare naturellement l'une de
l'autre, en ne leur permettant de se déployer que sur la
moitié supérieure ou inférieure des surfaces articulaires,
tandis que, dans les autres , ces membranes sont simples
et revêtent toute l'étendue de ces mêmes surfaces , en se

réfléchissant de l'une sur l'autre. Au reste, ces capsules
sont constamment peu apparentes; elles ne renferment
qu'une très petite quantité de synovie, et même quelquefois elles semblent manquer, tant est grande l'épaisseur
du ligament inter-articulaire

3° *Articulations costo-transversaires.*

635. Cette espèce d'articulation existe pour toutes les
côtes, excepté pour les deux dernières, et elle est formée
par la jonction de leur tubérosité avec le sommet de l'a-
pophyse transverse des vertèbres correspondantes. Ces
deux parties présentent chacune une facette recouverte
d'un cartilage mince, et revêtue d'une petite poche synoviale, plus lâche et plus distincte que celle de l'articulation précédente; la présence de la synovie y est aussi
plus manifeste. Les ligaments qui concourent à retenir
les parties dans leur situation respective sont nommés:

636. *Ligament costo-transversaire postérieur (Ligamentum transversarium externum ,* Weit.). C'est un
faisceau quadrilatère, aplati, large d'environ deux lignes,
à fibres parallèles et serrées, mais un peu plus longues
inférieurement que supérieurement, qui, du sommet de
chacune des apophyses transverses des vertèbres dorsales, se portent presque transversalement en dehors vers
la portion non articulaire de la tubérosité de la côte correspondante. Ses fibres profondes sont plus courtes que
les autres, et lui-même est moins long et plus oblique
dans les côtes supérieures que dans les inférieures : effectivement, le dernier descend un peu en avant; celui qui
le précède est à peu près horizontal, et les autres sont
ascendants. Il correspond en *devant* à l'articulation, et en
arrière aux muscles des gouttières vertébrales.

637. *Ligament costo-transversaire moyen.* (Bichat.)
Celui-ci ne se voit que lorsque, séparant de force la côte

TOME I.   20

d'avec l'apophyse transverse, on vient à en déchirer les fibres, ou que lorsqu'on opère une section horizontale de ces deux parties encore réunies. Il semble formé par une substance celluleuse dans laquelle on aperçoit quelques trousseaux de fibres irrégulières et rougeâtres, et qui occupent l'intervalle situé entre la côte et la face antérieure de l'apophyse transverse correspondante.

638. *Ligament costo-transversaire inférieur.* La première et la dernière côte en sont dépourvues, et, dans les autres, il n'appartient pas réellement à leur articulation, puisqu'il ne vient pas de l'apophyse transverse se rendre à la côte correspondante; il représente un faisceau composé de fibres fortes, longues, divergentes, plus étroit en haut qu'en bas, plus large et plus mince dans les côtes inférieures que dans les supérieures, et constamment plus marqué antérieurement que postérieurement; il s'implante au bord inférieur de chaque apophyse transverse, et descend de là, en dedans, s'attacher, en s'élargissant, au bord supérieur de la côte qui est au-dessous, près de son articulation avec le corps de la vertèbre. Dans la plupart des sujets, il semble composé de deux faisceaux, dont l'un, plus petit que le précédent, croise sa direction : né immédiatement de la base de l'apophyse, ce dernier va se fixer à la tête même de la côte qui est au-dessous. Le ligament costo-transversaire inférieur correspond, *en devant*, au nerf et aux vaisseaux intercostaux; *en arrière*, au muscle long dorsal; *en dehors*, il se continue avec une aponévrose mince des muscles intercostaux; *en dedans*, il sert à compléter une ouverture que remplit du tissu cellulaire, et qui est traversée par la branche postérieure du nerf intercostal correspondant.

639. *Ligament externe du Col de la Côte et Ligaments accessoires.* L'existence de ces ligaments n'est point des plus constantes. Le premier monte, du bord supérieur du col de la côte, au bord inférieur de l'apophyse articu-

laire inférieure de la vertèbre qui est au-dessus. La position, le nombre, la configuration, les points d'attache
des autres varient indéfiniment, et me portent à ne les
regarder que comme de simples trousseaux aponévrotiques.

C. *Articulations de la Tête.*

1° *Articulations du Crâne.*

Articulations du Crâne avec la Colonne Vertébrale.

640. *Ligament sur-épineux cervical* (Bichat), ou *Ligament cervical superficiel.* Tous les auteurs n'admettent
pas l'existence de ce ligament, que quelques-uns ne distinguent point des aponévroses des muscles de la partie
postérieure du cou. Chez les grands quadrupèdes, où il
sert à soutenir la tête, il est extrêmement fort et prononcé, et analogue par son tissu aux ligaments jaunes des
vertèbres; mais, chez l'Homme, c'est un cordon fibreux,
très alongé, étroit, formé de fibres parallèles assez serrées, souvent bien difficiles à distinguer des aponévroses
du muscle trapèze, qui viennent s'y fixer: attaché à la
septième vertèbre cervicale, il va se terminer à la protubérance occipitale externe, en remontant entre les muscles trapèze, splénius et complexus. Il fournit, de sa
partie antérieure, un prolongement cellulaire qui va
jusqu'à la crête occipitale externe et jusqu'aux apophyses
épineuses des vertèbres cervicales; mais ce prolongement
est dénué de toute espèce de fibres, et semble une cloison
qui sépare les muscles cervicaux postérieurs les uns des
autres : en arrière, ce ligament est sous-cutané.

Articulation occipito-atloïdienne.

641. Cette articulation constitue une double arthrodie
fort serrée, qui résulte du contact des condyles de l'occi-

20.

pital avec les cavités articulaires supérieures de l'atlas
(85-191) : la superficie des uns et des autres est également revêtue d'un cartilage assez épais, lequel est interrompu dans plusieurs points de son contour par des inégalités où se trouvent logés des paquets de tissu cellulaire
rougeâtre. Une membrane *synoviale*, qui existe de chaque
côté, tapisse les surfaces articulaires en se réfléchissant
de l'une à l'autre; elle est très lâche en devant, parce que,
de ce côté, elle comprend dans son circuit une partie de
la surface de l'occipital, tandis que, dans le reste de
son étendue, elle se borne à la circonférence du condyle :
elle tapisse, *en devant*, le ligament occipito-atloïdien antérieur ; *en arrière et en dehors*, elle est en rapport avec
beaucoup de tissu cellulaire; *en dedans*, elle recouvre l'extrémité du ligament transverse, une partie du ligament
odontoïdien correspondant, et des pelotons de tissu cellulaire graisseux, qu'on a regardés comme des glandes
synoviales.

Cette articulation est encore fortifiée par deux ligaments, l'un en devant, l'autre en arrière, outre un grand
nombre de petits trousseaux fibreux irréguliers.

642. *Ligament occipito-atloïdien antérieur (Membrana annuli anterioris Vertebræ primæ,* Weit.) Situé
entre l'arc antérieur de l'atlas et la partie correspondante
du contour du trou occipital, il est composé de deux faisceaux distincts. L'un, étroit, arrondi, épais, superficiel,
formé de fibres verticales et parallèles entre elles, a été
nommé *Ligament cervical antérieur* ; il descend de l'apophyse basilaire au tubercule de l'arc antérieur de l'atlas;
l'autre, beaucoup plus mince; large, membraneux,
s'étend transversalement de l'extrémité externe d'une des
articulations occipito-atloïdiennes au point correspondant
du côté opposé; son tissu est dense et serré; on distingue
difficilement les fibres qui le composent. Sa *face antérieure* est recouverte par le faisceau précédent, par les

muscles grands et petits droits antérieurs de la tête , et par une portion des muscles droits latéraux ; elle donne naissance, par ses côtés, à un arceau fibreux, dont la concavité est tournée en haut, et qui s'attache au-devant du condyle de l'occipital , d'une part , et, de l'autre , à la surface jugulaire du même os ; cette espèce d'arcade ligamenteuse est traversée par les nerfs pneumo-gastrique et spinal , et par la veine jugulaire interne. La *face postérieure* de ce ligament repose sur l'apophyse odontoïde , sur les ligaments et sur les capsules synoviales de l'articulation même.

643. *Ligament occipito-atloïdien postérieur (Membrana annuli post. Vert. primæ*, Weit.). Celui-ci est plus large que le précédent ; il est formé de deux lames placées l'une au-devant de l'autre, qui partent toutes les deux ensemble de la partie postérieure du contour du trou occipal, entre les condyles, qui ne tardent pas à s'écarter en descendant, et dont l'antérieure , épaisse, à fibres verticales très marquées, s'entrelace avec la dure-mère du canal vertébral ; tandis que l'autre, d'un tissu plus lâche et comme celluleux , vient se fixer au grand arc de l'atlas. Entre ces deux lames, il y a une légère couche de tissu cellulaire , que parcourent beaucoup de filets nerveux et de ramuscules vasculaires, lesquels traversent de petits trous pratiqués au milieu des fibres. La *face antérieure* de ce ligament correspond à la dure-mère ; la *postérieure*, aux muscles grands et petits droits postérieurs de la tête, et à l'oblique supérieur ; ses *extrémités* forment, avec les échancrures supérieures de la vertèbre, deux ouvertures par où passent les artères vertébrales et les nerfs sous-occipitaux.

Articulation occipito-axoïdienne.

644. Nous ne trouvons ici ni cartilages diarthrodiaux, ni capsules synoviales à décrire, par la raison qu'il n'y a

pas de surfaces osseuses contiguës susceptibles de glisser l'une sur l'autre; mais les rapports sont maintenus à l'aide d'un appareil ligamenteux très fort et très robuste.

645. *Ligaments odontoïdiens* (*Ligamenta Vertebræ Colli secundæ alaria*, Sœmm.). On nomme ainsi deux faisceaux courts, épais, arrondis, très forts, à fibres parallèles et serrées, plus longues inférieurement que supérieurement, qui représentent chacun une espèce de cône dont les sommets tronqués embrassent les côtés et la pointe de l'apophyse odontoïde, en confondant ensemble une partie de leurs fibres, tandis que leurs bases viennent se fixer dans les fossettes inégales pratiquées en dedans de chaque condyle de l'occipital (1) : leur direction est oblique en dehors, et légèrement en haut. Ils répondent *antérieurement* à une masse de tissu cellulaire et au ligament occipito-atloïdien antérieur, et *postérieurement* au ligament occipito-axoïdien.

On observe en outre un troisième faisceau ligamenteux très résistant, qui passe horizontalement d'un condyle à l'autre, en s'attachant un peu par sa partie moyenne au sommet de l'apophyse odontoïde, et en entremêlant une partie de ses fibres avec les précédents.

646. *Ligament occipito-axoïdien* (Bich.). Ce ligament n'est point admis par beaucoup d'auteurs, qui en parlent comme d'un prolongement du ligament vertébral commun postérieur. Nous pensons, avec Bichat, qu'il a une existence isolée et distincte de celle des organes fibreux voisins. C'est une espèce de membrane, plus épaisse latéralement que dans sa partie moyenne, qui s'attache en haut au-devant du trou occipital, dans la gouttière basilaire, et qui descend dans le canal vertébral, jusqu'au niveau du corps de l'axis, en passant derrière l'apophyse odon-

_____

(1) Sœmmering donne à ces cônes une disposition inverse.

toïde. Ses fibres, verticales, parallèles, serrées, sont de longueur inégale ; les profondes se fixent au bord supérieur du ligament transverse, les moyennes descendent jusqu'à la face postérieure de l'axis, tandis que les plus superficielles se confondent absolument avec le ligament vertébral commun postérieur (609). *En avant*, ce ligament répond à l'apophyse odontoïde, à ses ligaments, au ligament transverse, dont il reçoit même un appendice (619), et à la partie postérieure du corps de l'axis ; *en arrière*, il est uni assez intimement à la dure-mère. Il sert aussi à compléter des espaces vides que laissent, entre eux et entre les os, les ligaments odontoïdiens.

Articulations des Os du Crâne entre eux.

647. Ces articulations sont des synarthroses qui ne permettent aucune espèce de mouvement, et qui constituent ou des sutures ou des harmonies. Nous en avons déja décrit le trajet, les connexions, etc. (225 à 235). Il ne nous reste plus que quelques particularités à indiquer à leur sujet.

Elles offrent des différences, suivant qu'on les examine à la base ou à la voûte du crâne : dans la première, les surfaces sont en général simplement juxta-posées, larges, séparées par une couche d'un cartilage assez épais, sur-tout entre le sphénoïde et l'occipital, entre celui-ci et le temporal, etc.; dans la seconde, elles offrent des dentelures qui s'engrènent réciproquement ; elles sont étroites, et n'ont entre elles qu'un cartilage extrêmement mince, mais dont l'existence peut être prouvée par une longue macération ou par l'ébullition. L'épaisseur de ce cartilage, plus grande à l'intérieur qu'à l'extérieur du crâne (594), peut expliquer comment, chez le vieillard, les sutures s'effacent plutôt au dehors qu'au dedans des parois de cette cavité.

2° *Articulations de la Face.*

Articulations des Os de la Mâchoire supérieure.

648. Nous avons fait connaître (595) la manière dont
la face s'articule avec le crâne; nous avions déjà indiqué
précédemment les différentes sutures formées par la réunion des os de la face elle-même entre eux. Nous remar-
querons seulement ici que, dans l'état frais, toutes ces
jonctions sont analogues pour la composition à celles du
crâne (647); que les engrenures semblent circonscrire la
face, et en occupent la circonférence; que les harmonies
se trouvent placées au centre; que l'intervalle des surfaces des unes et des autres est occupé par un cartilage plus
ou moins marqué.

Articulation temporo-maxillaire

649. Cette articulation, du genre des arthrodies, est
double; mais elle est la même des deux côtés. La cavité
glénoïde du temporal et l'apophyse transverse du même
os (201-202) servent à la former conjointement avec le
condyle de l'os maxillaire inférieur (324). La cavité glénoïde, dont l'extrémité externe est un peu plus en avant
que l'interne, n'est articulaire que dans sa partie antérieure, laquelle est recouverte d'un cartilage fort mince,
qui se prolonge sur l'apophyse transverse. Le condyle de
la mâchoire est également encroûté d'un cartilage peu
épais, qui se perd insensiblement vers son col. Plusieurs
ligaments maintiennent ces surfaces en rapport.

650. *Ligament latéral externe.* C'est un faisceau mince,
court et étroit, à fibres presque parallèles et unies par
un tissu cellulaire dense : il est un peu plus large supérieurement qu'inférieurement. Il se fixe en haut au tubercule qui sépare la naissance des racines de l'apophyse

zygomatique (201); il descend de là obliquement en arrière, pour se terminer au côté externe du col de l'os maxillaire inférieur. Sa *face externe* est recouverte par la peau et par la glande parotide; l'*interne* est appliquée sur les capsules synoviales et sur le fibro-cartilage interarticulaire.

651. *Ligament latéral interne* (*Ligamentum maxillæ laterale*, Weit.). Il est plus mince que l'externe; sa longueur est aussi beaucoup plus marquée. Né de l'apophyse épineuse du sphénoïde et de ses environs, il descend obliquement en devant en s'élargissant; il devient comme membraneux, et s'attache enfin aux côtés interne et antérieur de l'orifice du canal dentaire inférieur. Ses fibres sont divergentes, sur-tout en bas. Sa *face externe* répond supérieurement aux capsules synoviales et au muscle ptérygoïdien externe; l'artère maxillaire interne passe entre elle et le col du condyle; les vaisseaux et le nerf dentaires inférieurs ont plus bas également des rapports avec elle, et l'éloignent de la branche de l'os maxillaire inférieur. Sa *face interne* appuie sur le muscle ptérygoïdien interne, en sorte que ce ligament sépare l'un de l'autre les deux muscles de ce nom.

652. *Ligament stylo-maxillaire.* Ce ligament paraît moins destiné à joindre l'os maxillaire au temporal, qu'à multiplier les attaches du muscle stylo-glosse. C'est un simple cordon aponévrotique assez mince, qui se fixe, en haut, à l'apophyse styloïde du temporal, d'où il descend vers l'interstice de l'angle de la mâchoire, où ses fibres s'implantent entre les muscles masséter et ptérygoïdien interne. Il reçoit par son côté interne une grande partie des fibres du muscle stylo-glosse. (1).

653. *Membranes synoviales* (*Capsules*, Boyer). Elles

_____

(1) On a admis encore assez généralement dans l'articulation temporo-maxillaire un autre ligament qu'on nomme *inter-maxillaire* , mais ce

sont au nombre de deux, parce que l'articulation temporo-maxillaire renferme dans son intérieur un fibro-cartilage intermédiaire. La *supérieure*, après s'être déployée sur le cartilage de la fosse glénoïde et de l'apophyse trans-verse, se développe en bas sur la surface supérieure du fibro-cartilage; tandis que l'*inférieure*, après avoir revêtu la face inférieure de ce même organe, vient tapisser le condyle de la mâchoire, en se prolongeant un peu plus en arrière qu'en avant; ces deux capsules synoviales ne communiquent aucunement entre elles, à moins que le fibro-cartilage ne soit percé dans son centre, comme cela arrive quelquefois. En *dehors*, elles correspondent au li-gament latéral externe; en *arrière*, à la glande parotide; en *avant*, au muscle ptérygoïdien externe; en *dedans*, à du tissu cellulaire graisseux. Leur partie postérieure est très lâche et fortifiée par une couche fibreuse irrégulière, que traversent, par des ouvertures particulières, beau-coup de rameaux vasculaires.

654. *Fibro-cartilage inter-articulaire*. Véritable mé-nisque, il représente une lame mince, comme opercu-laire, ovale transversalement, qui sépare entre elles les deux membranes synoviales, auxquelles il adhère forte-ment par ses deux surfaces. Sa *face supérieure*, concave d'arrière en avant, est un peu convexe transversalement à ses parties antérieure et postérieure, et s'accommode ainsi à la disposition de la cavité glénoïde. L'*inférieure* est simplement concave et recouvre le condyle. Sa *cir-conférence* se trouve entre le repli des deux membranes synoviales; elle adhère en dehors au ligament latéral externe; en avant, elle donne attache à quelques fibres du muscle ptérygoïdien externe; en arrière, elle est pé-nétrée par un assez grand nombre de petits vaisseaux;

---

n'est, ainsi que le remarque Boyer, qu'une aponévrose commune aux muscles buccinateur et constricteur supérieur du pharynx.

elle est plus épaisse partout et principalement dans ce dernier sens, que dans la partie moyenne, qui est souvent percée d'un trou, comme nous l'avons dit (653).

Les fibres de ce fibro-cartilage sont concentriques et très serrées ; on les aperçoit mieux à la circonférence qu'au centre.

D. Articulations du Bassin.

Articulations des Os du Bassin avec la Colonne vertébrale.

1° Articulation sacro-vertébrale.

655. Cette articulation, due à la jonction du sacrum et de la cinquième vertèbre lombaire, est en général tout-à-fait analogue à celle des vertèbres, et a lieu par trois points différents , savoir : par la facette ovale qu'on remarque au milieu de la base du sacrum, et qui s'unit à la face inférieure du corps de la dernière vertèbre, en formant une amphiarthrose, et par les deux facettes articulaires qu'on voit derrière l'entrée du canal sacré, lesquelles constituent une double arthrodie avec les facettes inférieures de cette même vertèbre. Les moyens d'union que nous rencontrons ici sont aussi les mêmes que pour la colonne vertébrale : c'est un fibro-cartilage (610), la fin des deux ligaments vertébraux antérieur et postérieur (608-609), un ligament inter-épineux , la terminaison du ligament sur-épineux (615) , enfin un ligament jaune inter-laminaire (613), qui, des lames de la dernière vertèbre lombaire , descend à la partie postérieure de l'orifice du canal sacré. On observe aussi une membrane synoviale dans l'articulation des apophyses articulaires du sacrum avec celles de la vertèbre. Il n'y a, du reste, aucune différence à indiquer , et ces parties ne méritent pas de description spéciale.

656. *Ligament sacro-vertébral.* C'est le seul organe
que présente l'articulation qui nous occupe, sans qu'il se
retrouve dans la colonne vertébrale. C'est un faisceau
fibreux très fort et court, qui, de la partie antérieure et
inférieure de l'apophyse transverse de la dernière vertèbre, descend obliquement en dehors vers la base du
sacrum, où il se fixe, en s'entrecroisant avec des fibres
irrégulières placées au-devant de l'articulation sacro-
iliaque. Il est appuyé sur d'autres fibres ligamenteuses
et sur du tissu cellulaire *en arrière*; mais *en devant*, il
est recouvert par le muscle psoas.

2° *Articulation ilio-lombaire.*

657. *Ligament ilio-lombaire.* Ce ligament est l'unique
moyen d'union qui lie la cinquième vertèbre lombaire à
l'os iliaque; il n'y a ici entre les os aucun rapport immédiat de surface. Il est large et épais en dedans, mince
et étroit en dehors; sa forme est celle d'un triangle; sa
direction est horizontale; ses fibres, divergentes, sont
assez constamment distinguées en plusieurs faisceaux par
du tissu cellulaire et par des vaisseaux; les supérieures
sont les plus longues. Fixé au sommet de l'apophyse
transverse de la vertèbre, il se porte transversalement en
dehors jusqu'à l'épine iliaque postérieure et supérieure,
où il s'implante, ainsi qu'à la partie la plus reculée de la
crête du même nom, en se continuant d'ailleurs en pointe
vers la partie antérieure. Sa *face antérieure* est recouverte par le muscle grand psoas; la *postérieure* repose sur
la masse commune aux muscles des gouttières vertébrales; son *bord supérieur* correspond au muscle carré
des lombes, et l'*inférieur* aux ligaments sacro-iliaques(1).

_____

(1) Assez souvent le ligament ilio-lombaire envoie un faisceau à l'apophyse transverse de la première vertèbre lombaire.

Articulations des Os du Bassin entre eux.

1° Articulation sacro-coccygienne.

658. Cette articulation a beaucoup de rapport avec celle des corps des vertèbres entre eux. C'est une amphiarthrose formée par le sommet du sacrum, qui correspond à la base du coccyx par une facette ovalaire. Deux ligaments et un fibro-cartilage maintiennent les surfaces en rapport.

659. *Ligament sacro-coccygien antérieur.* Il consiste en un petit nombre de fibres irrégulières, parallèles, étalées en une membrane mince, qui, de la partie antérieure du sacrum, descend sur la surface correspondante du coccyx. Cette membrane se trouve assez fréquemment placée dans un espace triangulaire, bordé à droite et à gauche par deux ligaments qui s'éloignent du sacrum en convergeant, et se réunissent enfin sur le coccyx ; leur épaisseur est assez prononcée. Le rectum appuie sur ce ligament.

660. *Ligament sacro-coccygien postérieur.* C'est le seul qui soit admis par quelques anatomistes. Il est triangulaire, aplati, plus large en haut qu'en bas, et d'une teinte nacrée. Né, en haut, du contour de l'orifice inférieur du canal sacré, il descend sur toute la face postérieure du coccyx, où il s'implante. *En arrière*, ce ligament reçoit quelques fibres aponévrotiques du muscle grand fessier, et est recouvert par les téguments ; *en devant*, il revêt la terminaison de l'arachnoïde vertébrale, une portion du sacrum et le coccyx presque entièrement.

D'après cela, on voit que ce ligament ne sert pas seulement à affermir l'articulation, mais qu'il complète en arrière le canal sacré. Ses fibres superficielles sont beaucoup plus longues que les profondes, et ne s'entrecroi-

sent pas comme celles-ci, qui sont très courtes et ne
s'étendent presque pas sur le coccyx, auquel les premières
seules semblent se fixer.

661. *Fibro-cartilage.* Il ne diffère de ceux qu'on rencontre entre les corps des vertèbres que parce qu'il est
plus mince, et que son centre n'est point aussi pulpeux.
Ses lames aussi multipliées en arrière qu'en devant, sont
moins nombreuses sur les côtés.

662. Les pièces dont le coccyx est composé sont unies
entre elles par un fibro-cartilage analogue ; mais l'ossification ne tarde pas à s'en emparer, sur-tout chez les
hommes, car, dans les femmes ce phénomène ne s'observe qu'après l'âge où la conception est devenue impossible.

2° *Articulation sacro-iliaque.*

663. Cette articulation, qu'on nomme aussi *Symphyse
sacro-iliaque*, est une synarthrose formée par la réunion
des facettes semi-lunaires échancrées, légèrement convexes et inégales, que nous avons indiquées en décrivant
la face latérale du sacrum (407) et la face *interne* de l'os
des îles (426). Elles sont revêtues chacune d'une lame
cartilagineuse mince, un peu plus épaisse néanmoins du
côté du sacrum. Ces lames ne se touchent point ; elles ont
entre elles une substance molle, jaunâtre, d'une nature
peu connue, bien différente de la synovie, et disséminée
par flocons isolés. Leur surface est granulée et rugueuse
chez l'adulte seulement ; car dans les enfants elle est lisse,
et semble même recouverte d'une membrane synoviale
peu apparente.

Les liens qui conservent les rapports de ces deux surfaces sont quatre forts ligaments et plusieurs fibres irrégulières.

664. *Ligament sacro-sciatique postérieur (Grand ligament sacro-sciatique,* Boyer). Il est placé à la partie

postérieure et inférieure du bassin ; triangulaire, mince, aplati, plus étroit au milieu qu'à ses extrémités, il naît, par une large base, de l'épine iliaque postérieure et inférieure, du ligament sacro-épineux, des derniers tubercules postérieurs du sacrum, de la partie inférieure de la face latérale de cet os et du bord du coccyx, et il se dirige obliquement en dehors, en bas et un peu en devant : en avançant il perd beaucoup de sa largeur ; mais son épaisseur augmente dans la même proportion ; enfin, il se fixe à la tubérosité sciatique en s'élargissant de nouveau et en se fondant avec des fibres tendineuses des muscles biceps fémoral et demi-tendineux. Là, on voit se détacher un petit prolongement fibreux que quelques anatomistes ont nommé *Ligament falciforme*, lequel côtoie la partie interne de la tubérosité, s'attache au-dessus d'elle par son bord convexe, et recouvre, par son bord concave et flottant, le muscle obturateur interne, auquel il forme une sorte de gouttière, en montant le long de la branche de l'ischion (433).

La face postérieure du grand ligament sacro-sciatique donne attache dans toute son étendue à des fibres du muscle grand fessier ; l'*antérieure* est unie en dedans au petit ligament sacro-sciatique, et en est séparée en dehors par un intervalle triangulaire qui donne passage au muscle obturateur interne, aux vaisseaux et au nerf honteux.

Ses fibres, convergentes du sacrum vers l'os iliaque, d'autant plus obliques qu'elles sont plus supérieures, sont disposées de manière qu'à la moitié de leur longueur les internes croisent les externes ; elles forment plusieurs plans séparés par du tissu cellulaire, et entre lesquels passent des rameaux assez considérables de l'artère sciatique.

665. *Ligament sacro-sciatique antérieur (Petit ligament sacro-sciatique*, Boyer ; *Ligamentum spinoso-sa-*

crum, Sœmm.). Il est plus petit et presque de même forme que le précédent, au devant duquel il est situé. En dedans, il est large, confondu en partie avec lui, mais fixé un peu plus antérieurement sur les côtés du sacrum, et dans une petite étendue du bord du coccyx. De là, il se porte en dehors et en devant vers l'épine sciatique, à laquelle il s'attache; à mesure qu'il s'en approche, il se rétrécit et devient plus épais. Sa *Face postérieure* recouvre le ligament précédent et les vaisseaux et le nerf honteux ; l'*antérieure* est unie au muscle ischio-coccygien.

Il est composé de fibres d'autant plus horizontales qu'elles sont plus inférieures; il est partagé aussi en plusieurs faisceaux distincts qui convergent du sacrum vers l'épine sciatique.

666. Les deux ligaments sacro-sciatiques partagent la grande échancrure sciatique en deux trous: l'un supérieur, plus grand, est traversé par le muscle pyramidal, par les vaisseaux et par le nerf fessier, par les vaisseaux et par les nerfs sciatiques; le second, inférieur, plus petit, laisse passer le muscle obturateur interne et les vaisseaux et le nerf honteux.

Ces deux ligaments ne servent pas seulement non plus à unir le sacrum et l'os iliaque, ils concourent aussi à la formation des parois du bassin. Leur bord interne envoie vers l'anus une expansion aponévrotique qui soutient le muscle releveur de cette partie.

667. *Ligament sacro-épineux* (*Ligament sacro-iliaque inférieur*, Boyer.). Placé sur la portion du grand ligament sacro-sciatique qui vient de la crête de l'os des îles, il se fixe, d'une part, à l'épine postérieure et supérieure de ce même os, de l'autre, sur les parties latérales et postérieure du sacrum, vis-à-vis le troisième trou sacré postérieur et en dehors de lui. Il consistent en un faisceau très fort, long, aplati, presque vertical, plus large en haut qu'en bas, à fibres d'autant plus longues qu'on les exa-

mine plus superficiellement. Il est recouvert par le muscle grand fessier, qui y prend même des points d'attache, et fortifié par un faisceau fibreux moins long et moins épais , qui s'entrelace avec lui sur le sacrum, après avoir pris naissance de l'épine iliaque postérieure et inférieure.

668. *Ligament sacro-iliaque.* Il est très irrégulier , très fort, et il occupe en arrière l'espace que laissent entre eux le sacrum et l'os des îles , devant la masse commune des muscles des gouttières vertébrales. Les fibres qui le constituent sont beaucoup plus courtes en devant , près de l'articulation , qu'en arrière ; serrées , entrecroisées dans une foule de sens différents, et très résistantes, elles s'attachent , d'une part , aux premières éminences de la face postérieure du sacrum et sur les côtés de cet os en haut , de l'autre , à la surface interne de la tubérosité iliaque ; et telle est leur adhérence à ces parties, que si l'on sépare de force le sacrum et l'os iliaque , on détache la superficie de l'un ou de l'autre os , sans qu'elles se rompent pour cela.

669. Outre ces divers ligaments , il y a encore plusieurs trousseaux fibreux qui concourent à joindre le sacrum et l'os iliaque ; mais ils sont irrégulièrement disposés et n'ont rien de constant. Les uns sont situés derrière le sacrum, et forment une sorte de cercle membraneux autour de chaque trou sacré postérieur ; la plupart de ceux-ci sont attachés , par leurs extrémités , à deux tubercules séparés , tandis que leur partie moyenne soulevée permet à des vaisseaux sanguins de ramper au-dessous d'elle. Les autres, qui ne consistent qu'en quelques fibres irrégulières , étalées en membrane , sont placés au-devant de la symphyse sacro-iliaque, et varient beaucoup pour leur longueur et pour leur direction. Leur aspect est très brillant, et ils se confondent avec le périoste du sacrum et de l'os des îles.

3° *Articulation ou Symphyse pubienne.*

670. Cette articulation est formée par le contact de
deux surfaces ovalaires, légèrement convexes et inégales,
que présentent les os iliaques en avant et en haut de leur
bord inférieur (428). On voit entre elles une lame fibro-
cartilagineuse, plus épaisse antérieurement qu'en arrière
et dans son milieu : elle est blanche, très dense, élastique, et formée de deux portions distinctes, dont l'une
appartient au pubis gauche et l'autre au droit. Mais il se
détache de chacune de ses portions des fibres transversales plus fortes, plus serrées et plus nombreuses chez
l'Homme que dans la Femme, lesquelles forment des
lames concentriques qui s'entrecroisent, et dont les plus
superficielles font le tour de l'articulation, tandis que les
intérieures décrivent seulement un demi-cercle à la partie supérieure ou inférieure de celle-ci. Dans beaucoup
de sujets, et principalement chez les Femmes, on observe
que ces lames fibreuses manquent à la partie postérieure
de la symphyse. Elles sont aussi d'autant plus larges et
plus épaisses, qu'elles sont plus près des parties inférieure et supérieure de la symphyse; leurs dimensions
diminuent à mesure qu'elles approchent du centre, et
elles deviennent moins apparentes.

On rencontre aussi, le plus souvent, vers le milieu de
celle-ci, deux petites facettes oblongues, lisses, polies,
encroûtées de cartilage, humectées par un fluide visqueux, blanchâtre ou jaunâtre, et qui paraissent tapissées
par une membrane synoviale très fine. Elles n'occupent
ordinairement que le tiers de la longueur et la moitié
postérieure de l'épaisseur de la symphyse. Cette disposition est bien moins apparente chez l'Homme que chez la
Femme; et lorsque celle-ci est nouvellement accouchée,
elle est bien plus manifeste encore. Observons cependant
qu'en général la quantité des fibres et l'étendue des sur-

faces cartilagineuses sont en raison inverse, et que le rapport entre elles est fort variable ; car tantôt ce sont les fibres qui dominent, et tantôt les facettes lisses occupent toute la largeur à peu près des surfaces articulaires des pubis.

La substance fibro-cartilagineuse qui unit les os pubis est beaucoup plus épaisse antérieurement que postérieurement, où elle forme une espèce de bourrelet saillant qu'on observe bien chez la Femme, et qui n'occupe que le milieu de la symphyse ; en haut et en bas, il disparaît.

Deux ligaments affermissent cette articulation. .

671. *Ligament pubien antérieur.* C'est un plan fibreux, irrégulier, entrecroisé en partie avec les aponévroses des muscles abdominaux, en partie avec le périoste des pubis : il semble formé de plusieurs couches superposées, qui passent toutes au-devant de l'articulation. La plus superficielle de ces couches, du haut de la symphyse, se porte, en s'épanouissant et en se partageant en deux faisceaux, au-devant des branches de l'arcade pubienne. Les fibres profondes sont transversales, et s'unissent dans leur trajet avec les lames du fibro-cartilage.

672. *Ligament sous-pubien* ou *triangulaire* de quelques Auteurs (*Ligamentum arcuatum*). Celui-ci est bien plus fort que le précédent : c'est un faisceau épais et triangulaire qui occupe le haut de l'arcade pubienne, à la partie supérieure et interne des branches de laquelle il se fixe à droite et à gauche. Ses fibres jaunâtres et très serrées, toutes transversales, un peu courbées, de manière à offrir leur concavité en bas, sont très courtes en haut, et se continuent avec les lames de la symphyse ; elles deviennent d'autant plus longues qu'elles sont plus inférieures, et elles sont alors plongées dans du tissu cellulaire. Ce ligament est très résistant et parfaitement distinct.

673. La symphyse des pubis est encore affermie en haut par diverses fibres irrégulières ; on en observe aussi

21.

quelques-unes qui passent transversalement sur le bourrelet que son fibro-cartilage forme en arrière.

674. *Ligament obturateur*, ou mieux *Membrane obturatrice* ou *sous-pubienne* (*Membrana obturans foraminis thyroidis*, Weit.). C'est en raison de sa situation, que nous décrivons ici cet organe fibreux, car il n'appartient nullement aux articulations du bassin. C'est une véritable membrane qui bouche presque entièrement le trou sous-pubien, à la circonférence duquel elle se fixe, excepté en haut, où il reste une échancrure plus ou moins prononcée pour le passage des vaisseaux et du nerf obturateurs. Ses fibres sont entrecroisées dans plusieurs sens; elles sont toujours très marquées vers l'échancrure; elles forment, par endroits, de petits faisceaux distincts, minces et aplatis. Sa *face antérieure* correspond au muscle obturateur externe, et la *postérieure* à l'interne; tous les deux s'y attachent en partie.

B. *ARTICULATIONS DES OS DES MEMBRES.*

§ 1ᶜʳ *Articulations des Os des Membres thoraciques.*

1° *Articulations sterno-claviculaires.*

675. La clavicule s'articule par arthrodie avec l'extrémité trachélienne du sternum, qui offre une surface concave (107) pour recevoir la tête de cet os (475). Les deux surfaces articulaires, mais sur-tout celle de la clavicule, sont revêtues d'une couche de cartilage diarthrodial, remarquable par son épaisseur. Elles ne sont point dans un rapport exact de dimensions, c'est-à-dire que la tête de la clavicule dépasse en tous sens, mais sur-tout en haut et en avant, la circonférence de la cavité du sternum. Plusieurs ligaments servent à affermir cette articulation, et l'entourent de toutes parts, en sorte qu'ils semblent se rapprocher, dans leur ensemble, de la nature des capsu-

les fibreuses, et que leurs bords voisins sont presque continus.

676. *Ligament sterno-claviculaire antérieur.* C'est un faisceau large, à fibres divergentes, séparées par de petits intervalles vasculaires ; il se fixe , par son extrémité la plus étroite, au-devant de la tête de la clavicule, d'où il se porte en bas et en dedans sur les bords de la cavité articulaire du sternum, où il s'attache par son extrémité la plus large. Par sa *face postérieure*, il recouvre les deux membranes synoviales et adhère fortement au fibro-cartilage inter-articulaire; par l'*antérieure*, il correspond aux muscles sterno-mastoïdien et aux téguments.

677. *Ligament sterno-claviculaire postérieur.* Celui-c i est moins large et moins fort que l'antérieur; ses fibres sont aussi moins divergentes. Il s'attache, d'une part, à la partie postérieure de l'extrémité interne de la clavicule, de l'autre, à la partie postérieure et supérieure du sternum , sur les bords de la cavité articulaire. Sa *face antérieure* recouvre les des deux membranes synoviales et une partie de la circonférence du fibro-cartilage ; la *postérieure* est recouverte par les muscles sterno-hyoïdien et sterno-thyroïdien.

678. *Ligament inter-claviculaire* (*Ligamentum inter-claviculare,* Weit.). On nomme ainsi un faisceau très distinct, placé transversalement au-dessus de l'extrémité supérieure du sternum , entre les têtes des deux clavicules. Son aspect varie suivant les individus: tantôt épais, tantôt mince , il peut encore être simple ou composé de plusieurs trousseaux séparés. Il est toujours aplati ; ses fibres, parallèles , sont plus longues en haut qu'en bas, souvent écartées par de petites ouvertures , et toujours plus serrées et plus rapprochées dans le milieu qu'aux extrémités ; elles sont courbées aussi, et leur concavité est peu marquée et tournée en haut. Ces fibres naissent de la partie supérieure des extrémités sternales des cla-

vicules, et se confondent en partie avec les aponévroses
des portions antérieures des muscles sterno-mastoïdiens.
Souvent ce ligament n'a avec le sternum que de légères
adhérences membraneuses ; quelquefois il se fixe fortement à son périoste et à ses ligaments. Sa *face postérieure* correspond aux muscles sterno-hyoïdiens et sterno-
thyroïdiens ; l'*antérieure*, aux téguments ; son *bord inférieur* forme avec le sternum une échancrure que des
vaisseaux traversent.

679. *Ligament costo-claviculaire ou rhomboïdal.* Ce
ligament ne fait point partie intime de l'articulation qui
nous occupe, puisqu'il ne s'attache en aucune sorte au
sternum. C'est un faisceau court, aplati, rhomboïdal, très
fort, à fibres obliques, serrées, denses, plus longues en
dehors qu'en dedans, qui, de la partie interne et supérieure du cartilage de la première côte, monte obliquement en arrière et en dehors, pour s'implanter à une
saillie qu'offre, en dedans, la face inférieure de la clavicule. Une de ses faces est tournée en avant et en haut, et
est recouverte en grande partie par le muscle sous-clavier ; l'autre, tournée en arrière et en bas, touche à la
veine de ce nom ; en dedans, il correspond à l'articulation.

680. *Fibro-cartilage inter-articulaire.* C'est une lame
méniscoïde, à peu près circulaire, moulée sur les surfaces
articulaires du sternum et de la clavicule, auxquelles elle
est intermédiaire ; elle est plus épaisse à sa circonférence
que dans son centre, qui est quelquefois percé d'une ouverture. Cette *circonférence* est unie aux ligaments dont
nous venons de parler, sur-tout à l'antérieur et au postérieur ; en haut et en arrière, où elle est remarquable-
ment plus épaisse, elle se fixe à la tête de la clavicule ; en
bas et en dedans, elle est fort mince, et s'attache à l'union
du sternum avec le cartilage de la première côte, en se
confondant en partie avec le périchondre de celui-ci. La
structure de cet organe est tout-à-fait analogue à ce que

nous avons remarqué au sujet du fibro-cartilage de l'articulation temporo-maxillaire ; ses fibres sont aussi beaucoup plus apparentes à la circonférence qu'à la partie moyenne, où on ne peut les distinguer.

681. *Membranes synoviales (Capsule*, Boyer *).* Elles sont au nombre de deux, en raison de la disposition du fibro-cartilage inter-articulaire , qui empêche qu'une seule puisse suffire : l'une appartient à la clavicule et à la face supérieure du fibro-cartilage; l'autre revêt le sternum et la face opposée du même organe. Par leur surface extérieure, elles adhèrent en grande partie aux quatre ligaments dont nous avons parlé ; mais, dans les intervalles de ceux-ci, on peut bien les distinguer, et même leur faire former de petites vésicules saillantes, en pressant les surfaces les unes contre les autres. Elles contiennent ordinairement fort peu de synovie ; elles se comportent à l'égard de toutes les parties de l'articulation comme les autres membranes synoviales , et elles ne communiquent l'une avec l'autre que dans les cas où le fibro-cartilage est percé.

3° *Articulation scapulo-claviculaire.*

682. Cette articulation est de l'espèce de celles qu'on désigne sous le nom d'*arthrodies planes.* Les deux surfaces que présentent, pour la constituer, l'extrémité externe de la clavicule (473) d'une part, et le bord supérieur de l'acromion (459) de l'autre, sont encroûtées d'une légère couche de cartilage, remarquable par son peu de dureté et de blancheur. On trouve ordinairement entre elles un ligament inter-articulaire très mince , assez souvent moins large qu'elles, et d'une forme toujours très variable.

Deux ligaments , l'un supérieur, l'autre inférieur, appartiennent à cette articulation, que tapisse une membrane synoviale; mais la clavicule est encore unie à l'apophyse coracoïde par un autre faisceau très fort, ligamenteux, sans aucune continuité de surfaces.

683. *Ligament supérieur.* Il forme un faisceau large et épais, quadrilatère, aplati, plus court en avant qu'en arrière, qui recouvre toute la partie supérieure de l'articulation, et qui est recouvert à son tour par les aponévroses entrecroisées des muscles deltoïde et trapèze. Il est composé de fibres parallèles, obliques de dedans en dehors et d'arrière en avant, d'autant plus longues qu'elles sont plus supérieures, qui se fixent, d'une part, à la partie supérieure de l'extrémité externe de la clavicule, de l'autre, à la partie supérieure de l'acromion.

684. *Ligament inférieur.* Analogue au précédent pour la forme, il est presque aussi prononcé que lui. Ses fibres, plus lâches, moins nombreuses, laissent fréquemment entre elles de petits espaces, et se fixent aux bords inférieurs des deux surfaces. Il se continue antérieurement avec le ligament précédent ; il s'en trouve séparé, en arrière, par un espace que remplit du tissu cellulaire. *En bas*, il répond au muscle sus-épineux, et, *en haut*, à la capsule synoviale et au fibro-cartilage, quand il existe.

685. *Membrane synoviale.* Elle contient fort peu de synovie, et quelquefois est double en raison de la présence du fibro-cartilage inter-articulaire. Sa disposition est très facile à concevoir dans les deux cas, et sa surface extérieure n'est en contact qu'avec les deux ligaments de l'articulation et du tissu cellulaire.

686. *Ligament coraco-claviculaire.* C'est ce ligament qui n'appartient point à l'articulation scapulo-claviculaire ; plusieurs anatomistes l'ont considéré comme double, parce qu'il est formé de deux trousseaux fibreux dont la direction est différente ; tous les deux servent également à unir la clavicule à l'apophyse coracoïde. Considéré dans son ensemble, il paraît irrégulier, volumineux et très fort ; ses deux faisceaux sont séparés l'un de

l'autre, en devant, d'une manière manifeste, par un espace anguleux que remplit du tissu cellulaire.

Le *faisceau postérieur et interne* (*Ligament conoïde*, Boyer) a la figure d'un cône renversé ; il est plus court que l'autre ; ses fibres sont serrées et divergentes ; il se fixe, par sa base, à une tubérosité que présente en dehors la face inférieure de la clavicule , et , par son sommet , à la partie la plus large de l'apophyse coracoïde. Sa *face antérieure* est recouverte par le muscle sous-clavier , et la *postérieure* par le trapèze : il se confond légèrement en dehors avec le second faisceau, et inférieurement avec quelques-unes de fibres du ligament coracoïdien (688).

Le *faisceau antérieur et externe* (*Ligament trapézoïde*, Boyer), éloigné d'un pouce de l'articulation scapulo-claviculaire, est plus long et plus large que le postérieur ; il a aussi moins d'épaisseur ; il est quadrilatère , et ses fibres, moins longues en arrière qu'en avant, sont écartées par de petits espaces cellulaires. Il s'attache, supérieurement, à une ligne oblique, qui, de la tubérosité précédente se porte à l'extrémité de la clavicule, et, inférieurement , en dedans et en arrière à la face supérieure de l'apophyse coracoïde. Il se réunit postérieurement avec le précédent en formant un angle saillant très prononcé. Une de ses faces est tournée en haut et en avant, et l'autre en bas et en arrière : la première est en rapport avec le muscle sous-épineux et un peu avec le ligament acromio-coracoïdien (689), et la seconde, avec du tissu cellulaire graisseux qui remplit l'espace triangulaire que laissent entre eux ces deux faisceaux.

Ligaments propres de l'Omoplate.

687. Outre les ligaments qui viennent d'être décrits, l'omoplate est encore munie de deux autres faisceaux fibreux très distincts , qui s'attachent à elle par les deux

extrémités, et qui n'ont aucun rapport à son articulation avec la clavicule : l'un de ces ligaments ferme l'échancrure du bord supérieur de cet os ; l'autre est tendu entre l'acromion et l'apophyse coracoïde.

688. *Ligament coracoïdien (Ligamentum proprium posterius*, Weit.). Celui-ci manque quelquefois, parce que le trou qu'il complète a une circonférence entièrement osseuse ; dans d'autres circonstances, il est double ou même ossifié. C'est un faisceau mince et plat, plus étroit au milieu qu'à ses extrémités, plus large postérieurement qu'antérieurement, à fibres serrées, aponévrotiques, qui se continuent en partie avec celles du ligament coraco-claviculaire. Il s'attache, d'une part, à la base de l'apophyse coracoïde, de l'autre, à la partie postérieure de l'échancrure. Le nerf sus-scapulaire passe presque toujours sous ce ligament, au-dessus duquel rampent les vaisseaux du même nom, et qui s'ossifie assez souvent.

689. *Ligament acromio-coracoïdien (Ligamentum proprium anterius,* Weit.). Il est triangulaire, large, mince, aplati, tendu transversalement entre l'apophyse coracoïde et l'acromion, plus large du côté de la première que de celui du second. Il s'attache en effet dans toute l'étendue du bord externe de l'apophyse coracoïde par deux faisceaux ; d'abord séparés par du tissu cellulaire, et se réunissant ensuite en un trousseau commun, qui, en s'approchant du sommet de l'acromion, auquel il se fixe, devient plus étroit et plus épais. L'une des deux racines de ce trousseau est antérieure, plus courte, plus large et plus mince, dirigée transversalement en dehors ; l'autre, postérieure, plus longue, plus étroite et plus épaisse, se porte obliquement en arrière et en dehors. Toutes deux sont cependant réunies par une légère membrane fibreuse.

La *face supérieure* du ligament acromio-coracoïdien est recouverte par la clavicule et par le muscle deltoïde ;

l'*inférieure* recouvre le muscle sus-épineux. Son *bord antérieur* se continue avec une lame cellulaire assez dense, subjacente au muscle deltoïde et appliquée sur les tendons des muscles sus et sous-épineux. Ce ligament complète l'espèce de voûte que forment au-dessus de la tête de l'humérus l'acromion et l'apophyse coracoïde.

3º *Articulation huméro-scapulaire.*

690. Les parties osseuses qui concourent à la formation de cette articulation, sont, d'une part, la tête de l'humérus (481), de l'autre, la cavité glénoïde de l'omoplate (466). L'une et l'autre sont revêtues de cartilages diarthrodiaux, plus épais au centre de la première et à la circonférence de la seconde que dans les autres points de leur étendue. Il faut remarquer encore que la profondeur et l'étendue de la cavité glénoïde ne sont point en rapport avec le volume de la tête de l'humérus, en sorte qu'une portion de cette éminence est toujours hors de la cavité et correspond à la capsule articulaire.

691. *Ligament capsulaire* (*Ligament orbiculaire* , Boyer). Il entoure toute l'articulation, et est le seul lien qui soit propre à assurer le rapport mutuel de ses surfaces. Il a la forme d'un conoïde creux, tronqué, très renflé au milieu, et dont le sommet embrasserait le contour de la cavité glénoïde de l'omoplate, tandis que sa base serait fixée autour du col de l'humérus, dont la circonférence a plus d'étendue que celle de la cavité glénoïde. Sa laxité est très remarquable, et il est beaucoup plus long qu'il ne le faut pour maintenir seulement les surfaces en contact ; il leur permet de s'éloigner l'une de l'autre de plus d'un pouce. La *face externe* est recouverte, en haut et en dedans, par le ligament coraco-huméral (692) et par le muscle deltoïde ; un peu plus en dehors, par les muscles sus-épineux, sous-épineux et petit rond, dont les tendons lui sont fortement unis ; en bas, la longue por-

tion du muscle triceps-brachial n'en est séparée que par
une couche mince de tissu cellulaire assez lâche, de même que les vaisseaux et les nerfs axillaires ; en dedans,
elle est interrompue pour le passage du tendon du muscle
sous-scapulaire, qui confond une partie de ses fibres avec
ce ligament : de cette interruption, résulte le plus ordinairement une ouverture ovale dont la circonférence est
fortifiée, en haut et sur les côtés, par deux faisceaux fibreux assez prononcés. Sa *face interne* est absolument
tapissée par la membrane synoviale. Son *bord supérieur*
s'attache autour de la cavité glénoïde, au-delà du ligament glénoïdien (693) : il est quelquefois interrompu en
dedans et comme remplacé par le tendon du muscle sous-
scapulaire. Son *bord inférieur* se fixe à la base du col de
l'humérus, en s'épanouissant et se prolongeant sensiblement au-dessous de cette portion de l'os, inférieurement,
tandis que, supérieurement, il se confond avec le tendon
du sus-épineux et avec celui du sous-épineux : entre les
deux tubérosités humérales, ce bord est interrompu par
le passage du tendon du muscle biceps-brachial, et s'attache aux deux côtés de la coulisse qui le loge.

Ce ligament est formé de fibres entrecroisées dans divers sens, et il a plus d'épaisseur en haut que partout
ailleurs. Les tendons des différents muscles qui s'implantent aux tubérosités humérales se confondent en partie
avec lui, et ne concourent pas peu à le fortifier.

692. *Ligament coraco-huméral (Ligament accessoire,*
Boyer). Il est situé à la partie supérieure et interne de
l'articulation, et est formé par un faisceau très dense qui
naît du bord externe de l'apophyse coracoïde, et qui, se
dirigeant en avant et en dehors, vient s'attacher à la partie antérieure de la grosse tubérosité de l'humérus, en
confondant ses fibres avec celles du tendon du muscle
sous-épineux. Sa face interne est intimement unie à la
capsule dans la plus grande partie de son étendue.

693. *Ligament glénoïdien.* C'est une sorte de bourrelet comme fibro-cartilagineux, qui semble destiné à augmenter la profondeur de la cavité glénoïde; il est sur-tout formé par les fibres du tendon de la longue portion du muscle biceps-brachial, qui se bifurque à la partie supérieure de cette même cavité, qu'il embrasse dans l'intervalle de ses deux branches. On y reconnaît aussi des fibres propres, qui, parties d'un point quelconque de la circonférence de celle-ci, viennent se terminer à un point plus ou moins éloigné. Il est comme prismatique, triangulaire; sa portion la plus épaisse est fixée sur le contour de la cavité; son bord libre est mince et tranchant. La membrane synoviale revêt ce ligament.

694. *Membrane synoviale.* Après avoir tapissé la cavité glénoïde et le bourrelet ligamenteux qui la borde, cette membrane se réfléchit en arrière sur le col de l'omoplate pour gagner la face interne du ligament capsulaire, laquelle en est entièrement revêtue; à l'endroit de l'écartement des fibres de ce ligament, elle est appliquée immédiatement sur le côté du tendon du muscle sous-scapulaire; parvenue au col de l'humérus, elle se réfléchit pour se porter sur le cartilage de la tête de cet os. Au moment où cette réflexion s'opère, elle laisse, entre le ligament capsulaire et l'os, un petit espace vide, circulaire et triangulaire, et elle fournit un prolongement qui descend, dans l'étendue d'un pouce environ, le long de la coulisse bicipitale, et remonte ensuite par le tendon du muscle biceps, en l'enveloppant de toutes parts jusqu'à la cavité glénoïde, et en formant inférieurement un cul-de-sac qui s'oppose à l'écoulement de la synovie. Par cette disposition, il arrive que ce tendon traverse librement l'articulation, mais n'est point renfermé dans l'intérieur de la membrane synoviale.

695. A la partie supérieure de cette même articulation, il existe une autre membrane synoviale, qui s'étend du

ligament capsulaire à la voûte formée par les apophyses acromion et coracoïde et par le ligament acromio-cora-coïdien ; elle contient constamment une grande quantité de synovie, et paraît appartenir autant au muscle sus-épineux qu'à l'articulation elle-même.

696. Cette articulation renferme aussi des pelotons de tissu cellulaire granulés, rougeâtres, très vasculaires ; ils se trouvent réunis en plus ou moins grand nombre à la partie interne des attaches supérieure et inférieure du ligament capsulaire ; les artères et les veines de ceux de ces petits corps qui sont situés sur l'humérus, viennent des vaisseaux circonflexes antérieurs, qui répandent aussi sur la capsule un grand nombre de branches ; les grains cellulaires placés sur le col de l'omoplate reçoivent des rameaux qui partent des vaisseaux scapulaires supérieurs : quelques-uns de ceux-ci se portent à la capsule.

4° *Articulation huméro-cubitale* (1).

697. Cette articulation constitue un ginglyme angulaire parfait, dû à la rencontre des extrémités supérieures du cubitus et du radius avec l'extrémité inférieure de l'humérus. Ces diverses parties présentent, dans leur ensemble, deux rangées transversales d'éminences et de cavités, qui s'emboîtent réciproquement les unes dans les autres d'une manière très serrée, et dont toutes les surfaces sont revêtues de cartilages. Celui de la cavité du radius se continue en s'amincissant sur le contour cylindrique de l'extrémité de cet os. Celui de la grande cavité sigmoïde du cubitus (494) se prolonge sur la petite cavité du même nom ; il est interrompu à sa partie moyenne

---

(1) On désigne ainsi cette articulation, qu'on nomme vulgairement *Coude*, parce que le cubitus a beaucoup plus de part à sa formation que le radius, qui y entre néanmoins pour quelque chose.

par un enfoncement transversal, élargi à ses extrémités, où il se convertit en échancrures.

Quatre ligaments servent à maintenir en rapport les surfaces de cette articulation, que tapisse, dans tous ses points, une membrane synoviale.

698. *Ligament latéral externe.* Peu distinct d'u n tendon qui est commun aux muscles situés à la face postérieure de l'avant-bras, et presque confondu avec celui du court supinateur, ce ligament est un faisceau fibreux, court, vertical, aplati, triangulaire, plus large en bas qu'en haut, appliqué sur la capsule synoviale de l'articulation. Son *extrémité supérieure* s'attache à la tubérosité externe de l'humérus; l'*inférieure* se perd dans le ligament annulaire du radius, et semble se bifurquer pour se partager également entre la partie antérieure et la partie postérieure de celui-ci. Quelques-unes de ses fibres postérieures passent sur ce ligament, et viennent, en se confondant avec le ligament postérieur, se fixer au bord externe du cubitus.

699. *Ligament latéral interne.* Celui-ci, plus long, plus large et plus fort que le précédent, est, comme lui, triangulaire; mais il est formé de deux faisceaux distincts: l'un, qui est antérieur, se fixe à la tubérosité interne de l'humérus, et vient se terminer en dedans de l'apophyse coronoïde du cubitus, caché par le tendon commun aux muscles antérieurs de l'avant-bras, et appliqué sur la membrane synoviale, qu'il repousse même un peu dans l'intérieur de l'articulation; l'autre faisceau, qui est postérieur, est formé de beaucoup de fibres rayonnées, qui, parties aussi de la tubérosité interne de l'humérus, vont s'insérer en dedans de l'olécrâne, et qui sont en rapport en dedans avec les muscles triceps-brachial et cubital antérieur, et avec le nerf cubital, tandis qu'en dehors elles fortifient la membrane synoviale.

700. *Ligament antérieur* ou *accessoire.* C'est une espèce

de membrane mince , irrégulière, d'une forme variable,
composée de fibres obliques , écartées les unes des autres
par des intervalles que remplit du tissu cellulaire. Il
couvre presque toute l'articulation en devant : ses fibres
superficielles, très nombreuses, se portent de la tubérosité interne de l'humérus au ligament annulaire du
radius, avec lequel elles se confondent ; les moyennes
sont verticales ; elles naissent de l'humérus entre ses deux
tubérosités, et se perdent parmi les précédentes ; les profondes, verticales aussi, sont réunies en faisceaux isolés ;
elles partent de la cavité coronoïde de l'humérus et disparaissent insensiblement sur la membrane synoviale.
La *face antérieure* de ce ligament est recouverte par le
tendon du muscle brachial antérieur ; la *postérieure* est
en rapport avec la membrane synoviale, et avec une
masse de tissu cellulaire rougeâtre et très vasculaire,
qu'on a regardée comme une glande synoviale , et qui
remplit la cavité coronoïde.

701. *Ligament postérieur*. Il ne se peut bien voir que
lorsqu'on a fléchi l'avant-bras sur le bras, et il est beaucoup moins fort que le précédent. Il est formé de deux
faisceaux séparés : l'un, qui est interne, est à peu près
parallèle au faisceau postérieur du ligament latéral
interne, et vient , en montant du sommet de l'olécrâne,
s'implanter en dedans de la poulie ou trochlée de l'humérus et au bord de sa cavité olécrânienne ; l'autre, qui
est externe , est une espèce de bandelette fibreuse ,
étendue entre les deux tubérosités de cet os , immédiatement derrière sa cavité olécrânienne.

Ce ligament est recouvert par le tendon du muscle triceps-brachial et par le muscle anconé, et se trouve appliqué sur la membrane synoviale et sur une masse de tissu
cellulaire qui occupe la fosse olécrânienne à sa partie
supérieure.

702. *Membrane synoviale*. Elle est commune à l'arti-

culation huméro-cubitale et à celle des deux os de l'avant-bras entre eux à leur partie supérieure. Appliquée derrière le ligament antérieur de l'articulation, dont elle est séparée par beaucoup de tissu cellulaire, cette membrane descend vers le col du radius, tout autour duquel elle forme une espèce de cul-de-sac, en se portant à la face interne de son ligament annulaire ; elle remonte ensuite dans la cavité de la tête du radius, se prolonge entre elle et le cubitus, revêt les deux cavités sigmoïdes de celui-ci, gagne la face interne du tendon du muscle triceps-brachial, des ligaments latéraux, du ligament postérieur, pour arriver à la cavité olécrânienne ; de là, elle parvient aux diverses surfaces articulaires de l'extrémité inférieure de l'humérus ; elle les tapisse et arrive à la cavité coronoïde, d'où elle va trouver le point d'où nous l'avons supposée partir. Sa *surface extérieure* est en rapport avec le muscle brachial antérieur, en avant ; avec le nerf cubital et les muscles triceps-brachial et anconé, en arrière ; avec le ligament latéral interne et le tendon commun des muscles antérieurs de l'avant-bras, en dedans ; avec le ligament latéral externe et le tendon commun des muscles postérieurs de l'avant-bras, en dehors.

Cette membrane est soulevée par des paquets adipeux synoviaux, vis-à-vis les enfoncements qui surmontent la poulie et le condyle de l'humérus, ainsi qu'au sommet de l'olécrâne, autour des cavités sigmoïdes du cubitus.

5° *Articulations radio-cubitales.*

705. Ces articulations, par leur ensemble, constituent un ginglyme latéral double, et ont lieu, en haut et en bas, par un contact immédiat des deux os de l'avant-bras, qui sont séparés au milieu (524), et maintenus en rapport seulement par une membrane fibreuse qui passe de l'un à l'autre,

TOME I. 22

a. *Articulation radio-cubitale supérieure.*

704. Pour cette articulation, c'est le côté interne de la
circonférence de la tête du radius qui est reçu dans la
petite cavité sigmoïde du cubitus (493). Ses surfaces sont
revêtues d'une croûte cartilagineuse qui se continue avec
les cartilages de l'articulation précédente ; elles n'ont pas
non plus d'autres membranes synoviales que la sienne :
un seul ligament existe pour cette articulation.

705. *Ligament annulaire* (*Ligamentum orbiculare
Radii*, Weit.). C'est une bandelette fibreuse, très forte ;
aplatie, large d'environ deux lignes, très dense, souvent
pénétrée de gélatine et comme cartilagineuse, à fibres
circulaires, plus apparentes aux extrémités qu'à la partie
moyenne ; entourant l'extrémité supérieure du radius, et
formant, avec la petite cavité sigmoïde du cubitus, une
espèce d'anneau dans lequel cet os tourne avec facilité.
Le ligament constitue à peu près les deux tiers de cet anneau, et s'attache, d'une part, au bord antérieur de la petite cavité sigmoïde, de l'autre, à son bord supérieur. Sa
face externe est recouverte par plusieurs muscles et par
le ligament latéral externe de l'articulation précédente
qui s'unit avec elle : sa *face interne* est tapissée par la
membrane synoviale ; sa *circonférence supérieure* est
fixée par plusieurs des ligaments de l'articulation huméro-cubitale ; l'*inférieure* est libre et correspond, dans
la plus grande partie de son étendue, à un repli de la membrane synoviale en forme de cul-de-sac : seulement en
arrière quelques fibres obliques, nées de la partie postérieure du cubitus, au-dessous d'elle, viennent s'y attacher.

b. *Articulation radio-cubitale moyenne.*

706. *Ligament interosseux* (*Membrana interossea*,

Weit.). Ce ligament et le suivant sont les seuls moyens que la nature ait employés ici pour empêcher les os de s'écarter; ils sont en outre destinés à fermer l'intervalle qui les sépare, car il n'y a point de contact de surfaces, comme dans les autres articulations.

Le ligament interosseux remplit l'espace qui existe entre le radius et le cubitus, et est pourtant un peu moins long que lui, parce qu'il manque depuis l'articulation huméro-cubitale jusqu'au-dessous de la tubérosité bicipitale; là, se trouve seulement un intervalle vide, par lequel passent les vaisseaux interosseux postérieurs. Il se présente sous la forme d'une membrane mince, aponévrotique, resplendissante, un peu plus épaisse supérieurement qu'inférieurement, composée d'un grand nombre de faisceaux fibreux aplatis, parallèlement placés les uns au-dessus des autres, et descendant obliquement du bord interne du radius au bord externe du cubitus. Ces faisceaux principaux sont unis entre eux par d'autres fibres très déliées, comme tomenteuses, lâches et flexibles, qui laissent dans leurs intervalles de petites ouvertures plus ou moins apparentes, et qui permettent à des vaisseaux et à des filets nerveux de passer d'une des faces de l'avant-bras, à celle du côté opposé. Les *deux bords latéraux* de ce ligament se confondent intimement avec le périoste du radius et du cubitus; sa *face antérieure* est recouverte, dans ses trois quarts supérieurs, par les muscles fléchisseur profond des doigts et long fléchisseur propre du pouce, qui s'y implantent en partie, et qui ont entre eux les vaisseaux interosseux antérieurs; et, dans son quart inférieur, par le muscle carré pronateur. Sa *face postérieure* est en rapport avec les muscles court supinateur, grand abducteur, petit et grand extenseurs du pouce, et extenseur propre de l'index; elle présente ordinairement deux ou trois bandes fibreuses qui descendent du cubitus vers le radius, et qui

22.

ont par conséquent une direction opposée à celle des
autres fibres. Enfin ce ligament, qui est échancré en
haut, comme nous l'avons dit, est percé en bas d'une ouverture ovalaire très marquée, pour le passage des vaisseaux et du nerf interosseux antérieurs.

707. *Ligament rond (Chorda transversalis Cubiti ,*
Weit.). Il semble destiné à remplacer le ligament précédent dans la partie supérieure de l'intervalle interosseux.
C'est un cordon fibreux d'un très petit volume, arrondi,
placé sur un plan antérieur à celui du ligament interosseux, suivant une direction opposée à la sienne, et séparant supérieurement le muscle fléchisseur sublime des
doigts du court supinateur; il s'attache en haut à la partie antérieure et supérieure du cubitus ; au-dessous de
l'insertion du muscle brachial antérieur: de là il descend
parallèlement au bord interne du tendon du muscle biceps, et se fixe ensuite au radius, immédiatement au-dessous de la tubérosité bicipitale. Il laisse, entre lui et cet
os, un espace triangulaire très marqué, et rempli de tissu
cellulaire. Quelquefois il est composé de deux faisceaux,
dont l'un passe derrière le tendon du biceps et vient
s'implanter en dehors de la tubérosité bicipitale.

c. Articulation radio-cubitale inférieure.

708. Cette articulation est formée par la réception de
la tête du cubitus dans une facette concave qu'offre le
radius en bas et en dedans. Les deux surfaces sont
revêtues d'un cartilage très mince et fort lisse, et sont
simplement entourées de quelques fibres irrégulières,
peu marquées, qui fortifient, en avant et en arrière, la
membrane synoviale. Le principal moyen d'union qu'on
remarque ici est un fibro-cartilage.

709. *Fibro-cartilage triangulaire (Cartilago interme-
dia triangularis,* Weit.). Placé transversalement entre

l'extrémité inférieure du radius et du cubitus, ce fibro-cartilage est mince, étroit, jaunâtre, triangulaire, comme son nom l'indique; il est plus dense et plus cartilagineux à sa circonférence qu'à son centre, plus mince et plus large en dehors qu'en dedans, et formé de fibres plus apparentes en bas qu'en haut. Sa *face supérieure*, concave et lisse, est contiguë à la partie inférieure de la tête du cubitus; l'*inférieure*, concave et lisse aussi, est en rapport avec l'os pyramidal; ses *bords antérieur* et *postérieur* sont unis avec les fibres de l'articulation radio-carpienne; sa *base* s'implante au bord saillant qui sépare la cavité carpienne de l'extrémité inférieure du radius, d'avec celle qui reçoit le cubitus; ou même quelquefois elle n'y tient que par le moyen des membranes synoviales : son *sommet* enfin s'attache à l'enfoncement qui sépare l'apophyse styloïde du cubitus de la facette articulaire de cet os.

710. *Membrane synoviale* (*Membrana capsularis sacciformis*, Weit.). Sa laxité est fort remarquable antérieurement et postérieurement, où elle est recouverte de quelques fibres obliques et irrégulières. Elle passe du cubitus au radius en formant entre eux un cul-de-sac très lâche, et, de ce dernier, elle se réfléchit sur la face supérieure du fibro-cartilage précédent. La quantité de synovie qu'elle contient est toujours assez grande.

6° *Articulation radio-carpienne.*

711. C'est une arthrodie qui est formée par la jonction de la main et de l'avant-bras. L'extrémité inférieure du radius entre particulièrement dans la confection de cette articulation, à laquelle le cubitus n'a que peu de part. Cette extrémité inférieure du radius partagé en deux facettes, et la face inférieure du fibro-cartilage triangulaire, constituent une cavité elliptique transversalement,

dans laquelle est reçue une surface convexe, inclinée en arrière, formée par le scaphoïde, le semi-lunaire et le pyramidal : les deux premiers de ces os correspondent au radius, et le troisième au fibro-cartilage, qui le sépare du cubitus. Des cartilages diarthrodiaux assez épais tapissent toutes les surfaces osseuses de cette articulation, dans l'intérieur de laquelle on trouve une membrane synoviale fort apparente. Elle est fortifiée par quatre ligaments.

712. *Ligament latéral externe.* Il descend du sommet de l'apophyse styloïde du radius à la partie externe du scaphoïde : de ses fibres, qui sont divergentes, les antérieures, plus longues, se continuent avec le ligament annulaire du carpe, et se portent même jusqu'à l'os trapèze. Il a une forme assez irrégulière, mais il est très résistant.

713. *Ligament latéral interne.* Du sommet de l'apophyse styloïde du cubitus, il se porte obliquement en dedans et en avant au côté interne de l'os pyramidal, où il se fixe. Il envoie quelques-unes de ses fibres les plus superficielles au ligament annulaire antérieur du carpe et à l'os pisiforme. Il est plus épais et moins large que le précédent (1).

714. *Ligament antérieur* ou *styloïdien du Radius.* Né au-devant de l'extrémité inférieure du radius et de l'apophyse styloïde de cet os, il descend en dedans, et vient s'attacher à la partie antérieure des os scaphoïde, semilunaire et pyramidal, mais principalement au second. Ses fibres, qui ne sont presque plus apparentes inférieurement, sont réunies supérieurement en bandelettes étroites et parallèles; elles forment une sorte de membrane qui offre de petites ouvertures pour le passage de vais-

---

(1) Parfois on a appelé proprement *Ligament droit* la portion interne de ce ligament, celle qui descend vers le pyramidal.

seaux, et qui est recouverte par les tendons des muscles fléchisseurs des doigts (1).

715. *Ligament postérieur* ou *rhomboïdal.* Il est moins large et moins fort que le précédent, et cependant ses fibres sont plus blanches et plus prononcées. Il se fixe en arrière de l'extrémité inférieure du radius, et descend obliquement en dedans s'attacher à la partie postérieure du semi-lunaire et du pyramidal. Il est recouvert par les tendons des muscles extenseurs digitaux, et est, comme l'antérieur, appliqué sur la membrane synoviale.

716. *Membrane synoviale.* Étendue d'abord sur la surface convexe que présentent les os du carpe, ainsi que sur la substance particulière qui les unît entre eux, cette membrane les abandonne pour se porter à la face interne des ligaments qui viennent d'être décrits; on la voit même en divers points à nu entre leurs fibres, et lorsqu'on presse l'articulation, on la fait saillir sous la forme de petites vésicules; elle quitte les ligaments pour se déployer sur la partie articulaire du radius et sur la face inférieure du fibro-cartilage triangulaire. Vers sa partie supérieure on trouve quelques-uns de ces pelotons cellulaires dont nous avons déjà parlé plusieurs fois : elle contient constamment une assez grande quantité de synovie.

On rencontre, dans cette articulation, de petits grains cellulaires et vasculaires en grande quantité, autour de la petite tête du cubitus ; ils reçoivent leurs vaisseaux des vaisseaux interosseux; il y en a aussi quelques-uns, mais qui sont moins prononcés, sur le contour du cartilage du radius.

---

(1) Le plan des fibres profondes de ce ligament a été, par quelques anatomistes, désigné sous le nom spécial de *Ligament oblique.*

a. *Articulation des Os de la Rangée anti-brachiale du Carpe.*

717. Nous avons déjà décrit les surfaces à peu près planes par le moyen desquelles les os du carpe sont joints entre eux ; toutes leurs articulations sont du genre des arthrodies, et tous les points par lesquels ils sont en contact sont recouverts de cartilage. Il ne nous reste plus qu'à parler des ligaments qu'ils offrent, et qui sont semblables pour les trois premiers os de la première rangée, et pour tous ceux de la seconde. Une couche fibreuse, presque continue, entoure d'ailleurs ces os et assure la solidité de leurs articulations.

718. *Ligaments interosseux.* Ce sont deux couches très étroites, d'une substance comme fibro-cartilagineuse, dense et serrée, qui se trouvent à la partie supérieure de l'intervalle que laissent entre eux le scaphoïde et le semi-lunaire d'une part, et de l'autre, celui-ci et le pyramidal. Leur face supérieure est lisse et de niveau avec la convexité du scaphoïde et du semi-lunaire, et est recouverte par la membrane synoviale de l'articulation radio-carpienne.

La petitesse des intervalles qu'ils remplissent explique l'excessive brièveté de ces ligaments.

719. *Ligaments dorsaux* (*Ligaments postérieurs*, Boyer). Il y en a deux, qui sont placés transversalement derrière les os de la première rangée du carpe, entre le scaphoïde et le semi-lunaire, d'une part, et, de l'autre, entre celui-ci et le pyramidal. Ils se confondent en grande partie avec les organes fibreux environnants, et se continuent l'un avec l'autre par quelques-unes de leurs fibres. Parmi celles-ci, les superficielles sont les plus longues.

720. *Ligaments palmaires* (*Ligam. antérieurs*, Boyer). Moins forts que les précédents, placés profondément sous

le ligament radio-carpien antérieur, transversalement dirigés, ils s'attachent, d'une part, au scaphoïde et au semi-lunaire, et de l'autre, à ce dernier et au pyramidal. En passant d'un de ces os à l'autre, ils contractent des adhérences avec les ligaments interosseux.

721. Le pisiforme s'articule avec le pyramidal d'une manière différente; la facette arrondie par laquelle il correspond au pyramidal est encroûtée de cartilage, et donne attache, par sa circonférence, à une petite membrane synoviale isolée et assez lâche, que fortifient quelques trousseaux fibreux irréguliers.

b. *Articulations des Os de la rangée métacarpienne du Carpe.*

722. *Ligaments dorsaux et palmaires.* Ils offrent la même disposition que ceux de la première rangée; mais il en existe trois de chaque espèce qui s'étendent transversalement, en avant et en arrière du trapèze au trapézoïde, de celui-ci au grand os, et de ce dernier à l'unciforme. Leurs fibres, qui sont parallèles, sont plus courtes profondément que superficiellement. Les ligaments dorsaux sont plus prononcés que les palmaires.

723. *Ligaments interosseux.* Il n'y en a que deux, un entre le trapézoïde et le grand os, et un entre celui-ci et l'os unciforme. Le premier est moins marqué que le dernier, qui occupe un espace situé au-devant des surfaces articulaires. L'un et l'autre sont des faisceaux irréguliers, entremêlés de tissu adipeux.

c. *Articulation des deux Rangées des Os du Carpe l'une avec l'autre.*

724. Cette articulation est composée de deux arthrodies et d'une énarthrose; la contiguïté du scaphoïde avec le trapèze et le trapézoïde, d'une part, et de l'autre, celle du pyramidal et de l'os unciforme, constituent les deux arthrodies. Quant à l'énarthose, elle est constituée par

la réception de la tête du grand os dans une cavité formée par le scaphoïde et par le semi-lunaire. Des cartilages minces recouvrent les surfaces par lesquelles ces os sont en contact, et des ligaments en maintiennent les rapports.

725. *Ligaments latéraux externe et interne.* Ils sont très courts et paraissent se continuer avec les ligaments latéraux de l'articulation radio-carpienne. Le premier, qui est le plus fort et le plus apparent, naît de la partie externe du scaphoïde et se termine à celle du trapèze; le second descend du pyramidal à l'os unciforme.

726. *Ligament antérieur.* Formé de fibres courtes et serrées, il est beaucoup plus visible en dedans qu'en dehors de l'articulation : il consiste en plusieurs bandelettes obliques et parallèles qui, des trois premiers os de la rangée anti-brachiale du carpe, se dirigent en dedans et en arrière, et vont se terminer à ceux de l'autre rangée.

727. *Ligament postérieur.* Très variable quant à sa grandeur et à sa direction, celui-ci est également formé de plusieurs bandes fibreuses qui naissent de la partie postérieure des os de la première rangée, pour aller finir à ceux de la seconde. Comme cela a lieu pour le ligament précédent, il a les mêmes rapports que ceux de l'articulation radio-carpienne, avec lesquels il semble former une membrane fibreuse qui enveloppe tout le carpe.

728. *Membrane synoviale.* Elle tapisse les surfaces à l'aide desquelles les deux rangées du carpe sont en contact ; elle fournit en outre deux prolongements qui se portent en haut entre les trois premiers os de la rangée anti-brachiale jusqu'aux ligaments interrosseux ; elle en donne aussi trois inférieurement qui descendent entre les quatre os de la rangée métacarpienne, pour aller de là revêtir les surfaces de l'articulation carpo-métacarpienne et des articulations métacarpiennes supérieures : elle se termine entre les facettes de celle-ci par de petits culs-de-sac. Dans certaines parties de son trajet, cette

membrane offre de petits grains adipeux et des points rouges, saillants, analogues aux franges synoviales ; elle abandonne aussi parfois les surfaces articulaires : c'est ainsi qu'elle recouvre entièrement en arrière le col du grand os ; elle tapisse aussi la face interne des ligaments de toutes les articulations entre lesquelles elle établit une communication. Si l'on en excepte le pisiforme, une seule membrane synoviale est donc commune à toutes les surfaces par lesquelles les os du carpe s'articulent entre eux.

729. *Ligaments du Pisiforme.* Ils sont au nombre de deux, très distincts et très forts ; ils naissent de la partie inférieure du pisiforme, et sont situés sur un plan bien antérieur à celui des autres ligaments du carpe. L'un, qui est externe, va se rendre à l'apophyse de l'os unciforme ; l'autre, qui est interne, va se terminer, en s'écartant du précédent, à la partie supérieure du cinquième os du métacarpe. Ils complètent la gouttière dans laquelle passent les tendons des muscles fléchisseurs digitaux, et se confondent en partie avec les tendons des muscles cubital antérieur et adducteur du petit doigt, qui maintiennent, conjointement avec eux, l'os pisiforme dans sa position.

8° *Articulations carpo-métacarpiennes.*

a. *Articulation du Trapèze et du premier Os du Métacarpe.*

730. C'est une arthrodie dont nous avons déjà décrit les surfaces (501-506), qui sont recouvertes d'un cartilage d'incrustation, et tapissées par une membrane synoviale assez lâche, qui se porte de l'un à l'autre.

631. *Ligament capsulaire.* C'est le seul que nous offre cette articulation. Il est formé de fibres longitudinales, plus prononcées en dehors et en arrière que dans les autres sens, et qui se portent du contour de l'extrémité supérieure de l'os du métacarpe à celui de la surface arti-

culaire du trapèze. Elles laissent entre elles des écartements à travers lesquels on aperçoit la capsule synoviale qui en tapisse la face interne; et ces écartements l'ont
fait diviser en quatre *ligaments accessoires*, un *dorsal*, un
palmaire et deux *latéraux*, par quelques professeurs
d'anatomie. Les muscles du pouce fortifient aussi beaucoup cette articulation.

b. *Articulations des quatre derniers Os du Métacarpe avec le Carpe.*

732. Nous connaissons déjà la disposition des facettes
qui constituent ces articulations, et la membrane synoviale qui en revêt les cartilages (728). Elles n'offrent à
notre examen que deux sortes de ligaments, les uns antérieurs et les autres postérieurs.

733. *Ligaments dorsaux* ou *postérieurs.* Ils descendent
de la face postérieure des os de la seconde rangée du carpe
aux quatre derniers os du métacarpe. Le trapèze et le
trapézoïde en envoient chacun un au second de ces os; le
grand os en fournit un au troisième ; le quatrième en a
deux, dont l'un vient du grand os, et l'autre de l'os unciforme; ce dernier os enfin donne naissance au seul de ces
ligaments qui appartienne au cinquième os métacarpien.
Tous ces petits faisceaux sont très courts, aplatis, quadrilatères, minces et très serrés. Ils laissent entre eux des
espaces par où passent des vaisseaux sanguins.

734. *Ligaments palmaires* ou *antérieurs.* Ils sont bien
moins distincts que les postérieurs, et ont du reste absolument la même disposition qu'eux. Le troisième os du
métacarpe offre seul quelque différence ; il est lié au trapèze par deux ligaments superficiels situés au-dessus de
la gaîne du tendon du muscle grand palmaire, et par un
ligament profond placé au-dessous de cette gaîne; il tient
aussi à l'os unciforme par une bandelette particulière.

9° *Articulations métacarpiennes.*

735. Ces articulations n'ont lieu absolument qu'entre les quatre derniers os du métacarpe, qui se touchent en haut par de petites facettes encroûtées de cartilage et déjà décrites, comme la capsule synoviale (728) qui les revêt. Les facettes antérieures des quatre qui mettent le troisième et le quatrième os du métacarpe en contact, sont les seules pour lesquelles il existe une petite poche synoviale spéciale. Des *Ligaments dorsaux* et *palmaires*, au nombre de trois de chaque côté, transversalement dirigés, assez peu distincts les uns des autres, sur-tout en devant, fortifient les articulations des quatre derniers os du métacarpe, qui ont aussi entre eux, à leur région supérieure, des espèces des ligaments interosseux, courts et serrés, placés immédiatement au-dessous des culs-de-sac de la membrane synoviale.

736. *Ligament métacarpien transverse et inférieur.* C'est une bandelette fibreuse, large d'environ deux lignes, tendue transversalement au-devant des extrémités inférieures des quatre derniers os du métacarpe; lesquelles ne sont pas dans un contact immédiat entre elles. Sa *face antérieure* est creusée de quatre enfoncements qui répondent au passage des tendons des muscles fléchisseurs digitaux, et dont les côtés sont continus avec les gaînes de ces tendons; elle est recouverte en outre par les muscles lombricaux et par les vaisseaux et les nerfs des doigts. Sa *face postérieure* est étroitement unie aux ligaments des articulations métacarpo-phalangiennes, et répond aux tendons des muscles interosseux.

Les fibres de ce ligament sont transversales; les superficielles, plus longues, embrassent les têtes des quatre os métacarpiens, les profondes, plus courtes; vont seulement de l'un à l'autre de ces os,

10° *Articulations métacarpo-phalangiennes.*

737. Ces articulations sont formées par la réception des têtes des os du métacarpe dans une facette concave et superficielle que présentent les extrémités supérieures des premières phalanges des cinq doigts; les surfaces sont encroûtées de cartilage également; mais celles des phalanges sont beaucoup moins étendues que celles des os du métacarpe. Un ligament antérieur, et deux ligaments latéraux, servent à affermir chacune de ces articulations, que revêt une capsule synoviale.

738. *Ligament antérieur.* Bichat est le premier anatomiste qui ait donné une description de ce ligament, lequel est une espèce de demi-anneau fibreux qui embrasse la partie antérieure de chaque articulation. De chaque côté, il se fixe à l'os du métacarpe, au-devant des ligaments latéraux; en devant, il confond en partie ses fibres avec celles du ligament métacarpien transverse et inférieur, et avec celles de la gaîne des tendons des muscles fléchisseurs digitaux: cette disposition fait qu'il est formé de deux plans courbes adossés par leur convexité, dont l'un correspond au tendon et l'autre à l'articulation. C'est dans l'épaisseur de ce ligament que se développent, au pouce, les deux petits os sésamoïdes entre lesquels passe le tendon du muscle long fléchisseur propre de ce doigt.

759. *Ligaments latéraux.* Nés des parties latérales de la tête de chaque os du métacarpe, derrière le précédent, et dans un petit enfoncement particulier, ils descendent obliquement en avant, et vont s'attacher aux deux côtés de l'extrémité supérieure de la phalange. Ils sont épais; plus larges en haut qu'en bas, arrondis, et composés de fibres longitudinales, parallèles et très nombreuses. En dehors, ils sont côtoyés par les vaisseaux et les nerfs collatéraux des doigts; en dedans, la membrane synoviale les revêt.

740. *Membrane synoviale.* Déployée d'abord dans un petit espace au-devant de la surface cartilagineuse des os du métacarpe, elle se porte ensuite derrière le ligament antérieur et en dedans des ligaments latéraux, d'où elle gagne la facette articulaire de la phalange ; elle forme après cela une poche très lâche, très spacieuse et libre en grande partie, au-dessous du tendon du muscle extenseur, et revêt enfin la tête de l'os du métacarpe.

11° *Articulations phalangiennes.*

741. Les articulations des phalanges entre elles sont des ginglymes angulaires parfaits, et ont toutes la ressemblance la plus grande par rapport à leurs surfaces articulaires et à leurs ligaments. Il n'y en a qu'une pour le pouce, les quatre doigts en ont chacun deux. Les condyles de l'extrémité inférieure des premières et secondes phalanges sont encroûtés de cartilages, ainsi que les cavités correspondantes de l'extrémité supérieure des secondes et des troisièmes. Un ligament antérieur, deux ligaments latéraux, et une capsule synoviale appartiennent à chacune de ces articulations. Le *Ligament antérieur*, de même forme que celui de l'articulation précédente, s'attache aux deux côtés de l'extrémité de la phalange d'en haut, et reçoit antérieurement beaucoup de fibres denses et nacrées, qui partent de la gaîne des tendons des fléchisseurs : il est moins marqué dans la première que dans la dernière articulation phalangienne. Les *Ligaments latéraux* ressemblent absolument à ceux de l'articulation métacarpo-phalangienne, et n'en diffèrent que parce que supérieurement ils s'implantent à une phalange. Enfin la *Membrane synoviale* a un trajet analogue aussi : elle est intimement unie en arrière au tendon de l'extenseur des doigts dans la dernière articulation.

§ II. *Articulations des Os des Membres abdominaux.*

Articulation ilio-fémorale (Artic. coxo-fémorale , CHAUSS.).

742. Cette articulation est une énarthrose : elle résulte
du contact de la tête du fémur (530) avec la cavité cotyloïde de l'os iliaque (423), laquelle ne contient pas en
entier la première, qui la déborde toujours un peu. Les
deux surfaces sont recouvertes par un cartilage diarthrodial extrêmement marqué ; celui de la tête du fémur est
beaucoup moins épais à sa circonférence qu'à sa partie
moyenne, où il est interrompu par un enfoncement qui
donne attache au ligament inter-articulaire. Le cartilage
de la cavité cotyloïde présente une disposition inverse
pour son épaisseur ; il finit au niveau de l'espèce d'empreinte qu'elle présente dans sa région la plus profonde.
Une membrane synoviale existe dans cette articulation,
qui a un ligament capsulaire, un ligament inter-articulaire et un ligament cotyloïdien.

743. *Ligament capsulaire (Membrana capsularis ,*
Weit.). C'est le plus fort, le plus épais, et le plus grand
des ligaments de cette espèce ; il embrasse toute l'articulation, et s'étend du contour de la cavité cotyloïde à la
base du col du fémur, en se dirigeant en bas et en dehors.
Il est moins lâche que celui de l'humérus, avec lequel il
a beaucoup de rapport ; il n'est point non plus, comme
lui, percé par aucun tendon. Son épaisseur est très considérable, principalement en devant et en haut, où elle
est augmentée sensiblement par un faisceau fibreux qui
descend de l'épine antérieure et inférieure de l'os iliaque,
se confond avec la capsule, et se termine à la ligne antérieure de la base du col du fémur, en s'élargissant beaucoup. Cette épaisseur est médiocre aux parties interne
et postérieure de ce ligament, dont la structure est assez

difficile à saisir, et dont la direction des fibres est fort irrégulière.

En dedans, ces fibres sont souvent assez écartées les unes des autres pour permettre d'apercevoir la membrane synoviale à nu, et cependant, dans ce sens, elles sont encore fortifiées par quelques fibres détachées du haut du trou sous-pubien. Vers son attache au col de l'os, la capsule est percée, sur-tout en devant, d'un grand nombre d'ouvertures qui laissent pénétrer des vaisseaux.

744. La *Face externe* de la capsule ilio-fémorale est recouverte en devant par les muscles crural antérieur, psoas et iliaque; une membrane synoviale particulière la sépare des tendons réunis de ces deux derniers; en dedans les muscles obturateur externe et pectiné forment ses rapports; en arrière, elle repose sur les muscles carré-crural, jumeaux, pyramidal et obturateur interne; en haut, elle est subjacente au muscle petit fessier, qui lui adhère assez intimement. Sa *face interne* est entièrement revêtue par la membrane synoviale articulaire.

Sa *circonférence supérieure* est attachée au contour de la cavité cotyloïde, depuis le ligament cotyloïdien jusqu'à deux ou trois lignes au-delà; au niveau de l'échancrure inférieure de la cavité, elle s'attache à ce ligament lui-même. Elle tient aussi par un faisceau particulier au tubercule antérieur et inférieur de l'ilium, et par quelques fibres au bord du trou ovalaire, ainsi que nous l'avons dit. Elle monte sensiblement plus haut en dehors qu'en dedans, et elle est fortifiée dans une assez grande étendue, supérieurement et en arrière, par la terminaison du tendon courbe du muscle crural antérieur, qui passe même à sa face interne. La *circonférence inférieure* est étroitement fixée autour de la base du col du fémur; elle descend plus bas en dehors qu'en dedans, où elle ne dépasse pas quelquefois le milieu du col de l'os; les deux lignes obliques de ce col en avant et en arrière, le petit

trochanter en bas et le grand en haut, lui servent de limites.

745. *Ligament inter-articulaire* (*Ligament intérieur*,
Boyer, *Ligamentum teres Capitis Femoris*, Weit.) C'est
un faisceau fibreux, aplati ; triangulaire, étendu des extrémités de l'échancrure inférieure de la cavité cotyloïde
à l'enfoncement raboteux du sommet de la tête du fémur,
et enveloppé par une gaîne très lâche de la membrane
synoviale. Sa *face interne*, qui est légèrement tournée en
haut, est contiguë au paquet celluleux qui occupe le fond
de la cavité cotyloïde ; l'*externe*, qui regarde un peu en
bas, est appliquée contre la tête du fémur. Sa *base* est
bifurquée, c'est-à-dire qu'elle est formée de deux bandes
aplaties, dont la supérieure, plus petite, vient de l'extrémité correspondante de l'échancrure cotyloïdienne,
en dedans du ligament du même nom, tandis que l'inférieure, plus grande, vient de celle du côté opposé : ces
deux bandelettes, unies par une membrane fibreuse, se
confondent ensemble vers la tête du fémur.

Ce ligament dont on doit la première description à
Vésale, manque quelquefois. Certains auteurs lui ont
donné le nom de *Ligament rond*.

746. *Ligament cotyloïdien*. Le contour de la cavité
cotyloïde, déjà très saillant par lui-même, le devient encore davantage par le moyen de cette espèce de bourrelet fibro-cartilagineux qui le surmonte, et qui le rend
parfaitement régulier, en bouchant, en manière de pont,
les trois échancrures qu'on y observe. Il ressemble au
ligament glénoïdien de l'articulation huméro-scapulaire,
mais il est plus fort et plus grand. Il est appliqué contre
l'os par une base large d'environ trois lignes, et il se termine, dans l'autre sens, par un bord libre et tranchant,
un peu incliné en dedans, et qui embrasse la circonférence de la tête du fémur. Ce ligament est plus large au
niveau des échancrures de la cavité que dans leurs inter-

valles il ne se continue pas avec le cartilage diarthrodial; il existe entre eux deux une rainure circulaire fort
apparente. Ses deux *faces* sont tapissées par la membrane
synoviale ; mais l'*externe* est contiguë au ligament capsulaire , et l'*interne* à la tête du fémur. Au niveau de l'é-
chancrure de la cavité, il passe d'une de ses extrémités à
l'autre, et la transforme ainsi en un véritable trou.

Il est composé de fibres qui naissent en dehors de la
circonférence de la cavité cotyloïde, s'inclinent un peu
vers son intérieur, et se terminent en dedans de cette
même circonférence, à une distance plus ou moins grande.
Ces fibres sont très serrées et très denses; quelques-unes
de celles du tendon courbe du muscle crural antérieur
viennent s'y joindre en dehors.

747. Le ligament cotyloïdien n'est pas le seul organe
fibreux qui concourt à faire un trou de l'éhancrure cotyloïdienne : il est secondé, dans cet usage , par deux
trousseaux de fibres qui s'attachent au-dessous de lui ,
aux deux côtés de cette échancrure , en formant deux
plans qui s'entrecroisent. L'un , plus profond, vient du
côté supérieur , et s'attache en partie au côté inférieur ,
ou se confond avec le bourrelet cotyloïdien ; l'autre superficiel , monte vers le haut de l'échancrure , et se confond aussi avec ce même ligament.

748. *Membrane synoviale.* Déployée d'abord sur le
cartilage de la tête du fémur, elle se continue sur une
partie du col de cet os , où elle revêt une sorte de membrane fibreuse, dense, épaisse, à fibres longitudinales
et écartées, qui constitue le périoste de ce col. A la base
de celui-ci, elle se réfléchit sur le ligament capsulaire,
qu'elle tapisse dans toute son étendue; arrivée au contour
de la cavité cotyloïde, elle passe sur les deux faces de son
bourrelet fibro-cartilagineux, entre dans son intérieur,
recouvre le tissu cellulaire rougeâtre qui en occupe le
fond, lui adhère fortement , et remonte enfin le long du

23.

ligament inter-articulaire jusqu'au cartilage de la tête du fémur.

749. Au-dessous de cette membrane synoviale, dans l'arrière-fond de la cavité cotyloïde, est un paquet de tissu cellulaire dense, aplati, rougeâtre, mêlé avec une substance molle et onctueuse, et qui est le plus considérable des organes qu'on a décrits sous le nom de *Glandes synoviales*. Il reçoit une quantité prodigieuse de ramifications artérielles qui naissent d'une petite branche de l'artère obturatrice qui pénètre dans la cavité par son échancrure inférieure; quelques-unes de ces ramifications se perdent sur la gaîne membraneuse du ligament inter-articulaire. Il en sort également beaucoup de ramifications veineuses, qui s'échappent aussi par l'échancrure de la cavité, en formant un tronc qui va se jeter dans la veine obturatrice. Ces vaisseaux sont accompagnés par un filet du nerf du même nom, et sont environnés d'une couche de tissu cellulaire plus ou moins adipeux, qui se perd sur le bord du paquet lui-même, que surmontent des franges très développées.

750. Tout le contour de la tête du fémur est en outre bordé de plusieurs petits grains de la même nature que ceux que nous avons déjà signalés dans plusieurs articulations. Il y en a un très marqué, qui soulève la membrane synoviale auprès de l'insertion du ligament inter-articulaire, au centre de la tête du fémur.

751. Le ligament capsulaire ilio-fémoral est parcouru par un grand nombre de vaisseaux sanguins; beaucoup de filets nerveux rampent aussi à sa surface. Ceux-ci naissent du nerf obturateur par une branche qui s'en sépare en traversant le trou sous-pubien, et qui se divise en cinq ou six rameaux en haut et en dedans de la capsule. Une autre branche, émanée du même tronc, se porte plus bas en suivant la même direction; elle se partage sur la capsule en huit ou dix filets, dont quelques-

uns passent par l'échancrure pour se répandre à sa face
interne, tandis que d'autres se portent jusqu'auprès du
petit trochanter.

2° *Articulation fémoro-tibiale ou du Genou* (1).

752. C'est ici l'articulation la plus compliquée du
corps; c'est un ginglyme angulaire, à la formation duquel
concourent les condyles du fémur , l'extrémité supérieure du tibia et la face postérieure de la rotule. Un
cartilage assez épais, sur-tout à la partie moyenne des
condyles du fémur , revêt ceux-ci ainsi que la poulie qui
existe entre eux ; ce cartilage ne recouvre point les
côtés du condyle et monte beaucoup plus en devant
qu'en arrière. Un autre, moins épais, est étendu sur la
face postérieure de la rotule ; enfin , on observe une
couche de la même substance sur chacune des cavités
pratiquées sur l'extrémité supérieure du tibia, et celle-ci
est également plus épaisse au centre qu'à la circonférence.

Les ligaments de cette articulation appartiennent en
propre à la rotule, ou sont communs au fémur et au tibia,
et ils entourent une membrane synoviale fort étendue.

755. *Ligament rotulien.* Ce ligament n'est réellement
que la continuation du tendon des muscles extenseurs
de la jambe, dans l'épaisseur duquel la rotule semble se
développer à la manière des os sésamoïdes (575): aussi
n'a-t-il pas été décrit par la plupart des Auteurs. Il forme
un faisceau aplati, long d'environ deux pouces sur un
pouce de largeur, plus étroit à sa partie moyenne qu'à
ses extrémités, plus développé en haut qu'en bas, étendu
de l'angle inférieur de la rotule et de l'enfoncement qui
est au bas de la face postérieure de cet os à la tubérosité
antérieure du tibia (580). Sa *face antérieure* est recou-

(1) Du mot grec γόνυ.

verte par la peau et par un prolongement de l'aponévrose
fascialata. La *postérieure* est appliquée supérieurement
sur un paquet adipeux, d'un volume remarquable, qui
repose lui-même sur la capsule synoviale, et inférieurement elle est séparée du tibia par une petite bourse synoviale qui tapisse une facette triangulaire de cet os, et qui
se réfléchit ensuite sur elle : cette poche membraneuse est
extrêmement lâche, et assez abondamment pourvue de
synovie. Les bords du ligament rotulien se continuent avec
des aponévroses que le triceps crural transmet au tibia.

Les fibres du ligament rotulien sont bien différentes de
celles des autres ligaments ; elles sont parallèles, serrées,
nacrées ; les superficielles se continuent au-devant de la
rotule avec celles du tendon du muscle crural antérieur;
les postérieures font manifestement suite à celles de cet
os lui-même.

754. *Ligament latéral externe.* Il se rapproche plus de
la partie postérieure de l'articulation que de l'antérieure.

C'est un cordon fibreux, arrondi, fort, comme tendineux, qui descend verticalement de la tubérosité du
condyle externe du fémur à la partie externe de la tête
du péroné. Il est recouvert, dans la plus grande partie
de son étendue, par le tendon du muscle biceps-crural ;
en dedans, il est appliqué sur le tendon du muscle poplité, sur le fibro-cartilage semi-lunaire correspondant,
auquel il adhère intimement, et sur la membrane synoviale ; les vaisseaux articulaires inférieurs externes
passent au-dessous de lui.

Un autre faisceau ligamenteux (*Ligamentum laterale
externum breve*, Weit.) paraît accessoire à celui-ci; il
se porte derrière lui, dans une direction parallèle à la
sienne, depuis l'attache du muscle jumeau externe, ou
depuis la partie postérieure de la circonférence du fibro-
cartilage correspondant, jusqu'au sommet de l'extrémité
supérieure du péroné.

C'est ce qui fait que quelques auteurs ont distingué deux *Ligaments latéraux externes*, un long, et l'autre court.

755. *Ligament latéral interne.* Il est situé également un peu en arrière de l'articulation, et descend, de la tubérosité du condyle interne du fémur, à la partie supérieure du bord et de la face internes du tibia. Il est aplati, comme membraneux et aponévrotique, plus épais antérieurement que postérieurement, beaucoup plus large en bas qu'en haut. Il est recouvert supérieurement par l'aponévrose fémorale; et inférieurement par une expansion aponévrotique partie des tendons des muscles couturier, demi-tendineux et droit interne. Il est appliqué sur la membrane synoviale, sur le fibro-cartilage qui donne insertion en arrière à un faisceau considérable de ses fibres, et sur le tibia.

756. *Ligament postérieur ou poplité.* Quelques anatomistes regardent ce ligament comme une division de l'aponévrose du muscle demi-membraneux; il me paraît cependant bien exister par lui-même, sous la forme d'un faisceau fibreux, profondément placé derrière l'articulation, et obliquement dirigé de la tubérosité interne du tibia au condyle externe du fémur. Ses fibres sont irrégulières; elles offrent de fréquents écartements pour le passage de vaisseaux. Il est recouvert par un plan aponévrotique qui vient réellement du muscle demi-membraneux; il est appliqué sur les ligaments croisés, dont il est séparé par beaucoup de graisse et par les vaisseaux articulaires moyens.

757. *Ligament croisé antérieur.* Il s'implante en dedans et en arrière du condyle externe du fémur; d'où il se dirige obliquement vers l'enfoncement inégal qui est situé en devant de l'épine du tibia. Il se rétrécit en descendant; ses fibres se contournent légèrement sur elles-mêmes, et arrivé au tibia, il se continue avec l'extrémité antérieure

du fibro-cartilage semi-lunaire interne. En devant, il est revêtu par la membrane synoviale; en arrière, il est appliqué, à l'aide de tissu cellulaire, sur le ligament suivant.

758. *Ligament croisé postérieur*. Fixé en dehors et en avant du condyle interne du fémur, il croise la direction de l'antérieur, en se portant obliquement en dehors et en arrière, vers la partie postérieure de l'épine du tibia. Il augmente beaucoup de volume en descendant, et son extrémité inférieure semble partagée en deux faisceaux, dont l'un s'attache au tibia, tandis que l'autre se continue avec l'extrémité postérieure du fibro-cartilage semi-lunaire externe. En arrière, il est recouvert par le ligament postérieur et par beaucoup de tissu cellulaire; en devant, il est appliqué contre le précédent.

Les deux ligaments croisés (*Ligamenta cruciata*, Weit.) ne sont pas renfermés dans l'articulation, comme on le pourrait croire au premier coup d'œil. Leur force est considérable; ils sont composés de fibres serrées, et ils suivent la direction telle, qu'ils se croisent, en passant l'un devant l'autre, à la manière des deux jambes d'un X.

759. *Fibro-cartilages* ou *Ménisques inter-articulaires* (*Ligaments semi-lunaires*, Boyer). On les rencontre entre les condyles du fémur et les cavités de l'extrémité supérieure du tibia, sous la figure de deux lames flexibles, compressibles, élastiques, courbées en croissant, comme falciformes, beaucoup plus épaisse, à leur grande circonférence qu'à la petite qui est formée par un bord tranchant. Ils n'occupent que les deux tiers extérieurs à peu près de la surface des deux facettes concaves et ovalaires du tibia, en sorte que le milieu de l'extrémité supérieure de cet os est libre. L'un est *interne*, presque demi-circulaire, il est pourtant un peu alongé d'arrière en avant, et plus large postérieurement qu'antérieure-

ment; son bord *convexe*, tourné en dedans, est uni en partie au ligament latéral interne; son *extrémité anté- rieure* est attachée au-devant de l'épine du tibia, et se continue avec le ligament croisé antérieur; la *postérieure* se fixe derrière la même éminence.

L'autre fibro-cartilage est *externe*; il forme presque un cercle entier; il est plus large en avant qu'en arrière; son *bord convexe*, tourné en dehors, est contigu en ar- rière au tendon du muscle poplité, et, plus en avant, il donne des points d'attache au faisceau postérieur du li- gament latéral externe; son *extrémité antérieure* se fixe dans l'enfoncement raboteux qui existe au-devant de l'é- pine du tibia; mais cette insertion a lieu beaucoup plus en arrière que pour le précédent; son *extrémité postérieure* s'attache derrière l'épine du tibia, en avant de l'insertion du précédent, en arrière de celle du ligament croisé pos- térieur, avec un des deux faisceaux duquel elle se con- tinue.

Ces fibro-cartilages sont composés de fibres concentri- ques, plus longues à l'extérieur qu'à l'intérieur, moins serrées vers les extrémités qu'à la partie moyenne, et for- tement pénétrées de substance cartilagineuse. Ils sont unis antérieurement l'un avec l'autre par un petit faisceau ligamenteux, qui manque quelquefois, large d'environ une ligne, et environné par une graisse jaunâtre et molle. Leur *face supérieure* est concave; l'*inférieure* est presque plane. Toutes deux sont très lisses et tapissées par la membrane synoviale. Leur *bord concave* est mince, tran- chant et libre; leur partie moyenne est évidée.

760. *Membrane synoviale* (*Capsule*, Boyer). Cette membrane parcourt un trajet très compliqué, et nous prendrons son point de départ à la partie postérieure du tendon des muscles extenseurs de la jambe, endroit où elle forme une sorte de cul-de-sac très lâche, très appa- rent, fort manifeste, sur-tout quand on renverse ce tendon

de haut en bas. Elle descend de là sur la face postérieure de la rotule, sur les côtés et au bas de laquelle elle se trouve en rapport avec beaucoup de tissu cellulaire graisseux. Alors elle s'écarte du ligament rotulien, repose sur une énorme quantité de graisse, et donne naissance à un prolongement en forme de canal qui traverse l'articulation, et va se rendre entre les deux condyles du fémur; quelques vaisseaux rampent a la surface de ce prolongement, et un peu de graisse le remplit ordinairement, ce qui lui a fait donner par quelques anatomistes le nom de *Ligament adipeux*; mais il s'en faut de beaucoup qu'on doive le ranger dans cette classe d'organes. La membrane synoviale, arrivée aux surfaces articulaires du tibia, remonte à la face inférieure des fibro-cartilages semi-lunaires, sur le bord concave desquels elle se réfléchit, afin de tapisser leur face supérieure; en se réfléchissant ainsi, elle renferme un grand nombre de vaisseaux sanguins, dans une espèce de duplicature lâche, beaucoup plus apparente aux extrémités des fibro-cartilages qu'au milieu de leur bord concave, où elle existe pourtant évidemment. Tout-à-fait en arrière, elle entoure les ligaments croisés et la graisse qui est derrière eux; elle leur forme une espèce de gaîne et les empêche ainsi d'être renfermés dans l'articulation. Enfin, elle parvient aux condyles fémoraux par plusieurs points à la fois, c'est-à-dire par le *canal adipeux*, par la gaîne des ligaments croisés, par la circonférence externe des fibro-cartilages. Elle recouvre toute la surface inférieure de ces condyles, et y adhère d'autant moins qu'on l'observe plus près de leurs tubérosités, où elle revêt une surface osseuse dépourvue de cartilage. Tout-à-fait postérieurement elle se réfléchit au-devant des tendons des muscles jumeaux, et entoure ceux du poplité.

761. C'est à l'endroit où la membrane synoviale rencontre le bord des cartilages d'incrustation du fémur et

du tibia, que se trouvent les petits pelotons de tissu cellulaire rougeâtre qu'on voit ordinairement dans le voisinage des articulations. Ceux-ci forment autour des surfaces osseuses une sorte de cordon, composé d'un grand nombre de petits mamelons qui reçoivent des ramifications nombreuses des artères articulaires. Il y en a aussi dans les cavités situées au-devant et en arrière de l'épine du tibia ; quelques-uns occupent la circonférence extérieure des fibro-cartilages semi-lunaires; mais le paquet le plus considérable est celui qu'on observe au-dessous de la rotule et de son ligament, et dans lequel M. Heyligers (1) dit avoir disséqué un conduit excréteur ramifié par ses racines comme celui du pancréas, et venant s'ouvrir par plusieurs ouvertures sur les côtés des fibro-cartilages et de la rotule.

3o *Articulations péronéo-tibiales.*

762. Comme ceux de l'avant-bras, les deux os de la jambe s'unissent par leurs deux extrémités immédiatement, et par leur partie moyenne à l'aide d'une membrane fibreuse. Il existe cependant cette différence entre ces deux parties, que les articulations de l'une permettent des mouvements très marqués, et que la disposition de celles de l'autre rendent les mouvements impossibles ou au moins fort obscurs.

Articulation péronéo-tibiale supérieure.

763. C'est une arthrodie qui résulte du contact de deux facettes plates, circulaires, appartenant l'une au tibia, l'autre au péroné, et qui sont encroûtées de cartilage. Une capsule synoviale les tapisse ; deux ligaments les maintiennent en rapport.

_____

(1) *Diss. physiol. anat. de Fab. int. Ar.*, 1803, p. 57.

764. *Ligament antérieur.* Il descend obliquement en dehors de la partie antérieure de la tubérosité externe du tibia au-devant de la tête du péroné : il est aplati et assez large. Ses fibres sont partagées en plusieurs faisceaux séparés par du tissu cellulaire ; elles sont parallèles, plus longues supérieurement qu'inférieurement. Ce ligament est fortifié et recouvert en grande partie par le tendon du muscle biceps-crural.

765. *Ligament postérieur.* Beaucoup moins fort et moins marqué que le précédent, il est composé de fibres plus serrées , et il se comporte derrière l'articulation à peu près comme lui en avant. Il est recouvert par le muscle poplité , et quelquefois la membrane synoviale du genou s'étend jusqu'à lui.

766. *Membrane synoviale (Capsule ,* Boyer). Elle tapisse les deux surfaces articulaires , les deux ligaments, et quelques fibres irrégulières qui sont intermédiaires à ceux-ci. En avant et en haut, elle est recouverte par le tendon du muscle biceps, en arrière et en haut, elle est contiguë à la membrane synoviale fémoro-tibiale.

Articulation péronéo-tibiale moyenne.

767. *Ligament interosseux (Septum longitudinale interosseum ,* Weit.). Il remplit l'intervalle que le péroné et le tibia laissent entre eux , et il se présente , comme celui de l'avant-bras (706) , sous la forme d'une membrane aponévrotique mince , plus large en haut qu'en bas, composée de fibres obliques , qui , du bord externe du tibia , vont gagner une crête qui parcourt la face interne du péroné, et se terminer tout-à-fait en bas , au bord interne de cet os. Sa *face antérieure* est recouverte par les muscles jambier antérieur, long extenseur des orteils , extenseur propre du gros orteil et péronier antérieur , et par les vaisseaux tibiaux antérieurs ; les muscles y trouvent des points d'insertion pour leurs fibres charnues. Sa *face postérieure* recouvre les muscles jambier postérieur et long fléchisseur propre du gros orteil, qui s'y fixent aussi en partie. En haut et en dehors, cette membrane offre une ouverture assez considérable pour le passage des vaisseaux tibiaux antérieurs; en bas, elle se continue avec le ligament interosseux de l'articulation inférieure, et elle présente un trou qui est traversé par une branche de l'artère péronière. On voit aussi, dans divers points de sa surface, et principalement en dedans, un certain nombre de pertuis pour des ramifications vasculaires.

Articulation péronéo-tibiale inférieure.

768. Cette articulation se continue manifestement avec celle du pied, dont elle partage la membrane synoviale, et se fait à l'aide d'une surface convexe du péroné qui s'adapte à une facette concave du tibia. Toutes les deux sont recouvertes d'un cartilage mince, mais à leur partie inférieure seulement; ce n'est, en effet, que dans l'étendue d'une ou deux lignes qu'elles sont contiguës, et leur cartilage est simplement un prolongement de celui de l'articulation tibio-tarsienne Quatre ligaments existent ici.

769. *Ligament antérieur.* Il est triangulaire, plus large en bas qu'en haut, oblique en dehors, en dedans et un peu de bas en haut, et divisé en plusieurs faisceaux par du tissu cellulaire. Sa *base* se fixe au-devant de l'extrémité inférieure du péroné et se confond en partie avec les ligaments de l'articulation suivante; son *sommet* est implanté au-devant de la partie voisine du tibia. Sa *face antérieure* est recouverte par le muscle péronier antérieur, par l'aponévrose de la jambe et par la peau; la *postérieure* recouvre supérieurement le ligament in-

terosseux inférieur, et inférieurement elle est contiguë
au cartilage de l'astragale.

770. *Ligament postérieur.* Il ressemble au précédent,
mais il est un peu moins étendu; sa structure est la même;
il se fixe, d'une part, en arrière de l'extrémité tarsienne
du péroné, de l'autre, à la partie voisine du tibia. Les
muscles péroniers latéraux le recouvrent; il est appliqué
sur le ligament interosseux inférieur et sur l'astragale.
Ses fibres, comme celles du précédent, sont d'autant
plus longues qu'elles sont plus superficielles.

771. *Ligament postérieur* et *inférieur.* Continu avec le
précédent et avec le ligament péronéo-tarsien postérieur,
celui-ci s'implante derrière la malléole externe, et se
porte transversalement à celle du tibia, en passant à la
partie postérieure de sa facette articulaire, et en formant
un faisceau fibreux très prononcé. Il fait partie de la cavité qui reçoit la poulie articulaire de l'astragale dans
l'articulation du coude-pied.

772. *Ligament interosseux inférieur.* Il remplit l'intervalle que laissent entre elles, au-dessus de leurs cartilages, les facettes osseuses de l'articulation. C'est un tissu
dense, entremêlé de quelques flocons graisseux : ses fibres sont très courtes, très adhérentes aux os; il semble
se continuer en haut avec le ligament interosseux supérieur (767), et on ne peut bien le voir qu'en écartant de
force les deux os, en commençant par leur région supérieure.

4° *Articulation tibio-tarsienne ou du Coude-pied.*

773. C'est un ginglyme angulaire parfait, pour lequel
le péroné et le tibia réunis forment une cavité qui reçoit
l'astragale, et dont les deux malléoles, ainsi que les divers ligaments de l'articulation précédente augmentent la
profondeur. Le tibia et le péroné ont chacun leur cartilage d'incrustation qui se prolonge sur leur malléole et

sur la facette par laquelle ils se touchent. Là poulie articulaire de la face supérieure de l'astragale et ses facettes
articulaires latérales sont revêtues par un seul et même
cartilage. Une membrane synoviale s'étend sur toutes les
parties de cette articulation, qu'assujettissent deux ligaments latéraux, deux antérieurs et un postérieur.

774. *Ligament latéral interne.* C'est un faisceau large,
quadrilatère, composé de fibres nombreuses, longitudinales, plus longues en avant qu'en arrière, et superficiellement que profondément, qui, du sommet de la malléole
interne et de son enfoncement, descend obliquement en
arrière, à la partie interne de l'astragale et du calcanéum,
en envoyant aussi quelques fibres à la gaîne fibreuse du
tendon du muscle long fléchisseur commun des orteils.
Sa *face interne* est recouverte par le tendon du muscle
jambier postérieur; l'*externe* est revêtue par la membrane synoviale.

775. *Ligament latéral externe* (*Ligamentum Fibulæ
medium*, Weit.). C'est un faisceau étroit, arrondi, très
fort et très long, comme tendineux, qui, né du sommet
de la malléole du péroné, descend verticalement s'insérer
à la partie supérieure et moyenne de la face externe du
calcanéum. Il est recouvert par le tendon du muscle
grand péronier latéral, et il recouvre une partie de la
membrane synoviale.

776. *Ligament péronéo-tarsien antérieur* (*Ligamentum Fibulæ anterius*, Weit.). Fixé au-devant et près du
sommet de la malléole externe, plus petit que le précédent, quelquefois divisé en deux faisceaux, mais toujours régulier et quadrilatère, à fibres serrées et très
fortes, il se porte obliquement en avant vers l'astragale,
au bord antérieur de sa facette articulaire externe.

777. *Ligament péronéo-tarsien postérieur* (*Ligament.
Fibulæ posterius*, Weit.). De l'enfoncement qui existe derrière la malléole externe, il se porte obliquement en bas

et en dedans à la partie postérieure de l'astragale, vers le
bord externe de la coulisse du tendon du muscle long
fléchisseur propre du gros orteil. Ses fibres sont nombreuses ; les antérieures sont plus courtes que les postérieures ; elles sont partagées en faisceaux distincts.

778. *Ligament tibio-tarsien.* C'est l'assemblage de
quelques fibres irrégulières, qui ne forment pas un faisceau distinct, qui sont prolongées dans du tissu cellulaire
graisseux, et recouvertes par les tendons des muscles
jambier antérieur, extenseur propre du gros orteil, et
extenseur commun des orteils. Elles descendent obliquement de dedans en dehors, depuis la partie antérieure de
l'extrémité tarsienne du tibia, jusqu'au-devant de la
poulie articulaire de l'astragale (1).

779. *Membrane synoviale.* De toutes les membranes
de cette nature, c'est celle-ci qui renferme toujours le
plus de synovie. Elle s'étend sur les surfaces cartilagineuses du péroné et du tibia, et elle remonte entre ces
deux os dans l'articulation péronéo-tibiale inférieure
(768). Elle se prolonge à l'intérieur des deux malléoles,
tapisse les ligaments que nous avons décrits, et remonte
sur les facettes latérales et sur la poulie cartilagineuse de
l'astragale. En avant et en arrière, sens dans lequel elle
est fort lâche, elle se trouve en rapport avec une grande
quantité de tissu adipeux.

5° *Articulation calcanéo-astragalienne.*

780. La face inférieure de l'astragale s'articule par arthrodie, en deux endroits, avec la face supérieure du calcanéum. Nous avons indiqué la disposition des facettes
qui concourent à cette double union, et dont les postérieu-

---

(1) C'est de la réunion du *Ligament latéral interne* et du *Ligament
tibio-tarsien* qu'est formé le *Ligament deltoïde* de quelques anatomistes.

res sont beaucoup plus considérables que les antérieures, qui constituent une articulation qui leur est commune avec celle du scaphoïde et de l'astragale. Toutes ces surfaces sont revêtues de cartilage. Trois ligaments et une membrane synoviale se rencontrent ici.

781. *Ligament interosseux*, Bich. (*Ligament supérieur*, Boyer). Ce ligament, étroit et aplati en dedans, épais en dehors, est composé d'une grande quantité de fibres, dont les extérieures sont plus longues que les intérieures, et qui sont cachées dans une masse de tissu graisseux, quoiqu'elles soient très denses et très serrées. Il s'attache inférieurement au calcaneum, dans un enfoncement inégal et oblique qui sépare ses deux facettes articulaires, et monte, de là, à une rainure analogue que présente l'astragale à sa face inférieure.

782. *Ligament postérieur*. Il se confond en grande partie avec la gaîne du tendon du muscle long fléchisseur propre du gros orteil, qui le recouvre, et dont il est cependant distinct. Il est formé de quelques fibres parallèles, qui, de la partie postérieure de l'astragale, se dirigent obliquement en dedans pour se fixer à la portion voisine du calcaneum.

783. *Ligament externe*. C'est un faisceau arrondi, à fibres serrées, qui descend parallèlement au ligament latéral externe péronéo-tarsien, depuis le bas de la facette externe de l'astragale, jusqu'à la face externe du calcaneum. Il n'est point indiqué par les auteurs.

Les ligaments latéraux de l'articulation tibio-tarsienne fortifient aussi l'union de l'astragale et du calcaneum.

784. *Membrane synoviale*. Très lâche et séparé, en arrière, du tendon d'Achille par beaucoup de graisse, elle revêt les facettes cartilagineuses postérieures des deux os, et elle se prolonge en outre un peu en arrière sur une portion non articulaire du calcaneum.

Dans certains cas, les surfaces articulaires antérieures

du calcaneum et de l'astragale sont divisées en deux ordres de facettes, et alors les postérieures sont pourvues d'une membrane synoviale particulière, et les antérieures sont les seules qui se continuent avec l'articulation scaphoïd-oastragalienne.

6° Articulation calcanéo-scaphoïdienne.

785. Dans cette articulation, il n'y a aucun rapport de surfaces entre les deux os. Deux ligaments très forts servent seulement à les unir.

786. *Ligament calcanéo-scaphoïdien inférieur.* Il se présente sous la forme d'un faisceau aplati, très épais, presque fibro-cartilagineux, formé de fibres denses, serrées, blanchâtres, dirigées obliquement en dedans et en avant, depuis la partie antérieure de la petite tubérosité du calcaneum jusqu'à la face inférieure du scaphoïde. Souvent il est partagé en deux faisceaux, l'un externe et mince (*Ligamentum planum*, Weit.), l'autre interne et très fort (*Ligamentum teres*, Weit.). En bas, il est situé sur le tendon du muscle jambier postérieur ; en haut, il forme, avec le calcaneum et le scaphoïde, une cavité pour recevoir la tête de l'astragale.

787. *Ligament calcanéo-scaphoïdien externe.* Comme le précédent, il entre dans la composition de la cavité qui reçoit l'astragale et à l'intérieur de laquelle il est principalement visible. C'est un faisceau très court, qui, de la partie inférieure et externe du scaphoïde, gagne la partie antérieure et interne du calcaneum. Ses fibres sont fort nombreuses.

7° Articulation scaphoïdo-astragalienne.

788. C'est une énarthrose pour laquelle la tête de l'astragale entre dans une cavité que concourent à former

la face postérieure du scaphoïde, une portion du calca-
ne·m et les deux ligaments précédents. Les surfaces
osseuses sont recouvertes d'un cartilage qui se prolonge
sur l'astragale beaucoup plus en bas qu'en haut. Un seul
ligament et une capsule synoviale existent pour cette
articulation, dans laquelle on observe, en outre, deux
de ces paquets cellulaires qu'on a pris pour des glandes
synoviales : ceux-ci sont très apparents.

789. *Ligament scaphoïdo-astragolien.* Né de la partie
supérieure du col de l'astragale, il se porte à la partie
supérieure du scaphoïde. C'est un faisceau large, mince,
horizontal, à fibres parallèles, un peu obliques de dedans
en dehors : les internes sont plus longues que les externes. Il est recouvert par les tendons du muscle extenseur
des orteils, et il envoie quelques fibres jusqu'aux os
cunéiformes.

790. *Membrane synoviale.* Formant un cul-de-sac
entre l'astragale et le calcàneum, elle revêt la tête du
premier de ces os, puis le ligament scaphoïdo-astraga-
lien à sa face inférieure, la face postérieure du scaphoïde
et les deux ligaments calcanéo-scaphoïdiens. Elle est
fortifiée extérieurement en dedans par des trousseaux
de fibres irrégulières.

8° *Articulation calcanéo-cuboïdienne.*

791. Elle est formée par une arthrodie qui résulte du
contact des faces antérieures du calcaneum et postérieure du cuboïde, lesquelles sont maintenues en rapport par deux ligaments et tapissées par une membrane
synoviale.

792. *Ligament calcanéo-cuboïdien supérieur.* Il est
large, mince, partagé en faisceaux isolés par beaucoup
de graisse, et formé de plusieurs plans superposés. Ses
fibres, qui sont assez courtes, vont, dè la partie supé-

24.

rieure et antérieure du calcaneum, s'attacher au point correspondant du cuboïde. Elles correspondent à la membrane synoviale et sont recouvertes par le tendon du muscle péronier antérieur.

793. *Ligament calcanéo-cuboïdien inférieur superficiel* (*Ligamentum longum Plantæ*, Weit.). C'est le plus long et le plus fort des ligaments du pied : son épaisseur, son éclat nacré, la direction longitudinale de ses fibres, sont très remarquables. Il naît de la partie postérieure et inférieure du calcaneum, et, se dirigeant directement en avant, il se termine en partie à la tubérosité oblique qu'on observe à la face inférieure du cuboïde. Le reste de ses fibres, beaucoup plus longues que les autres, passent au-dessus de la gaîne fibreuse du muscle long péronier, et se divisent en plusieurs faisceaux qui vont gagner l'extrémité postérieure des troisième et quatrième os du métatarse, et donnent insertion à des fibres musculaires. Ils correspondent en bas aux muscles profonds de la plante du pied.

794. *Ligament calcanéo-cuboïdien inférieur et profond* (1). Celui-ci, plus élevé, plus court que le précédent, séparé de lui par beaucoup de tissu cellulaire graisseux, se portant un peu en dedans, s'attache au calcaneum au-devant du ligament superficiel, et s'insère en entier à la tubérosité du cuboïde.

795. *Membrane synoviale.* Son trajet est assez simple : elle ne recouvre en effet que les deux surfaces cartilagineuses et les ligaments calcanéo-cuboïdiens supérieur et inférieur profond ; elle se trouve à nu dans plusieurs intervalles des fibres du premier ; en dehors, elle correspond à la gaîne du muscle long péronier latéral, et en dedans à un tissu fibreux et cellulaire.

_____

(1) On lui donne quelquefois le nom de *Ligament rhomboïdal.*

9° *Articulation scaphoïdo-cuboïdienne.*

796. Une espèce de *ligament interosseux* se voit entre le scaphoïde et le cuboïde; il est fort et très résistant; ses fibres sont courtes et serrées; il tient solidement aux deux os. A la plante du pied, on observe encore un autre *ligament inférieur*, qui est arrondi, caché dans le tissu cellulaire, et obliquement tendu entre le scaphoïde et le cuboïde.

Lorsque les deux os se touchent par une facette encroûtée de cartilage, on observe en outre une petite *poche synoviale* spéciale, et un *ligament dorsal*, qui, sous la forme d'un faisceau quadrilatère, passe transversalement de l'un à l'autre, et est recouvert par les tendons du muscle extenseur commun des orteils.

10° *Articulation cunéo-cuboïdienne,*

797. Le côté externe du troisième os cunéiforme s'articule avec le cuboïde par une facette cartilagineuse, tapissée par une *capsule synoviale*. Un *ligament dorsal* et un *ligament plantaire* sont les seuls liens de cette articulation. Le premier, mince et oblique, s'implante à la partie supérieure du bord voisin des deux os; ses fibres sont écartées par des intervalles vasculaires. Le second, plus épais, se voit à la face inférieure du tarse; il s'attache à la partie interne du cuboïde pour se porter à la face plantaire du troisième os cunéiforme : ses fibres sont transversales. On rencontre encore, entre ses deux os, dans les points où ils ne sont pas en contact immédiat, un tissu fibreux et cellulaire, analogue à la plupart des ligaments interosseux.

11° *Articulations cunéo-scaphoïdiennes.*

798. Le scaphoïde, au moyen de sa face antérieure,
s'articule par arthrodie avec les trois os cunéiformes.
Des cartilages recouvrent les surfaces par lesquelles ces
os sont en contact et se continuent avec ceux des articulations cunéennes. Une membrane synoviale et six ligaments s'observent ici.

799. *Ligaments dorsaux.* Il sont au nombre de trois :
un interne, un moyen et un externe ; leurs insertions au
scaphoïde se confondent les unes avec les autres ; elles
ont lieu à la partie supérieure de cet os, d'où elles vont, en
divergeant, gagner la partie correspondante de chacun
des os cunéiformes. Le premier, partagé en deux faisceaux, est plus épais en bas qu'en haut ; il est fortifié par
le tendon du muscle jambier antérieur ; les deux autres
sont moins larges et moins forts.

800. *Ligaments plantaires.* Au nombre de trois aussi,
ils sont moins prononcés que les précédents. Leurs fibres,
parallèles et serrées, se réunissent en un seul faisceau
sous le scaphoïde, mais se partagent en arrivant vers chacun des os cunéiformes. Une partie des fibres de ces ligaments provient de la terminaison du tendon du muscle
jambier postérieur.

801. *Membrane synoviale.* Elle est commune aux articulations des os cunéiformes entre eux et avec le scaphoïde, elle tapisse les ligaments qui les unissent et les
cartilages qui les revêtent.

12° *Articulations cunéennes.*

802. Les os cunéiformes s'articulent entre eux par des
facettes encroûtées de cartilage. Deux ligaments, transversalement dirigés, semblant réunis en un seul, les

fixent à leur partie supérieure , en passant de la face dorsale du second à celles du troisième et du premier. Deux autres ligaments, transversaux également, mais moins marqués , et recouverts par un prolongement du tendon du muscle jambier postérieur, se portent de la face plantaire du second à celles du premier et du troisième aussi : celui qui est en dedans est beaucoup plus fort que celui qui est en dehors. Entre les surfaces articulaires , on observe quelques fibres interosseuses. Quant à la membrane synoviale , elle est la même que celle de l'articulation precédente.

13° *Articulation tarso-métatarsienne.*

803. Nous avons déjà indiqué (564 à 570) la disposition des surfaces qui contribuent à la formation de ces articulations , qui sont autant d'arthrodies planes , très serrées ; elles sont revêtues d'un cartilage mince, et maintenues en rapport par les ligaments dorsaux et plantaires. On y observe aussi des capsules synoviales.

804. *Ligaments dorsaux.* Chacun des os du métatarse en reçoit un de chacun des os du tarse avec lesquels il est en contact. Ainsi, le premier en présente un large et mince qui vient du premier cunéiforme ; le second en offre trois qui viennent des trois os cunéiformes, et qui se réunissent, en convergeant , à la partie supérieure de son extrémité postérieure ; le troisième en a un qui vient du troisième os cunéiforme , et quelquefois un second que lui envoie le cuboïde ; enfin ce dernier os en donne un au quatrième et un au cinquième des os du métatarse. Tous ces ligaments sont recouverts par les tendons des muscles extenseurs des orteils , et appliqués sur les capsules synoviales.

805. *Ligaments plantaires.* Ils sont en nombre égal aux ligaments dorsaux et disposés à peu près de la même

manière. Celui du premier os du métatarse est très fort ;
il s'attache à la tubérosité qu'on remarque à la partie
inférieure de son extrémité postérieure, et vient de la
partie antérieure de la base du premier os cunéiforme.
Le *ligament plantaire interne* du second os du métatarse
est aussi remarquable par son épaisseur et par sa longueur ; il envoie quelques fibres au troisième os du métatarse ; les deux autres sont recouverts par un prolongement du tendon du muscle jambier postérieur. Les
suivants n'offrent rien de particulier. Les gaînes des
tendons qu'on observe à la plante du pied , et spécialement celle du long péronier latéral , fortifient beaucoup
tous ces ligaments.

806. *Membranes synoviales.* Le premier os du métatarse et le premier os cunéiforme en ont une absolument isolée et fortifiée en dedans par un prolongement
du tendon du muscle jambier antérieur. Une autre est
commune aux articulations du second os du métatarse
avec les trois cunéiformes et les deux premiers de ces
os entre eux. Il y en a une pour l'union du troisième os
du métatarse avec le troisième os cunéiforme , laquelle
envoie des prolongements entre les facettes des deux
articulations métatarsiennes voisines. Enfin, une seule
membrane synoviale sert à l'articulation des deux derniers os du métatarse entre eux et avec le cuboïde.

14ᵉ *Aticulations métatarsiennes.*

807. Elles ressemblent beaucoup à celles du métacarpe.
Comme à la main , le premier os du métatarse ne s'articule pas immédiatement avec le suivant en arrière ; mais,
en avant, le ligament transverse des orteils s'étend jusqu'à lui. Les quatre autres sont réellemeent articulés
entre eux par leurs extrémités postérieures , à l'aide de
facettes encroûtées de cartilage, et tapissées par des

prolongements des membranes synoviales des articulations précédentes. Il y a ici des *ligaments dorsaux* et *plantaires* analogues entre eux et semblables à ceux du métacarpe (735). Ils s'étendent transversalement dans chaque région du second au troisième, du troisième au quatrième, et du quatrième au cinquième os du métatarse. Il y a, en outre, des fibres interosseuses entre les points non articulaires des surfaces.

808. *Ligament métatarsien transverse.* Il joint entre elles les extrémités antérieures des cinq os du métatarse, qui n'ont aucun rapport immédiat de surfaces osseuses. Il est analogue en tout à celui que nous avons décrit pour les têtes des quatre derniers os du métacarpe (736),

15° *Articulations métatarso-phalangiennes.*

809. Ces articulations sont des arthrodies qui se font à l'aide de surfaces encroûtées de cartilage (560 à 566), et qui sont affermies par deux ligaments latéraux et par un ligament inférieur, analogues entièrement aux ligaments latéraux et antérieur métacarpo-phalangiens (734, 735). La membrane synoviale est ici seulement un peu plus lâche et plus étendue qu'à la main.

16° *Articulations phalangiennes des Orteils.*

810. Leurs surfaces, leurs ligaments, leurs membranes synoviales sont en tout semblables à ces mêmes parties examinées aux doigts, si ce n'est que les ligaments sont un peu plus petits en raison du moindre volume des os eux-mêmes.

C. *ARTICULATIONS HYOÏDIENNES.*

811. L'os hyoïde ne présente aucun rapport de sur-

face avec des organes osseux voisins ; mais il a des connexions éloignées avec le temporal à l'aide du ligament
stylo-hyoïdien : en outre, les diverses pièces do nt il est
composé se touchent par des facettes cartilagineuses, et
sont maintenues en position par des ligaments. Ces dernières articulations se soudent avec l'âge.

812. *Ligament stylo-hyoïdien* (*Ligamentum suspen-
sorium Ossis hyoïdis*, Weit.). C'est un faisceau grêle, fort
alongé, plus large eu bas qu'en haut, formé de fibres
parallèles, blanchâtres et brillantes, qui, de l'apophyse
styloïde du temporal (206), descend obliquement en
avant et en dedans jusqu'aux petites cornes de l'os
hyoïde (347), où il se fixe en formant un angle extrêmement aigu avec les grandes cornes. Il est souvent
parsemé de granulations osseuses, plus ou moins volumineuses, plus ou moins nombreuses ; quelquefois il
existe à peine, et c'est ce qui arrive lorsque l'apophyse
styloïde descend jusqu'à l'os hyoïde, ainsi que cela se
remarque dans certains sujets. Au reste, il présente des
variétés multipliées ; on l'a même vu remplacé par un
muscle (1).

---

(1) WEITBRECH, *Syndesm.*, in-4°. Petropoli. 1742, pag. 213.

MYOLOGIE,

ou

DESCRIPTION DES ORGANES ACTIFS DE LA LOCOMOTION.

CHAPITRE PREMIER.

DES ORGANES ACTIFS DE LA LOCOMOTION,

ou

DES MUSCLES ET DE LEURS ANNEXES EN GÉNÉRAL.

1° *Des Muscles* (*Musculi*, L.)

813. On appelle *Muscles* (1) des organes formés de fibres longues, parallèles, rouges ou rougeâtres le plus souvent, molles, peu élastiques, irritables, contractiles pendant la vie, réunies en faisceaux distincts, plus ou moins nombreux, plus ou moins gros, et composés eux-mêmes de faisceaux secondaires.

814. Nous trouvons dans le corps de l'Homme et des Animaux vertébrés en général, deux classes de muscles : les uns, intérieurs, membraniformes et creux, servent sur-tout aux fonctions de nutrition et de génération ; les autres, extérieurs, plus ou moins épais, pleins, servent aux fonctions dites *animales* par la plupart des physiologistes.

815. Le caractère qui distingue essentiellement les muscles de cette dernière espèce, est la faculté qu'ils ont de se contracter sous l'influence de la volonté, et de devenir ainsi la cause déterminante du plus grand nombre des mouvements qui s'opèrent dans le corps animal (20). Ils doivent cette propriété à l'*élément organique*

---

(1) Μῦς, de Μύω, se mouvoir.

que nous avons appelé *Fibrine* (9) , qui constitue la plus grande partie de leur masse , et qui semble être préparé d'avance dans le sang , où on en constate aisément la présence, et où il paraît même se cristalliser à vue d'œil dans le moment de la coagulation , suivant l'expression d'un savant anatomiste moderne : c'est ce qui a fait dire, avec une grande apparence de raison , que *ce fluide était une chaire coulante.*

816. Le *tissu fibreux* qui forme la partie propre de l'organisation du muscle , se trouve déposé dans le parenchyme de cet organe, presque comme le phosphate calcaire dans celui de l'os : tout muscle semble être, par conséquent, une espèce de réservoir de fibrine.

817. La *fibre musculaire* ou *charnue* est aplatie, molle, tomenteuse, linéaire, peu élastique, plus ou moins rouge, plissée en zigzag dans sa longueur, qui est très variable, plus ferme dans les adultes que dans les enfants et les vieillards, d'un même volume dans les grands et dans les petits muscles, et parcourt son trajet sans se bifurquer ni se ramifier ; peu résistante dans le cadavre , elle se déchire facilement ; mais, pendant la vie , elle supporte de très grands efforts sans se rompre: elle est elle-même composée d'un grand nombre de fibrilles semblables entre elles , se subdivisant à l'infini sans que jamais on puisse trouver leurs premiers éléments , véritables *fascicules secondaires, tertiaires* , etc. , devenant , par ces divisions successives , d'une ténuité telle, qu'ils échappent à l'œil même armé du microscope, rassemblés en faisceaux plus volumineux , et presque uniquement formés de fibrine: les derniers de ces filaments qa'on puisse apercevoir ne paraissent point creux, comme quelques anatomistes l'ont prétendu. Ils ont, en général, une figure prismatique ou aplatie , pentagonale ou hexagonale, mais jamais cylindrique, un diamètre peu variable et une longueur égale à l'intervalle tout entier de leurs deux attaches. En les

examinant au microscope , comme l'ont fait autrefois
Hooke , Leeuvenhoeck , Muys , et comme l'ont fait récemment MM. Prochaska , Wenzell frères , Autenrieth ,
Sprengel , Everard-Home , Bauer , Prévost , Dumas ,
H. M. Edwards et Béclard, on trouve , et mes propres observations me l'ont confirmé , que les fibres musculaires
les plus fines sont identiques avec les particules du sang
dépouillées de leur matière colorante, et dont les globules
centraux , à peine du diamètre de 0,003 millimètres, se
sont réunis en filaments , au moyen d'une substance
inconnue dans son essence , d'une sorte de gelée ou de
mucus. Leur couleur est accidentelle , et n'existe pas
chez tous les animaux à sang rouge , dont quelques-uns
ont les muscles blancs ; mais , dans la plupart , leur
teinte est très prononcée et devient de plus en plus foncée
avec l'âge.

818. Un plus ou moins grand nombre de fibres musculaires réunies en faisceaux rapprochés , et formant une
masse distincte , d'un volume et d'une forme très variables , implantée aux os par ses extrémités à l'aide de tendons ou d'aponévroses , constituent donc un muscle auquel on doit reconnaître , en outre , pour base , un tissu
cellulaire comme tomenteux , et des ramifications nerveuses , artérielles , veineuses , lymphatiques : c'est en
effet de la réunion de tous ces divers systèmes organiques que résulte réellement le système musculaire , qui ,
à lui seul , forme la plus grande partie du volume et une
grande partie du poids du corps.

819. Le *Tissu cellulaire* est un élément important du
système musculaire ; il unit entre elles les fibres charnues ; il est peu visible entre les plus déliées , mais il le
devient davantage à mesure qu'elles se réunissent en faisceaux plus considérables, et il forme à chacun de ceux-ci
une gaîne qui le renferme. Après avoir rassemblé plusieurs de ces faisceaux pour en faire un muscle entier , le

tissu cellulaire constitue une couche très marquée autour de lui, et cette couche est, le plus ordinairement, comme membraneuse, peu serrée et remplie de graisse en plus ou moins grande quantité suivant les sujets : c'est elle qui devient la gaîne générale des faisceaux réunis : aussi peut-on considérer le tissu cellulaire des muscles comme une collection d'enveloppes renfermées les unes dans les autres, et allant en décroissant par rapport à l'épaisseur et à la consistance, de l'extérieur, à l'intérieur, en sorte que celles qui entourent les fascicules d'un rang inférieur sont pour ainsi dire invisibles, tant sont grandes leur ténuité et leur mollesse.

820. Or, ce tissu cellulaire dont nous avons déjà eu occasion de parler plusieurs fois, est lui-même un assemblage de lamelles, de filaments très fins, mous, blanchâtres, entrecroisés en une foule de sens différents, laissant dans leurs intervalles des aréoles, des espèces de cellules nombreuses, irrégulières, qui communiquent les unes avec les autres. Ce tissu entoure et pénètre tous les organes de l'économie ; il est le siège d'une exhalation séreuse, dont le produit s'amasse en plus ou moins grande quantité dans ses cellules. Il ne faut pas le confondre avec un autre tissu très répandu aussi, et qui est plongé dans sa propre substance : je veux dire le *Tissu adipeux*. Celui-ci, très abondant, en particulier dans l'enveloppe cellulaire générale des muscles, est composé de petites masses assez régulièrement arrondies, agglomérées et faiblement unies entre elles : chacune de ces granulations est une petite vésicule isolée, membraneuse, remplie de graisse, et dont l'intérieur est partagé par plusieurs cloisons incomplètes, tandis que des vaisseaux sanguins rampent à sa surface (1).

---

(1) BÉCLARD, *Propositions sur quelques points de Méd.*, in-4.°. Paris, 1813.

821. Les muscles reçoivent, des troncs voisins, des artères fort apparentes, dont la grosseur et le nombre sont toujours en rapport avec le volume du muscle : elles en pénètrent la substance par toute sa surface : mais cependant, le plus ordinairement, c'est plutôt vers son milieu que vers ses extrémités. Leurs principales branches rampent d'abord entre les faisceaux charnus les plus volumineux, puis elles se divisent et se subdivisent bientôt en un nombre presque infini de ramifications qui finissent par devenir capillaires, pour s'introduire, en suivant toujours les enveloppes celluleuses et en présentant sans cesse de nouvelles divisions et de nouvelles anastomoses, entre les faisceaux secondaires et entre les fibres elles-mêmes. À l'exception de quelques viscères, comme les poumons et les reins, il est peu d'organes qui reçoivent autant de sang que les muscles.

822. Les veines suivent, dans les muscles, la même marche que les artères, qu'elles accompagnent dans tout leur trajet. Elles ont les mêmes distributions ; mais elles les surpassent, comme partout ailleurs en général, en nombre et en volume : quelques-unes de leurs branches principales rampent, même à la superficie des muscles, sans correspondre à aucune artère. Bichat pense qu'en général elles sont peu garnies de valvules.

Du reste, ainsi que les artères, elles communiquent avec les vaisseaux des membranes tégumentaires voisines des muscles.

823. On ne peut que bien difficilement suivre dans les muscles les vaisseaux lymphatiques, mais, à la langue, au diaphragme, à la face, en particulier, on en aperçoit quelques troncs qui pénètrent les fibres charnues.

824. Les nerfs des muscles soumis à l'empire de la volonté sont nombreux et d'un volume variable ; après la peau et les organes des sens, aucune partie n'en est aussi abondamment pourvue. Ils viennent presque tous du

système cérébro-spinal; quelques-uns néanmoins viennent des ganglions et accompagnent les artères. Les petits
muscles n'ont guère qu'un seul rameau nerveux; ceux
d'un grand volume sont pénétrés par plusieurs branches
à la fois; mais en général, peu d'organes en reçoivent
autant. Dans les membres, les nerfs entrent dans les muscles en suivant presque leur direction, et dans un point
plus ou moins près de leur extrémité supérieure, et rarement au-dessous de leur partie moyenne. Au tronc, au
contraire ils s'introduisent souvent dans le muscle, en
formant un angle presque droit ou beaucoup moins aigu.
En général, ils pénètrent le tissu charnu en même temps
que les vaisseaux, et sur-tout les artères, auxquels ils se
trouvent troitement unis par du tissu cellulaire.

Une fois entrés dans les muscles, les nerfs se divisent
et se subdivisent jusqu'à ce qu'ils aient totalement dis-
paru. On n'a pas encore pu s'assurer si chque fibrille
musculaire reçoit un filet nerveux; mais il paraît qu'a-
vant de se terminer ils s'amollissent successivement, en
se dépouillant de leur névrilème, de sorte que la substance médullaire de ces nerfs serait en contact immédiat
avec la fibre musculaire.

825. Exposé a l'air, après avoir été coupé en tranches
minces, le tissu musculaire se dessèche; mais si on le
soumet en masse à l'influence de cet agent, il se putréfie:
dans le premier cas, il acquiert une couleur brune, une
certaine transparence et de la dureté; dans le second, il
devient vert, livide, très fétide et souvent phosphores-
cent. Dans l'eau froide, il perd sa couleur rouge et la
donne au liquide dans lequel il est plongé; il prend une
teinte jaune de paille, se ramollit ensuite au bout d'un
temps assez long, et se convertit eu putrilage ou en adi-
pocire. Par des lotions répétées avec malaxation, on
amène le parenchyme musculaire à l'état de fibrine
presque pure (9.) Dans l'eau bouillante, au contraire, il

se crispe et acquiert une plus grande densité; au bout de quelque temps néanmoins il s'y ramollit, et il a perdu toute faculté de se racornir sous l'influence du calorique ou des acides concentrés, comme il le faisait avant l'ébullition; la partie tomenteuse semble se dissoudre, et il ne reste plus que des fibres divisibles à l'infini, et qui échappent, par leur ténuité, à toute espèce de calcul : alors le muscle a perdu l'albumine, la gélatine, la graisse et les sels qui faisaient partie de sa substance; mais il a conservé sa forme. Il se pourrit aussi, en général, plus difficilement dans cette circonstance.

826. Par l'action du feu nu, les muscles se colorent davantage, deviennent plus denses à l'extérieur, perdent une partie de leur substance, qui se liquéfie; ils changent de consistance et de goût : par l'effet de l'acide nitrique, ils se transforment en une substance jaune et laissent échapper beaucoup d'azote : l'alkohol, les acides étendus d'eau, le solutum d'alun, celui de sel commun, celui de nitrate de potasse, augmentent leur consistance.

827. Les muscles ont, pour éléments organiques, de la graisse, de la gélatine, de l'albumine; une grande quantité de fibrine, un principe d'une nature particulière, coloré, dissoluble dans l'alkohol, donnant au bouillon sa saveur et son odeur, et nommé *Osmazôme* (1) par M. Thénard, qui l'a découvert. On trouve aussi dans ces organes une matière colorante un peu différente de celle du sang, du carbonate, de l'hydro-chlorate et du phosphate de soude, du phosphate de chaux et de l'oxyde de fer. Si on pousse l'analyse plus loin, on a pour résultats une fort grande quantité d'azote, de l'hydrogène, de l'oxygène, du carbone, du fer, du phosphore, de la soude, de la chaux.

---

(1) Ὀσμὴ, odor; ζωμός; jusculentum.

828. Les muscles peuvent se diviser, comme les os, en *muscles longs, larges* et *courts*, et chacune de ces espèces peut présenter des *muscles* ou *simples*, ou *composés*.

829. Les *muscles simples* ont toutes leurs fibres dans une direction semblable ; le plus ordinairement ils sont *ventrus*, c'est-à-dire qu'ils offrent la figure d'un faisceau alongé, dont le contour est arrondi, et qui est plus ou moins renflé dans son milieu : cette forme tient au mode d'insertion des fibres charnues, lesquelles, naissant en haut et se terminant en bas successivement les unes au-dessous des autres, sont d'autant moins nombreuses qu'on les examine plus près de chaque extrémité : les muscles crural antérieur et long supinateur nous en offrent des exemples. Les muscles simples sont quelque-fois *plats* et ont des fibres parallèles qui en forment des espèces de bandelettes charnues, comme nous le voyons dans le couturier, etc., ou des membranes larges et très étendues, comme cela s'observe dans la plupart des muscles de l'abdomen. Ces deux espèces de muscles ont quelquefois des tendons ou des aponévroses dans leur milieu ou dans quelque point de leur étendue : le massé-ter, les muscles droits abdominaux, etc., sont dans ce cas.

830. Il existe également des muscles simples qui, au lieu de s'attacher à deux points plus ou moins éloignés, décrivent une courbe en se fixant au même endroit par leurs deux extrémités, ou même manquent d'insertion fixe, leurs deux extrémités se confondant l'une dans l'autre.

On les appelle *Sphincters* ou *Muscles orbiculaires*.

831. Il y a encore des *muscles simples rayonnés* et des *muscles simples penniformes* ; les fibres des premiers par-tent d'un centre commun, et sont disposées comme les rayons d'un cercle ; ainsi que le diaphragme, les muscles iliaque, temporal, etc., nous en offrent des exemples ; celles des seconds sont disposées en deux rangées, qui

s'unissent dans une ligne moyenne, en faisant deux à deux des angles plus ou moins ouverts, à peu près comme les barbes d'une plume; une variété de ces muscles est celui qu'on nomme *semi-penniforme*, et qui a ses fibres obliques aussi, mais d'un côté seulement. Le muscle grand palmaire est penniforme; le muscle cubital antérieur est semi-penniforme.

832. Les *muscles composés* sont ceux qui n'ont qu'un seul ventre et plusieurs tendons, comme les fléchisseurs des doigts: ou plusieurs ventres et plusieurs tendons, comme le biceps-brachial, le muscle sacro-lombaire, etc.

833. Nous avons fait connaître les diverses situations que les os pouvaient avoir par rapport aux différents plans du corps (75); il en est de même des muscles; leur grandeur, de même que leur direction, peut aussi servir quelquefois à les distinguer entre eux; mais c'est surtout leur figure qui offre le plus de variétés. Il y a, en effet, des muscles triangulaires, comme plusieurs de ceux qu'on voit à la main : il y en a de cubiques, comme le masséter, les ptérygoïdiens : il y en a de carrés et d'aplatis, comme le petit pronateur de l'avant-bras; il y en a de rhomboïdes, d'orbiculaires, de dentelés, de trapézoïdes; pour le plus grand nombre, les muscles sont pairs; il n'y en a que fort peu d'impairs. Ils présentent toutes les nuances de volume, depuis le muscle de l'étrier, qui est à peine visible, jusqu'au grand dorsal, qui revêt une grande partie du dos, etc.

834. En général, on donne le nom de *Ventre* à la portion moyenne d'un muscle, tandis qu'on nomme ses extrémités *Tête* et *Queue*. De là, les noms de muscles *gastro-cnémiens digastrique, biceps, triceps, multifide*, etc., suivant qu'ils offrent deux ventres, deux, trois ou un plus grand nombre de têtes, etc.

25.

2° Des Tendons.

855. Les tendons sont des cordes fibreuses très élastiques, très résistantes, intermédiaires aux os et aux muscles, transmettant aux premiers les mouvements des seconds, et absolument passives par elles-mêmes. Il semble
que ces organes soient, pour la plupart, des prolongements véritables du périoste, car toutes leurs fibres paraissent naître de cette membrane, ou au moins se
confondre avec elle. Ils ne diffèrent des ligaments qu'en
ce qu'une de leurs extrémités se continue manifestement
avec le corps charnu d'un muscle.

Ils se cachent quelquefois dans le sein des fibres musculaires ; mais ils les terminent constamment, car jamais
un muscle ne se fixe à un os sans leur secours ou sans
celui des aponévroses ; et on peut même, jusqu'à un certain point, les considérer comme des espèces d'appendices
flexibles des os, presque aussi solides qu'eux, et offrant
au corps charnu une foule de points d'attache.

Le plus souvent les tendons ont une forme arrondie,
cylindrique ; il y en a aussi de plats, de rayonnés, de bifurqués, de digités, de perforés et de perforants, etc.
Plusieurs ne sont que des sortes de *pyramides creuses*,
des *cornets*, de la surface interne desquels partent les fibres
charnues. C'est ce qui arrive en particulier pour le tendon
supérieur du grand palmaire, et pour celui de l'extenseur
commun des orteils. Quelques-uns marchent en ligne
droite ; d'autres sont réfléchis et plus ou moins écartés
de leur direction primitive. Tous sont recouverts d'un
tissu cellulaire lâche, qui leur permet de glisser facilement sur les parties voisines, ou les uns sur les autres.
Assez souvent même ce glissement est favorisé par une
membrane synoviale spéciale, ou par un cartilage développé à la surface de l'os.

Leur organisation est toujours la même : ils sont composés de fibres longitudinales très serrées, très fines, blanches, nacrées, non entrelacées, mais placées parallèlement les unes à côté des autres, non alongeables, mais susceptibles de s'étendre en membranes. La résistance de ces fibres est considérable ; elles supportent sans se rompre des poids énormes, et leur force est bien supérieure à celle des fils métalliques, tant qu'elles sont abreuvées d'humidité.

Les tendons ont fort peu de vaisseaux sanguins, e même on n'y en aperçoit point dans l'état ordinaire ; on n'y a point non plus suivi de nerfs ; leur affinité pour le phosphate de chaux est remarquable, et très souvent dans leur épaisseur il se développe des os sésamoïdes.

Ils présentent à peu près les mêmes caractères chimiques que les ligaments ; mais par la macération, ils se ramollissent promptement sans se dilater ni se boursouffler ; leurs fibres s'écartent les unes des autres, et se changent enfin en une pulpe molasse, blanchâtre, qui paraît homogène. Dans l'eau bouillante, ils se crispent d'abord, puis se ramollissent, deviennent demi-transparents et se fondent presque entièrement en gelée. Exposés à l'air, ils se dessèchent et deviennent semblables à la corne.

3° Des Aponévroses.

836. Les aponévroses sont des espèces de toiles fibreuses, des membranes fibro-cellulaires et quelquefois cellulaires seulement, qui sont des prolongements des ligaments, des tendons ou du périoste, mais qui, en dernière analyse, paraissent toujours naître de celui-ci, ou venir s'y terminer. Elles sont plus ou moins larges, et disposées de manière à envelopper les muscles dans des sortes de gaînes, ou à fournir des points d'attache à leurs fibres charnues ; car il est remarquable que jamais celles-ci ne vont se fixer directement à un os, ni même au périoste,

mais qu'elles y tiennent seulement d'une manière médiate par des organes fibreux, comme les tendons ou les
aponévroses, ainsi que nous l'avons dit (835).

Les aponévroses du premier genre peuvent entourer
tout un membre, en envelopper entièrement les muscles,
comme on le voit à la cuisse ; ou bien leur servir de frein
pour les retenir à leur place sans les recouvrir de toutes
parts : telle est celle qui unit les deux petits dentelés
postérieurs.

Celles du second genre sont quelquefois larges : on en
voit de telles sur les muscles crural, jumeaux, etc. Dans
d'autres cas, elles forment des espèces d'arcades pour
laisser passer des vaisseaux ou des nerfs, en même
temps qu'elles donnent attache aux fibres charnues,
comme au diaphragme ; enfin, elles sont composées de
fibres isolées dans l'épaisseur du muscle, comme au
masséter, aux ptérygoïdiens, etc.

Les *aponévroses d'enveloppe* varient beaucoup pour
leur épaisseur, qui est pourtant, en général, d'autant
plus grande, qu'elles entourent des muscles plus nombreux ou plus forts. Leurs deux faces sont constamment
en rapport avec le tissu cellulaire ; mais l'interne envoie
souvent entre les muscles, des prolongements fibreux qui
vont jusqu'au périoste des os voisins. Elles sont d'un
blanc resplendissant, et sembleraient des tendons épanouis en membrane, si elles ne résistaient pas un peu
plus qu'eux à la macération et à l'ébullition. Leurs fibres
sont toujours aussi plus ou moins entrelacées.

Les *aponévroses d'insertion* résultent quelquefois de
l'épanouissement d'un tendon, comme dans le muscle
crural antérieur, ou naissent immédiatement du périoste,
comme pour le muscle masséter. Elles peuvent aussi
fournir des points d'attache par leurs deux faces ou par
l'une d'elles seulement, et elles ont le très grand avantage de les multiplier beaucoup sans aucune perte de

surface. Celles qui sont en arcade servent à empêcher que les vaisseaux ne soient comprimés lors de la contraction du muscle.

4° Des Gaînes fibreuses.

857. On nomme ainsi des espèces d'enveloppes qui sont destinées à assujettir les tendons à leur passage sur les os dans les endroits de leur réflexion, et les empêchent d'éprouver une déviation lors de la contraction des muscles auxquels ils appartiennent. Quelques-unes de ces gaînes, comme celles des poignets, renferment les tendons réunis de plusieurs muscles ; d'autres, comme celles des doigts, sont destinées à un tendon isolé ou à deux seulement.

Parmi ces dernières, les unes parcourent un trajet assez long, et les autres ne forment que des espèces d'anneaux. Toutes, en général, ont la figure d'un demi-cylindre creux, qui est complété par l'os auquel elles s'attachent, et elles forment par conséquent ainsi une sorte de canal. Ce canal est tapissé par une membrane synoviale. Elles se confondent par leurs bords avec le périoste, elles sont très fortes ; leur tissu est très dense et très serré.

Les gaînes fibreuses qui enveloppent plusieurs tendons réunis portent le nom de *Ligaments annulaires.* Quelques-unes, comme à la partie antérieure du poignet, laissent tous les tendons en contact les uns avec les autres ; celles de la partie postérieure du poignet, au contraire, envoient entre eux de petites cloisons fibreuses qui servent à les isoler.

5° Nomenclature des Muscles.

838. On diffère beaucoup dans l'indication du nombre des muscles ; quelques auteurs le portent à quatre cents

et plus ; le professeur Chaussier n'en admet que trois
cent soixante-huit. Comme la plupart des muscles sont
pairs, et qu'il n'y en a que fort peu d'impairs, il semble
qu'on devrait avoir une moins grande quantité de noms à
retenir, et cependant il existe encore une grande confu-
sion dans leur nomenclature ; car, parmi eux, il n'en est
pas un qui n'ait reçu plus d'un nom, et pour quelques-
uns on peut en compter une douzaine ; ce qui explique
suffisamment comment le docteur Schréger, de Furth, a
employé un gros volume in-8° pour débrouiller cette
synonymie compliquée.

On en a, en effet, dénommé quelques-uns d'après leurs
usages : le diaphragme, le buccinateur, les extenseurs,
le crémaster, les supinateurs, les pronateurs, les fléchisseurs, les abaisseurs, les constricteurs ou sphincters,
le masséter, etc. Mais quelquefois il est arrivé qu'on s'est
trompé ; et d'ailleurs un même muscle peut avoir plusieurs usages à la fois : ainsi l'angulaire de l'omoplate,
en élevant l'angle postérieur de cet os, en abaisse l'angle
antérieur.

D'autres muscles ont tiré leur nom de leur *position ;*
tels sont les muscles inter-épineux, inter-osseux, palpébral, oculaire, labiaux, pectoraux, dorsaux, sous-clavier,
fessiers, poplité, anconé, cubital, iliaque, temporal, etc.
Mais souvent il y a plusieurs muscles différents dans
chaque région.

Il en est encore dont le nom indique la *figure :* les
muscles trapèze, carré des lombes, dentelé, digastrique,
deltoïde, scalène, rhomboïde, pyramidal, triangulaire
du sternum; etc., ou *l'objet auquel on les a comparés :* le
muscle splénius, qu'on a supposé ressembler à la rate ;
les lombricaux, qu'on a voulu assimiler pour la forme à
des vers de terre ; le soléaire, dans lequel on a reconnu
l'apparence d'une sole ou d'une semelle, etc. ; d'autres
ont un nom qui se rapporte à leurs *dimensions*, à leur

étendue, à leur *volume* : le long fléchisseur des orteils, le grêle interne, le vaste externe, le court supinateur, le très large du dos, le grand pectoral, etc. ; ou à leur *direction* : les muscles obliques de l'abdomen, droits de la tête, orbiculaire des lèvres, contourné du voile du palais, etc. ; ou encore à leur *composition* : les muscles demi-tendineux, demi-membraneux, triceps, biceps, complexus, etc. ; et même à leur *ordre numérique*, comme les radiaux, les adducteurs, les inter-osseux qu'on a distingués en premier, second, troisième, etc. ; ou à leur *situation relative*, qui les a fait appeler antérieurs, supérieurs, superficiels, profonds, etc.

Beaucoup de muscles ont été désignés d'après les divers points de squelette auxquels ils se fixent, comme les muscles sterno-cléido-mastoïdien, occipito-frontal, omoplat-hyoïdien, stylo-hyoïdien, etc. C'est sur cette considération, que se trouve basée la méthode de nomenclature du professeur Chaussier, dont nous indiquerons soigneusement la synonymie à mesure que nous parlerons de chaque muscle en particulier. Depuis, Chaussier, (*en l'an* 5), Dumas a cherché à faire du nom du muscle sa description abrégée, ce qui complique extraordinairement les noms sans un grand avantage ; mais auparavant, M. Duméril, voulant appliquer à l'anatomie la marche suivie en histoire naturelle et en chimie, avait proposé une nomenclature anatomique dans laquelle il réduisait prodigieusement le nombre des mots de la science, puisqu'il n'admettait que les noms des os et des viscères, dont il changeait la terminaison seulement pour faire connaître les autres organes ; ainsi il voulait qu'on dît le *sternal*, et successivement la *sternienne*, le *sternien*, le *sternique*, la *sternaire*, la *sternale*, pour désigner l'os sternum et la région, le muscle, le nerf, l'artère, la veine qui l'avoisinent. On sent assez combien une pareille nomenclature, si elle était suivie, soulagerait la mémoire et faciliterait l'étude de l'anatomie , en permettant d'éviter toutes les dénominations bizarres, et le mélange des mots grecs, latins, arabes, français, etc., qui forment le langage ordinaire de cette science.

6° *Classification et Dénombrement des Muscles.*

859. Les anatomistes ont successivement introduit plusieurs manières de diviser les muscles. Les uns, et Winslow en particulier, les ont rangés suivant leurs usages; Albinus, Sabatier, Boyer, Bichat, ont suivi une marche qui nous paraît se rapprocher davantage de la méthode qu'il faut suivre en anatomie descriptive; ils les ont distribués suivant les diverses parties du corps qu'ils occupent; et chacune de ces parties a reçu le nom de *Région.* C'est cette classification que nous adoptons comme la plus élémentaire (1), et que nous allons indiquer d'une manière générale.

MUSCLES DU TRONC.

§ 1er. *Muscles de la Colonne vertébrale.*

1° Région prévertébrale.

Muscle long du cou.
    grand psoas.
    petit psoas.

2° Région vertébrale postérieure.

Muscles inter-épineux cervicaux.
    inter-épineux dorsaux-lombaires.
    transversaires épineux.

---

(1) A la fin de la description des muscles, on trouvera une table qui indiquera l'ordre qu'il faut suivre pour les disséquer tous sur un même sujet, et qui renverra à la page où il aura été traité de chacun d'eux en particulier.

Muscle sacro-spinal { long dorsal.
                     { sacro-lombaire.

transversaire.

3° Région vertébrale latérale.

Muscles inter-transversaires du cou.
                         des lombes.

§ II. *Muscles de la Poitrine.*

1° Région thoracique antérieure.

Muscle grand pectoral.
       petit pectoral.
       sous-clavier.

2° Région thoracique latérale.

Muscle grand dentelé, réuni à l'angulaire de l'omoplate.

3° Région inter-costale.

Muscles inter-costaux externes.
                    internes.
        sur-costaux.
Muscle triangulaire du sternum.

4° Région diaphragmatique.

Muscle diaphragme.

5° Région vertébro-costale.

Muscle petit dentelé postérieur et supérieur.
                         et inférieur.

6° Région thoracique postérieure.

Muscle grand dorsal.

§ III. *Muscles de la Tête.*

A. *Muscles du Crâne.*

1° Région épicrânienne.

Muscle frontal.
       occipital.

2° Région auriculaire.

Muscle auriculaire supérieur.
　　　antérieur.
　　　postérieur.

3° Région occipito-cervicale antérieure.

Muscle grand droit antérieur de la tête.
　　petit droit antérieur de la tête.

4° Région occipito-cervicale postérieure.

Muscle grand droit antérieur de la tête.
　　petit droit postérieur de la tête.
　　grand oblique de la tête.
　　petit oblique de la tête.

5° Région occipito-cervicale latérale.

Muscle droit latéral de la tête,

B. Muscles de la Face.

1° Région palpébrale.

Muscle orbiculaire des paupières.
　　sourcilier.
　　élévateur de la paupière supérieure

2° Région oculaire.

Muscle droit supérieur de l'œil.
　　　inférieur de l'œil.
　　　interne de l'œil.
　　　externe de l'œil.
　　oblique supérieur de l'œil.
　　oblique inférieur de l'œil.

3° Région nasale.

Muscle pyramidal du nez.
　　triangulaire du nez.
　　élévateur commun de l'aile du nez et de la lèvre supérieure.
　　abaisseur de l'aile du nez.

4° Région maxillaire supérieure.

Muscle élévateur de la lèvre supérieure.

canin.
grand zygomatique.
petit zygomatique.

5° Région maxillaire inférieure.

Muscle triangulaire des lèvres.
carré de la lèvre inférieure.
releveur du menton.

6° Région inter-maxillaire.

Muscle buccinateur.
orbiculaire des lèvres.

7° Région ptérygo-maxillaire.

Muscle ptérygoïdien interne.
externe.

8° Région temporo-maxillaire.

Muscle masséter.
temporal.

9° Région linguale.

Muscle hyo-glosse.
génio-glosse.
stylo-glosse.
lingual.

10° Région palatine.

Muscle péristaphylin externe.
interne.
palato-staphylin.
pharyngo-staphylin.
glosso-staphylin.

§ IV. *Muscles du Cou.*

1° Région cervicale antérieure.

Muscle peaucier.
sterno-mastoïdien.

2° Région hyoïdienne supérieure.

Muscle digastrique.

Muscle stylo-hyoïdien.
   mylo-hyoïdien.
   génio-hyoïdien.

3° Région hyoïdienne inférieure.

Muscle omoplat-hyoïdien.
   sterno-hyoïdien.
   sterno-thyroïdien.
   thyro-hyoïdien.

4° Région pharyngienne.

Muscle constricteur inférieur.
      moyen.
      supérieur.
  stylo-pharyngien.

5° Région dorso-cervicale.

Muscle trapèze.
   rhomboïde.
   splénius.
   grand complexus.
   petit complexus.

6° Région cervicale latérale.

Muscle scalène antérieur.
     postérieur.

§ V. *Muscles du Bassin.*

1° Région anale.

Muscle releveur de l'anus.
   ischio-coccygien.
   sphincter de l'anus.

2° Région génitale.

a. *Chez l'Homme.*

Muscle ischio-caverneux.
   bulbo-caverneux.
   transverse du périnée.

b. *Chez la Femme.*

Muscle ischio-caverneux.
 constricteur du vagin.

§ VI. *Muscles de l'Abdomen.*

1° Région abdominale.

Muscle grand oblique.
 petit oblique.
 transverse.
 droit.
 pyramidal.

2° Région lombaire.

Muscle carré lombaire.

MUSCLES DES MEMBRES.

§ I. *Muscles des Membres thoraciques.*

a. *Muscles de l'Épaule.*

1° Région scapulaire postérieure.

Muscle sus-épineux.
 sous-épineux.
 petit-rond.
 grand-rond.

2° Région scapulaire antérieure.

Muscle sous-scapulaire.

3° Région scapulaire externe.

Muscle deltoïde.

b. *Muscles du Bras.*

1° Région brachiale antérieure.

Muscle coraco-brachial.
 biceps-brachial.
 brachial antérieur.

2o Région brachiale postérieure.

Muscle triceps-brachial.

c. Muscles de l'Avant-Bras.

1° Région anti-brachiale antérieure et superficielle.

Muscle grand pronateur.
 grand palmaire.
 petit palmaire.
 cubital antérieur.
 fléchisseur superficiel des doigts.

2o Région anti-brachiale et profonde.

Muscle fléchisseur profond des doigts.
 grand fléchisseur du pouce.
 carré pronateur.

3o Région anti-brachiale postérieure et superficielle.

Muscle extenseur commun des doigts.
 extenseur du petit doigt.
 cubital postérieur.
 anconé.

4o Région anti-brachiale postérieure et profonde.

Muscle grand abducteur du pouce.
 petit extenseur du pouce.
 grand extenseur du pouce.
 extenseur propre de l'indicateur.

5° Région radiale.

Muscle grand supinateur,
 petit supinateur.
 premier radial.
 second radial.

d. Muscles de la Main.

1o Région palmaire externe.

Muscle petit abducteur du pouce.
 opposant du pouce.

Muscle petit fléchisseur du pouce.
adducteur du pouce.

2° Région palmaire interne.

Muscle palmaire cutané.
adducteur ⎫
petit fléchisseur ⎬ du petit doigt.
opposant ⎭

3° Région palmaire moyenne.

Muscles lombricaux.
interosseux.

§ II. *Muscles des Membres abdominaux.*

a. *Muscles de la Hanche et de la Cuisse.*

1° Région fessière.

Muscle grand fessier.
moyen fessier.
petit fessier.

2° Région iliaque.

Muscle iliaque.

3° Région pelvi-trochantérienne.

Muscle pyramidal.
obturateur interne,
externe.
jumeau supérieur.
inférieur.
carré crural.

4° Région crurale antérieure.

Muscle couturier.
crural antérieur.
triceps crural.

5° Région crurale postérieure.

Muscle demi-tendineux.
demi-membraneux,
biceps crural,

TOME I.   26

6º Région crurale interne.

Muscle pectiné.
  droit interne.
  grand }
  petit } adducteurs de la Cuisse.
  moyen }

7º Région crurale externe.

Muscle tenseur de l'Aponévrose crurale.

b. *Muscles de la Jambe.*

1º Région jambière antérieure.

Muscle jambier antérieur.
  extenseur du gros Orteil.
  extenseur commun des Orteils.
  péronier antérieur.

2º Région jambière postérieure et superficielle.

Muscle triceps de la Jambe.
  plantaire grêle.
  poplité.

3º Région jambière postérieure et profonde.

Muscle grand fléchisseur des Orteils.
  jambier postérieur.
  grand fléchisseur du gros Orteil.

4º Région péronière.

Muscle long péronier latéral,
  court péronier latéral.

c. *Muscles du Pied.*

1º Région dorsale du pied.

Muscle pédieux.

2º Région plantaire interne.

Muscle petit fléchisseur des Orteils.
  accessoire du grand fléchisseur,
Muscles lombricaux.

5° Région plantaire moyenne.

Muscle adducteur
 petit fléchisseur
 abducteur oblique } du gros Orteil.
 abducteur transverse

4° Région plantaire externe.

Muscle abducteur
 court fléchisseur } du petit Orteil.

5° Région interosseuse.

Muscles interosseux dorsaux et plantaires.

CHAPITRE II.

DES MUSCLES EN PARTICULIER.

—————

MUSCLES DU TRONC.

§ Iᵉʳ *Muscles de la Colonne vertébrale.*

1° RÉGION PRÉVERTÉBRALE.

Du Muscle long du Cou (*M. prédorso-atloïdien,* Chauss. ; *M. longus Colli,* Soemm.).

840. C'est un muscle aplati, étroit, alongé, plus large en bas qu'en haut, et au milieu qu'aux extrémités, couché sur la partie antérieure latérale du corps des vertèbres, depuis l'atlas jusqu'à la troisième dorsale inclusivement, et formé de deux faisceaux qui sont, pour ainsi dire, superposés. L'un est supérieur, obliquement dirigé en dehors, étendu du tubercule antérieur de l'atlas, où il prend naissance par des fibres aponévrotiques, aux apophyses transverses des troisième, quatrième et cinquième vertèbres cervicales, au-devant desquelles il se termine par de petites aponévroses. L'autre faisceau est inférieur ; il

26.

descend verticalement depuis le corps de l'axis et celui
de la troisième vertèbre cervicale, et depuis le tubercule
antérieur de la quatrième ou cinquième vertèbre cervicale , d'où il naît par des aponévroses , jusqu'au corps
des quatre dernières vertèbres cervicales et des trois
premières dorsales, où il s'attache par des fibres aponévrotiques plus ou moins marquées , qui s'insèrent aussi
aux fibro-cartilages et à la base des apophyses transverses.

841. Sa *face antérieure* est couverte par le muscle
grand droit antérieur de la tête, par le pharynx, l'artère
carotide, le nerf pneumo-gastrique, les cordons de communication des ganglions cervicaux et l'œsophage. La
postérieure recouvre les vertèbres auxquelles elle est
attachée , ainsi que leurs fibro-cartilages. Au niveau du
corps des deux premières vertèbres dorsales , son *bord
externe* est séparé du muscle scalène antérieur par un
intervalle triangulaire qui loge l'artère et la veine vertébrales. Son *extrémité postérieure* se confond avec celle
du muscle du côté opposé.

842. Les aponévroses qui donnent naissance à ce
muscle ou qui le terminent, se prolongent au-devant
des fibres charnues ou même dans leur épaisseur , et
ces dernières , obliquement placées entre elles , sont
fort courtes , malgré la longueur générale du muscle.

843. Le muscle long du cou fléchit faiblement les
vertèbres cervicales les unes sur les autres et sur les
vertèbres dorsales ; si la portion supérieure agit isolément et d'un seul côté , il détermine une rotation de
l'atlas sur l'axis , et par suite de la tête sur le cou.

Du Muscle petit psoas; M. prélombo-pubien, Cnauss.; *M. psoas minor*,
Soemm.).

844. Le petit psoas n'existe pas toujours chez l'Homme,

DU MUSCLE LONG DU COU.

tandis que dans plusieurs Quadrumanes, il est multiple ; il est situé en dehors et en avant du grand psoas, sur lequel il est appliqué : il est aplati, mince, étroit : son *extrémité supérieure* s'attache par de courtes aponévroses au bas du corps de la dernière vertèbre dorsale et au fibro-cartilage qui la sépare de la première lombaire, et elle envoie quelquefois un petit tendon à l'apophyse transverse de la douzième vertèbre du dos. Les fibres charnues, qui ne forment guère que le tiers supérieur de la longueur du muscle, cessent au niveau de l'avant-dernière vertèbre lombaire, après avoir constitué un faisceau qui se dirige en dehors et en bas, et sont remplacées par un tendon aplati qui s'élargit en descendant, et qui se contourne sur le muscle grand psoas, en passant à sa partie interne ; ce tendon qui occupe à lui seul les deux tiers de l'étendue du muscle, se termine à l'éminence ilio-pectinée (450) et à la partie voisine du corps du pubis, en envoyant à l'aponévrose *fascia lata*, un prolongement membraneux, large et mince, qui recouvre le tendon des muscles iliaque et grand psoas réunis.

845. La *face antérieure* du petit psoas est recouverte en haut par le diaphragme, ensuite par les vaisseaux et les nerfs rénaux et par le péritoine, et en bas par l'artère iliaque externe. La *postérieure*, dans toute son étendue, est unie au grand psoas par du tissu cellulaire.

846. Si les deux petits psoas agissent simultanément, ils fléchissent la colonne vertébrale sur le bassin, ou celui-ci sur la colonne vertébrale. S'il n'y a que l'un d'eux qui se contracte, alors le même mouvement a lieu, mais obliquement. Dans la station, ils empêchent le tronc de se renverser en arrière ; ils ferment, en outre, l'arcade crurale, et peuvent la tendre jusqu'à un certain point.

Du Muscle grand psoas (M. prélombo-trochantinien , CHAUSS., M. psoas major, SOEMM.).

847. Placé sur le côté et au bas de la colonne vertébrale , et le long du détroit supérieur du bassin , jusqu'à la partie supérieure et antérieure de la cuisse, plus volumineux que le précédent, ce muscle existe constamment: il est fusiforme , c'est-à-dire alongé et plus épais au milieu qu'à ses extrémités ; il est arrondi à sa partie moyenne ; mais en haut il est mince et aplati , et tendineux en bas.

Il naît , par de courtes aponévroses, de la partie latérale et inférieure du corps de la dernière vertèbre dorsale, un peu de l'extrémité postérieure de la douzième côte , du côté du corps des quatre premières vertèbres lombaires, des fibro-cartilages qui les séparent, et de la base des apophyses transverses correspondantes. Entre cette dernière insertion et les premières , il existe un espace où se trouvent logées les branches des nerfs qui concourent à composer le plexus lombo-abdominal. Le corps charnu forme en haut un faisceau aplati et presque vertical, qui s'arrondit en descendant, et qui se dirige ensuite vers les côtés du détroit supérieur du bassin où il donne naissance, près de l'arcade crurale, à un tendon très fort. Celui-ci est placé au côté interne du muscle avant d'en être totalement séparé, et se trouve même caché dans l'épaisseur des fibres charnues, jusqu'auprès de la colonne lombaire. Il reçoit, par son côté externe , les fibres charnues du muscle iliaque, passe sous l'arcade crurale dans l'échancrure qu'on remarque entre l'éminence ilio-pectinée et l'épine iliaque antérieure et inférieure , descend , en dedans et en arrière, sur la capsule du fémur, et se termine en embrassant le petit trochanter.

848. La *face externe* du grand psoas , qui est en même temps *antérieure*, correspond au diaphragme , au

péritoine, au rein et au muscle petit psoas lorsqu'il existe ; tout-à-fait en bas, cette face devient entièrement antérieure, et se trouve recouverte par l'artère iliaque externe, par le tissu cellulaire du pli de l'aîne, puis par l'artère crurale et par la veine correspondante. Sa *face interne*, appliquée sur les côtés du corps des vertèbres lombaires et sur ceux des fibro-cartilages inter-verté-braux correspondants, est pourtant séparée de ces parties par les nerfs et les vaisseaux lombaires ; elle laisse, entre elle et la cinquième vertèbre lombaire, un inter-valle triangulaire rempli par du tissu cellulaire ; puis, devenant plus étroite, elle est en rapport avec la veine iliaque externe et le tendon du muscle petit psoas, et elle descend parallèlement au muscle pectiné, dont elle est séparée, tout-à-fait en bas, par les vaisseaux circonflexes internes. Sa *face postérieure* est appliquée supérieure-ment sur le muscle carré des lombes, dont l'isolent les nerfs lombaires et le feuillet antérieur de l'aponévrose du muscle transverse abdominal, et sur les apophyses transverses lombaires ; ensuite elle couvre le ligament ilio-lombaire et le muscle iliaque, dont elle est séparée par quelques nerfs lombaires et par les vaisseaux ilio-lombaires ; plus bas, elle est en rapport avec l'os iliaque et le ligament capsulaire ilio-fémoral (744), dont, assez souvent, elle est séparée par une capsule muqueuse, que l'on a vu communiquer avec l'articulation de la hanche, et dont nous allons parler.

849. *Bourse synoviale.* Une membrane synoviale, lâche, fort étendue, peu abondante en synovie, formant une sorte de poche qui descend jusqu'auprès du petit trochanter, sépare la branche du pubis et le ligament capsulaire de l'articulation de la cuisse, du tendon du muscle grand psoas qu'elle embrasse en arrière.

850. Le muscle grand psoas fléchit la cuisse sur le bassin, en portant un peu en dehors la pointe du pied. Il

agit sur-tout dans la station , en retenant le corps quand
il tend à se porter en arrière, et il peut même fléchir le
bassin et la colonne vertébrale sur le membre abdominal :
cette flexion est directe si les muscles des deux côtés se
contractent à la fois ; dans le cas contraire , elle est oblique. C'est aussi un des muscles qui ont le plus de part à
la progression.

851. Assez souvent , entre ce muscle et l'iliaque, au
côté externe du premier et en dehors du nerf crural,
existe un faisceau charnu qui descend d'une ou de plusieurs des apophyses transverses des vertèbres lombaires
supérieures, pour aller se terminer soit au petit trochanter, soit au tendon commun de l'iliaque et du grand psoas.

2° RÉGION VERTÉBRALE POSTÉRIEURE.

Muscles inter-épineux cervicaux (*M. inter-cervicaux*, CHAUSS. ; *M. in-
terspinales Cervicis* , SOEMM.).

852. Au nombre de douze, ces muscles occupent, sur
deux rangs parallèles et rapprochés , les intervalles des
apophyses épineuses des vertèbres cervicales, depuis
celui de l'atlas avec l'axis , jusqu'à celui qui existe entre
la dernière vertèbre du cou et la première du dos.
Chaque espace en contient deux. Ce sont autant de petits
faisceaux aplatis , minces, alongés, quadrilatères, naissant par de courtes aponévroses , des côtés du bord inférieur de l'apophyse épineuse de la vertèbre qui est au-
dessus, et se terminant de la même manière au bord
supérieur de celle qui est au-dessous. Leur *face externe*
est recouverte par les muscles transversaires épineux du
cou ; l'*interne* est séparée par du tissu cellulaire de celle
du muscle opposé.

853. Les muscles inter-épineux cervicaux rapprochent
les apophyses épineuses les unes des autres , et contri-

buent ainsi à l'extension du cou, et, par conséquent, à la projection de la tête en arrière.

Muscles inter-épineux dorso-lombaires (Portion du M. transversaire épineux, BOYER *,* BICHAT *, etc., du M. sacro-spinal,* CHAUSS.).

854. Ces muscles sont de deux espèces: les uns (*M. grand épineux du dos*, Winsl.) représentent des faisceaux charnus de diverse longueur, qui sont appliqués sur les faces latérales des apophyses épineuses, depuis la troisième ou la quatrième vertèbre du dos jusqu'à la première ou seconde des lombes, et qui offrent une foule de variétés, soit dans leur nombre, soit dans la manière dont ils s'entre-croisent. Ils naissent par trois, quatre, cinq, six, sept ou huit tendons, quelquefois fendus, d'autant plus forts et plus longs qu'ils sont plus supérieurs, des apophyses épineuses des vertèbres du dos, depuis la seconde jusqu'à la neuvième, ou depuis la troisième jusqu'à la cinquième, sixième, septième ou huitième. De ces tendons sortent les fibres charnues, qui forment des faisceaux minces, étroits, plus larges au milieu qu'aux extrémités, convexes en dehors, concaves en dedans; après s'être entre-mêlés de diverses manières, et quelquefois même après s'être presque entièrement confondus, ils se terminent par quatre ou cinq tendons, dont l'inférieur est le plus long et le plus fort, et qui vont se fixer aux deux ou trois dernières vertèbres dorsales et aux deux premières lombaires. Souvent ils reçoivent des fibres charnues accessoires qui leur viennent du long dorsal.

Les muscles inter-épineux dorso-lombaires de la seconde espèce (*petits épineux du Dos*, Winsl.) sont recouverts par les précédents; ils sont placés de chaque côté du ligament inter-épineux, sous la forme de petits faisceaux courts, aplatis, qui se portent d'une apophyse épineuse à l'autre, en s'y insérant par de courtes aponévroses.

855. Ces muscles, en rapprochant les unes des autres
les apophyses épineuses auxquelles ils s'attachent, concourent à étendre la colonne vertébrale, et quelquefois à
l'incliner un peu latéralement, lorsqu'ils n'agissent que
d'un côté.

Muscles transversaires épineux (Portion lombo-cervicale du sacro-spinal,
CHAUSS.; *M. semi-spinalis Dorsi et multifidus Spinæ*, SŒMM.).

856. On donne ce nom à une multitude de petits trousseaux charnus, placés à la partie interne de chaque gouttière vertébrale, depuis l'axis jusqu'à la face postérieure
du sacrum, profondément étendus des apophyses transverses aux apophyses épineuses de toutes les vertèbres,
confondus assez souvent entre eux, et contractant des
unions plus ou moins intimes avec les muscles inter-épineux dorso-lombaires et long dorsal. Parmi ces faisceaux
musculaires, les uns sont superficiels, les autres sont
profonds et recouverts par les premiers.

857. Les *superficiels* naissent de la partie postérieure
et supérieure du sommet des apophyses transverses des
onzième, dixième, neuvième, huitième, septième et quelquefois sixième vertèbres dorsales, par cinq ou six tendons, plus courts et plus épais pour les faisceaux inférieurs, plus longs et plus grêles pour les supérieurs:
chacun d'eux reçoit des fibres charnues qui constituent
un faisceau fusiforme, d'abord arrondi et épais, puis mince
et étroit; et qui se terminent par d'autres tendons aplatis,
plus volumineux que ceux d'origine, au nombre de cinq,
six, sept ou huit, lesquels se fixent à la partie inférieure
et latérale des apophyses épineuses des trois, quatre ou cinq
premières vertèbres dorsales et des deux dernières cervicales. Quelques-uns d'entre eux ont des tendons supérieurs
bifurqués ou même divisés en trois ou quatre branches,
et allant s'attacher à plusieurs apophyses épineuses à la
fois, en s'entre-croisant avec ceux des faisceaux voisins.

858. *Les Muscles transversaires épineux profonds*
sont au nombre de vingt-cinq à vingt-sept ; ils naissent
séparément des trois ou quatre tubercules du sacrum qui
correspondent aux apophyses articulaires du ligament
sacro-iliaque, de la partie la plus reculée de la crête de
l'os des îles, des apophyses articulaires lombaires, des
apophyses transverses dorsales et des apophyses articulaires des quatre dernières vertèbres du cou, par des
tendons coniques, dont les fibres divergentes donnent,
après un court trajet, le corps charnu, qui monte obliquement en dedans, en s'élargissant et en devenant plus
épais, et se confond en grande partie avec les faisceaux
voisins. Ces trousseaux musculaires sont beaucoup plus
marqués aux lombes et au cou qu'au dos et derrière le
sacrum. D'autres tendons sortent en dedans de ces corps
charnus et viennent s'attacher au bord inférieur des apophyses épineuses du sacrum, de toutes les vertèbres des
lombes, du dos, et des six dernières du cou, de manière
que chacun d'eux se disperse sur plusieurs vertèbres par
des faisceaux de différente longueur, et se termine tout
à la fois à la troisième, à la quatrième et à la cinquième
des vertèbres placées au-dessus de celle qui lui a donné
naissance : aussi chacune des apophyses épineuses reçoit-
elle simultanément des tendons de trois ou quatre des
faisceaux charnus qui sont au-dessous d'elle.

Assez souvent encore au cou, d'autres faisceaux plus
profonds se portent de l'apophyse transverse et de l'apophyse articulaire d'une vertèbre à l'apophyse épineuse et
au bord inférieur de la lame de celle qui est immédiatement au-dessus. Mais toujours, dans cette région, on observe un faisceau superficiel, comme isolé, qui se termine en une pointe très marquée à l'un des tubercules
du sommet de l'apophyse épineuse de l'axis, après s'être
aussi fixé à celui des quatre vertèbres cervicales suivantes,
et avoir pris naissance des apophyses transverses dorsales
supérieures.

859. La *face postérieure* de tous ces muscles est recouverte, au cou, par le grand complexus, par l'artère cervicale profonde, par les branches postérieures des nerfs cervicaux; et au dos et aux lombes, par le muscle long dorsal. L'*antérieure* recouvre les lames des vertèbres, leurs apophyses transverses et articulaires et les ligaments jaunes. L'*interne* est appliquée sur les apophyses épineuses, sur les muscles inter-épineux cervicaux, et sur les ligaments inter-épineux dorsaux et lombaires.

860. Ces muscles ont à peu près les mêmes usages que le sacro-lombaire et le long dorsal; mais ils en remplissent aussi quelques-uns qui leur sont particuliers. Dans la station, ils peuvent retenir puissamment la colonne vertébrale en équilibre sur le bassin, par leurs faisceaux sacrés et lombaires, qui, en se contractant, fournissent aussi, de proche en proche, des points d'appui solides aux faisceaux dorsaux et cervicaux. En outre, en agissant d'un seul côté, ils peuvent opérer une légère inflexion latérale avec rotation de la colonne vertébrale, ou bien ils impriment encore des mouvements de rotation à telle ou telle vertèbre, suivant que tel ou tel faisceau agit isolément.

D es Muscles sacro-lombaire et long dorsal des AUTEURS, *ou du Muscle sacro-spinal (M. sacro spinal,* CHAUSS.; *M. lumbo-costalis,* SOEMM.).

861. Un faisceau charnu, extrêmement fort et épais, un peu aplati, rétréci en bas, plus large en haut, remplit tout l'espace qui existe depuis la partie inférieure du sacrum jusqu'auprès de la deuxième côte, où il se divise en deux branches distinctes, l'une interne, plus volumineuse, qui est le *Muscle long du dos*; l'autre externe, plus grêle, qui constitue le *Muscle sacro-lombaire*.

862. Une large aponévrose, forte, dense, épaisse, blanche et nacrée, formée de fibres entre-croisées et séparées d'espace en espace par des ouvertures que traver-

sent des nerfs et des vaisseaux, recouvre tout ce faisceau en arrière. Fixée à la partie postérieure de la crête iliaque, sur les côtés de l'échancrure qui termine le canal sacré, à toute la crête moyenne du sacrum, aux apophyses épineuses des vertèbres lombaires et des dernières dorsales, ainsi qu'aux ligaments inter-épineux correspondants, cette aponévrose donne attache à la plus grande partie des fibres de cette masse musculaire, se prolonge beaucoup plus long-temps supérieurement sur le grand dorsal que sur le sacro-lombaire ; et se divise en un assez grand nombre de bandelettes étroites, dont les bords voisins sont unis par une toile aponévrotique bien plus mince et transparente.

863. Mais le faisceau charnu qui nous occupe ne tire pas seulement ses insertions de cette aponévrose ; il naît du sacrum par un prolongement pointu qui recouvre la face postérieure de cet os depuis la fin du canal sacré, et qui s'attache particulièrement à ses trois apophyses transverses supérieures. Il vient aussi, par de petits tendons, des apophyses épineuses des trois ou quatre dernières vertèbres, du ligament sacro-iliaque, de la partie interne et postérieure de la crête de l'os des îles ; de ces divers endroits, les fibres charnues montent presque verticalement.

864. *Branche interne* ou *Muscle long dorsal*. Étendue à la partie postérieure du tronc, depuis le faisceau précédent jusqu'au haut du dos, entre les muscles sacro-lombaire et transversaires épineux, cette branche est alongée, un peu aplatie, très épaisse et comme carrée en bas, grêle et terminée par une pointe étroite supérieurement. Elle se divise, en montant, en un grand nombre de languettes charnues finissant par des tendons, lesquelles forment deux rangées distinctes, une en dehors du côté du sacro-lombaire, l'autre en dedans le long de la colonne vertébrale.

Les languettes de cette dernière rangée, plus grosse
que les autres, plus distinctes au dos qu'aux lombes, ont
des tendons d'autant plus grêles et plus longs qu'ils sont
plus supérieurs et viennent se fixer, au nombre de seize
ou dix-sept, aux apophyses transverses et articulaires des
vertèbres lombaires, et aux apophyses transverses des
vertèbres dorsales. Les languettes de la rangée externe,
au contraire, sont plus minces, aplaties, d'autant plus
longues et moins ch venues qu'elles sont plus supérieures ;
elles sont au nombre de onze, de huit ou de sept, et se
fixent près de l'articulation costo-transversaire, au bord
inférieur des onze dernières côtes, ou à huit d'entre elles
seulement, les trois premières ou les trois dernières ex-
ceptées, etc., insertion qui, au reste, présente beaucoup
d'anomalies individuelles. Cette attache aux côtes a lieu
à l'aide de petits tendons aplatis et presque aponévrotiques, sur-tout en bas : dans ce sens, les tendons sont
plus éloignés de l'articulation qu'en haut.

Souvent aussi le muscle long dorsal envoie un tendon
mince, grêle, alongé, qui monte vers le cou et quelquefois parvient à la tête (1), ou se confond avec l'un des
muscles complexus ou avec le splénius.

865. La *face interne* du muscle long dorsal recouvre
les transversaires épineux du dos et des lombes, et est en
rapport avec le grand complexus et avec le transversaire;
l'*externe* est contiguë au muscle sacro-lombaire; l'*antérieure* est appliquée sur les muscles sur-costaux, sur
les côtes, sur les apophyses transverses, sur les ligaments costo-transversaires postérieurs, sur les vaisseaux
et nerfs dorsaux, sur une portion des muscles inter-costaux externes; la *postérieure* enfin répond aux aponévroses des muscles petit oblique et transverse de l'abdo-

(1) MORGAGNI, *Adv. anat.* II, p. 38.

men, aux muscles petits dentelés inférieur et supérieur, à l'aponévrose qui va de l'un à l'autre, aux muscles grand dorsal, trapèze, rhomboïde et splénius.

866. *Branche externe* ou *Muscle sacro-lombaire.* Celle-ci s'étend depuis les apophyses transverses des quatre ou cinq dernières vertèbres cervicales, jusqu'au faisceau qui lui est commun avec la précédente. Elle est alongée, épaisse, comme pyramidale, plus prononcée en bas qu'en haut, séparée du long dorsal par une simple ligne graisseuse, et un peu oblique de bas en haut et de dedans en dehors.

Les fibres charnues du muscle sacro-lombaire qui viennent du faisceau commun, c'est-à-dire de la partie postérieure de la crête iliaque et de l'aponévrose, montent presque verticalement et se terminent aux six dernières côtes environ, par cinq, six ou sept tendons aplatis, qui s'implantent au-dessous de l'angle de ces côtes.

Douze autres petits tendons internes, alongés, grêles, d'autant moins longs et plus épais qu'ils sont plus inférieurs, s'insèrent au-dessus de l'angle de toutes les côtes. Chacun d'eux donne naissance à un faisceau charnu qui se confond avec ses voisins, après avoir monté obliquement sur l'angle des côtes : ce sont ces faisceaux qui continuent le corps du muscle, lequel, sans eux, cesserait au milieu de la poitrine. Après s'être réunies les unes avec les autres, ces languettes montent obliquement en dehors et se terminent par des tendons d'abord unis par leurs bords voisins, de manière à constituer une sorte de membrane, puis isolés, et d'autant plus longs et plus grêles qu'ils sont plus supérieurs. Ces tendons, qui recouvrent au loin la face postérieure des trousseaux charnus, viennent s'attacher au-dessous de l'angle des côtes supérieures et à la tubérosité de la première, ainsi qu'au sommet des quatre ou cinq dernières apophyses transverses cervicales.

867. La *face postérieure* du sacro-lombaire a les mêmes rapports que celle du long dorsal ; l'*antérieure* recouvre l'aponévrose du muscle transverse abdominal, les côtes, les muscles inter-costaux externes, long dorsal et transversaire; l'*interne*, appliquée contre le muscle long dorsal, n'en est séparée que par des branches des nerfs dorsaux ; son *bord externe*, entre le bassin et la poitrine, répond au point de jonction des feuillets postérieur et moyen de l'aponévrose du muscle transverse abdominal.

868. Le muscle sacro-spinal empêche la colonne vertébrale de céder aux poids des organes placés au-devant d'elle et qui tendrait à l'entraîner en avant; il la renverse en arrière lorsqu'il agit conjointement avec celui du côté opposé; il la fléchit latéralement et en arrière s'il agit d'un côté seulement. La branche sacro-lombaire peut servir à l'abaissement des côtes inférieures en particulier, ou à l'élévation des supérieures, suivant qu'elle prend son point d'appui dans la région lombaire ou dans la cervicale. Celle du long dorsal fixe les apophyses transverses, en tendant à les abaisser sur le bassin, et concourt de cette manière, avec les transversaires épineux, à maintenir la colonne vertébrale dans sa rectitude.

Du Muscle transversaire (M. transversus Cervicis, Soemm.).

869. Situé sur les parties postérieure et latérales du cou et supérieure du dos, grêle, alongé, aplati de dedans en dehors, plus mince à ses extrémités qu'à son milieu, ce muscle prend naissance, le plus ordinairement par six petits tendons, des apophyses transverses des huitième, septième, sixième, cinquième, quatrième et troisième vertèbres dorsales. Ces tendons sont d'autant plus longs qu'ils sont plus inférieurs, et croisent à angle droit ceux

du long dorsal. Ils montent presque verticalement, et sont remplacés par des languettes charnues qui se recouvrent mutuellement et qui se confondent entre elles. Ces languettes, à leur tour, se terminent par des tendons analogues aux précédents, mais qui sont d'autant plus longs qu'ils sont plus supérieurs; accompagnés par les fibres charnues jusqu'auprès de leur insertion, ils se fixent en bas du tubercule postérieur des apophyses transverses des sixième, cinquième, quatrième, troisième et seconde vertèbres cervicales, en sorte que ce muscle ne s'attache point aux deux premières vertèbres dorsales ni à la dernière cervicale.

870. Le *côté postérieur* du transversaire est presque confondu en haut avec le muscle petit complexus; au milieu, il est recouvert par les muscles angulaire et dentelé postérieur et supérieur; et en bas, par le long dorsal, avec lequel il se confond aussi en partie. Son *côté antérieur* recouvre les apophyses transverses des vertèbres, depuis la seconde cervicale jusqu'à la huitième dorsale. Sa *face externe*, un peu inclinée en arrière, correspond aux muscles splénius, angulaire et sacro-lombaire; l'*interne* est appliquée sur les muscles petit et grand complexus, et sur une partie des transversaires épineux.

871. Le muscle transversaire étend les vertèbres du cou et les incline de son côté.

3° RÉGION VERTÉBRALE LATÉRALE.

Des Muscles inter - transversaires cervicaux. (*M. inter - trachéliens, Chauss.; M. inter-transversi Colli,* Soemm.).

872. Ce sont de petits faisceaux quadrilatères, minces, aplatis, placés deux à deux dans les intervalles des apophyses transverses cervicales, excepté entre la première et la seconde, où il n'y en a qu'un. On les distingue en antérieurs et en postérieurs : les premiers sont au nom-

TOME I.   27

bre de six, les seconds de cinq. Les deux muscles de chaque intervalle se fixent isolément, l'un au bord antérieur,
l'autre au bord postérieur de la gouttière qu'on observe
sur l'apophyse transverse inférieure; ils montent ensuite
parallèlement, et, séparés par les branches antérieures
des nerfs cervicaux, vont s'attacher au-dessous de l'apophyse transverse supérieure : ces insertions ont lieu à
l'aide de courtes fibres aponévrotiques. Les muscles
inter-transversaires cervicaux *antérieurs* sont recouverts,
en *avant*, par le muscle grand droit antérieur de la tête.
Les *postérieurs* le sont, en *arrière*, par les muscle splénius, transversaire et sacro-lombaire.

873. Ces muscles rapprochent les apophyses transverses cervicales les unes des autres , et contribuent aux
inflexions latérales du cou.

*Des Muscles inter-transversaires des lombes (M. inter-transversi Lambo-
rum , Soemm.).*

874. Ces muscles, presque tout charnus , au nombre
de dix, cinq de chaque côté, sont semblables aux précédents pour leur disposition générale : seulement ils sont
plus prononcés et ne sont pas placés sur deux rangs ;
chaque espace inter-transversaire n'en contient qu'un.
Le premier occupe l'intervalle qui existe entre les apophyses transverses de la première vertèbre lombaire et
de la dernière dorsale, et le dernier se trouve entre
celles des quatrième et cinquième vertèbres lombaires.
Leur *face postérieure* correspond au muscle sacro-lombaire ; l'*antérieure* au carré des lombes ; leurs *bords inférieur* et *supérieur* se fixent aux bords correspondants des
apophyses transverses voisines , à l'aide de fibres aponévrotiques fort courtes.

875. Ces muscles inclinent latéralement la région lombaire de la colonne vertébrale , ou la redressent lors-

qu'elle se trouve penchée du côté opposé ; ils agissent cependant d'une manière peu marquée, en raison de leur peu de force et du rapprochement de leurs points d'attache et de terminaison.

§ II. *Muscles de la Poitrine.*

1° RÉGION THORACIQUE ANTÉRIEURE.

Du Muscle grand pectoral (M. sterno-huméral , Chauss.; M. pectoralis major , Soemm.).

876. Ce muscle, aplati, très étendu, triangulaire, à angles arrondis, beaucoup plus étroit et plus épais en dehors qu'en dedans, situé à la partie antérieure de la poitrine et devant l'aisselle, naît de la moitié interne de la clavicule, de la face antérieure du sternum, des cartilages des vraies côtes, excepté la première, et dans une étendue d'autant plus grande qu'on observe ces attaches plus inférieurement, un peu de la portion osseuse de la cinquième côte, et enfin, d'une aponévrose qui fait suite à celle de l'abdomen.

877. La partie qui naît de la clavicule s'attache à cet os par de courtes fibres aponévrotiques, mais, sur le sternum, on observe des aponévroses plus longues, minces, à fibres lâches, rayonnées, qui s'entre-croisent avec celles du muscle opposé. Tout-à-fait en bas, le grand pectoral confond ses insertions avec le grand oblique de l'abdomen, et quelquefois avec le muscle droit de cette même région.

878. Succédant à ces diverses attaches aponévrotiques, qui décrivent en dedans une sorte de ligne courbe fort étendue, les fibres charnues se rapprochent les unes des autres en se portant en dehors et en suivant une direction différente. Celles de la clavicule, qui sont les plus courtes, sont un peu inclinées en bas, et constituent

27.

un faisceau épais dès son origine, et distingué du reste du muscle par une ligne celluleuse. Celles qui naissent de la partie supérieure du sternum et des cartilages des cinq premières côtes, sont un peu plus longues et marchent horizontalement Enfin, les inférieures se portent obliquement en haut, et se rapprochent d'autant plus de la direction verticale, qu'on les observe plus bas : ce sont les plus longues.

879. Ces fibres charnues, en convergeant de plus en plus les unes vers les autres, rendent le muscle très étroit, mais fort épais à sa partie externe. Là, elles se recouvrent mutuellement, en sorte que les supérieures sont placées plus superficiellement que les inférieures, et elles donnent naissance à une espèce de tendon qui fixe le muscle à l'humérus. Ce tendon, beaucoup plus large qu'il ne le paraît au premier coup d'œil, est replié sur lui-même d'avant en arrière et de bas en haut, et se trouve ainsi composé de deux feuillets placés l'un devant l'autre, écartés en haut et réunis en bas. Le feuillet postérieur, plus large, reçoit les fibres charnues inférieures du muscle, qui croisent la direction des supérieures ; en haut, il donne un prolongement aponévrotique qui monte au-devant de la coulisse bicipitale de l'humérus pour se continuer, sur la grosse tubérosité de cet os, avec le tendon du muscle sus-épineux, et il envoie dans cette même coulisse une lame fibreuse qui se confond avec celle qui la tapisse, après s'être détachée du tendon des muscles grand rond et grand dorsal. Les deux feuillets du tendon du grand pectoral, d'abord séparés par du tissu cellulaire, s'unissent ensuite intimement et s'insèrent ensemble à la lèvre antérieure de la coulisse bicipitale, en envoyant, de leur bord inférieur, un assez grand nombre de fibres à l'aponévrose brachiale.

880. La *face antérieure* du muscle grand pectoral est couverte en haut par le muscle peaucier, au milieu par

la mamelle correspondante, dans le reste de son étendue par la peau. Sa *face postérieure* couvre, de dedans en dehors, une partie de la région cutanée du sternum, les cartilages des vraies côtes et une partie de leur portion osseuse, les vaisseaux et les nerfs thoraciques, les muscles sous-clavier, petit pectoral, inter-costaux externes, grand dentelé, droit et oblique de l'abdomen. Vers le creux de l'aisselle, cette face est en rapport avec une grande quantité de tissu cellulaire graisseux, avec des ganglions lymphatiques, avec les vaisseaux axillaires et les nerfs du plexus brachial. Tout près de son insertion à l'humérus, elle passe devant les muscles coraco-brachial et biceps; elle est séparée de toutes ces parties par une couche de tissu cellulaire, qui devient d'autant plus épaisse qu'on l'examine plus près de l'aisselle. Le *bord interne* du muscle grand pectoral se confond avec celui du muscle opposé jusqu'au niveau de l'appendice xiphoïde, et se perd ensuite insensiblement dans la ligne blanche abdominale ; son *bord supérieur* est contigu en dehors au muscle deltoïde, dont il est séparé par un intervalle plus large en haut qu'en bas, et où se trouve logée la veine céphalique au milieu du tissu cellulaire ; enfin, son *bord inférieur*, mince en dedans, beaucoup plus épais en dehors et en haut, forme, dans ce dernier sens, le bord antérieur du creux de l'aisselle.

881. Le muscle grand pectoral a deux modes d'action bien différents : il peut effectivement mouvoir le bras, ou bien contribuer à la respiration en agissant sur les côtes. Lorsque le bras est pendant sur le côté du corps, il le porte en dedans et en avant; s'il est élevé, il l'abaisse; s'il est dans la rotation en dehors, il le tourne en dedans : son faisceau claviculaire, entrant seul en contraction, peut élever légèrement l'humérus; l'effet contraire est produit par ses fibres inférieures, qui abaissent aussi le moignon de l'épaule.

Pour que le grand pectoral agisse sur le thorax, il
faut que l'humérus soit fixé, et alors il entraîne en haut
les côtes et le sternum, ce qui en fait un muscle inspirateur. Il peut même soulever le tronc sur les membres,
lorsque, par exemple, on grimpe à un arbre en en sai-
sissant les branches, etc.

Du Muscle petit pectoral (*M. costo-coracoïdien*, CHAUSS.; *M. pectoralis*
minor, SOEMM.).

882. Placé à la partie supérieure et antérieure de la
poitrine, derrière le précédent, ce muscle, mince, aplati,
triangulaire, bien moins large que lui, s'insère, par sa
base qui est tournée en dedans, au bord supérieur et à
la face externe des troisième, quatrième et cinquième
côtes, par trois ou quatre lames aponévrotiques minces
et assez larges, qui se continuent avec le plan fibreux qui
recouvre les muscles inter-costaux externes : la plus inférieure de ces digitations aponévrotiques est aussi la plus
considérable. En quittant ces aponévroses, les fibres
charnues montent, en convergeant, en dehors et en arrière, de sorte que le muscle se rétrécit de plus en plus
en s'épaississant. Vers l'aisselle, elles donnent naissance
à un tendon qui est apparent beaucoup plus tôt en devant
et en bas qu'en arrière et en haut, et qui vient s'attacher
à la partie antérieure du bord interne de l'apophyse coracoïde jusqu'à son sommet, où il s'unit avec les muscles
coraco-brachial et biceps.

883. La *face antérieure* du petit pectoral est recouverte
par le grand; entre eux, est une couche de tissu cellulaire graisseux, où est plongée une partie des vaisseaux
et nerfs thoraciques : souvent une très petite portion de
cette face dépasse le niveau du grand pectoral et est recouverte par la peau. Sa *face postérieure* est appliquée sur
les côtes, sur les muscles inter-costaux externes et grand

dentelé, sur les vaisseaux axillaires et sur le plexus brachial. Son *bord supérieur* est moins long que l'inférieur.

884. Le petit pectoral entraîne l'épaule en avant et en bas, et porte en arrière l'angle inférieur de l'omoplate. Il peut aussi agir sur les côtes à la manière du grand pectoral.

Du Muscle sous-clavier (*M. costo-claviculaire* , CHAUSS.; *M. subclavius,* SOEMM.).

885. C'est un petit muscle atractoïde, demi-penniforme, arrondi, légèrement comprimé d'avant en arrière, grêle à ses extrémités qui sont tendineuses, renflé dans son milieu qui est charnu ; étendu obliquement à la partie supérieure et antérieure du thorax , entre le cartilage de la première côte et la clavicule. Né de ce cartilage et quelquefois de la portion osseuse même de la côte, devant le ligament costo-claviculaire, par un tendon aplati qui, après s'être prolongé derrière le corps charnu , se perd dans son intérieur , le muscle sous-clavier monte obliquement en dehors et en arrière, et se loge dans la gouttière qu'on observe à la face inférieure de la clavicule. Alors il se termine par des fibres aponévrotiques qui vont en dehors jusqu'au ligament coraco-claviculaire , et souvent même jusqu'à l'apophyse coracoïde elle-même.

886. La *face antérieure* du muscle sous-clavier est recouverte par le muscle grand pectoral ; entre eux, on voit néanmoins une aponévrose mince , très étendue, d'une forme variable et irrégulière , qui ne tient absolument qu'à des parties osseuses , et qui descend de la clavicule et de l'apophyse coracoïde vers les premières côtes: c'est, pour quelques-uns , l'*Aponévrose coraco-claviculaire.* Quant à sa *face postérieure,* elle est appliquée sur les vaisseaux axillaires et sur les nerfs du plexus brachial ; elle correspond à un espace triangulaire que circonscrivent

les muscles sterno-cléido-mastoïdien et trapèze. Son *bord inférieur* est libre et séparé de la première côte par les vaisseaux axillaires et par le plexus brachial; le *supérieur* est fixé à la clavicule dans ses deux tiers externes.

887. Ce muscle abaisse et porte en avant la clavicule et par suite le moignon de l'épaule. Il peut aussi, par une action opposée, élever la première côte.

2° RÉGION THORACIQUE LATÉRALE.

Du Muscle grand dentelé (*M. costo-scapulaire*, Chauss.; *M. serratus magnus*, Soemm.),

888. Ce muscle, situé sur les côtés du thorax, en partie caché par l'épaule, très large, mince, aplati, irrégulièrement quadrilatère, est terminé antérieurement par un bord courbe et dentelé que forment des languettes charnues ou des digitations attachées à la face externe des huit ou neuf premières côtes, par autant de petites cordelettes tendineuses ou simplement aponévrotiques. Toutes ces languettes ne sont point semblables entre elles : la première, très courte, large, épaisse, bien manifestement séparée des suivantes, se fixe au bas de la face externe de la première côte, à la partie supérieure de celle de la seconde, à une aponévrose placée entre elles deux, et se confond quelquefois avec le muscle scalène postérieur; la seconde, large et mince, prend naissance sur une ligne oblique de la seconde côte ; la troisième et la quatrième sont un peu moins larges ; elles s'attachent aux côtes correspondantes, sur de pareilles crêtes obliques de haut en bas et d'arrière en avant. Les dernières, étroites et d'autant plus longues qu'elles sont plus inférieures, viennent, tout à la fois, et de la face externe, et du bord supérieur des cinquième, sixième, septième et huitième côtes, et s'entre-croisent avec les digitations du muscle grand oblique abdominal.

889. Chacune de ces digitations fournit au corps du muscle un faisceau plus ou moins distinct. La réunion de ces faisceaux, séparés manifestement en bas par des intervalles remplis de tissu adipeux, semble donner lieu à une division du muscle en trois portions : l'une, supérieure, très épaisse, étroite et courte, vient des deux premières côtes, et monte à l'angle postérieur de l'omoplate, où elle se termine en s'unissant avec le muscle angulaire. Une autre, moyenne, large et mince, se porte horizontalement, des deuxième, troisième et quatrième côtes, au bord vertébral de l'omoplate, où elle s'implante, par de courtes aponévroses, entre les muscles rhomboïde et sous-scapulaire. La troisième portion enfin, ou l'inférieure, épaisse, rayonnée, large antérieurement, rétrécie en arrière, monte obliquement des dernières digitations vers le quart inférieur du même bord et vers l'angle inférieur de l'omoplate, à la face antérieure duquel elle se termine spécialement.

890. Par sa *face externe*, le grand dentelé est en rapport inférieurement et antérieurement avec la peau; postérieurement et en bas, avec le muscle grand dorsal, mais plus haut avec le sous-scapulaire; supérieurement et en avant, il est recouvert par les deux muscles pectoraux, par les vaisseaux axillaires et par le plexus brachial. Par sa *face interne*, il est appliqué sur les sept ou huit premières côtes, sur les muscles inter-costaux externes correspondants, et sur une portion du muscle petit dentelé postérieur et supérieur.

891. Les mouvements que le grand dentelé peut déterminer sont de deux sortes : les uns appartiennent à l'omoplate, les autres à la poitrine. Si ses trois portions agissent simultanément, il porte l'omoplate en avant; sa première portion contribue à l'abaissement du moignon de l'épaule; sa portion inférieure l'élève, au contraire, en tirant l'angle inférieur de l'os en avant, et entre sur-

tout en action lorsqu'on soulève de lourds fardeaux. Si
l'omoplate a été primitivement fixée par les muscles trapèze, rhomboïde et angulaire, il devient un muscle inspirateur, en portant les côtes en dehors et en haut.

Du Muscle angulaire de l'Omoplate (**M. trachélo-scapulaire**, Chauss.;
M. levator anguli Scapulæ, Soemm.).

892. Alongé, épais, plus long en arrière qu'en devant,
plus large en bas qu'en haut, ce muscle est situé à la partie
latérale et postérieure du cou. Il s'implante au tubercule
postérieur des apophyses transverses des trois ou quatre
premières vertèbres cervicales , par autant de petits tendons , souvent unis avec le splénius et le scalène postérieur. Chacun de ces tendons donne naissance à un faisceau charnu; celui de l'atlas est le plus long et le plus
gros; les autres deviennent d'autant plus grêles, qu'ils
sont plus inférieurs : ils sont d'abord isolés ; mais ils se
réunissent en bas en un faisceau unique qui descend obliquement en arrière et en dehors pour s'insérer , par de
courtes fibres tendineuses , à l'angle postérieur de l'omoplate et à la partie interne de son bord supérieur. Là, il
se confond évidemment avec le grand dentelé, ce qui fait
que M. le professeur Duméril le considère comme une
quatrième portion de ce muscle, opinion à laquelle
l'anatomie des quadrupèdes ajoute encore un nouveau
poids.

893. Sa *face externe* est couverte supérieurement par
le muscle sterno-cléido-mastloïdien, au milieu par la peau,
en bas par le trapèze; l'*interne* est appliquée sur les muscles petit dentelé postérieur et supérieur, sacro-lombaire,
transversaire et splénius. Son *bord postérieur* recouvre
une portion du bord supérieur du rhomboïde.

894. Ce muscle déprime le moignon de l'épaule en élevant l'angle postérieur de l'omoplate, à laquelle il fait

exécuter un mouvement de rotation. S'il agit de concert avec le trapèze, l'épaule est élevée directement. Il peut aussi incliner le cou de son côté, ou le fixer dans sa rectitude, s'il agit avec son semblable.

3o RÉGION INTERCOSTALE.

Des Muscles inter-costaux externes (**M.** *intercostaux externes* , Chauss.; **M.** *intercostales externi*, Soemm.).

895. Au nombre de onze, placés dans les espaces intercostaux depuis la colonne vertébrale jusqu'à l'union des côtes avec leurs cartilages de prolongement, ces muscles sont minces et empruntent leur forme et leur largeur des dimensions de chacun des espaces qui les reçoivent. Leurs fibres, qui semblent se continuer en avant par des aponévroses très fines, dont les faisceaux se prolongent jusqu'au sternum, s'attachent supérieurement à la lèvre externe du bord inférieur de la côte qui est au-dessus, et en arrière à l'apophyse transverse de la vertèbre avec laquelle cette côte est articulée. Des trousseaux tendineux se prolongent entre elles et multiplient leurs points d'insertion. Elles descendent de là obliquement en dedans et en avant, et viennent se terminer au bord supérieur de la côte inférieure, en partie au périoste, en partie à de petites aponévroses avec lesquelles elles s'entrelacent. Celles des inter-costaux supérieurs sont moins obliques que celles des inférieurs, et en arrière elles le sont plus qu'en avant.

896. Leur *face externe* est recouverte par les deux muscles pectoraux, par les muscles grand dentelé, oblique externe de l'abdomen, dentelés postérieurs supérieur et inférieur, sacro-lombaire, long dorsal. L'*interne* couvre la plèvre depuis la tubérosité jusqu'à l'angle des côtes. Dans le reste de son étendue, elle est appliquée sur le muscle inter-costal interne correspondant, dont elle est

séparée par une couche mince de tissu cellulaire , et supérieurement , par les vaisseaux et par les nerfs inter-
costaux.

Des Muscles inter-costaux internes (M. inter-costaux, CHAUSS.; M. inter-
costales interni, SOEMM.).

897. En même nombre que les précédents , et semblables à eux pour la forme et pour la largeur , ils en diffèrent spécialement en ce qu'ils s'étendent longitudinalement depuis l'angle des côtes seulement jusqu'au sternum. Leurs fibres charnues sont également entremêlées
d'aponévroses, qu'on a quelquefois regardées comme des
ligaments spéciaux (650) et qu'on a nommées *Ligamenta*
coruscantia ; mais elles descendent obliquement en arrière, et s'implantent supérieurement à la lèvre interne
du bord inférieur des côtes et de leurs cartilages , et en
bas au-dedans du bord supérieur des mêmes parties ;
leur obliquité est, au reste, moins marquée que celle des
fibres des inter-costaux externes.

898. Leur *face externe* est revêtue par les muscles
précédents et en rapport avec les vaisseaux et les nerfs
intercostaux. L'*interne* est tapissée par la plèvre et par
une couche mince d'un tissu cellulaire presque fibreux.

899. Les muscles inter-costaux externes et internes
ont les mêmes usages , c'est-à-dire qu'ils peuvent élever
ou abaisser les côtes , être par conséquent inspirateurs
ou expirateurs , suivant qu'ils prennent leur point fixe
sur la côte supérieure ou sur l'inférieure, préalablement
retenues.

Des Muscles sur-costaux (M. levatores Costarum breviores et longiores, SOEMM.) (1).

900. Chaque côte reçoit du sommet de l'apophyse transverse située au-dessus de celle avec laquelle elle est articulée, un petit faisceau charnu, aplati, mince, triangulaire. La série de ces petits muscles, au nombre de douze, règne à la partie postérieure du tronc : obliquement dirigés en bas et en devant, ils viennent, en rayonnant, s'attacher, par des aponévroses entremêlées dans les fibres charnues, au bord supérieur de la côte qui est au-dessous, et parfois à celui de la suivante, à l'aide d'un appendice qui passe sur le ligament costo-transversaire postérieur. Les supérieurs sont plus petits et plus minces que les inférieurs.

901. On observe encore, dans divers endroits de la face interne de la poitrine, de petits plans musculeux dont le nombre, la grandeur et la situation varient beaucoup. Ils descendent obliquement en arrière d'une côte à celle qui est au-dessous ou à celle qui la suit, comme, par exemple, de la sixième à la huitième, et suivent la direction des inter-costaux internes. Ce sont eux qu'on a désignés sous le nom de *Muscles sous-costaux.*

902. Ces petits muscles servent à l'élévation des côtes, et par suite à l'inspiration.

Du Muscle triangulaire du Sternum (M. sterno-costal, CHAUSS. ; *M. sterno-costalis,* SOEMM.).

903. Placés en dedans de la poitrine, derrière les cartilages des seconde, troisième, quatrième, cinquième et

_____

(1) Boyer et Chaussier les considèrent comme des appendices des muscles inter-costaux externes.

sixième côtes, ce muscle, mince, triangulaire et aplati, s'implante au bord de l'appendice xiphoïde et du sternum, jusqu'au niveau de l'articulation de cet os avec le quatrième cartilage, et cela à l'aide de fibres aponévrotiques qui se prolongent pendant long-temps entre les charnues. De là, il monte en dehors se fixer par autant de languettes distinctes aux cartilages des côtes indiquées, tant à leurs bords qu'à leur face interne. Ces espèces de digitations sont d'autant plus larges et moins ascendantes, qu'on les observe plus inférieurement. Les variétés que présente ce muscle sont, au reste, extrêmement nombreuses.

904. Sa *face antérieure* est couverte par les cartilages des quatre dernières vraies côtes, par les muscles intercostaux internes et par les vaisseaux mammaires internes; la *postérieure* repose sur la plèvre et un peu sur le diaphragme. Sen *bord inférieur* ou sa *base* est contigu au muscle transverse abdominal.

905. Il tire en arrière, en dedans et en bas, les cartilages des côtes auxquelles il s'implante, et contribue par conséquent à l'expiration.

4° RÉGION DIAPHRAGMATIQUE.

Du Muscle diaphragme (Diaphragma, s. Septum transversum, SOEMM.*)* (1).

906. On nomme ainsi un muscle impair, membraneux, très large, inégalement recourbé dans ses diverses parties, obliquement situé entre le thorax et l'abdomen, qu'il sépare l'un de l'autre. Sa figure est à peu près circulaire, un peu plus étendu dans le sens transversal que d'avant en arrière cependant; charnu dans sa circonférence, il

---

(1) Διαφραγμα, *septum,* cloison; RR.; δια, *inter,* φρασσω, *claudo.*

est aponévrotique dans son centre, et forme une sorte de voûte elliptique, mobile et flexible, mais non symétrique, quoiqu'il soit placé sur la ligne médiane du corps; ce qui est une disposition unique dans le système des muscles qui sont soumis à l'influence des nerfs cérébraux.

907. Nous avons dit que le centre du diaphragme était occupé par une aponévrose : c'est à elle que se fixent les fibres charnues : c'est elle qu'on a désignée sous les noms de *Centre phrénique*, *Centre tendineux*, *Centre nerveux*, etc. Sa largeur est assez grande, elle est manifestement échancrée en arrière, vers la colonne vertébrale, et antérieurement elle est trilobée, ce qui l'a fait comparer à une feuille de trèfle. Des trois lobes de cette aponévrose, le moyen est le plus large, le droit l'est un peu moins, et le gauche et le plus petit; néanmoins on observe quelques variétés à cet égard.

908. Les fibres de l'aponévrose diaphragmatique, plus prononcées chez les Hommes que chez les Femmes, et d'autant plus apparentes qu'on les examine sur les sujets plus avancés en âge, présentent toutes des longueurs et des directions différentes. Cependant, en général, elles se portent en rayonnant de l'échancrure postérieure à la circonférence des lobes ; mais elles s'entre-croisent maintes et maintes fois entre elles, et avec des plans de fibres plus superficielles et plus lâches, qu'on rencontre soit à la face supérieure, soit à la face inférieure du muscle, et qui décrivent des courbes presque transversales, ce qui est sur-tout manifeste du côté droit. Elles sont blanches, resplendissantes, comme nacrées et moirées, plus denses et plus serrées vers la face supérieure de l'aponévrose que vers sa face inférieure.

Entre le lobe droit et le moyen, près de la colonne vertébrale, est une ouverture qui a la forme d'un carré à côtés inégaux : elle donne passage à la veine-cave inférieure, à laquelle elle adhère assez fortement. Son côté antérieur est le plus court de tous et est peu distinct du droit, qui est le plus long. Chacun de ces côtés, au reste, est formé par un plan particulier de fibres aponévrotiques, qui s'entre-croisent avec les plans par ses extrémités.

909. Outre cette ouverture pour la veine-cave inférieure, on trouve encore souvent un trou pour la veine diaphragmatique, et un ou deux autres trous pour les veines sus-hépatiques, également pratiqués dans l'aponévrose phrénique.

910. C'est de toute la périphérie de cette aponévrose que partent les fibres charnues, pour se porter en avant, sur les côtés, ou en arrière.

911. Les premières, peu nombreuses et très courtes, se dirigent en bas et en avant, pour aller gagner l'appendice xiphoïde, où elles se terminent par de courtes fibres aponévrotiques. Elles laissent entre elles et celles qui viennent du cartilage de la septième côte, un intervalle triangulaire dont la base est en bas, et par lequel le tissu cellulaire du thorax communique avec celui de l'abdomen. La grandeur de cet intervalle varie beaucoup quelquefois même il n'existe point.

912. Les fibres latérales sont les plus nombreuses; elles naissent des lobes droit et gauche, et vont, en divergeant et en se recourbant, gagner toute la circonférence de la base de la poitrine, et se fixer à la face interne des six dernières côtes, par des digitations qui s'entre-croisent avec celles du muscle transverse abdominal. La première de ces digitations est attachée à la moitié externe de la face postérieure et du bord supérieur du cartilage de la septième côte; la seconde qui est la plus longue de toutes, s'insère aux parties correspondantes de la huitième côte, les quatre autres, de plus en plus courtes, se fixent en outre un peu à la portion osseuse des quatre dernières côtes.

Parmi ces fibres latérales, les plus postérieures, qui

sont les plus courtes , se terminent à un faisceau aponévrotique étendu entre l'extrémité de la dernière côte et
la base de l'apophyse transverse de la première vertèbre
lombaire : on l'a nommé *Ligament ceintré du diaphragme* : ce n'est autre chose que le bord supérieur et
replié du feuillet antérieur de l'aponévrose du muscle
transverse abdominal , lequel recouvre un peu le muscle
carré des lombes et le dernier nerf inter-costal.

Enfin , dans les deux derniers espaces inter-costaux,
le diaphragme se continue, par des fibres aponévrotiques
communes , avec le même muscle transverse de l'abdomen.

913. Les fibres postérieures , parties de l'échancrure
prévertébrale de l'aponévrose, se portent en petit nombre
à une espèce d'arcade aponévrotique étendue de la base
de l'apophyse transverse de la première vertèbre des
lombes au corps de la seconde , et sous laquelle passe la
partie supérieure du muscle psoas. Mais elles se réunissent pour la plupart en deux gros faisceaux qu'on nomme
les *Piliers* ou les *Jambes du diaphragme* ; l'un, *droit*,
plus long, plus large, plus épais , placé plus près de la
ligne moyenne de la colonne vertébrale , est attaché au
corps des quatre premières vertèbres lombaires , par
autant de dentelures tendineuses ; l'autre , *gauche*, plus
étroit plus court, plus grêle , placé plus sur le côté , ne
s'attache qu'aux corps des trois premières vertèbres
lombaires seulement. Ces deux piliers laissent d'abord
entre eux un écartement assez considérable qui constitue
une ouverture étroite , oblongue, un peu plus large en
devant, située vers le milieu de la colonne vertébrale ,
toute charnue dans sa circonférence , et par laquelle
l'œsophage et les nerfs pneumo-gastriques passent de la
poitrine dans l'abdomen. Bientôt après , il se détache de
chacun d'eux un faisceau charnu qui s'entre-croise avec
celui du côté opposé , et dont l'antérieur , descendant du

pilier gauche au droit, est le plus considérable. Ces deux
faisceaux complètent la partie inférieure de l'ouverture
œsophagienne, et forment le haut d'un nouvel intervalle
presque parabolique, que laissent entre eux encore les
piliers du diaphragme, et qui donnent passage à l'artère
aorte, à la veine azygos, et au canal thoracique. Cette
ouverture, située plus en arrière et plus à gauche que la
précédente, s'en distingue encore, parce que son contour est aponévrotique et se continue avec les tendons
des piliers. Sur ses côtés et en arrière, sont des espaces ménagés entre les fibres charnues, pour le passage des cordons nerveux, qui font communiquer
les ganglions nerveux thoraciques avec ceux de l'abdomen.

914. La *face supérieure* ou *thoracique* du diaphragme
est convexe et inclinée en arrière ; sa partie moyenne est
fortement unie au péricarde, et correspond aux médias-
tins ; ses côtés, tapissés par les plèvres, supportent la
base des poumons ; en avant, elle couvre le muscle triangulaire du sternum ; sur les côtés, les inter-costaux
internes, et, postérieurement, l'artère aorte et les muscles
psoas et carré des lombes.

Sa *face inférieure* ou *abdominale* est, au contraire,
concave dans toute son étendue et un peu inclinée en
avant ; mais sa concavité n'est pas régulière ; elle est
constamment plus grande à droite qu'à gauche, ce qui
paraît provenir de la présence du foie : au milieu, elle
est presque plane. En arrière, les reins, les capsules
surrénales ; le pancréas, le duodénum ; à droite, le foie ;
à gauche, la rate et l'estomac ont avec elle des rapports.
Dans le reste de son étendue, elle est recouverte par le
péritoine, d'où il résulte que le muscle est placé entre
deux membranes séreuses, mais n'a point une enveloppe spéciale, comme le prétendait Bartholin.

Sur ces deux faces, on voit manifestement des vaisseaux et des nerfs considérables qui sont spécialement destinés au diaphragme.

La *circonférence* du diaphragme, en arrière de la poitrine au niveau de l'appendice xiphoïde, est fixée par des insertions fort étroites; mais, sur les côtés, ces insertions ont environ deux pouces et demi de largeur; d'où il résulte que la face supérieure du diaphragme est réellement beaucoup moins étendue que l'inférieure. Cette circonstance répond, en avant, à l'appendice xiphoïde et au muscle triangulaire du sternum; sur les côtés, aux côtes et aux muscles inter-costaux internes; en arrière, à la colonne vertébrale, à l'aorte, au canal thoracique, aux muscles psoas et carré des lombes.

915. Le diaphragme sert à séparer l'une de l'autre deux des cavités splanchniques du corps, et à contenir les viscères qu'elles renferment. Mais, en outre, il exécute des mouvements qui, en faisant varier les dimensions de ces cavités, ont la plus grande influence sur beaucoup de fonctions. Lorsqu'il se contracte, la convexité qu'il forme dans la poitrine disparaît; ses fibres, de courbes qu'elles étaient, deviennent droites; le centre aponévrotique acquiert plus d'obliquité; la poitrine est ainsi agrandie et l'abdomen diminué : il est donc, dans ce cas, un muscle essentiellement inspirateur; et, dans les circonstances ordinaires, il est même le seul qui agisse pour produire l'inspiration. Si sa contraction est portée plus loin, il peut rapprocher les côtes de la colonne vertébrale, ce qui rétrécit les diamètres transversaux de la poitrine. Lorsque le diaphragme, au contraire, se relâche, il reprend ses premières dimensions, remonte dans le thorax, y forme la même voûte, comprime les poumons, et contribue ainsi à l'expiration. Remarquons que, par l'effet de la contraction, les parties latérales du diaphragme descendent bien plus que

la partie moyenne , qui est retenue par le péricarde et par le médiastin.

Pendant la contraction du muscle , l'œsophage peut être comprimé, parce que l'ouverture qui lui livre passage est toute charnue ; mais il n'en est pas de même de la veine cave , de la veine azygos, de l'artère aorte et du canal thoracique; la circonférence de leurs ouvertures est en effet aponévrotique.

C'est aussi par les mouvements de ce muscle que nous pouvons expliquer plusieurs phénomènes remarquables, comme le *soupir*, le *bâillement*, l'*anhélation*, la *toux*, l'*éternument*, le *rire* , le *sanglot*, le *hoquet*; qui tous se rattachent plus ou moins aux mouvements d'inspiration et d'expiration. Il sert aussi à l'odorat dans l'action du flairer , à former le corps de la voix dans les cris, les chants, etc. En pressant sans cesse sur les viscères abdominaux, il les soumet, par ses mouvements d'élévation et d'abaissement, à un ballotement qui en favorise les fonctions. C'est aussi lui qui , en se contractant fortement, contribue sur-tout au vomissement, à l'excrétion des matières stercorales et de l'urine , et à l'expulsion du fœtus lors de l'accouchement.

Enfin, c'est dans le diaphragme que beaucoup de physiologistes ont placé le siège des passions, sous le nom de *Centre épigastrique*.

5° RÉGION VERTÉBRO-COSTALE.

Du Muscle petit dentelé postérieur et supérieur (*M. dorso-costal*, CHAUSS.; *M. serratus posticus superior*, SOEMM.).

916. Situé à la partie supérieure du dos, aplati, très mince, irrégulièrement quadrilatère , ce muscle s'insère au bas du ligament sur-épineux cervical, aux apophyses épineuses des septième, huitième, neuvième et quelque-

fois dixième vertèbres, par une aponévrose très fine, s'étendant jusqu'à la moitié de sa longueur, c'est-à-dire jusqu'au niveau du bord externe des muscles splénius et sacro-lombaire et se confondant un peu avec les insertions des muscles rhomboïde, trapèze et splénius. Les fibres de cette aponévrose sont parallèles et obliques de haut en bas et de dedans en dehors ; les charnues suivent la même direction et se partagent en quatre digitations qui s'attachent à la face externe et au bord supérieur des deuxième, troisième, quatrième et cinquième côtes, en s'éloignant d'autant plus de leur angle qu'elles sont plus inférieures: quelquefois il n'y a que trois de ces languettes ; dans d'autres cas, on en trouve jusqu'à cinq. Elles se terminent toujours par de courtes fibres aponévrotiques.

917. La *face postérieure* de ce muscle est en rapport avec le rhomboïde, l'angulaire, le grand dentelé et le trapèze. L'*antérieure* est appliquée sur le splénius, le long dorsal, le transversaire, le sacro-lombaire, les côtes et les muscles inter-costaux externes.

918. Il élève les côtes auxquelles il est attaché, et sert par conséquent à l'inspiration. Il bride aussi, en quelque sorte, les muscles vertébraux sur lesquels il passe.

Du Muscle petit dentelé postérieur et inférieur (*M. lombo-costal*, CHAUSS.; *M. serratus posticus inferior*, SOEMM.).

919. Il est plus large que le précédent, mais aussi mince et à peu près de même forme que lui. On le rencontre au bas du dos, dans la région lombaire. Né des deux ou trois dernières apophyses épineuses dorsales, et des trois ou quatre premières lombaires, ainsi que des ligaments inter-épineux correspondants, par une aponévrose large, à fibres parallèles et obliques en haut et en dehors, confondue en partie avec celle du muscle grand dorsal, il se partage, au bout d'un court trajet, en quatre faisceaux

bien distincts : le premier , très large , s'attache à la lèvre
externe du bord inférieur de la seconde fausse-côte dans
une étendue de quatre ou cinq pouces , et par son bord
inférieur , couvre le bord supérieur du second. Les trois
autres , qui deviennent de moins en moins larges et de
moins en moins longs , se fixent de la même manière ;
mais ils se portent sur les côtes plus loin que le premier ;
en sorte que le quatrième se fixe non-seulement à la partie
osseuse , mais encore au cartilage de la dernière côte ·
leur bords se recouvrent aussi mutuellement et semblent
être *imbriqués* , suivant l'expression des Botanistes.

920. Sa *face postérieure* est couverte par le muscle
grand dorsal. L'*antérieure* repose sur les trois dernières
côtes , les inter-costaux externes correspondants , et le
feuillet postérieur de l'aponévrose du muscle transverse
abdominal, qui la sépare du muscle sacro-spinal.

921. Il abaisse les côtes auxquelles il s'insère, et concourt ainsi à l'expiration : il est en quelque sorte l'antagoniste du précédent.

De l'Aponévrose vertébrale.

922. Les deux muscles de la région vertébro-costale
sont unis par une aponévrose si mince, qu'elle est absolument transparente , et qu'elle semble disparaître en se
desséchant au contact de l'air. Elle se fixe au bord supérieur de l'un et au bord inférieur de l'autre ; mais elle
s'attache encore en dehors aux angles des côtes, et en dedans aux apophyses épineuses. Sa forme est par conséquent celle d'un quadrilatère très alongé. Ses fibres sont
en général, peu apparentes, et s'entre-croisent dans leur
direction : cependant , en bas et en haut , on en observe
quelques-unes qui sont transversales et plus visibles , et
qui marchent parallèlement à celles des petits dentelés.
Cette aponévrose retient en arrière les muscles vertébraux,

qui se trouvent ainsi renfermés dans une sorte d'étui, osseux en avant, membraneux dans l'autre sens.

6o RÉGION THORACIQUE POSTÉRIEURE.

Du Muscle grand dorsal (M. lombo-huméral, CHAUSS.; M. latissimus Dorsi, SOEMM.).

925. C'est un muscle aplati, large, mince, très irrégulièrement quadrilatère, placé sur les régions postérieure, latérales et inférieure du tronc, s'étendant du bas du dos jusqu'au bras, en passant sur l'angle inférieur de l'omoplate et sur la partie postérieure de l'aisselle. La plus grande portion de ses fibres charnues s'insèrent le long du bord externe d'une forte aponévrose qui se rétrécit en haut, mais qui est fort large en bas, où elle est confondue en partie avec celle des muscles petit dentelé inférieur et oblique interne de l'abdomen. Cette aponévrose, formée de fibres entre-croisées en tous sens, inférieurement, dirigées comme les charnues, supérieurement, naît elle-même des cinq, six, sept ou huit dernières apophyses épineuses dorsales, de toutes celles des lombes et du sacrum, des aspérités des gouttières sacrées, de la moitié postérieure de la crête iliaque, où elle se continue avec des fibres aponévrotiques des muscles grand fessier et sacro-spinal. Les autres fibres charnues du muscle grand dorsal viennent de la face des trois ou quatre dernières côtes par des digitations, d'abord aponévrotiques, qui sont couchées l'une sur l'autre de manière à se recouvrir mutuellement de haut en bas, et qui s'entre-croisent avec les languettes du muscle grand oblique abdominal, avec lesquelles elles forment un angle assez aigu.

Après avoir ainsi pris naissance, les fibres du muscle, d'autant plus courtes et moins obliques qu'elles sont plus supérieures, se rendent, en convergeant, jusqu'à l'angle inférieur de l'omoplate, les supérieures en marchant

horizontalement en dehors, et celles des digitations costales en montant presque verticalement. Arrivé là, le
muscle présente peu de largeur, mais beaucoup d'épaisseur, et reçoit souvent un petit trousseau charnu de l'o-
moplate ; puis, considérablement rétréci, il continue à se
porter en haut et en dehors appliqué sur le muscle grand
rond, et se contourne sur lui-même, de sorte à être à
peu près recouvert à son tour par ce dernier.

Enfin, parvenues près de l'humérus, les fibres charnues du muscle grand dorsal donnent naissance à un tendon long d'environ trois pouces et large d'un pouce. Ce
tendon se contourne de bas en haut et d'arrière en avant
sur le bord inférieur du grand rond, dont il croise un
peu la direction ; sa partie inférieure reçoit les fibres
charnues d'en haut, et la supérieure celles d'en bas.
D'abord contigu à celui du grand rond, séparé de lui par
du tissu cellulaire, puis par une petite capsule synoviale,
il ne tarde point à se réunir à lui pour s'insérer en même
temps à la lèvre postérieure de la coulisse bicipitale. Une
bandelette aponévrotique, large d'à peu près deux lignes,
descend de la petite tubérosité de l'humérus au-devant
de ces tendons, parvient au-dessous d'eux, et les tient
appliqués contre l'os. Eux-mêmes envoient de leur bord
inférieur une autre expansion fibreuse qui se jette dans
l'aponévrose brachiale, et quelques trousseaux qui tapissent la coulisse bicipitale, conjointement avec le tendon
du grand pectoral.

924. La *face postérieure* du corps de ce muscle est partout recouverte par les téguments, si ce n'est en haut et
en dedans, où elle est subjacente au trapèze. L'*antérieure*
couvre les muscles obliques interne et externe de l'abdomen, petit dentelé postérieur inférieur, sacro-spinal,
sur-costaux et inter-costaux inférieurs, grand dentelé,
rhomboïde, grand rond, sous-épineux, les côtes inférieures et l'angle inférieur de l'omoplate.

925. La *face antérieure* de son tendon réuni à celui du grand rond, est en rapport avec les vaisseaux axillaires, le plexus brachial et le muscle coraco-brachial. La *postérieure* est contiguë à la partie supérieure et interne de l'humérus. Une capsule synoviale mince facilite ses mouvements sur cet os.

926. Le muscle grand dorsal porte le bras en arrière en l'abaissant et en le faisant tourner sur son axe de dehors en dedans. Il tire aussi en arrière et en bas le moignon de l'épaule. Il applique l'angle inférieur de l'omoplate contre la poitrine, et rapproche fortement le bras des parois de cette cavité s'il agit simultanément avec le grand pectoral. Lorsqu'on est suspendu par les mains et que l'on fait effort pour s'élever, il entraîne le tronc sur les bras ; il peut aussi, en prenant son point fixe sur l'humérus, élever les côtes auxquelles il s'attache, et devenir ainsi un muscle inspirateur. Enfin, il est tenseur de l'aponévrose qui recouvre le muscle sacro-spinal, dont il favorise ainsi les contractions.

§ III. *Muscles de la Tête.*

A. Muscles du Crâne.

De l'Aponévrose épicrânienne.

927. On nomme ainsi une large coiffe fibreuse, très adhérente aux téguments, lâchement unie au péricrâne par un tissu cellulaire lâche et non graisseux ; elle recouvre toute la partie supérieure de la tête; les faisceaux charnus des muscles frontaux, occipitaux et auriculaires viennent s'y terminer; ses fibres, très apparentes, blanches et parallèles postérieurement, sont, dans le reste de son étendue, grisâtres, entrelacées et peu manifestes, en sorte que souvent elle paraît dégénérer en tissu cellu-

laire. Souvent aussi elles sont fasciculées et laissent entre elles des intervalles plus ou moins grands.

1° RÉGION ÉPICRANIENNE.

Du Muscle frontal (1).

928. C'est un muscle membraneux, irrégulièrement quadrilatère, recouvrant le front, à la peau duquel il adhère fortement. Ses fibres, courtes et obliques en *dehors* vers la tempe, deviennent plus longues, parallèles et droites au milieu, pour se raccourcir encore plus en dedans, où elles s'entre-croisent un peu avec celles du côté opposé. En bas, elles semblent s'unir au muscle pyramidal du nez, palpébral et sourcilier. Son bord supérieur. qui se continue avec l'aponévrose épicrânienne, décrit, vers la suture fronto-pariétale, une courbe, dont la convexité est tournée en arrière, et est quelquefois sinueuse.

929. La *face antérieure* est recouverte par les téguments ; la *postérieure* repose sur l'os frontal, un peu sur les muscles temporal et sourcilier, et sur des vaisseaux et des nerfs qui sortent de l'orbite pour se distribuer au front.

930. Il ramène en devant une partie des téguments du crâne ; il fronce la peau du front en travers ; il peut contribuer à ouvrir l'œil par son entre-croisement avec l'orbiculaire des paupières.

Du Muscle occipital.

931. Analogue au précédent, mais un peu moins adhé-

---

(1) MM. Boyer, Chaussier, Sœmmering et la plupart des anatomistes, confondent ce muscle avec le suivant, sous le nom collectif d'*occipito-frontal* ou d'*épicrânien.*

rent à la peau, moins large et plus régulièrement quadrilatère, il est placé à la partie postérieure du crâne, derrière l'apophyse mastoïde et au-dessus de la ligne courbe
supérieure de l'occipital. Il se fixe par de courtes fibres
aponévrotiques à la partie externe de cette ligne et à la
région voisine de l'os temporal, au-dessus des muscles
splénius et sterno-cléido-mastoïdien. Comme le précédent, il se termine à l'aponévrose épicrânienne, il est
recouvert par les téguments et par quelques filets nerveux. Il est appliqué sur les os occipital et temporal.

952. Il agit d'une manière moins marquée que le précédent. Il ramène en arrière une partie de la peau du
crâne sans la rider beaucoup, et il tend l'aponévrose
commune.

2° RÉGION AURICULAIRE.

Du Muscle auriculaire supérieur (*M. temporo-oriculaire*, CHAUSS.; *M.
attollens Auriculam*, SOEMM.).

953. Très mince et membraneux, placé sur la tempe
au-dessus de l'oreille, large en haut, étroit en bas, triangulaire, il s'attache, par son sommet, à la partie antérieure et interne du fibro-cartilage de l'oreille, sur la
convexité que forme le haut de la conque, et il monte de
là, en rayonnant et en épanouissant ses fibres, jusqu'à
l'aponévrose épicrânienne, où il se termine. Il est entièrement charnu, excepté à son sommet, où l'on observe
quelques parties fibreuses.

954. Sa *face externe* est recouverte par la peau ; l'*interne* couvre l'aponévrose du muscle temporal. Son *bord
postérieur* est très court et oblique ; l'*antérieur* est confondu avec le muscle suivant.

955. Il élève l'oreille et tend l'aponévrose épicrânienne.

*Du Muscle auriculaire antérieur (M. zygomato-oriculaire , Chauss. ,
M. prior Auriculæ, Soemm.).*

936. De même forme que le précédent, mais moins
apparent, ce muscle est situé sur la tempe au-devant de
l'oreille. Son sommet est attaché à la partie antérieure
de l'hélix, et c'est de ce point que ses fibres vont, en s'é-
cartant considérablement, se terminer en dehors de l'a-
ponévrose épicrânienne, près du muscle frontal.

937. Sa *face externe* est recouverte par la peau ; l'*interne* est appliquée sur le muscle temporal et sur l'artère
du même nom. Son *bord supérieur* se confond avec le
muscle précédent ; l'*inférieur* se perd dans le tissu cellulaire, au-dessus de l'arcade zygomatique.

938. Il porte l'oreille en avant et en haut.

*Du muscle auriculaire postérieur (M. mastoïdo-oriculaire , Chauss. ;
Musculi retrahentes Auriculam , Soemm.).*

939. Il consiste en un ou plusieurs petits faisceaux de
fibres charnues, minces, aplatis ou fusiformes, assez irréguliers, placés derrière l'oreille. De courtes aponévroses les fixent sur l'apophyse mastoïde, d'où ils se
portent horizontalement en avant pour se terminer à la
partie inférieure de la convexité formée par la conque de
l'oreille, à l'aide de fibres aponévrotiques ou de petits
tendons. Les téguments les recouvrent, et ils sont séparés de l'os temporal par du tissu cellulaire.

940. Ce muscle , absolument étranger à l'aponévrose
épicrânienne, porte l'oreille en arrière.

3° RÉGION OCCIPITO-CERVICALE ANTÉRIEURE.

Du Muscle grand droit antérieur de la Tête (M. grand trachélo-sous-occipital, Chauss.; M. rectus Capitis anticus major, Soemm.).

941. C'est un muscle alongé, aplati, beaucoup plus large et plus épais supérieurement qu'inférieurement, couché sur la partie antérieure et latérale de la colonne cervicale. Quatre petits tendons minces et plats, fixés par une extrémité pointue au tubercule antérieur des sixième, cinquième, quatrième et troisième apophyses transverses cervicales, et d'autant plus volumineux qu'ils sont plus supérieurs, donnent naissance aux fibres charnues de ce muscle, qui sont réunies en autant de faisceaux imbriqués, derrière lesquels il se prolongent plus ou moins. A ces faisceaux s'en joint souvent un autre venant du muscle long du cou. Tous se portent de bas en haut et de dehors en dedans en s'élargissant, se confondent entre eux et se terminent, celui du quatrième tendon à la surface basilaire, près du tronc occipital et de celui du côté opposé, les trois premiers successivement et dans l'ordre de leur origine, à la face postérieure d'une aponévrose assez forte, large et mince, qui se prolonge très bas sur la face antérieure du muscle, et vient de la surface basilaire aussi, au-devant des fibres charnues nées du dernier tendon.

942. Sa *face antérieure* correspond à l'artère carotide, à la veine jugulaire interne, au nerf pneumo-gastrique, au ganglion cervical supérieur, au pharynx; la *postérieure* couvre les muscles long du cou et petit droit antérieur de la tête, les articulations atloïdo-occipitale et axoïdo-atloïdienne, et les apophyses transverses cervicales. Son *bord interne* est uni au muscle long du cou par du tissu cellulaire; l'*externe* est libre supérieurement.

943. Le muscle dont il s'agit fléchit la tête sur le cou .
directement s'il agit en même temps que celui de l'autre
côté , latéralement s'il se contracte seul. Rarement il
imprime des mouvements à la colonne vertébrale : c'est
pourtant ce qui arrive aux bateleurs qui tiennent en
équilibre le tronc sur la tête.

*Du Muscle petit droit antérieur de la Tête (M. petit trachélo-sous-occi-
pital; CHAUSS.; M. rectus Capitis anticus minor, SOEMM.).*

944. Placé derrière le précédent, mais beaucoup plus
court et plus étroit que lui, et à peu près de même forme,
il prend naissance inférieurement, au-devant de la masse
latérale et de l'apophyse transverse de l'atlas, par des
fibres aponévrotiques qui se prolongent assez haut dans
les charnues. De là, il monte, en s'élargissant, jusqu'au-
devant du tronc occipital et à la substance cartilagineuse
qui unit le rocher à l'apophyse basilaire ; il s'y termine
derrière le muscle grand droit, et un peu plus en dehors,
par des aponévroses minces. Caché par lui, il recouvre
l'articulation atloïdo-occipitale, et il fléchit légèrement
la tête sur le cou,

4° RÉGION OCCIPITO-CERVICALE POSTÉRIEURE.

*Du Muscle grand droit supérieur de la Tête (M. axoïdo-occipital, CH.;
M. rectus Capitis posticus major, SOEMM.).*

945. C'est un muscle alongé, aplati, triangulaire,
beaucoup plus large en haut qu'en bas, placé derrière
l'articulation de la tête avec la colonne vertébrale. Il
s'attache, par de courtes aponévroses, au-dessus du
muscle grand oblique de la tête, au tubercule de l'apophyse épineuse de l'axis, d'où il monte en dehors et un
peu en arrière pour se terminer, en rayonnant, sous la

ligne courbe inférieure de l'occipital, entre les muscles petit droit et petit oblique.

946. Sa *face postérieure* est couverte par les muscles grand complexus et petit oblique. L'*antérieure* correspond à l'occipital, à l'axe postérieur de l'atlas, au ligament atloïdo-axoïdien postérieur, au muscle petit droit et à l'artère vertébrale,

947. Il étend la tête, directement s'il agit avec son semblable, ou en l'inclinant de son côté s'il entre seul en contraction : il lui imprime alors un mouvement de rotation qui fait tourner la face du même côté.

Du Muscle petit droit postérieur de la Tête (M. atloïdo-occipital, Ch.; M. rectus Capitis posticus minor, Soemm.).

948. Placé au-devant du précédent, de même forme que lui à peu près, mais plus court, il se fixe au tubercule de l'arc postérieur de l'atlas par un court tendon à fibres rayonnées, d'où il se porte presque verticalement, et en s'élargissant vers l'occipital, où il s'insère à des empreintes qu'on observe auprès de sa crête et au-dessous de sa ligne courbe inférieure, non loin du trou du même nom.

949. Sa *face postérieure*, inclinée en bas, est couverte par le muscle grand complexus, dont la sépare cependant beaucoup de graisse, et par le muscle précédent. L'*antérieure* couvre l'occipital, le ligament occipito-atloïdien postérieur et l'artère vertébrale.

950. Il incline la tête sur l'atlas en arrière.

Du Muscle grand oblique de la Tête (M. axoïdo-atloïdien, Chauss.; M. Capitis obliquus inferior, Soemm.).

951. Alongé, arrondi, fusiforme, il s'attache, par des fibres aponévrotiques peu apparentes, au tubercule de l'apophyse épineuse de l'axis près du grand droit,

puis il se porte en arrière, en dehors et en haut, et va
s'insérer en arrière et en bas du sommet de|l'apophyse
transverse de l'atlas, à l'aide de fibres aponévrotiques peu
marquées également. Sa *face postérieure* est couverte par
les muscles grand et petit complexus. L'*antérieure* est
appliquée sur la lame de la seconde vertèbre, sur le ligament axoïdo-atloïdien postérieur , et sur l'artère vertébrale.

952. Il imprime, à la première vertèbre, un mouvement de rotation qui fait tourner la face de son côté.

Du Muscle petit oblique de la Tête (M. atloïdo-sous-mastoïdien , Cн.;
M. Capitis obliquus superior, Soemm.).

953. Placé sur les côtés et en arrière de l'articulation
de la tête, alongé, aplati, plus étroit inférieurement
que supérieurement, il prend naissance par une sorte de
petit tendon au sommet de la première apophyse transverse cervicale, au-devant du précédent, avec lequel il
est un peu uni. De là, il monte en arrière et en dedans en
s'élargissant, et parvient au-dessous de la partie externe
de la ligne courbe occipitale supérieure, et quelquefois à
l'apophyse mastoïde du temporal où il se fixe, entre les
muscles splénius et grand droit postérieur de la tête, par
des fibres aponévrotiques assez prononcées. Sa *face pos-*
térieure, inclinée en bas, est couverte par les deux
muscles complexus et par le splénius. L'*antérieure* passe
sur l'occipital, sur l'artère vertébrale, et sur l'attache
du muscle grand droit postérieur de la tête.

954. Il étend la tête en l'inclinant de son côté.

5º RÉGION OCCIPITO-CERVICALE POSTÉRIEURE.

Du Muscle droit latéral de la Tête (*M. atloïdo-sous-occipital*, CHAUSS.;
M. rectus Capitis lateralis, SOEMM.).

955. Ce muscle paraît analogue aux inter-transversaires cervicaux (870), et pourrait même être considéré
comme le premier d'entre eux. Mince, aplati, ayant la
forme d'un carré long , il s'attache inférieurement , par
un petit tendon, aux parties supérieure et antérieure de
l'apophyse transverse de l'atlas, d'où il monte verticalement à l'occipital, pour se terminer à une empreinte que
cet os présente derrière la fosse jugulaire. Sa *face antérieure* est couverte par la veine jugulaire interne ; la
postérieure correspond à l'artère vertébrale.

956. Il incline la tête de son côté et en avant.

B. Muscles de la Face.

1º RÉGION PALPÉBRALE.

Du Muscle orbiculaire des Paupières (*M. naso-palpébral*, CHAUSS.;
Palpébral, BICHAT , *M. orbicularis Palpebrarum*, SOEMM.).

957. Entourant la base de l'orbite et occupant la plus
grande partie de la région supérieure et latérale de la
face , large, comme membraneux , circulaire , fendu
transversalement au milieu pour l'ouverture des paupières, ce muscle a en dedans trois points d'origine distincts pour ses fibres charnues : 1º aux apophyses montantes de l'os maxillaire supérieur et orbitaire interne
du frontal; 2º au bord antérieur de la gouttière lacrymale
et à la partie voisine de la base de l'orbite ; 3º aux deux
côtés et en avant d'un petit tendon large d'une demi-

ligne environ et long de deux, plus fort du côté de son
point d'attache que vers le lieu où il se termine, et se
portant transversalement en dehors, de la lèvre antérieure de la gouttière lacrymale, à la commissure interne
des paupières, où il se bifurque pour se continuer avec
chacun des fibro-cartilages placés dans leur épaisseur.
En arrière, ce tendon adhère intimement à une aponévrose mince qui recouvre le sac lacrymal, qui donne
aussi naissance à quelques fibres charnues, et qu'on a
appelée autrefois *Tendon réfléchi du Muscle orbiculaire
des Paupières.*

Après avoir ainsi pris naissance, les fibres supérieures
et inférieures du muscle se portent, en sens opposé,
au-dessus et au-dessous de la base de l'orbite, et, en
suivant sa courbure, viennent se réunir en dehors de la
commissure externe des paupières. Les moyennes,
moins prononcées, beaucoup moins courbées, et toujours
très pâles, se distribuent dans l'épaisseur de l'une et de
l'autre paupière, et s'unissent aussi au-delà de la commissure externe par une ligne tendineuse assez sensible
quelquefois. Au reste, toutes ces fibres décrivent des
courbes concentriques, dont le centre correspond à l'ouverture des paupières où elles sont beaucoup moins
longues. Celles qui sont les plus voisines de la circonférence sont presque circulaires ; les autres décrivent une
espèce d'ellipse, et les plus centrales ne vont même
pas jusqu'aux commissures des paupières.

958. La *face antérieure* de ce muscle est recouverte
par la peau, à laquelle elle est intimement unie en haut,
tandis qu'en bas elle en est séparée par de la graisse, et
que dans l'endroit qui correspond aux paupières, elle
est en rapport avec un tissu lamineux très fin, qu'abreuve
constamment de la sérosité. La *postérieure* est appliquée supérieurement sur le muscle sourcilier auquel elle
adhère ; plus bas, sur le ligament large et sur le fibro-

cartilage de la paupière supérieure; en dehors, sur
l'apophyse orbitaire externe, sur l'aponévrose du muscle
temporal; en bas, sur l'os de la pommette, sur les deux
muscles zygomatiques, sur l'élévateur de la lèvre supérieure, sur l'élévateur commun de l'aile du nez et de
la lèvre supérieure dont elle est séparée par la veine
inférieure; en dedans, et le fibro-cartilage de la paupière
inférieure, sur le ligament et le fibro-cartilage de la pau
pière faciale, en dedans, sur l'apophyse montante de los
maxillaire supérieur, et sur le sac lacrymal. Sa *circonférence* se confond, en haut et en dedans, avec le muscle
pyramidal du nez, puis un peu plus en dehors, avec le
bord antérieur du muscle frontal (928); en bas, elle est
libre. Il s'en détache des faisceaux de fibres irréguliers,
qui se perdent dans le tissu cellulaire de la joue, et
qui décrivent des courbes dont la convexité est inférieure; quelques-uns d'eux s'unissent au muscle petit
zygomatique.

959. Le muscle orbiculaire rapproche les paupières
l'une de l'autre en les amenant au-devant du globe de
l'œil, contre lequel il les applique en les fronçant plus
ou moins. Il abaisse aussi le sourcil en même temps qu'il
élève la joue et la rend plus saillante. Il détermine le
cours des larmes vers l'angle interne de l'œil. La cessa-
tion de sa contraction permet aux paupières de s'ouvrir;
il est l'antagoniste du muscle releveur de la paupière
supérieure.

Du Muscle sourcilier (*M. fronto-sourcilier*, Chauss.; *M. corrugator
Supercilii*, Soemm.)

960. C'est un muscle court et mince, décrivant la
même courbure que l'arcade sourcilière du frontal sur
laquelle il est couché. En dedans, il se fixe vers la bosse
nasale du même os par une extrémité quelquefois simple,

mais le plus souvent divisée en deux ou trois portions. Il
se termine en pointe vers le milieu de l'arcade orbitaire,
où il se confond avec les muscles frontal et orbiculaire
des paupières. Sa *face antérieure* est recouverte par ces
deux muscles, et, un peu en dedans, par le muscle pyramidal du nez. La *postérieure* recouvre l'os frontal, l'artère
sourcilière et le rameau frontal du nerf ophthalmique.

961. Il attire vers le nez la peau des sourcils, dont il
redresse les poils de manière à ombrager l'œil. Il agit
sur-tout dans les passions sombres et dans la colère.

Du Muscle élévateur de la Paupière supérieure (*M. orbito-palpébral ,*
Chauss.; *M. levator Palpebræ superioris,* Soemm.).

962. Situé dans l'intérieur de l'orbite, long, grêle,
mince et déprimé, beaucoup plus large antérieurement
que postérieurement, accompagnant le muscle droit supérieur de l'œil, ce muscle s'attache, par de courtes aponévroses, à la gaîne méningienne du nerf optique, et,
par un tendon délié, à la face inférieure de la petite aile
du sphénoïde, non loin du trou optique, dont il est seulement séparé par le muscle droit supérieur. De là, il se
porte horizontalement en avant, jusqu'à ce qu'arrivé à la
partie supérieure du globe de l'œil, il se courbe en bas,
en s'épanouissant et en perdant progressivement sa teinte
rouge, pour descendre jusqu'au fibro-cartilage de la
paupière supérieure, au bord supérieur duquel il se fixe
par une aponévrose très mince et comme membraneuse,
qui envoie quelques fibres à la partie externe de l'orbite,
et qui contribue à la formation du ligament palpébral.

963. Sa *face supérieure* touche, en arrière, à la voûte
de l'orbite et au rameau frontal du nerf ophthalmique ;
plus en avant, elle est recouverte par beaucoup de tissu
cellulaire graisseux ; et, tout-à-fait antérieurement, le
ligament palpébral la sépare de l'orbiculaire des pau-

pières. Sa *face inférieure* est en rapport, postérieurement, avec le musle droit supérieur de l'œil, et, antérieurement, avec la membrane conjonctive.

964. Il relève la paupière supérieure, la tire en arrière
et l'enfonce dans l'orbite.

2° RÉGION OCULAIRE.

Du Muscle droit supérieur de l'OEil (M. attollens Oculum, Soemm.).

965. Il est placé sous l'élévateur de la paupière supérieure. De même forme que lui, mais un peu moins long,
il se fixe en arrière, entre lui et le trou optique, à l'apophyse d'Ingrassias et à la gaine fibreuse du nerf optique,
se confondant là quelque peu avec le muscle droit interne,
puis il se dirige horizontalement en devant jusqu'à la
partie supérieure du globe de l'œil, où il dégénère en une
aponévrose mince qui transmet une partie de ses fibres
à la membrane sclérotique.

966. Cette aponévrose, de même que celle qui termine
vers l'œil les trois autres muscles droits, est séparée de
cet organe par une petite capsule synoviale peu marquée,
et dont les parois sont molles et comme tomenteuses.

967. Sa *face supérieure* est recouverte par le muscle
releveur de la paupière supérieure, dont la séparent
quelques filets nerveux, et par la membrane conjonctive.
L'*inférieure* repose, en arrière, sur le nerf optique, sur
l'artère ophthalmique et sur le rameau nasal du nerf du
même nom, et, en avant, sur l'œil lui-même.

968. Il élève l'œil.

Du Muscle droit inférieur de l'OEil (**M.** *depressor Oculi,* Soemm.).

969. De même forme que le précédent, il est couché sur le plancher de l'orbite. Il naît, en arrière, d'un tendon qui lui est commun avec les muscles droits interne et externe, et se porte horizontalement vers le globe de l'œil, où il se termine comme le droit supérieur et les deux suivants.

970. Sa *face inférieure* est séparée du plancher de l'orbite par une certaine quantité de tissu adipeux, et recouverte, en devant, par la conjonctive. La *supérieure* est en rapport avec le nerf optique, une branche du nerf moteur oculaire commun, et l'œil.

971. Antagoniste du droit supérieur, il tire l'œil en bas.

Du Muscle droit interne de l'OEil (**M.** *adductor Oculi,* Soemm.).

972. Semblable aux deux précédents et au suivant, il occupe la région interne de l'orbite. En arrière, il se fixe au petit tendon dont nous avons parlé et un peu au contour du trou optique, et il vient horizontalement gagner le côté interne de l'œil. Sa *face interne* correspond à l'orbite, l'*externe* au nerf optique.

973. Il porte l'œil en dedans.

Du Muscle droit externe de l'OEil (**M.** *abductor Oculi,* Soemm.).

974. Placé au côté externe de l'orbite, il naît du tendon déjà indiqué et de la partie externe de la circonférence du trou optique par de courtes aponévroses. Entre ces deux insertions, passent les nerfs moteur oculaire commun, moteur oculaire externe, et nasal de l'ophthalmique. De là, ce muscle se porte horizontalement, en

dehors et en avant, jusqu'à la partie externe du globe de l'œil. Il correspond par sa *face externe*, au périoste de l'orbite et à la glande lacrymale ; par l'*interne*, aux nerfs optique et moteur oculaire externe, ainsi qu'au ganglion lenticulaire.

975. Il détermine le mouvement opposé au précédent.

976. Il résulte de la description des quatre muscles droits, qu'ils ont tous une forme à peu près semblable et plusieurs caractères communs : 1° trois d'entre eux, l'inférieur, l'externe et l'interne, naissent postérieurement d'un même petit tendon qui s'attache près de la fosse pituitaire à l'extrémité interne de la fente sphénoïdale, et qui, après avoir traversé celle-ci, se divise en trois portions, lesquelles vont se rendre à chacun d'eux ; 2° leurs fibres charnues, d'abord parallèles, sont ensuite divergentes ; 3° une fois qu'ils ont dépassé la partie moyenne du globe de l'œil, ils éprouvent une courbure manifeste ; 4° ils sont rapprochés au fond de l'orbite, mais ils s'écartent en devant pour embrasser le globe de l'œil, leurs aponévroses, larges et minces, se confondant en partie avec la membrane sclérotique ; 5° ils sont unis entre eux par du tissu cellulaire, ce qui leur fait représenter autour du globe de l'œil une espèce de sac conique ou choanoïde.

977. Outre leur position et leurs rapports avec les parties environnantes, les muscles droits se distinguent les uns des autres par divers caractères. L'inférieur et le supérieur sont aplatis de haut en bas ; l'externe et l'interne le sont latéralement ; l'externe est plus long et l'interne plus court que les autres ; le supérieur est le plus mince, et l'interne le plus épais ; l'externe, qui est plus recourbé que ses congénères, reçoit pour lui seul une paire de nerfs ; l'interne seul marche directement en avant ; les autres sont obliques, et sur-tout l'externe.

978. En combinant leur action, ces muscles peuvent

entraîner le globe de l'œil dans le fond de l'orbite ; en se
contractant deux à deux successivement, ils peuvent
aussi lui imprimer tous les mouvements intermédiaires
à ceux que nous avons déjà indiqués, et lui faire exécuter une sorte de circumduction.

Du Muscle oblique supérieur de l'OEil (M . *grand oblique* , Chauss.; *M.
obliquus superior Oculi*, Soemm.).

979. Grêle, arrondi, fusiforme, beaucoup plus long
que les précédents, mais moins épais et moins large
qu'eux, placé à la partie supérieure et interne de l'orbite,
ce muscle est réfléchi sur lui-même dans le milieu de son
trajet environ. Il naît, en arrière, par de courtes aponévroses et près du trou optique, du prolongement de la
dure-mère qui tapisse l'orbite ; là, il se confond un peu
avec l'insertion du muscle élévateur de la paupière. Il
gagne ensuite horizontalement l'apophyse orbitaire interne, en passant au-dessous des trous orbitaires internes. Arrivé là, il dégénère en un tendon grêle et arrondi,
environné par une espèce de gaîne cellulaire, molle et
lâche ; il s'engage dans un anneau cartilagineux qui
transforme en canal l'enfoncement qu'offre en cet endroit
l'os frontal, et dont les deux extrémités se fixent à l'os
d'une manière mobile par des fibres ligamenteuses très
courtes. Dans l'intérieur de cette espèce de poulie est une
capsule synoviale qui se réfléchit sur le tendon et l'accompagne assez loin, en formant autour de lui une gaîne
serrée et fort apparente. Celui-ci se courbe de haut en
bas et de dedans en dehors à angle aigu ; ensuite il se
porte de devant en arrière et de haut en bas, entre le
muscle droit supérieur et le globe de l'œil, et il se change
en une aponévrose rayonnée qui continue à descendre
sur la partie externe et postérieure du globe de l'œil, où
elle se termine, près de l'entrée du nerf optique, en con-

fondant une portion de ses fibres avec la membrane sclérotique.

980. Ce muscle est placé entre l'orbite, le nerf optique, les muscles droits supérieur et interne, et le globe de l'œil.

981. Il porte ce dernier en avant et en dedans, en lui faisant éprouver un mouvement de rotation qui dirige la pupille en bas et en dedans.

Du Muscle oblique inférieur de l'OEil (M. petit oblique , CHAUSS.; M. obliquus inferior Oculi, SOEMM.).

982. Situé à la partie antérieure et inférieure de l'orbite, il est plus court et moins arrondi que le précédent. Il s'attache à la partie interne et antérieure de la surface orbitaire de l'os maxillaire supérieur, un peu en dehors de la gouttière lacrymale, d'où il se dirige en arrière et en dehors en se recourbant de bas en haut sur la convexité de l'œil, entre lui et le muscle droit externe; alors il dégénère en une aponévrose qui se termine dans la membrane sclérotique, à deux lignes de distance de l'entrée du nerf optique.

983. Sa *face inférieure* repose sur le plancher de l'orbite; la *supérieure* correspond au globe de l'œil et au droit inférieur.

984. Il porte le globe de l'œil en dedans et en avant, et dirige la pupille en haut et en dehors. Lorsqu'il combine son action avec le précédent, l'œil est tiré en avant et en dedans, ce qui contre-balance l'effort opéré par les muscles droits réunis.

986. M. Horner, de Philadelphie (1), et le professeur

_____

(1) *Philadelph. Journ. of Med. and Phys. Sciences,* Nov. 1824, p. 98.
— *Osservatore med. napolitano,* ann. 1, n° 6.

Trasmondi, de Rome (1), admettent encore au nombre
des muscles de l'œil, un plan charnu dont ils ont pu
suivre le trajet et reconnaître l'usage, et qui a de l'analogie avec le *Musculus tensor Tarsi* de quelques auteurs.

Ce muscle, dont l'existence n'est pas toujours constante et dont la figure est des plus irrégulières, règne le
long de la paroi interne de l'orbite sur le bord postérieur de l'os lacrymal, et au-dessous des points du même
nom, auxquels il semble servir de sphincter en même
temps qu'il entoure et presse les conduits qui en naissent (2), et les tourne vers le nez. Il n'a pas plus de 5 à 6
lignes de longueur.

3e RÉGION NASALE.

Du Muscle pyramidal du Nez (M. fronto-nasal, CHAUSS.).

986. Ce muscle, que beaucoup d'anatomistes regardent comme une dépendance du muscle frontal, avec les
fibres duquel il s'entrecroise supérieurement, recouvre
les os propres du nez. Les deux muscles pyramidaux se
trouvent en haut réunis entre eux, et ne se séparent que
vers la partie moyenne des os du nez, pour se terminer,
en divergeant, dans un tissu membraneux, plutôt cellulaire que fibreux, qui occupe les côtés du nez, et reçoit
aussi les fibres du muscle triangulaire. Chacun d'eux est
constitué par un faisceau grêle et triangulaire qui se

---

(1) *Intorno la Scoperta di due Nervi dell' Occhio umano.* Roma, 1843.

(2) Le docteur Flajani a publié un mémoire pour démontrer que l'existence de ce muscle est connue depuis long-temps. Nous en avons trouvé
la description imparfaitement indiquée dans Haller, Schobinger, Duver-
ney et Rosenmuller. Le professeur Paul Dubois l'a représenté dans sa
Thèse de concours pour l'Agrégation, et le professeur Poggi Giuseppe l'a
décrit sous la dénomination de *Lagrimal-palpebrale.*

confond en dehors avec le muscle orbiculaire des paupières.

987. La *face antérieure* du muscle pyramidal est recouverte par la peau ; la *postérieure* est appliquée sur le muscle sourcilier, sur l'os coronal, sur la suture fronto-nasale, sur les os propres du nez.

988. Il concourt fort peu aux mouvements du nez. Il ne peut servir qu'à donner au muscle frontal un point d'appui au moment où celui-ci ramène en devant les téguments du crâne.

Du Muscle triangulaire du Nez (M. *sus-maxillo-nasal*, CHAUSS.; M. *compressor Nasi*, SOEMM.).

989. Mince, aplati, triangulaire, placé sur les côtés du nez, ce muscle a été aussi nommé *transversal* à cause de sa direction. Il prend naissance en dedans de la fosse canine par une aponévrose très courte et très étroite, de laquelle partent, en divergeant, les fibres charnues qui, sortant du dessous de l'élévateur commun de l'aile du nez et de la lèvre supérieure, viennent recouvrir le dos du nez en décrivant une courbe dont la convexité est tournée en haut. Les supérieures, plus longues, sont ascendantes ; les inférieures, plus courtes, sont horizontales ; elles dégénèrent insensiblement en une toile aponévrotique peu serrée qui recouvre le nez, lui adhère, et se continue avec le muscle pyramidal et celui du côté opposé. Une de ses portions se fixe au fibro-cartilage de l'aile du nez.

990. Sa *face antérieure* est recouverte par la peau et un peu par le muscle élévateur commun : la postérieure est appliquée sous l'os maxillaire supérieur et sur le cartilage latéral du nez.

991. Les anatomistes ont attribué à ce muscle des usages absolument opposés. Il est vrai de dire qu'il tire en

dehors les ailes du nez, et que, par conséquent, il dilate
les ouvertures de cet organe.

Du Muscle élévateur commun de l'Aile du Nez et de la Lèvre supérieure
(M. grand sus-maxillo-labial, CHAUSS.; M. levator Labii super.
Alœque Nasi, SOEMM.).

992. Ce muscle est un faisceau charnu, mince, triangulaire, rétréci supérieurement, plus large inférieurement, situé sur les côtés du nez. Il prend naissance, en
haut, sur la face externe de l'apophyse montante de l'os
maxillaire supérieur, au-dessous du tendon du muscle orbiculaire des paupières, ainsi que sur le bord antérieur de
la gouttière lacrymale et sur la partie inférieure de la
base de l'orbite, par de courtes aponévroses auxquelles
succèdent les fibres charnues qui descendent obliquement en dehors en divergeant, et viennent en partie se
fixer sur la membrane fibreuse, sur le fibro-cartilage et
même sur le derme de l'aile du nez, en partie se perdre
dans la lèvre supérieure, en passant au-devant de l'orbiculaire des lèvres.

993. Sa *face antérieure* est placée sous la peau, à laquelle elle adhère intimement en bas; en haut seulement,
elle est cachée par une portion du muscle orbiculaire des
paupières et par la veine labiale. La *postérieure* recouvre
le muscle précédent, l'apophyse montante de l'os maxillaire supérieur, le bord du muscle releveur propre de la
lèvre supérieure, le muscle abaisseur de l'aile du nez,
une partie de l'orbiculaire des lèvres, ainsi que quelques
rameaux du nerf sous-orbitaire.

994. Il élève la lèvre supérieure et l'aile du nez qu'il
tire aussi un peu en dehors.

Du Muscle abaisseur de l'Aile du Nez (M. depressor Alœ Nasi, SOEMM.).

995. C'est un petit faisceau charnu assez irrégulier, placé au-dessous de l'aile du nez et derrière la lèvre supérieure. Il s'implante, par de courtes aponévroses, près de l'épine nasale antérieure, dans une petite fossette spéciale, d'où il monte en partie vers la région postérieure de l'aile du nez, et vient en partie se confondre avec l'élévateur commun et l'orbiculaire des lèvres. En dedans, ses fibres sont verticales; en dehors, elles sont obliques. Elles sont recouvertes par celles de l'élévateur commun et par la membrane muqueuse de la bouche, et appliquées sur l'os maxillaire supérieur.

996. Le nom de ce muscle indique ses usages.

4° RÉGION MAXILLAIRE SUPÉRIEURE.

Du Muscle élévateur propre de la Lèvre supérieure (M. moyen sus-maxillo-labial, CHAUSS.; M. levator Labii superioris, SOEMM.).

997. C'est un muscle aplati, mince, assez court, très irrégulièrement quadrilatère. placé à la partie moyenne et interne de la face, au-dessous du contour de l'orbite. Il s'attache au dessus du trou sous-orbitaire, dans l'étendue d'un pouce environ, à l'os de la pommette et à l'os maxillaire supérieur, par de courtes fibres aponévrotiques partagées assez souvent en deux et quelquefois en trois faisceaux ; de là, il descend, en se rétrécissant, en bas et en dedans, jusqu'à la lèvre correspondante où il se confond avec le muscle orbiculaire, entre le nez et la commissure.

998. Sa *face antérieure* est couverte en haut par le muscle orbiculaire des paupières et par la veine labiale, et en bas par la peau, à laquelle elle adhère fortement.

La *postérieure* est en rapport avec le muscle canin, dont elle est séparée par les vaisseaux et par le nerf sous-orbitaires, ainsi que par une grande quantité de tissu adipeux ; elle recouvre aussi le muscle abaisseur de l'aile du nez. Son *bord interne* est souvent confondu avec le muscle élévateur commun, et l'*externe* se trouve fréquemment uni au muscle petit zygomatique.

999. Il élève la lèvre supérieure en la portant un peu en dehors.

Du Muscle canin (M. petit sus-maxillo-labial, CHAUSS.; *M. levator anguli Oris,* SOEMM.).

1000. C'est un petit muscle aplati, alongé, plus large et plus mince supérieurement qu'inférieurement, fixé, au-dessous du trou sous-orbitaire, par de courtes aponévroses, au milieu de la fosse canine, d'où il descend obliquement en dehors jusqu'à la commissure des lèvres, où il semble se continuer avec le muscle triangulaire, quoique quelques-unes de ses fibres s'entrelacent avec celles des muscles orbiculaire, grand zygomatique et buccinateur.

1001. Sa *face antérieure* est recouverte en haut par le muscle précédent, par les vaisseaux et nerfs sous-orbitaires, et en bas par le muscle petit zygomatique et par la peau. La *postérieure* couvre la fosse canine, la membrane muqueuse de la bouche et le muscle buccinateur.

1002. Il élève la commissure des lèvres et la porte en dedans.

Du Muscle grand zygomatique (1) (*M. grand zygomato-labial*, CHAUSS.; *M. zygomaticus major*, SOEMM.).

1003. Obliquement placé au-devant et sur les côtés de

---

(1) Formé de l'adjectif grec ζύγωμα, *os jugale*.

la face, alongé, grêle et arrondi, ce muscle s'insère, par des aponévroses, au bas de la face externe de l'os de la pommette, près de son angle postérieur. De là, en s'élargissant un peu, il descend en dedans et en avant, et se termine à la commissure des lèvres en s'y continuant avec les musles canin, triangulaire, buccinateur et orbiculaire, et en se bifurquant quelquefois.

1004. Sa *face antérieure* est cachée, supérieurement, sous le muscle orbiculaire des paupières, et, plus bas, par la peau, dont la sépare souvent une énorme quantité de graisse. La *postérieure* couvre l'os de la pommette, les muscles masséter et buccinateur, la veine labiale, et une masse plus ou moins considérable de tissu adipeux.

1005. Il élève la commissure de lèvres, qu'il porte en arrière et en dehors. Il agit principalement dans le rire.

Du Muscle petit zygomatique (M. petit zygomato-labial, CHAUSS.; M. zygomaticus minor, SŒMM.).

1006. Celui-ci n'existe point dans tous les sujets. Placé en dedans et au-dessus du précédent, il est aplati, alongé et fort mince. Fixé à la face externe de l'os malaire, et quelquefois même semblant se détacher du muscle orbiculaire des paupières, il descend plus ou moins obliquement en dedans; et vient se terminer dans le muscle élévateur propre de la lèvre supérieure ou dans l'orbiculaire des lèvres.

1007. Sa *face antérieure* est recouverte par la peau et par le muscle orbiculaire des paupières: la *postérieure*, couvre l'os malaire, le muscle canin et la veine labiale.

1008. Il élève la lèvre supérieure et la tire en dehors.

5° RÉGION MAXILLAIRE INFÉRIÉURE.

Du Muscle triangulaire des Lèvres (M. maxillo-labial, CHAUSS.; M. depressor anguli Oris, SOEMM.).

1009. Placé au bas de la face, ce muscle, mince, aplati, triangulaire, s'attache inférieurement à la ligne maxillaire externe, depuis le muscle masséter jusqu'au trou mentonnier. Cette insertion a lieu par de courtes fibres aponévrotiques, auxquelles succèdent les charnues, quoique plusieurs de celles-ci paraissent venir du muscle peaucier. Ces fibres charnues montent, de là, vers la commissure des lèvres, les moyennes verticalement, les antérieures obliquement d'avant en arrière, et les postérieures d'arrière en avant. Au sommet du muscle, elles se confondent avec les muscles grand zygomatique et orbiculaire des lèvres, mais plus particulièrement avec le canin.

1010. La *face externe* adhère fortement à la peau : l'*interne* recouvre les muscles peaucier, buccinateur et carré de la lèvre inférieure, auquel elle est unie.

1011. Il abaisse la commissure des lèvres, et agit spécialement dans les passions tristes.

Du Muscle carré de la Lèvre inférieure (M. mento-labial, CHAUSS.; M. depressor Labii inferioris, SOEMM.).

1012. Situé en dedans du précédent, mince et quadrilatère, ce muscle s'attache à la ligne oblique externe de l'os maxillaire inférieur, et monte dans la lèvre inférieure, où il se confond avec le muscle orbiculaire. Ses fibres sont parallèles et semblent se continuer avec celles du peaucier: obliquement dirigées en haut et en dedans, elles s'unissent de la manière la plus intime, en dedans et en haut, avec celles du côté opposé, et en dedans et en bas, avec celles du muscle releveur du menton; en dehors et en bas, elles sont entrelacées avec celles du précédent.

1013. Sa *face antérieure* est recouverte par le triangulaire et par la peau, à laquelle elle adhère fortement. La *postérieure* est appliquée sur la mâchoire inférieure, sur le nerf et les vaisseaux mentonniers, sur les muscles orbiculaire et releveur du menton.

1014. Ce muscle abaisse la lèvre inférieure.

Du Muscle releveur du Menton (M. *levator Menti*, Soemm.) (1).

1015. Placé en bas de la face, entre les deux muscles carrés, court, épais et conique, celui-ci se fixe, par son sommet, dans la fossette qui est creusée, sur le côté de la symphyse du menton, au-dessous des alvéoles des dents incisives; il présente là un petit tendon. Ses fibres viennent ensuite, en divergeant et en s'épanouissant à la manière d'une *houppe*, se porter dans la peau du menton, à laquelle elles adhèrent intimement, et où elles produisent tous les petits creux qu'on y remarque habituellement.

1016. Ce muscle est recouvert *supérieurement* par la membrane muqueuse de la bouche : en *dedans*, il est séparé de celui du côté opposé par du tissu cellulaire ; en *dehors*, il est contigu aux muscles carré et orbiculaire des lèvres; en *bas*, il est couché sur la mâchoire inférieure ; en *avant*, les téguments le revêtent.

1017. Il élève le menton et pousse un peu en haut la lèvre inférieure, que ses fibres supérieures concourent aussi à renverser.

(1) *Houppe du menton* ou *incisif inférieur*, Boyer. Chaussier en fait une portion de son *mento-labial*.

6° RÉGION INTER-MAXILLAIRE.

Du Muscle buccinateur (M. *alvéolo-labial*, CHAUSS. ; M. *buccinator*,
      SOEMM.).

1018. Ce muscle, qui constitue spécialement la joue,
est beaucoup plus marqué chez les verriers et chez les
personnes qui jouent habituellement des instruments à
vent, que dans les autres individus. Il est aplati, mince,
quadrilatère et placé dans l'intervalle des deux bords alvéolaires supérieurs, depuis la dernière dent jusqu'à la
seconde petite molaire; en bas, il occupe le même point
du bord alvéolaire inférieur. Il s'attache en haut à la
partie postérieure du bord alvéolaire supérieur: au milieu,
à une aponévrose qui descend du sommet de l'aile interne
de l'apophyse ptérygoïde, et qui reçoit, de l'autre côté,
des fibres du muscle constricteur supérieur du pharynx.
C'est de ces divers points d'insertion que les fibres charnues partent pour gagner la commissure des lèvres, mais
en suivant des directions différentes : les supérieures
descendent, les inférieures montent un peu, et les
moyennes seules sont horizontales: toutes se rendent à la
commissure, où il y a un entre-croisement marqué entre
les supérieures et les inférieures, les premières se portant dans la lèvre inférieure, et les secondes dans la supérieure: elles s'y confondent avec celles de l'orbiculaire.
    1019. Ce muscle est recouvert par une couche de
graisse extrêmement épaisse, sans laquelle la joue pa-
raîtrait creuse, et qui forme même dans le milieu de
celle-ci une espèce de boule comme isolée des parties
voisines. Par cette graisse, sa *face externe* est séparée,
en arrière, de l'apophyse coronoïde et de la partie inférieure du muscle temporal, et, au milieu, du muscle
masséter. En avant, elle est recouverte par les muscles
grand zygomatique, peaucier et triangulaire, par la

peau, par l'artère et la veine labiales. Une espèce de membrane blanchâtre, formée d'un tissu cellulaire comme fibreux, la recouvre aussi dans toute son étendue en lui adhérant intimement, et empêche postérieurement les glandes buccales d'être immédiatement appliquées sur elle. La *face interne* du muscle buccinateur est tapissée par la membrane muqueuse de la bouche. Vis à-vis la troisième dent molaire, il est obliquement traversé par le conduit excréteur de la glande parotide.

1020. Il tire la commissure des lèvres en arrière; il contribue à la mastication, en poussant sous les dents les aliments qui s'en écartent en dehors; si la bouche est remplie par de l'air qui distende les joues, il le comprime et le chasse au dehors, comme dans l'action de souffler, de sonner de la trompette, etc.

Du Muscle orbiculaire des Lèvres (M. *labial*, CHAUSS.; M. *orbicularis Oris*, SOEMM.).

1021. Ce muscle est formé par des fibres propres qui existent dans l'épaisseur de l'une et de l'autre lèvre, et par la terminaison des muscles zygomatiques, élévateurs propres et communs, canins, triangulaires, carrés, re leveurs du menton et buccinateurs, qui s'entrelacent d'une manière extrêmement compliquée, et qui se confondent avec les fibres propres. Celles-ci correspondent au bord libre des lèvres; elles sont concentriques, courbées, et manifestement partagées en deux plans, dont l'un appartient à la lèvre supérieure et l'autre à l'inférieure. Chacun d'eux forme un demi-ovale; ils s'entre-croisent vers les deux commissures.

1022. Ce muscle est recouvert dans sa *face antérieure* par la peau à laquelle il est très adhérent; la *postérieure* est tapissée par la membrane muqueuse de la bouche, et lui est plus lâchement unie: elle est aussi en rapport avec

30.

les glandes labiales. Sa *circonférence libre* est revêtue
par la membrane rouge des lèvres ; sa *grande circonférence* se continue de toutes parts avec les muscles que
nous venons d'énumérer : supérieurement et au milieu,
elle se fixe par quelques fibres au bas de la cloison du nez.

1023. Ce muscle rapproche les lèvres l'une de l'autre
et resserre l'ouverture de la bouche, qu'il porte en avant,
en lui faisant représenter une sorte de bourrelet à rides
rayonnées. Il agit dans la succion, dans le jeu des instruments à vent, etc. — Il est l'antagoniste de tous les
autres muscles des lèvres.

7° RÉGION PTÉRYGO-MAXILLAIRE.

Du Muscle ptérygoïdien interne (M. grand ptérygo maxillaire, CHAUSS.;
M. pterygoideus internus, SOEMM.*).*

1024. C'est un muscle fort et épais, représentant une
sorte de parallélipipède un peu alongé, et placé en dedans et un peu en arrière de la branche de l'os maxillaire
inférieur. Il s'implante dans toute la fosse ptérygoïde,
et particulièrement à la face interne de l'aile externe de
l'apophyse de ce nom, par des fibres aponévrotiques
très prononcées, qui se glissent, en partie, en faisceaux
assez forts parmi les fibres charnues, et qui s'appliquent
en partie, sur la face interne du muscle. Celui-ci descend
de là en arrière et en dehors, après avoir reçu des fibres
insérées sur la gouttière moyenne de la face supérieure
de la tubérosité palatine, et quelques autres qui se
fixent en dehors du sommet de l'aile externe de l'apophyse ptérygoïde ; il s'amincit ensuite un peu et se termine en dedans de l'angle de la mâchoire par des aponévroses aussi distinctes et aussi longues que celles d'origine, qui partent des crêtes plus ou moins saillantes
qu'on observe en cet endroit, et qui s'interposent de

même dans le corps charnu : cette disposition fait que les fibres charnues et tendineuses sont à peu près en égale quantité dans le muscle ptérygoïdien interne.

1025. Sa *face interne* recouvre supérieurement les muscles péristaphylin externe et constricteur supérieur du pharynx, et inférieurement la glande sous-maxillaire. L'*externe* est couchée en dedans sur la branche de l'os maxillaire, à peu près comme le muscle masséter l'est en dehors ; elle est séparée de cet os en haut par un intervalle où l'on rencontre les nerfs lingual et dentaire, l'artère dentaire inférieure, et le ligament latéral interne de l'articulation temporo-maxillaire (651).

1026. Lorsque les deux muscles ptérygoïdiens internes agissent simultanément, la mâchoire est élevée et portée un peu en avant. Si l'un d'eux se contracte isolément, il la porte un peu obliquement vers le côté opposé. Si la mâchoire inférieure est fixée, ils peuvent abaisser la supérieure.

Du Muscle ptérygoïdien externe (M. *petit ptérygo-maxillaire*, CHAUSS.; *M. ptérygoideus externus*, SOEMM.).

1027. Il est situé dans la fosse zygomatique ; conique ou plutôt tétraédrique et court, il s'insère à la face externe de l'apophyse ptérygoïde et de la tubérosité palatine, puis à la partie inférieure de la face zygomato-temporale du sphénoïde (151), immédiatement au-dessous du bord supérieur de la fente sphéno-maxillaire. Ces attaches ont lieu par des aponévroses qui s'avancent jusqu'à la partie moyenne du muscle ; l'artère maxillaire interne passe souvent entre elles deux, dans un intervalle rempli de tissu cellulaire. De là, le muscle se dirige en dehors et en arrière en s'amincissant de plus en plus, et vient se fixer à la face antérieure du col du condyle de la mâchoire, dans une petite fossette particulière, et à la partie antérieure aussi de la circonférence du fibro-cartilage inter-articulaire (654).

1028. Sa *face externe* est en rapport avec le muscle temporal , et le plus souvent avec l'artère maxillaire interne. L'*interne* répond au muscle ptérygoïdien interne , au nerf maxillaire inférieur, au ligament interne de l'articulation temporo-maxillaire, à l'artère méningée moyenne, et quelquefois à l'artère maxillaire interne. La *supérieure* touche le haut de la fosse zygomatique et les nerfs temporaux profonds et massétérin.

1029. Le muscle ptérygoïdien externe tire en avant le condyle de la mâchoire et le fibro-cartilage de l'articulation , en portant , par suite, le menton du côté opposé. S'il se contracte en même temps que son semblable , la mâchoire est directement portée en avant.

8° RÉGION TEMPORO-MAXILLAIRE.

Du Muscle masséter (M. *zygomato-maxillaire* , CHAUSS.; M. *masséter* , SOEMM.) (1).

1030. Presqee semblable pour la forme au muscle ptérygoïdien interne, et couché sur la face externe de la mâchoire inférieure, il s'attache aux deux tiers antérieurs et externes du bord inférieur de l'arcade zygomatique, à la partie postérieure du même bord, à la face interne de l'arcade et, en même temps, un peu à l'aponévrose interne du muscle temporal. Ces trois insertions ont lieu d'une manière distincte : la première, par une aponévrose très forte, large et épaisse, qui recouvre la face externe du muscle jusqu'au-delà de sa partie moyenne , et se divise en plusieurs languettes qui s'interposent entre ses fibres

---

(1) Μασάομαι, *comedo,*

charnues ; la seconde , par de petits faisceaux aponévrotiques beaucoup plus courts ; la troisième , par de petits plans fibreux encore moins étendus. Les fibres charnues qui proviennent de ces trois points suivent une direction différente : les premières , qui constituent la partie principale du muscle, se portent obliquement en bas et en arrière, et vont s'implanter en dehors de l'angle de la mâchoire inférieure , par de petites lames aponévrotiques ; les secondes descendent verticalement et se fixent un peu plus haut; les troisièmes , enfin , viennent obliquement en bas et en devant se terminer en dehors de l'apophyse coronoïde par d'autres aponévroses.

1031. La *face externe* de ce muscle est recouverte, en arrière , par la glande parotide ; en bas , par le muscle peaucier ; au milieu, par le conduit de Sténon, par le nerf facial, par l'artère faciale transverse; en avant et en haut , par les muscles orbiculaire des paupières et grand zygomatique. Tous les autres points de cette surface sont en contact avec la peau. La *face interne* recouvre la branche de la mâchoire , le tendon du muscle temporal et le buccinateur, dont elle est séparée par beaucoup de graisse.

1032. Le muscle masséter élève la mâchoire inférieure, et agit beaucoup pendant la mastication.

Du Muscle temporal (*M. temporo-maxillaire*, Chauss.; *M. temporalis*, Soemm.).

1033. C'est un muscle large , triangulaire ; mince supérieurement , étroit et épais inférieurement , il remplit toute la fosse temporale. Il est renfermé, pour ainsi dire, dans une sorte d'étui que forment quelques os du crâne en dedans, et en dehors une aponévrose qui s'attache à toute la ligne courbée temporale , au bord postérieur et supérieur de l'os de la pommette , au bord supérieur de l'arcade zygomatique. Cette aponévrose est violacée su-

périeurement où elle est plus mince, et d'un blanc nacré
inférieurement où elle est plus épaisse, et recouverte par
une grande quantité d'un tissu cellulaire fibreux auquel
elle adhère intimement : elle se partage même là en deux
lames qui renferment dans leur intervalle une certaine
quantité de graisse. Les fibres charnues prennent naissance dans toute l'étendue de sa surface interne, et du
périoste de la fosse temporale, ainsi que de la petite crête
qui sépare celle-ci de la fosse zygomatique. Toutes se
rendent obliquement sur les deux faces d'une autre aponévrose occupant le milieu du muscle, large, rayonnée
et triangulaire comme lui, et qui devient de plus en plus
épaisse en descendant. Par sa position, elle partage les
fibres charnues en deux plans, l'un externe, assez mince,
l'autre interne, beaucoup plus épais. Au niveau à peu
près de l'arcade zygomatique, elle se sépare des fibres
charnues, et se change en un tendon très fort qui descend verticalement vers l'apophyse coronoïde de l'os
maxillaire inférieur, qu'il embrasse dans tout son contour, excepté en dehors, où se trouve le muscle masséter.

1054. La *face externe* du muscle temporal est recouverte par l'aponévrose épicrânienne, par les muscles auriculaires supérieur et antérieur, orbiculaire des paupières
et masséter, par les vaisseaux et par les nerfs temporaux
superficiels, par l'arcade zygomatique. L'*interne* est appliquée sur tous les os qui forment la fosse temporale, sur
l'artère maxillaire interne, sur les muscles ptérygoïdien
externe et buccinateur, dont elle est séparée par beaucoup de graisse. Le *bord supérieur* de ce muscle est courbe :
l'*antérieur* s'étend de l'apophyse orbitaire externe du
coronal au bord antérieur de l'apophyse coronoïde de
l'os maxillaire inférieur. Le *postérieur*, d'abord attaché
à la racine horizontale de l'apophyse zygomatique, se
réfléchit de haut en bas sur la base de cette apophyse pour
se porter au bord postérieur de l'apophyse coronoïde.

1035. Le muscle temporal élève fortement la mâchoire inférieure, abaisse un peu la supérieure et serre les dents les unes contre les autres. Sa portion postérieure peut ramener en arrière la mâchoire , lorsqu'elle a été portée en devant par l'action des muscles ptérygoïdiens externes.

9° RÉGION LINGUALE.

Du Muscle hyo - glosse (M. hyo - glosse , CHAUSS. ; M. hyo - glossus , SOEMM.).

1036. Ce muscle est mince, large, quadrilatère et placé à la partie supérieure et antérieure du cou. Ses insertions à trois points différents de l'os hyoïde ont permis de le partager en trois portions : l'une (*M. cerato-glossus*, ALBIN) s'attache par de courtes fibres aponévrotiques à la face supérieure de la grande corne de l'os hyoïde ; elle monte, en se rétrécissant et un peu obliquement d'arrière en avant, vers la partie inférieure et latérale de la langue, où elle se continue avec une portion des fibres du muscle stylo-glosse, après avoir passé entre ses deux faisceaux, et se termine enfin au derme de la membrane muqueuse ; la seconde (*M. basio-glossus*, ALBIN.) moins large , mais plus épaisse, recouvrant un peu supérieurement la précédente, et séparée d'elle inférieurement par l'artère linguale , naît de la partie supérieure de la face antérieure du corps de l'os hyoïde et monte un peu obliquement d'avant en arrière et de dedans en dehors ; la troisième enfin (*M. chondro-glossus* , ALBIN) provient de la petite corne du même os , ainsi que du cartilage placé entre le corps et la grande corne , et monte sur les côtés de la racine de la langue où elle se confond, en s'épanouissant, et comme la précédente , avec les muscles lingual et génio-glosse, sans qu'on puisse la suivre jusqu'à la membrane tégumentaire.

1037. La *face externe* de ce muscle est couverte supérieurement par le muscle stylo-glosse auquel elle est
unie ; un peu plus bas , par le muscle mylo-hoïdien , le
nerf grand hypoglosse et la glande sous-maxillaire ; plus
bas encore, par les muscles génio-hyoïdien, stylo-hyoïdien et digastrique. L'*interne* est en rapport avec les
muscles constricteur moyen du pharynx et génio-glosse,
l'artère linguale , et le nerf glosso-pharyngien.

1038. Ce muscle abaisse la base de la langue, ou élève
l'os hyoïde lorsque celle-ci est fixée. S'il n'agit que d'un
côté seulement , il incline la langue vers lui.

Du Muscle génio-glosse (M. *génio-glosse* , Chauss.; M. *genio-glossus* ,
Soemm.).

1039. Il est aplati transversalement , triangulaire,
rayonné, placé entre la langue et l'os maxillaire inférieur. Il s'insère au tubercule supérieur de l'apophyse
géni , par un petit tendon court , mais très fort, qui se
prolonge plus en dehors qu'en dedans , et d'où partent
les fibres charnues en divergeant et en suivant diverses
directions , mais presque toujours perpendiculairement
à l'axe de la langue. Les supérieures , qui sont les plus
courtes, d'abord horizontales, étant parvenues à la partie
inférieure de cet organe , se courbent de bas en haut et
d'arrière en avant pour aller à sa pointe ; les moyennes,
moins courbées, se confondent sur le côté avec le muscle
lingual ; les inférieures , beaucoup plus longues, descendent obliquement en arrière et vont se perdre à sa base,
ou même se fixer en partie au sommet de la petite corne
de l'os hyoïde, ou se continuer avec le muscle constricteur moyen du pharynx. Il résulte de cette disposition
que le muscle génio-glosse représente un triangle dont
la base est attachée à la langue, où ses fibres s'entrelacent avec celles des muscles lingual , stylo-glosse ,

constricteurs supérieur et moyen du pharynx et hyo-
glosse. A l'endroit où les deux muscles génio-glosses
se touchent en arrière, on voit un petit trousseau de
fibres qui monte vers le ligament moyen de l'épiglotte,
pour s'insérer à la face dorsale de cet organe.

1040. La *face externe* du muscle génio-glosse est
couverte par la glande sublinguale, par les muscles
stylo-glosse, hyo-glosse, lingual et mylo-hyoïdien. Sa
face interne est en contact avec celui du côté opposé, et
se confond même avec lui en bas et en arrière. Son *bord
inférieur* répond au muscle génio-hyoïdien ; le *supérieur*, à la membrane muqueuse de la bouche.

1041. La contraction des fibres inférieures de ce
muscle porte la langue et l'os hyoïde en avant, après
avoir préliminairement élevé ce dernier : les supérieures
la tirent en arrière et la ramènent à sa position naturelle ; les moyennes creusent sa face dorsale en gouttière.

*Du Muscle stylo-glosse (M. stylo-glosse, Chauss.; M. stylo-glossus,
Soemm.).*

1042. Étroit en haut, large et mince en bas, ce muscle
prend naissance principalement du ligament stylo-maxillaire, qui lui semble spécialement destiné. Il s'attache
en effet à presque tout le bord antérieur de ce ligament
et à la moitié inférieure environ de l'apophyse styloïde,
par une mince aponévrose, puis en s'épanouissant, il
descend en avant et en dedans pour se perdre en partie
sur le bord de la langue, et se continuer en partie avec
les muscles lingual, hyo-glosse et génio-glosse, après
s'être divisé en deux et quelquefois même en trois
faisceaux.

1043. Sa *face externe* est couverte par le muscle
digastrique, le nerf lingual, la glande sous-maxillaire,
et la membrane muqueuse de la bouche. L'*interne* couvre

postérieurement les muscles constricteur supérieur du pharynx, hyo-glosse et lingual.

1044. Ce muscle porte la langue en haut, en arrière et de côté, s'il agit seul ; mais s'il se contracte en même temps que celui du côté opposé, la langue est directement portée en haut et en arrière.

Du Muscle lingual (M. *lingual*, CHAUSS.; M. *lingualis*, SOEMM.).

1045. C'est un petit faisceau irrégulier, entièrement composé de fibres charnues, couchées au-dessous des côtés de la langue, entre l'hyo-glosse et le stylo-glosse qui sont en dehors, et le génio-glosse qui est en dedans. Il est alongé, plus épais postérieurement qu'antérieurement, et se confond par ses parties latérales avec les muscles qui viennent d'être désignés. Son extrémité postérieure se perd dans la base de la langue ; l'antérieure se prolonge jusqu'à la pointe de cet organe. Sa *face inférieure* est tapissée en avant par la membrane muqueuse de la bouche ; la *supérieure* se confond avec le tissu charnu et inextricable de la langue.

1046. Il raccourcit la langue et abaisse sa pointe.

10° RÉGION PALATINE.

Du Muscle péristaphylin externe (M. *ptérygo-staphylin*, CHAUSS.; M. *circumflexus Palati*, SOEMM.) (1).

1047. Placé dans l'épaisseur du voile du palais, alongé, mince, aplati transversalement, formant un angle dans son milieu, ce muscle s'implante, à l'aide de fibres aponévrotiques très sensibles, dans la fossette scaphoïdienne

---

(1) Περι, *circà, propè*; Σταφυλη, *uvula*.

de l'apophyse ptérygoïde (143), à la partie antérieure et externe du fibro-cartilage de la trompe d'Eustachi, et à la région voisine de la grande aile du sphénoïde, jusqu'à l'épine de cet os. De là il descend verticalement le long du bord postérieur de l'aile interne de l'apophyse ptérygoïde, et se contourne sur le crochet qui la termine, après avoir dégénéré en une aponévrose qui se fronce sur elle-même au moment de cette réflexion, et qui est retenue en position par un très petit ligament. Une petite capsule synoviale en facilite les mouvements. Après quoi, elle se porte horizontalement en dedans, s'épanouit dans le voile du palais, au-devant du muscle péristaphytin interne, s'unit à celle du côté opposé, et vient se terminer à la crête transversale qu'on remarque sur la face inférieure de la portion horizontale de l'os du palais (281). Là, elle envoie un prolongement à une membrane dense et serrée qui semble maintenir en haut la solidité du voile du palais.

1048. La portion charnue de ce muscle, qui est fusiforme, est recouverte, dans sa *face externe*, par le muscle ptérygoïdien interne. Par sa *face interne*, elle est appliquée contre les muscles péristaphylin interne et constricteur supérieur du pharynx, et contre l'aile interne de l'apophyse ptérygoïde. Sa portion aponévrotique est tapissée en devant par la membrane muqueuse du voile du palais; elle est unie en arrière au muscle pharyngostaphylin.

1049. Ce muscle tend le voile du palais horizontalement et peut dilater la trompe d'Eustachi, comme le pense Haller.

Du Muscle péristaphylin interne (M. pétro-staphylin, CHAUSS.; M. levator Palati mollis, SOEMM.).

1050. Grêle, et cependant plus fort que le précédent,

alongé, arrondi en hant, plus large et aplati en bas, situé sur les côtés des ouvertures postérieures des fosses nasales, il s'implante , par de courtes aponévroses , à la face inférieure du rocher , au-devant de l'orifice externe du canal carotidien (206) et à la partie voisine du fibro-cartilage de la trompe d'Eustachi. De là il descend un peu obliquement en arrière et en dedans, s'élargit et se termine à le partie moyenne du voile du palais , en se confondant avec celui du côté opposé, avec le palato-staphylin, et un peu avec le pharyngo-staphylin et l'aponévrose du précédent.

1051. *Sa face externe*, correspond supérieurement au muscle péristaphylin externe , et inférieurement aux muscles pharyngo-staphylin et constricteur supérieur du pharynx. L'*interne* est tapissée en haut par la membrane muqueuse du pharynx, et en bas par celle du voile du palais.

1052. Il éléve le voile du palais de manière à l'appliquer contre les ouvertures postérieures des fosses nasales.

Du Muscle palato-staphylin (*M. palato-staphylin*, Chauss.; *M. Uvulæ*, Soemm.).

1053. C'est un petit faisceau charnu , fusiforme , alongé, qui occupe l'épaisseur de la luette, et qui quelquefois est unique ou impair, quoique le plus ordinairement il existe isolément à droite et à gauche. Il s'implante à l'épine gutturale et à l'aponévrose commune aux deux muscles péristaphylins externes, puis il descend verticalement jusqu'au sommet de la luette. Il est uni en avant au muscle péristaphylin interne , et tapissé en arrière par la membrane postérieure du voile du palais.

Il relève et raccourcit la luette.

Du Muscle pharyngo-staphylin ou palato-pharyngien (M. palato-pha-
ryngæus, Soemm.) (1).

1054. C'est un muscle membraneux, plus large à ses
extrémités qu'à sa partie moyenne, placé verticalement
dans la paroi latérale du pharynx et dans le voile du palais. Ses points d'attache, fort distincts les uns des
autres, permettent de le diviser en trois portions. La
première ou supérieure (M. *péristaphylo-pharyngien,*
Winslow) se fixe au bord postérieur de la voûte palatine
et à l'aponévrose du muscle péristaphylin externe, en se
confondant au milieu avec celle du côté opposé; elle est
large, mince, et descend en arrière dans le voile du palais. La seconde ou moyenne (M. *pharyngo-staphylin,*
Winslow) occupe le pilier postérieur de ce voile, et
semble, par sa réunion avec celle du côté opposé et avec
l'aponévrose des muscles péristaphylins externes, former
une espèce d'arcade au-dessus des tonsilles : elle est fort
étroite. Toutes les deux se continuent inférieurement
avec la troisième ou inférieure (M. *thyro-staphylin,*
Winslow), qui est aplatie latéralement, tandis que les
autres l'étaient d'avant en arrière, et qui descend verticalement sur le côté du pharynx, en envoyant quelques
fibres au cartilage thyroïde, et en s'entrelaçant avec les
muscles stylo-pharyngien et constricteurs inférieur et
moyen du pharynx. Elle est plus large que la portion
moyenne.

1055. La *face postérieure* de ce muscle est couverte
par la membrane du voile du palais et par le muscle péristaphylin interne en haut ; en bas par les muscles constricteurs du pharynx ; l'*antérieure* est en contact avec

_____

(1) Chaussier en fait une portion du muscle stylo-pharyngien.

l'aponévrose du muscle péristaphylin externe supérieurement, et inférieurement avec la membrane muqueuse
du pharynx.

1056. Lorsque les deux muscles palato-pharyngiens se
contractent simultanément, ils abaissent le voile du palais ; en même temps ils élèvent et raccourcissent le pharynx ; aussi est-ce dans la déglutition qu'ils agissent
principalement.

*Du Muscle glosso-staphylin(M. glosso-staphylin, Chauss.; M. constrictor
Isthmi faucium, Soemm.).*

1057. C'est une sorte de petite corde charnue, très
mince, un peu aplatie et assez irrégulière, qui est placée
dans le pilier antérieur du voile du palais, entre la membrane palatine et le muscle constricteur supérieur du pharynx, au-devant de l'amygdale. Son extrémité inférieure
se perd de la base de la langue ; la supérieure, qui est
plus étroite, se confond, dans le voile du palais, avec les
muscles pharyngo-staphylin et péristaphylin externe. Ce
muscle abaisse le voile du palais et élève la base de la
langue,

§ IV. *Muscles du Cou.*

1° RÉGION CERVICALE ANTÉRIEURE.

*Du Muscle peaucier (M. thoraco-facial ; Chauss.; M. latissimus Colli,
Soemm.).*

1058. Ce muscle représente une espèce de membrane
charnue, très mince, étendue au-devant du cou , depuis
le haut de la poitrine jusqu'à la partie inférieure de la
face. Il est quadrilatère et plus large en haut et en bas
qu'au milieu. Ses fibres naissent d'une manière insensible

dans le tissu adipeux qui recouvre le haut des muscles deltoïde et grand pectoral, et quelquefois même au niveau de la quatrième côte. D'abord disséminées, elles montent obliquement en dedans, en se rapprochant, et le plan qu'elles forment sur les côtés du cou acquiert plus d'épaisseur. Les deux muscles peauciers convergent ainsi l'un vers l'autre ; an milieu de la base de la mâchoire, ils s'élargissent de nouveau beaucoup ; leurs fibres les plus antérieures, qui sont les plus longues et les plus fortes, s'entre-croisent au-dessous de la symphyse du menton et viennent se terminer à la peau de cette partie (1); les moyennes se fixent à la ligne oblique externe de la mâchoire inférieure, et à la base de cet os; plusieurs d'entre elles passent à travers celles du muscle triangulaire des lèvres pour se continuer avec le carré, ou montent jusqu'à la commissure ; les postérieures se confondent en partie avec le triangulaire et se perdent en partie dans le tissu cellulaire de la joue ; quelquefois celles-ci montent jusqu'au muscle orbiculaire des paupières ou se portent plus en arrière vers l'oreille, en recouvrant un peu le muscle trapèze ; mais les dernières d'entre elles, beaucoup plus courtes que les autres, n'atteignent point l'os maxillaire; souvent aussi elles sont fortifiées par un plan musculeux (*M. risorius*, Santorini) mince, qui, né au-devant de la glande parotide, ou fixé à l'aponévrose du muscle masséter, marche horizontalement vers l'angle des lèvres.

1059. La *face externe* du muscle peaucier est couverte par la peau, dont elle est séparée par un tissu cellulaire serré, en général peu rempli de graisse. L'*interne* couvre

(1) Ces fibres ont quelquefois une direction transversale assez prononcée pour que certains anatomistes les aient considérées, sous le nom de *Muscle transverse du menton*, comme formant un muscle particulier.

inférieurement les muscles deltoïde et grand pectoral, et la clavicule ; au milieu , les muscles sterno-cléido-mastoïdien , omoplat-hyoïdien , sterno-hyoïdien , sterno-thyroïdien , thyro-hyoïdien , digastrique et mylo-hyoïdien , la veine jugulaire externe , les artères carotide et thyroïdienne supérieure , la glande maxillaire ; tout-à-fait en haut , elle est couchée sur le corps de la mâchoire inférieure , sur une partie de la glande parotide , sur les muscles masséter , buccinateur , triangulaire , releveur du menton et grand zygomatique, et sur l'artère labiale.

1060. Il abaisse et tire en dehors la commissure des lèvres ; il abaisse la peau de la joue et celle du cou , qu'il fronce en travers ; il concourt à l'abaissement de la mâchoire inférieure; il peut aussi élever la peau qui recouvre le haut de la poitrine.

Du Muscle sterno-cléido-mastoïdien (M. sterno-mastoïdien, CHAUSS.; M. sterno et cleido-mastoïdeus , SŒMM.).

1061. Ce muscle est long, aplati, large d'environ deux pouces, plus étroit au milieu qu'à ses extrémités, bifurqué inférieurement , obliquement situé sur les parties antérieure et latérales du cou. Les deux branches de sa bifurcation inférieure sont séparées l'une de l'autre par un intervalle rempli de tissu cellulaire : l'interne ou antérieure, plus épaisse et moins large que l'autre, s'attache au-devant de l'extrémité supérieure du sternum par un tendon qui monte fort haut sur les fibres charnues ; l'externe, quelquefois divisée en plusieurs portions, s'insère, par des fibres aponévrotiques très sensibles, à la partie interne et supérieure de la clavicule, dans une étendue plus ou moins grande suivant les sujets.

Ces deux portions du muscle suivent une direction différente : la première monte obliquement en arrière et en dehors, et recouvre la seconde, qui est presque verticale.

Après cet entrecroisement, elles restent encore quelque temps distinctes, mais elles finissent par se confondre et ne plus former qu'un seul faisceau, terminé par une aponévrose large et mince en arrière, où elle se fixe en dehors de la ligne courbe supérieure de l'occipital, étroite et plus épaisse en avant, où elle s'attache à l'apophyse mastoïde, en remplissant, ainsi qu'une toile fibro-cellulaire, l'intervalle étendu entre ce point et l'extrémité supérieure du trapèze.

1062. Au moment de la réunion de ses deux portions, ou un peu après, le muscle sterno-cléido-mastoïdien est traversé obliquement par le nerf spinal.

1063. Sa *face externe* est couverte, dans presque toute son étendue, par le muscle peaucier, excepté en haut, où elle est subjacente à la peau et à la glande parotide; entre elle et le peaucier, on trouve la veine jugulaire externe et quelques filets nerveux du plexus cervical superficiel. Sa *face interne* est appliquée, en, bas sur l'articulation sterno-claviculaire, sur les muscles sterno-thyroïdien, sterno-hyoïdien, omoplat-hyoïdien, sur la veine jugulaire interne, sur l'artère carotide primitive, sur le nerf pneumogastrique, sur le plexus cervical, sur le cordon de communication des ganglions nerveux cervicaux; en haut, elle correspond aux muscles scalènes, angulaire, splénius, digastrique, et au nerf spinal. Son *bord antérieur* est très rapproché en bas du muscle du côté opposé; en haut, il s'en écarte beaucoup; ses parties supérieure et inférieure sont assez épaisses; il est mince au milieu. Le *postérieur* est mince et un peu concave.

1064. Ce muscle porte la tête en avant, l'incline de son côté, et lui fait exécuter un mouvement de rotation qui tourne la face du côté opposé. S'il agit en même temps que son congénère, la tête est fléchie directement, et alors le thorax doit être préliminairement fixé en bas par les muscles droits abdominaux.

31.

2° RÉGION HYOIDIENNE SUPÉRIEURE.

Du Muscle digastrique (M. mastoïdo-génien , Chauss.; M. biventer Maxillæ, Soemm.) (1).

1065. Placé obliquement sur les parties latérales, supérieure et antérieure du cou, au-dessous de la mâchoire inférieure, ce muscle est épais et charnu à ses extrémités, grêle et tendineux dans son milieu, où il éprouve une réflexion sur lui-même. Il se fixe postérieurement, par des fibres aponévrotiques, dans la rainure mastoïdienne du temporal : il en descend obliquement en dedans et en avant, d'abord plus large et plus épais, mais s'amincissant ensuite par degrés, et se changeant en un tendon arrondi, assez fort, plutôt apparent en dehors qu'en dedans, d'environ deux pouces d'étendue, et qui traverse la partie inférieure du muscle stylo-hyoïdien ou passe derrière elle. Là, il est reçu dans une espèce d'anneau aponévrotique, garni en dedans d'une petite bourse synoviale, large d'une ligne ou deux, d'une longueur variable, qui tient au bord supérieur de l'os hyoïde, et en rapproche plus ou moins la partie moyenne du muscle. Ensuite une aponévrose large et mince se détache du bord inférieur du tendon, qui change de direction en cet endroit et qui forme un coude; elle descend devant le muscle mylo-hyoïdien, contracte avec lui de fortes adhérences, et va se fixer également au corps de l'os hyoïde. Alors le digastrique monte en avant et en dedans vers la base de la mâchoire, devient de nouveau charnu et épais, se rapproche de celui du côté opposé, et s'implante, dans une petite fossette spéciale, sur les côtés

(1) Δὶς, *duo;* γαστήρ, *venter;* muscle à deux ventres.

de la symphyse du menton, par des fibres aponévrotiques qui s'entre-croisent quelquefois avec celles de l'autre muscle.

1066. Sa *face externe* est couverte postérieurement par les muscles petit complexus, splénius et sterno-cléido-mastoïdien; au milieu, par la glande maxillaire, qui est logée dans l'angle formée par le tendon; en avant par le muscle peaucier. Sa *face interne* est couchée sur les muscles stylo-hyoïdien, stylo-glosse, stylo-pharyngien, sur les artères carotides externe et interne, labiale et linguale, sur la veine jugulaire interne, sur le nerf hypo-glosse, sur les muscles hyo-glosse et mylo-hyoïdien.

1067. Ce muscle abaisse la mâchoire inférieure, ou élève l'os hyoïde et le porte en avant. Sa portion postérieure paraît contribuer à l'élévation de la mâchoire supérieure en agissant sur le crâne.

Du Muscle stylo-hyoïdien (M. *stylo-hyoïdien* , CHAUSS.; M. *stylo-hyoideus* , SOEMM.).

1068. C'est un muscle grêle et alongé, placé à la partie supérieure et latérale du cou. Une aponévrose, qui se prolonge assez loin sur ses fibres charnues, le fixe à l'apophyse styloïde, près de sa base, et est séparée de celle-ci par une petite bourse synoviale. Il descend de là en dedans et en avant, suivant la direction du ventre postérieur du muscle digastrique; il s'élargit, puis se bifurque le plus ordinairement, d'une manière plus ou moins marquée, pour laisser passer le tendon de ce muscle; et, réunissant de nouveau ses deux portions, il vient s'attacher en bas et sur les côtés du corps de l'os hyoïde, par de courtes fibres aponévrotiques.

1069. Sa *face externe* est couverte par le muscle digastrique; l'*interne* est en rapport avec les artères carotide

externe, labiale et linguale, la veine jugulaire interne,
les muscles stylo-glosse, stylo-pharyngien, et hyo-
glosse, le nerf hypo-glosse.

1070. Il élève l'os hyoïde, [et par suite le larynx, en
le portant en même temps en arrière et de côté. S'il agit
conjointement avec son semblable, l'os hyoïde est directement élevé et porté en arrière.

Du Muscle mylo-hyoïdien (**M**. *mylo-hyoïdien*, Chauss.; **M**. *mylo-
hyoideus*, Soemm.).

1071. Il est large, mince, aplati, et a la forme d'un
triangle tronqué; il est situé, en haut et au-devant du
cou, derrière la mâchoire inférieure. Il s'insère, par de
courtes aponévroses, à la ligne oblique interne de l'os
maxillaire inférieur, depuis la dernière dent molaire jusqu'auprès de l'apophyse géni. Ses fibres antérieures,
très courtes, se portent obliquement en bas et en dedans,
et se confondent avec celles du muscle opposé le long
d'une sorte de *raphé* tendineux, qui descend de la symphyse du menton à l'os hyoïde, et qui dégénère en bas
en une mince aponévrose unie à celle du tendon du digastrique; les fibres suivantes, d'autant plus longues
qu'on les examine plus en arrière, sont de moins en
moins obliques, et finissent même par devenir presque
verticales; elles se terminent par des aponévroses en bas
et en avant du corps de l'os hyoïde.

1072. La *face externe* du muscle mylo-hyoïdien,
inclinée en bas et en avant, est couverte par les muscles
digastrique et peaucier, et par la glande sous-maxillaire.
L'*interne* couvre les muscles génio-hyoïdien, génio-
glosse, et hyo-glosse, la glande sublinguale, le conduit
de la glande sous-maxillaire, le prolongement de cette
glande, et le nerf lingual.   .

1073. Il élève l'os hyoïde et le porte en avant, ou il abaisse la mâchoire inférieure.

Du Muscle génio-hyoïdien (M. *génio-hyoïdien* , CHAUSS.; *M. genio-hyoideus* , SOEMM.).

1074. Situé derrière le précédent, mince, court, aplati, plus étroit en haut qu'en bas, il se fixe, par une espèce de petit tendon, à l'apophyse géni inférieure (320), et descend en arrière pour s'insérer à la partie moyenne de la face antérieure du corps de l'os hyoïde. Sa *face antérieure*, inclinée en bas, est couverte par le muscle mylo-hyoïdien ; la *postérieure* est appliquée contre les muscles génio-glosse et hyo-glosse. Son *bord interne*, contigu à celui du côté opposé, se confond souvent avec lui.

1075. Les usages de ce muscle sont d'élever l'os hyoïde en le portant en avant, ou d'abaisser la mâchoire.

3o RÉGION HYOIDIENNE INFÉRIEURE.

Du Muscle omoplat-hyoïdien (M. *scapulo-hyoïdien* , CHAUSS.; *M. omo-hyoideus* , SOEMM.).

1076. C'est un muscle grêle, fort alongé, aplati, très étroit, placé obliquement sur les côtés et en avant du cou. Il s'insère inférieurement, par des fibres aponévrotiques plus longues en avant qu'en arrière, sur le bord supérieur de l'omoplate, derrière l'échancrure cora-coïdienne (463), et souvent au ligament qui convertit celle-ci en trou. Il monte de là en avant et en dedans, en se rétrécissant, passe derrière la clavicule, en se fixant quelquefois à son bord postérieur, croise la direction du muscle sterno-cléido-mastoïdien, et, derrière lui, se change en un tendon très mince et très étroit, d'une longueur variable, toujours plus prononcé en devant qu'en arrière; ensuite il redevient charnu, s'élargit de nouveau, et monte presque parallèlement au muscle sterno-hyoïdien, pour se terminer, par de très courtes aponévroses, sur les côtés du bord inférieur du corps de l'os hyoïde.

1077. Sa *face externe* est couverte par les muscles trapèze, peaucier et sterno-cléido-mastoïdien, et par la clavicule. L'*interne* correspond aux deux muscles scalènes, aux branches antérieures des nerfs cervicaux inférieurs, à l'artère carotide primitive, à la veine jugulaire interne, aux vaisseaux thyroïdiens supérieurs, et aux muscles sterno-hyoïdien et sterno-thyroïdien.

1078. Ce muscle abaisse l'os hyoïde, en le portant un peu en arrière et de côté, à moins qu'il n'agisse avec son semblable, dans lequel cas l'os est abaissé directement et tiré en arrière.

Du Muscle sterno-hyoïdien (M. sterno-hyoïdien, CHAUSS.; M. sterno-hyoïdeus, SOEMM.).

1079. Placé à la partie antérieure du cou, le muscle sterno-hyoïdien, représentant une sorte de ruban long, étroit et fort mince, s'insère derrière l'extrémité claviculaire du sternum, au ligament sterno-claviculaire postérieur, et, quelquefois aussi, au cartilage de la première côte, et monte obliquement en dedans, en se rétrécissant un peu et en se rapprochant de celui du côté opposé, jusqu'au milieu du larynx; ensuite il se porte un peu en dehors, et va se terminer au bord inférieur du corps de l'os hyoïde, en dedans du précédent. Il présente ordinairement, à une hauteur plus ou moins grande, une intersection aponévrotique plus visible en devant qu'en arrière, un peu tortueuse, et n'existant souvent qu'en dedans. Ses diverses insertions se font à l'aide de petites aponévroses.

1080. La *face antérieure* de ce muscle est couverte par la clavicule , par les muscles sterno-cléido-mastoïdien, peaucier et omoplat-hyoïdien , et par la peau. La *postérieure* est appliquée sur les muscles sterno-thyroïdien, crico-thyroïdien et thyro-hyoïdien , sur la membrane thyrohyoïdienne, sur le corps thyroïde, et sur les vaisseaux thyroïdiens supérieurs. Une petite poche synoviale existe entre elle et la membrane crico-thyroïdienne.·

1081. Il abaisse l'os hyoïde et par suite le larynx , et fournit ainsi un point d'appui aux muscles abaisseurs de la mâchoire.

Du Muscle sterno-thyroïdien.

1082. De même forme que le précédent et situé derrière lui, mais un peu plus court et plus large , ce muscle se fixe au haut de la face médiastine du sternum, au niveau du cartilage de la seconde côte , d'où il monte , en se dirigeant un peu en dehors et en se rétrécissant, jusqu'au cartilage thyroïde, à la crête oblique duquel il se termine par de courtes aponévroses. Il offre aussi quelquefois, dans sa partie inférieure, une intersection aponévrotique oblique ou transversale.

1083. Sa *face antérieure* est recouverte par les muscles sterno - hyoïdien , sterno -cléido - mastoïdien et omoplat-hyoïdien. La *postérieure* couvre les veines sous-clavière et jugulaire interne , l'artère carotide primitive, la trachée-artère , le corps thyroïde et ses vaisseaux, le muscle crico-thyroïdien , et une partie du muscle constricteur inférieur du pharynx.

1084. Il agit sur le cartilage thyroïde, comme le précédent sur l'os hyoïde.

Du Muscle thyro-hyoïdien (M. hyo-thyroideus , SOEMM.).

1085. Quadrilatère, très court et mince, placé en avant et au milieu du cou sur le larynx , ce muscle se continue souvent avec le précédent par son bord inférieur , qui se fixe à la crête oblique du cartilage thyroïde , et qui est , par conséquent , incliné en bas et en dedans. Il monte de là parallèlement à celui du côté opposé , et se termine au bord inférieur du corps de l'os hyoïde , et à la moitié antérieure du bord externe de sa grande corne. Sa *face antérieure* est couverte par les muscles sterno-hyoïdien, omoplat-hyoïdien et peaucier. La *postérieure* est couchée sur le cartilage thyroïde et sur la membrane thyro-hyoïdienne. Il a pour usage de rapprocher l'un de l'autre le larynx et l'os hyoïde.

4° RÉGION PHARYNGIENNE.

Du Muscle constricteur inférieur (M. constrictor Pharyngis inferior, SOEMM.).

1086. C'est le plus fort et le plus long des muscles du pharynx. Il est membraneux, large, très irrégulièrement quadrilatère. Il se fixe en bas , quelquefois au premier anneau de la trachée-artère , par un petit nombre de fibres seulement , mais toujours à la partie externe du cartilage cricoïde, à la petite corne et à la crête oblique du cartilage thyroïde , derrière les muscles crico-thyroïdien et sterno-thyroïdien. De ces divers points d'insertion , ses fibres se portent en arrière, en dedans et en haut, d'autant plus courtes qu'elles sont plus inférieures, et se rapprochant d'autant plus de la direction verticale qu'on les examine plus supérieurement. Sur la ligne moyenne , elles se confondent , avec celles du muscle opposé , dans une espèce de raphé.

1087. Sa *surface extérieure* est couverte en dehors par le muscle sterno-thyroïdien , par le corps thyroïde et par l'artère carotide primitive ; en arrière, elle est unie aux muscles grand droit antérieur de la tête et long du cou , et au ligament prévertébral, par du tissu cellulaire fort lâche et non graisseux. L'*intérieure* est recouverte par le muscle constricteur moyen, en haut ; par les muscles pharyngo-staphylin et stylo-pharyngien , et par la membrane muqueuse du pharynx, au milieu ; par les cartilages thyroïde et cricoïde, en bas. Son *bord supérieur*, très oblique , forme un angle extrêmement aigu avec celui du côté opposé , et monte plus ou moins haut, et quelquefois auprès de l'occipital. L'*inférieur* , plus court, est presque transversal ; il s'unit au commencement de l'œsophage et laisse passer sous lui , en avant, le nerf laryngé inférieur du pneumo-gastrique.

Du Muscle constricteur moyen (M. constrictor Pharyngis medius , SOEMM.).

1088. Membraneux aussi, et à peu près triangulaire, celui-ci s'insère dans l'angle rentrant que forment, par leur jonction, les grande et petite cornes de l'os hyoïde, et dans toute l'étendue de ces deux appendices osseuses, ainsi qu'un peu au ligament stylo-hyoïdien. Les fibres inférieures , plus courtes, se dirigent en bas et en arrière ; les moyennes sont transversales , et les supérieures , plus longues, montent obliquement ; toutes s'entre-croisent avec celles du côté opposé , en formant à la partie postérieure du pharynx , un raphé , dont l'extrémité inférieure , très aiguë , est cachée par le muscle précédent, et dont la supérieure, très aiguë aussi, va se fixer à l'apophyse basilaire par une espèce d'aponévrose. Quelques-unes des fibres de ce muscle se continuent souvent en devant avec celles du génio-glosse.

1089. Le muscle constricteur moyen est couvert, dans sa *surface extérieure*, par le muscle hyo-glosse et par l'artère linguale en dehors, et par le muscle constricteur inférieur en arrière et en bas ; dans le reste de son étendue, il est uni par du tissu cellulaire aux muscles de la région occipito-cervicale antérieure et au ligament prévertébral. L'*intérieure* est recouverte par la membrane muqueuse du pharynx, par les muscles stylo-pharyngien, pharyngo-staphylin et constricteur supérieur.

Du Muscle constricteur supérieur (*M. constrictor superior pharyngis*, SOEMM.).

1090. Membraneux et large comme les deux autres, mais encore plus mince, irrégulièrement quadrilatère, il s'insère en dehors à un assez grand nombre de points différents, qui sont, 1° la moitié inférieure du bord de l'aile interne de l'apophyse ptérygoïde; 2° une aponévrose qui lui est commune avec le buccinateur, et qui s'étend de cette apophyse à la partie postérieure de l'arcade alvéolaire inférieure; 3° l'extrémité de la ligne myloïdienne (320); 4° les côtés de la base de la langue, entre les muscles stylo-glosse et hyo-glosse; quelquefois même il naît un peu de la tubérosité de l'os du palais, du muscle péristaphylin interne ou du muscle stylo-pharyngien, et de l'apophyse styloïde. Les fibres charnues de la première insertion descendent un peu en arrière et remontent bientôt vers la base du crâne, de manière à former une sorte d'arcade: elles s'attachent à une aponévrose (*Aponévrose céphalo-pharyngienne*) mince et solide pourtant, qui se fixe à l'apophyse basilaire, mais par ses extrémités seulement, et de manière à laisser un espace vide entre l'os et sa partie moyenne. Les autres fibres vont à peu près transversalement s'entre-croiser avec celles du muscle opposé sur le milieu de la partie postérieure du pharynx.

1091. La *surface extérieure* du muscle constricteur supérieur est couverte, en arrière, par le précédent, et, latéralement, elle est en rapport avec les muscles stylo-glosse et stylo-pharyngien, avec l'artère carotide interne, avec la veine jugulaire interne, les nerfs pneumo-gastrique, hypoglosse et spinal., et plusieurs filets du ganglion cervical supérieur. Ces diverses parties sont renfermées dans un espace triangulaire rempli de tissu cellulaire, et qui existe entre les muscles constricteur supérieur et ptérygoïdien interne. Sa *face intérieure* couvre les muscles pharyngo-staphylin et péristaphylin interne, et est tapissée par la membrane muqueuse du pharynx.

1092. D'après la description de ces muscles, on voit qu'ils se recouvrent mutuellement tous les trois, de manière que l'inférieur seul reste apparent dans toute son étendue, et que tous les trois aussi se réunissent, sur le milieu du pharynx avec ceux du côté opposé, par une sorte de raphé.

1093. Les muscles constricteurs du pharynx resserrent cette portion du canal digestif lorsqu'elle est remplie de substances alimentaires. En outre, le constricteur moyen élève l'os hyoïde et le larynx en les portant en arrière, et l'inférieur élève un peu le larynx seulement.

Du Muscle stylo-pharyngien (*M. stylo-pharyngeus*, SOEMM.) (1).

1094. Arrondi et étroit en haut, large et plat en bas, d'une forme alongée, placé sur le côté et en arrière du

---

(1) Le professeur Chaussier ne reconnaissait au pharynx qu'un seul muscle de chaque côté, formé par l'assemblage de tous ceux que nous décrivons : il le nommait *stylo-pharyngien*.

pharynx, ce muscle s'attache , par de courtes fibres aponévrotiques , à la partie interne de l'apophyse styloïde du
temporal, près de sa base , et descend en dedans et en arrière vers le pharynx , passe sous le constricteur moyen,
s'épanouit , confond la plus grande partie de ses fibres
avec celles des autres muscles de cette région, et en envoie quelques-unes au cartilage thyroïde et à l'os hyoïde.

1095. Sa *face externe* est couverte par les muscles
stylo-hyoïdien et constricteur moyen , et par l'artère carotide externe ; l'*interne* est en rapport avec l'artère carotide interne, la veine jugulaire interne, la membrane
du pharynx et les muscles constricteur supérieur et pharyngo-staphylin.

1096. Ce muscle raccourcit le pharynx en élevant sa
partie inférieure ; il élève aussi le larynx.

5° RÉGION DORSO-CERVICALE.

*Du Muscle trapèze (M. dorso-sus-acromien, CHAUSS.; M. cucullaris,
SOEMM.).*

1097. Le trapèze est un muscle membraneux, mince ,
triangulaire, inéquilatéral , à base tournée en dedans ,
situé à la partie postérieure du cou et de l'épaule , et au
haut de l'épaule ; il s'insère au tiers interne de la ligne
courbe supérieure de l'occipital à peu près, le long du
ligament sur-épineux cervical (640), aux apophyses épineuses de la septième vertèbre du cou et de toutes celles
du dos, ainsi qu'aux ligaments inter-épineux qui les unissent. Toutes ces attaches se font par des aponévroses ;
celle de l'occipital présente une aponévrose mince et large,
dont les fibres ont souvent plus d'un pouce de longueur.
Le long du ligament cervical, les fibres de ces aponévroses sont fort courtes ; mais depuis la sixième vertèbre du
cou jusqu'à la troisième du dos inclusivement, elles ac-

quièrent des dimensions plus prononcées, et forment une membrane qui représente la moitié d'une ellipse ; puis elles se raccourcissent de nouveau plus bas pour s'alonger encore à la partie inférieure du dos, où l'on voit une aponévrose triangulaire et assez longue. Les fibres charnues succèdent à ces aponévroses : celles qui viennent de l'occipital et du ligament cervical descendent obliquement en dehors et en avant , se contournent sur elles-mêmes et se terminent au tiers externe du bord postérieur de la clavicule ; celles qui naissent de la dernière vertèbre cervicale et des premières dorsales, plus courtes que les autres, se portent horizontalement en dehors, et se fixent à l'acromion , au ligament acromio-claviculaire , et à l'épine de l'omoplate , par de longues fibres aponévrotiques très visibles. Toutes les autres , d'autant plus obliques qu'elles sont plus inférieures, montent en dehors vers l'extrémité interne de cette même épine , et dégénèrent là en une aponévrose triangulaire , qui glisse , à l'aide d'un tissu très lâche, sur une surface osseuse de même forme, et dont le sommet s'attache à une petite tubérosité.

1098. La *face postérieure* de ce muscle est entièrement recouverte par la peau, dont elle est séparée par un tissu cellulaire qui ne contient que peu de graisse, qui est plus dense supérieurement qu'inférieurement , et qui devient dans la portion dorsale une véritable aponévrose, étendue entre les côtes et les apophyses épineuses des vertèbres , auxquelles elle tient fréquemment par des rubans d'apparence tendineuse. L'*antérieure* est appliquée , en haut et en dedans, sur le muscle grand complexus, plus bas sur les muscles splénius , angulaire et dentelé postérieur et supérieur; enfin, tout-à-fait inférieurement , elle couvre les muscles sus et sous-épineux , rhomboïde , grand dorsal, sacro-spinal, et l'extrémité interne de l'épine de l'omoplate. La couche de tissu cellulaire interposée entre elle et ces diverses parties est , en général , assez mince , si ce n'est vers le sus-épineux.

1099. Si le muscle trapèze se contracte tout entier
à la fois , il porte en arrière l'épaule et la clavicule ; ses
fibres supérieures élèvent directement le moignon de l'é-
paule, que les inférieures soulèvent par une sorte de mouvement de bascule. S'il agit en même temps que son
congénère, auquel il est uni sur la ligne médiane , les
deux omoplates sont rapprochées et portées en arrière.
Lorsque l'épaule est fixe , il étend la tête et l'incline de
son côté.

Du Muscle rhomboïde (*M. dorso-scapulaire* , CHAUSS,; *Musculi rhom-*
boidei major et minor , SOEMM.).

1100. Large, mince, aplati, presque carré, occupant
les parties supérieure du dos et inférieure du cou, divisé par une ligne celluleuse en deux portions qu'on a
regardées comme deux muscles distincts , l'une supérieure plus petite, l'autre inférieure plus grande, ce muscle s'attache, par des fibres aponévrotiques plus longues
en bas qu'en haut, à la partie inférieure du ligament sus-
épineux cervical , à l'apophyse épineuse de la dernière
vertèbre du cou, à celles des quatre ou cinq premières
du dos, et aux ligaments inter-épineux correspondants.
Les fibres charnues, toutes parallèles, descendent un peu
de là en dehors, jusqu'au bord spinal de l'omoplate : elles
s'attachent aux parties supérieure et inférieure de ce
bord lui-même, mais au milieu , elles s'insèrent le long
d'une espèce d'arcade aponévrotique, verticale et parallèle au bord de l'omoplate, auquel elle ne tient que par
ses deux extrémités, et qui en est séparée , dans le reste
de son étendue, par du tissu cellulaire que traversent
des vaisseaux.

1101. La *face postérieure* du muscle rhomboïde est
en grande partie recouverte par le trapèze ; en bas, elle
est un peu en rapport avec le grand dorsal ; et entre ces
deux muscles, elle est en contact avec la peau. L'*anté-*
rieure couvre les muscles dentelés postérieur et supé-

rieur, splénius, sacro-spinal, et inter-costaux externes
en partie ; elle est aussi appliquée sur quelques côtes.
Son *bord supérieur* est couvert, dans presque tout son
trajet, par le muscle angulaire de l'omoplate.

1102. Le muscle rhomboïde a pour principal usage
de rapprocher l'omoplate du tronc ; il abaisse aussi le
moignon de l'épaule, en rapprochant de la colonne vertébrale l'angle inférieur de l'omoplate.

Du Muscle splénius (M. cervico-mastoïdien et dorso-trachélien , CHAUSS.;
Musculi splenius Capitis et splenius Cervicis, SOEMM.).

1103. Le muscle splénius est alongé, aplati, assez épais
pourtant, beaucoup plus large en haut qu'en bas, et couché obliquement derrière le cou à la partie supérieure
du dos. Il s'insère par des fibres aponévrotiques, plus
longues inférieurement que supérieurement, aux apophyses épineuses des cinq ou six premières vertèbres
dorsales , à leurs ligaments inter-épineux , à l'apophyse
épineuse de la dernière vertèbre cervicale et au bas du
ligament sus-épineux cervical, jusqu'au niveau de la troisième vertèbre à peu près. De ces divers points d'attache
naissent les fibres charnues qui constituent un faisceau
dont l'épaisseur et la largeur vont en augmentant à mesure qu'ils s'éloignent d'eux. Il monte en dehors, en laissant entre lui et son semblable un intervalle triangulaire
où l'on voit le muscle grand complexus ; parvenu à la
partie moyenne du cou, il se partage en deux portions :
l'une, inférieure et externe (*M. splenius Cervicis*), plus
étroite, se divise elle-même en deux ou trois petits faisceaux qui, par autant de tendons grêles et minces, plus
longs en dedans qu'en dehors, vont se fixer aux apophyses transverses des deux ou trois premières vertèbres
cervicales, en se confondant souvent avec les tendons des
muscles transversaire (869), angulaire de l'omoplate

(892), scalène postérieur, et premier inter-transversaire
cervical postérieur (872). L'autre portion, supérieure et
interne (*M. splenius Capitis*), plus étendue, continue de
monter, et se termine, par de courtes fibres aponévrotiques, à la moitié externe de l'empreinte raboteuse qui
est entre les deux lignes courbes de l'occipital, à la portion mastoïdienne, et à tout le bord externe de l'apophyse
mastoïde du temporal, au-dessous de l'insertion du muscle sterno-mastoïdien.

1104. La *face postérieure* du muscle splénius est couverte supérieurement par le muscle sterno-cléido-mastoïdien ; au milieu, par le trapèze et par l'angulaire ; en
bas, par le dentelé postérieur et supérieur et par le rhomboïde. L'*antérieure* est couchée sur les muscles petit et
grand complexus, long dorsal et transversaire.

1105. Ce muscle a pour usage d'étendre la tête en l'inclinant de son côté, et en lui imprimant un mouvement
de rotation qui tourne la face latéralement. S'il agit en
même temps que son semblable, la tête est étendue directement.

Du Muscle grand complexus (M. trachélo-occipital, CHAUSS.; M. biventer Cervicis et M. complexus, SOEMM.) (1).

1106. C'est un muscle alongé, assez épais, beaucoup
plus large à la partie moyenne et en haut qu'en bas, où
il se prolonge en une pointe très grêle située sous le
précédent. Il s'attache aux apophyses transverses et articulaires des six dernières vertèbres cervicales et aux
apophyses transverses des quatre ou cinq premières vertèbres dorsales, par autant de petits tendons dont les
fibres sont fortement entre croisées avec les fibres char-

(1) *Complexus*, qui embrasse plusieurs choses, compliqué.

nues, et beaucoup plus marqués inférieurement que supérieurement: souvent ils se confondent avec ceux du muscle transversaire. Souvent aussi il naît, par d'autres petits tendons, des apophyses épineuses de la septième vertèbre cervicale et des deux premières dorsales.

A tous ces tendons succèdent les fibres charnues, qui, d'abord disposées en faisceaux isolés, ne tardent point à se confondre intimement. Celles qui viennent des troisième, quatrième et cinquième apophyses transverses dorsales, forment une bandelette à part, qui monte obliquement en dedans, et vient se terminer en avant d'un petit tendon plus large à ses extrémités qu'au milieu, qui occupe le tiers moyen du bord interne du muscle, et qui envoie, de sa partie supérieure, d'autres fibres charnues qui montent à l'occipital. Les fibres charnues qui partent des six apophyses transverses cervicales et des deux premières dorsales, montent moins obliquement, et sont arrêtées par une intersection aponévrotique en forme de V ou en zig-zag, plus marquée en dedans qu'en dehors, transversalement dirigée, qui se trouve à peu près à la partie moyenne du muscle et qui en occupe toute la largeur. Du bord supérieur de cette intersection partent d'autres fibres charnues qui montent un peu en dedans, et se fixent à la partie interne de l'empreinte que l'on remarque entre les deux lignes courbes de l'occipital, par des aponévroses qui se prolongent fort bas entre les fibres charnues.

1107. La *face postérieure* du muscle grand complexus, un peu tournée en dehors, est couverte successivement, de haut en bas, par les muscles trapèze, splénius, petit complexus, transversaire et long dorsal. L'*antérieure* est appliquée, de bas en haut, sur une partie des muscles transversaires épineux, sur l'artère cervicale profonde, sur les branches postérieures des nerfs cervicaux, et sur les muscles droits et obliques postérieurs de la

32.

tête. Son *bord interne* est éloigné inférieurement de celui du muscle opposé, mais il s'en rapproche en montant, et depuis le milieu du cou environ, il n'en est plus séparé que par une ligne de tissu cellulaire. Le *bord externe* est libre depuis la seconde vertèbre jusqu'à l'occipital.

1108. Ce muscle empêche la tête de se fléchir, ou la redresse lorsqu'elle a été fléchie. S'il agit seul, il l'étend en l'inclinant de son côté et en la tournant dans la rotation du côté opposé. S'il agit avec son semblable, la tête est étendue directement.

Du Muscle petit complexus (M. trachélo-mastoïdien, Chauss.; M. trachelo-mastoideus, Soemm.).

1109. Beaucoup moins étendu que le précédent, placé en dehors de lui, et, comme une languette charnue, couché sur son bord externe, en arrière et sur les côtés du cou, alongé, grêle, aplati, et plus large en haut qu'en bas, ce muscle s'insère inférieurement aux quatre dernières apophyses transverses cervicales, quelquefois à la première dorsale, par de petites languettes tendineuses et charnues qui se confondent presque aussitôt ensemble. Ces petits tendons, d'un volume très variable, sont d'autant plus prononcés qu'ils sont plus inférieurs. Les fibres charnues qui leur succèdent, forment, par leur réunion, un faisceau qui monte verticalement, en s'épaississant, à l'apophyse mastoïde, derrière laquelle il s'insère par un tendon aplati qui existait depuis quelque temps dans l'épaisseur même du muscle. Souvent aussi celui-ci est coupé par des intersections aponévrotiques, dont le nombre, la direction et la position varient beaucoup, ou bien il reçoit, dans le milieu de son bord interne, une bandelette charnue détachée du muscle long dorsal.

1110. La *face postérieure* du muscle petit complexus, inclinée en dehors, est couverte supérieurement par le muscle splénius, et en bas par le muscle transversaire, auquel elle est unie. L'*antérieure*, dans presque toute son étendue, et sur-tout en dedans, est appliquée sur le muscle grand complexus ; en haut, elle couvre aussi les muscles obliques de la tête, l'extrémité postérieure du muscle digastrique et l'artère occipitale.

1111. Ce muscle incline un peu la tête sans rotation s'il agit seul, ou la renverse légèrement s'il entre en action avec son semblable.

6° RÉGION CERVICALE LATÉRALE.

Du Muscle scalène antérieur (M. *costo-trachélien,* Chauss. (1) ; M. *scalenus prior,* Soemm.).

1112. Ce muscle est alongé, aplati, simple et plus large en bas, étroit et partagé en plusieurs portions supérieurement, et placé sur les parties latérales et inférieures du cou. Il se fixe, par un tendon qui s'épanouit sur les fibres charnues, à la face externe et au bord supérieur de la première côte, vers le milieu de sa longueur, et monte un peu obliquement en dedans et en arrière, se partageant bientôt en quatre languettes charnues unies par leurs bords voisins, et donnant naissance à autant de petits tendons, dont les supérieurs sont les plus prononcés. Chacune d'elles s'insère, par leur moyen, au tubercule antérieur d'une des apophyses transverses cervicales, depuis la troisième jusqu'à la sixième inclusivement.

1113. Le *côté antérieur* de ce muscle est couvert, en

---

(1) Chaussier regardait ce muscle comme ne faisant qu'un seul et même organe avec le suivant.

bas, par la veine sous-clavière; plus haut, par les artères cervicales transverse et ascendante, par le nerf diaphragmatique, et par les muscles omoplat-hyoïdien et sterno-cléido-mastoïdien. Son *côté postérieur* forme, avec le muscle suivant, un espace triangulaire, large en bas, rétréci en haut, où se trouvent logées, inférieurement, l'artère sous-clavière, et, supérieurement, les branches des nerfs cervicaux, qui forment le plexus brachial. Son *côté interne* est séparé, en bas du muscle long du cou, par l'artère et par la veine vertébrales.

1114. Ce muscle fléchit latéralement et en devant la portion cervicale de l'épine. Il est aussi inspirateur, en élevant la première côte.

Du Muscle scalène postérieur (1).

1115. Plus long et plus gros que le précédent, mais de même forme que lui, et placé plus en arrière, le muscle scalène postérieur s'attache en bas sur la surface externe de la première côte à une empreinte raboteuse qu'on remarque derrière le passage de l'artère sous-clavière et au bord supérieur de la seconde côte. Ces deux insertions se font par des fibres aponévrotiques prolongées fort loin entre les charnues ; la seconde manque quelquefois et est toujours moins considérable que la première. De là le muscle, séparé en deux faisceaux distincts qui ne tardent point à se réunir, mais qui cependant quelquefois sont isolés dans toute sa longueur, monte un peu obliquement en dedans et en avant, et se termine par six petits tendons, d'autant plus longs qu'ils sont plus supérieurs au tubercule postérieur des

---

(1) Sœmmering partage ce muscle en trois muscles, qu'il distingue sous les noms de *M. scalenus lateralis, medius et posticus.*

six dernières apophyses transverses cervicales. On remarque, dans quelques cas, qu'un petit faisceau part de la portion fixée à l'axis pour monter à l'apophyse transverse de l'atlas.

1116. Entre les deux muscles scalènes on rencontre ordinairement un petit faisceau charnu qui se porte, du bord supérieur de la première côte, aux apophyses transverses des septième et sixième vertèbres, ou à celle de la septième seulement. Il est placé derrière l'artère sous-clavière et devant les branches antérieures des deux derniers nerfs cervicaux : c'est le *Musculus scalenus minimus* de Sœmmering.

1117. Le *côté antérieur* du muscle scalène postérieur correspond au muscle précédent, dont il est séparé, en bas, par l'artère sous-clavière, et en haut, par les branches antérieures des nerfs cervicaux. Le *postérieur*, fort étroit, est en rapport avec les muscles sacro-lombaire, transversaire, splénius et angulaire. L'*interne* couvre inférieurement le premier muscle inter-costal externe, et supérieurement le sommet des six dernières apophyses transverses cervicales, et, entre elles, les muscles inter-transversaires postérieurs. L'*externe* enfin, large en bas, étroit en haut, est recouvert par le muscle grand dentelé inférieurement ; au milieu, par l'artère cervicale transverse, par la peau, par beaucoup de ganglions lymphatiques et de filets nerveux du plexus cervical ; en haut, par le muscle sterno-cléido-mastoïdien.

1118. Ce muscle a les mêmes usages que le scalène antérieur ; mais il tire la colonne cervicale un peu en arrière (1).

---

(1) J.-F. Meckel admet aussi l'existence de *Muscles scalènes insolites* ou *surnuméraires*, lesquels se développent souvent entre ceux dont il vient d'être question. L'un de ceux-ci est *antérieur* et quelquefois double, l'autre est *postérieur* ou *latéral*.

§ IV. *Muscles du Bassin.*

1° RÉGION ANALE.

Du Muscle releveur de l'Anus (M. sous-pubio-coccygien , CHAUSS.; M. levator Ani, SOEMM.).

1119. Ce muscle complète la paroi inferieure de l'abdomen , en formant , au bas du bassin , une espèce de plancher concave , qui soutient la partie inférieure du rectum et la vessie , autour desquels il constitue une sorte de ceinture qui embrasse également le commencement de l'urèthre et les vésicules séminales. Il est membraneux , mince , irrégulièrement quadrilatère , plus large en haut qu'en bas. Il se fixe , par de courtes fibres aponévrotiques et d'avant en arrière , à la partie inférieure et postérieure de la symphyse du pubis , à l'os des îles , au-dessus de la région supérieure du muscle obturateur interne , à l'épine sciatique , et à une large et mince aponévrose qui recouvre ce même muscle obturateur , et qui se continue quelquefois avec une lame fibreuse détachée du muscle petit psoas. Ces diverses insertions , continues entre elles , sont seulement un peu interrompues vers le trou sous-pubien , pour le passage du nerf et des vaisseaux obturateurs. Les fibres charnues moyennes et antérieures du muscle descendent de dehors en dedans et d'avant en arrière ; elles se réunissent , en arrière et au-dessous du rectum , à celles du côté opposé , et enveloppent cet intestin en rayonnant ; quelques-unes des plus antérieures semblent s'attacher à la glande prostate ou se confondre avec le muscle sphincter de l'anus ; d'autres , parties de l'angle de réunion des racines du corps caverneux de la verge avec l'urèthre , se répandent en arrière sur le bulbe de ce canal. Les postérieures descendent en dedans et se terminent au bas des côtés du coccyx, en formant une espèce de raphé tendineux.

1120. La *face externe* de ce muscle correspond aux muscles obturateur interne auquel elle est unie par une couche de tissu cellulaire mince en haut, très épaisse en bas, grand fessier et transverse du périnée, ainsi qu'à la graisse qui avoisine l'anus. Sa *face interne* correspond antérieurement à la vessie et à la prostate ; elle embrasse la partie inférieure du rectum. Son *bord postérieur* est continu au muscle ischio-coccygien.

1121. Dans la Femme, ce muscle adhère fortement au vagin avant d'arriver au rectum. Il est plus faible que dans l'Homme, et ses fibres, sur-tout les postérieures, sont moins courbées.

1122. Ce muscle relève et porte en avant le rectum, qu'il comprime, en même temps qu'il résiste à l'action du diaphragme et des muscles abdominaux. Il favorise aussi l'éjaculation de la liqueur spermatique et l'expulsion de l'urine. Chez la Femme, il resserre un peu le vagin.

Du Muscle ischio-coccygien (*M. iskio-coccygien*, CHAUSS.; *M. coccygeus*, SOEMM.).

1123. Il est mince, aplati, triangulaire, et concourt avec le précédent, en arrière et au-dessus duquel il est situé, à former le plancher de la cavité abdominale. Fixé en dedans de l'épine sciatique, il descend en s'élargissant pour s'attacher à tout le bord du coccyx et à la partie inférieure de la face latérale du sacrum ; il se prolonge même un peu sur la face antérieure de cet os. Ce muscle est un mélange de fibres charnues et aponévrotiques qui semblent se confondre d'une manière intime avec celles du ligament sacro-sciatique antérieur. Souvent il reçoit , de la partie inférieure du sacrum , un petit trousseau (M. *curvator Coccygis*, Sœmm.) mince , grêle , descendant sur le milieu du coccyx , et s'unissant aux deux muscles de droite et de gauche à la fois.

1124. Sa *face postérieure*, inclinée en bas , est couverte par les deux ligaments sacro-sciatiques. L'*antérieure* correspond au rectum et au tissu cellulaire qui l'entoure.

1125. Il retient le coccyx et l'empêche de se renverser en arrière pendant l'excrétion des matières fécales. Ses mouvements sont peu marqués.

Du Muscle sphincter ou constricteur de l'Anus (M. *coccygio-anal*, Ch., M. *sphincter Ani externus*, Sœmm.).

1126. Membraneux , ovalaire, embrassant l'anus, pour lequel il est percé dans son milieu, ce muscle s'attache au sommet du coccyx par une espèce de tendon cellulaire duquel naissent deux faisceaux charnus qui , passant sur les côtés de l'anus, se réunissent de nouveau au-devant de lui pour former une pointe charnue qui se confond en partie avec le muscle bulbo-caverneux , et s'épanouit en partie dans le tissu cellulaire. Les fibres de ce muscle sont concentriques et semi-elliptiques ; elles s'entre-croisent sur la ligne moyenne en formant des angles aigus. Dans la Femme , sa portion antérieure est beaucoup plus arrondie que chez l'Homme.

1127. Sa *face inférieure* est recouverte par la peau. La *supérieure* correspond au muscle releveur de l'anus, dont elle est presque partout séparée par du tissu cellulaire , mais avec lequel elle se confond intimement près du rectum ; en avant, elle s'unit aussi en partie aux muscles bulbo-caverneux et transverse du périnée.

1128. Ce muscle ferme l'anus et fronce la peau des

environs. Chez l'Homme, il tire le bulbe de l'urèthre en arrière.

1° RÉGION GÉNITALE.

a. Chez l'Homme.

Du Muscle ischio-caverneux (M. iskio-uréthral , Chauss ; M. erector Penis , Soemm.).

1129. C'est un petit muscle alongé, aplati, plus large au milieu qu'à ses extrémités, et qui entoure l'origine du corps caverneux. Fixé au côté interne de la tubérosité sciatique, il monte en avant et en dedans, et dégénère en une aponévrose blanche et forte qui s'identifie, au-delà du niveau du bulbe de l'urèthre, avec la membrane fibreuse du corps caverneux, sur lequel il est appliqué par sa *face externe*, qui correspond en outre à la branche de l'ischion, tandis que sa *face interne* est en rapport avec les muscles transverse du périnée et bulbo-caverneux, dont elle est séparée par beaucoup de tissu cellulaire graisseux, par des vaisseaux et par des nerfs.

Il tire la racine de la verge en bas et en arrière.

Du Muscle bulbo-caverneux (M. bulbo-uréthral, Chauss.; M. accelerator, Soemm.).

1130. Alongé, aplati, plus large en arrière qu'en avant, placé au périnée, au-dessous du bulbe de l'urèthre et de la racine de la verge, il naît entre ces parties et l'anus, en se confondant avec les muscles transverse du périnée, sphincter et releveur de l'anus. Il est ensuite séparé de son semblable seulement par un raphé plus ou moins sensiblement tendineux, et il s'en écarte en avant pour se porter en dehors : aussi existe-t-il entre eux un intervalle dans

lequel on voit le canal de l'urèthre et une portion du corps
caverneux. Ses fibres, presque transversales et très courtes
en arrière, obliques et plus longues en avant, se terminent, les premières sur les côtés du bulbe de l'urèthre,
les autres au-dessous du corps caverneux, en se confondant avec sa membrane.

1131. La *face supérieure* de ce muscle couvre le bulbe
et le commencement de la portion spongieuse du canal de
l'urèthre, ainsi que le corps caverneux ; l'*inférieure* est
couverte par la peau, par le sphincter de l'anus, par le
muscle ischio-caverneux ; elle en est séparée par beaucoup de tissu cellulaire.

1132. Ce muscle comprime la partie postérieure du
canal de l'urèthre, qu'il porte en arrière et en haut. Il
accélère la sortie de l'urine et de la liqueur spermatique.

Du Muscle transverse du Périnée (M. *iskio-périnéal*, CHAUSS. ; M.
transversus Perinæi, SOEMM.).

1133. C'est un petit muscle aplati, mince, irrégulier,
de forme très variable, le plus souvent triangulaire, quelquefois composé de plusieurs faisceaux séparés, et placé à
la partie postérieure du périnée. Il manque assez fréquemment dans les Femmes. Fixé, par de courtes aponévroses,
à la partie interne de la tubérosité et de la branche de
l'ischion, au-dessus du muscle ischio-caverneux et de la
racine du corps caverneux, il se dirige en dedans et un
peu en avant, et se termine à une ligne tendineuse placée
entre lui et son semblable, se confondant aussi en partie
avec les muscles bulbo-caverneux et sphincter de l'anus,
et de plus, chez la Femme, avec le constricteur du vagin.
Quelquefois même toutes ses fibres se joignent au premier de ces deux muscles. Elles sont constamment plus
longues en arrière et en bas qu'en avant et en haut.

1134. La *face antérieure* du muscle transverse, incli-

née en bas, correspond aux muscles ischio et bulbo-caverneux, et à une masse de tissu cellulaire qui remplit
leur intervalle. La *postérieure* est recouverte par le muscle
releveur de l'anus, dont elle est séparée par beaucoup
de tissu cellulaire, et en dehors par la branche profonde
de l'artère honteuse interne.

1155. Avec le muscle bulbo-caverneux, celui-ci concourt à la compression de l'urèthre ; et, avec le releveur
de l'anus, il soutient la partie inférieure du rectum et la
vessie.

1156. Les divers muscles de cette région, et la plupart des autres muscles sous-pelviens, ont leur face inférieure revêtue d'une aponévrose qu'on peut appeler
périnéale, tandis que la supérieure est en contact avec
une toile desmoso-cellulaire qui tapisse l'intérieur du
bassin.

b. Chez la Femme.

Du Muscle ischio-caverneux (M. iskio-sous-clitorien, CHAUSS.; *M. erector*
Clitoridis, SOEMM.).

1157. Il est à peu près disposé comme chez l'Homme,
mais beaucoup moins volumineux ; il naît, par des aponévroses, de la tubérosité de l'ischion, et se termine en
embrassant le corps caverneux de clitoris, à l'érection
duquel il paraît contribuer.

Du Muscle constricteur du Vagin (M. périnéo-clitorien, CHAUSS.; *M.*
constrictor Cunni, SOEMM.).

1158. C'est une espèce d'anneau charnu, bien plus
prononcé chez les femmes vierges que chez celles qui ont
eu des enfants ; il est formé de deux plans de fibres qui,
nées, pour ainsi dire, du tissu propre du vagin, s'entre-

croisent, entre l'anus et la vulve, avec les muscles sphincter et transverse, et reçoivent souvent un faisceau de la
région interne de la tubérosité sciatique. Ils se contournent de chaque côté autour de l'orifice du vagin, au-
dessus des grandes lèvres , puis ils s'amincissent, dégénèrent en un tissu aponévrotique, et se perdent dans la
membrane fibreuse du corps caverneux du clitoris.

Ce muscle rétrécit l'orifice du vagin , qu'il embrasse.

§ IV. *Muscles de l'Abdomen.*

1139. On appelle *Abdomen* ou *Bas-ventre* une cavité
oblongue , placée au-dessous de la poitrine et au-dessus
des membres pelviens. Convexe en avant et sur-tout en
bas, concave en arrière et sur les côtés, d'un volume variable, elle renferme les principaux viscères du corps, et
se divise en plusieurs régions que nous ferons connaître
par la suite (1).

1º RÉGION ABDOMINALE ANTÉRIEURE.

De l'Aponévrose abdominale.

1140. Le long de la partie moyenne de l'abdomen , depuis l'appendice xiphoïde du sternum jusqu'à la symphyse du pubis , on voit régner un cordon tendineux,
fort et résistant, que la plupart des anatomistes ont désigné sous le nom de *Ligne blanche.* Les limites latérales
n'en sont pas bien déterminées : plus large en haut qu'en
bas , occupant l'intervalle des deux muscles droits de
l'abdomen , il présente , vers son milieu à peu près , une
cicatrice qu'on appelle l'*Ombilic* , et qui en est le point

---

(1) *Voyez* ci après l'article du Péritoine.

le plus résistant. Cette cicatrice, remplace une ouverture qui, dans le fœtus, donnait passage à l'ouraque et aux parties qui constituaient le cordon ombilical ; elle est d'autant plus profonde et plus marquée qu'on est plus avancé en âge, et elle adhère fortement aux téguments, en sorte que, chez les personnes grasses, elle paraît bien plus enfoncée que chez les autres. Son contour, épais et très dur, est irrégulièrement quadrilatère et formé de quatre plans de fibres albuginées reployées sur elles-mêmes et s'entre-croisant par leurs extrémités. Entre ces quatre plans est la trace de l'ouverture très resserrée sur elle-même, mais pouvant permettre néanmoins de pénétrer obliquement de haut en bas entre le péritoine et la paroi antérieure de l'abdomen : cela devient, au reste, d'autant plus difficile, que son centre est formé par une bride solide et élastique, représentant le sommet d'une sorte de pyramide, dont la base correspond au foie, aux deux régions iliaques et à la partie supérieure de la vessie, et que constituent les vaisseaux ombilicaux et l'ouraque, transformés en véritables ligaments, lesquels ont contracté des adhérences intimes avec la circonférence de l'ouverture.

1141. La ligne blanche (*Ligne médiane de l'abdomen,* Chauss.), qui a pour usages de borner les mouvements de la poitrine en arrière, d'empêcher qu'elle ne s'écarte trop du bassin, et de fournir un point d'appui aux muscles de l'abdomen pour leurs contractions, se partage à droite et à gauche, pour remplir ce dernier office, en deux lames aponévrotiques de dimensions différentes, et couchées l'une au-devant de l'autre.

1142. La plus superficielle de ces lames passe au-devant du muscle droit de l'abdomen, et, parvenue à son bord externe, se divise en deux feuillets dont le postérieur, uni à un feuillet plus profond, va fournir des points d'attache au muscle petit oblique de l'abdomen, tandis que l'antérieur en donne au muscle grand oblique. Derrière eux, mais dans leur quart inférieur seulement, règne un autre feuillet qui appartient au muscle transverse.

1145. Le feuillet qui dépend du muscle grand oblique est mince, alongé, moins large en haut qu'en bas, rétréci au milieu, de manière à se terminer par un bord concave en dehors. Il occupe toute la partie antérieure de l'abdomen, d'autant plus épais et plus élastique qu'on l'examine plus inférieurement. Au-dessus de l'ombilic, il est transparent et formé de fibres obliques en dehors et en haut, allant se confondre, vers la base de la poitrine, avec les insertions inférieures du muscle grand pectoral; en haut et en dehors, ces fibres sont manifestement coupées à angle droit par d'autres fibres très distinctes et obliques en dedans et en haut, en sorte que de leur entrecroisement résultent de petites losanges. Au-dessous de l'ombilic, les fibres en sont beaucoup plus fortes et forment une couche opaque qui ne permet plus de distinguer les corps charnus plus profondément : elles sont disposées en petits rubans parallèles entre eux et obliques, de bas en haut et d'avant en arrière, ce qui donne à l'aponévrose l'aspect d'une toile simplement ourdie; mais, à un pouce et demi du pubis environ, elle forme un véritable tissu; là, d'autres petits rubans croisent la direction des premiers en différents sens, mais sur-tout transversalement, et vont se porter jusqu'à l'épine iliaque supérieure et antérieure : plusieurs d'entre eux sont courbes; leur convexité est tournée en bas. Alors l'aponévrose se partage en dedans en deux bandelettes : l'une, courbée, supérieure, plus large, plus mince, s'implante sur le bord de l'angle du pubis, en s'entre-croisant avec celle du côté opposé, et en se confondant avec les fibres de la symphyse du pubis et du ligament suspenseur de la verge; l'autre, inférieure, droite, moins large, mais plus

épaisse et plus résistante, descend obliquement en avant
et en dedans, au-dessus de l'échancrure fémorale, et
vient se terminer à l'épine du pubis.

Ces deux bandelettes ont été généralement appelées les
Piliers de l'Anneau inguinal (*Anneau sus-pubien*, Ch.),
parce que de leur écartement résulte l'ouverture de ce
nom, triangulaire plutôt qu'elliptique, quelquefois ovalaire, obliquement dirigée en bas et en dedans, au-dessus
du pubis, plus large en haut qu'en bas où elle se termine
en pointe. La grandeur de l'anneau inguinal varie suivant les individus ; mais il est constamment plus dilaté,
situé moins latéralement et plus élevé dans l'Homme que
dans la Femme : chez le premier, il donne passage au cordon spermatique et au muscle crémaster; chez la seconde,
au ligament rond de l'utérus.

Enfin, le feuillet aponévrotique du muscle grand oblique se termine, tout-à-fait inférieurement, par un repli
très épais, très tendu, très fort, fixé, d'une part, à l'épine
iliaque antérieure et supérieure, de l'autre à l'angle, à la
crête et à l'épine du pubis : c'est à la seconde de ces trois
dernières insertions, qui a lieu par une expansion aponévrotique falciforme, qu'on donne généralement aujourd'hui le nom de *Ligament de Gimbernat.* Bien plus
marqué en dedans qu'en dehors, le repli dont il s'agit est
plus long d'ailleurs dans la Femme que dans l'Homme.
Il est ordinairement désigné sous les noms de *Ligament
de Fallope* ou *de Poupart*, et d'*Arcade crurale ;* il convertit en un véritable trou la grande échancrure que présente le bord antérieur de l'os coxal, et il forme ainsi le
côté antérieur d'une ouverture qui paraît triangulaire
lorsqu'on l'examine en arrière après avoir enlevé le péritoine, et dont le côté interne est constitué par la branche horizontale du pubis, et l'externe par le tendon des
muscles iliaque et psoas réunis. Cette ouverture, close
en dedans par le ligament de Gimbernat, est traversée

par ce tendon, par les vaisseaux fémoraux et par le nerf crural ; elle est plus considérable dans la Femme. Enfin, ce même repli, cette même arcade crurale contient dans son épaisseur, mais dans une partie de sa longueur seulement, le canal inguinal, et se continue, dans la région de l'aîne, en bas et en avant, avec l'aponévrose fascia lata, par une lame fibreuse superficielle, qu'on a nommée le *Fascia superficialis*, et à laquelle on a assigné un rôle important dans la théorie de la formation des hernies.

Dans toute son étendue, ce feuillet de l'aponévrose abdominale présente des ouvertures quadrilatères d'un diamètre variable, par lesquelles des branches vasculaires et nerveuses passent de la couche charnue de l'abdomen aux téguments.

1144. La lame profonde qui se sépare du bord de la ligne blanche passe devant le péritoine et derrière le muscle droit, mais dans l'étendue de ses trois quarts supérieurs seulement, et se partage aussi en deux feuillets au niveau de son bord externe. L'un, plus superficiel, réuni presque aussitôt au feuillet postérieur de la lame précédente, forme une aponévrose mince, beaucoup plus large en haut qu'en bas, en dehors de laquelle s'insèrent les fibres charnues du muscle petit oblique. L'autre se joint, par son bord inférieur, à un petit feuillet séparé, qui règne au-devant du quart inférieur du muscle droit (1142), et constitue ainsi une aponévrose demi-circulaire, dont le bord convexe, tourné en dehors, donne attache au corps charnu du muscle transverse, et dont la face antérieure est, pendant assez long-temps, confondue avec le feuillet du muscle petit oblique.

1145. Nous devons dire encore ici que les muscles grand psoas et iliaque, qui sortent réunis par l'arcade crurale, sont recouverts et maintenus en place dans la fosse iliaque par une lame aponévrotique que les anatomistes modernes ont appelée *Fascia iliaca*, et dans laquelle vient se confondre le tendon du petit psoas quand il existe. Cette aponévrose tapisse l'excavation du bassin. *En dehors*, elle se dédouble et descend, d'une part, vers la cuisse avec les muscles psoas et iliaque, tandis que , de l'autre, elle s'unit solidement au ligament de Fallope, de manière à clore très exactement l'arcade crurale depuis l'épine antérieure et inférieure de l'os des îles jusqu'à l'éminence ilio-pectinée. *En dedans*, elle s'attache à la crête du pubis, passe par-devant le muscle pectiné, se prolonge dans le creux de l'aîne, et s'y continue avec le feuillet profond de l'aponévrose *fascia lata*.

Du Muscle grand oblique ou oblique externe (M. costo-abdominal, Ch.; *M. Abdominis obliquus externus*, Soemm.).

1146. C'est un des muscles les plus larges du corps. Il représente une sorte de membrane charnue, irrégulièrement quadrilatère, recourbée en arrière, et occupant le côté et le devant de l'abdomen. Il naît postérieurement des deux tiers antérieurs environ de la lèvre externe de la crête iliaque, par de courtes fibres aponévrotiques qui se continuent avec celles de l'aponévrose *fascia lata*; en devant, il provient du bord concave du feuillet superficiel de l'aponévrose abdominale (1145). Lés fibres charnues de la première insertion montent presque verticalement, et s'attachent au bord inférieur des trois dernières côtes par des digitations que recouvrent celles du muscle grand dorsal, avec lesquelles elles s'entre-croisent (925). Celles qui sont parties de l'aponévrose , d'autant plus courtes et plus obliques qu'elles sont plus supérieures , continues aux précédentes, se portent au bord inférieur des cinquième et sixième côtes , où elles semblent se joindre au muscle grand pectoral et à la face externe des septième , huitième et neuvième côtes, où elles se fixent par des digitations trés distinctes, isolées , plus

33.

longues et plus larges que celles des dernières côtes , et
dont le bord supérieur est attaché sur une crête oblique,
en bas et en arrière , qui donne aussi insertion au muscle
grand dentelé, de sorte qu'il y a encore ici un entre-croisement sensible (888). Leur sommet, fort alongé, se termine par un petit tendon au bord inférieur de la côte.

Toutes les digitations du muscle grand oblique forment, dans leur ensemble , une ligne courbe dont la
concavité est tournée en bas , parce que l'attache de la
plus élevée se fait très près du cartilage de la côte à
laquelle elle appartient, et que celle des suivantes , jusqu'à la cinquième inclusivement, s'en éloigne de plus
en plus pour se rapprocher encore graduellement dans
les dernières , en sorte même que la dernière de toutes
se fixe au bord inférieur et au sommet du cartilage.

1147. De ces huit languettes , la supérieure est la plus
mince , maisl a plus longue , et se confond avec la partie
inférieure du muscle grand pectoral.

Les deux suivantes sont les plus larges de toutes.

La 4ᵉ , la 5ᵉ et la 6ᵉ se rétrécissent peu à peu.

La 7ᵉ et la 8ᵉ sont encore plus étroites, et en cela ressemblent à la première.

1148. La *face externe* de ce muscle est couverte par la
peau , et souvent en arrière par le muscle grand dorsal ;
d'autres fois , il existe entre ces deux muscles un espace
triangulaire dans lequel paraît un peu le muscle petit
oblique. Sa *face interne* couvre la partie antérieure des
sept ou huit dernières côtes et leurs cartilages , les
muscles inter-costaux correspondants et le petit oblique.

1149. Ce muscle comprime l'abdomen, abaisse et porte
en arrière les côtes, agit dans l'expiration vive, fait exécuter à la poitrine un mouvement de rotation qui la tourne
du côté opposé à lui. Il redresse le tronc lorsqu'il a été
renversé en arrière , ou le maintient dans sa rectitude
naturelle. Si les deux muscles agissent simultanément,

ils fléchissent directement le thorax; s'ils prennent leur
point fixe sur lui , comme lorsqu'on est couché sur le
dos , ils élèvent le bassin et les membres abdominaux

*Du Muscle petit oblique ou oblique interne (M. ilio-abdominai, CHAUSS.
M. obliquus internus Abdominis, SOEMM.).* •

1150. Large, mince, irrégulièrement quadrilatère
comme le précédent , sous lequel il est étendu , rétréci
manifestement en arrière , ce muscle s'insère , dans ce
sens, à la partie postérieure de l'arcade crurale jusqu'auprès de l'anneau inguinal, aux trois quarts antérieurs
de l'interstice de la crête iliaque, entre les muscles grand
oblique et transverse, et à une aponévrose mince , assez
large, à fibres obliques de dedans en dehors et de bas en
haut, placée derrière le faisceau inférieur du muscle
sacro-spinal et devant l'aponévrose du muscle grand
dorsal, dont il est impossible de la séparer, continue
aussi supérieurement à celle du muscle petit dentelé
postérieur inférieur, et fixée aux dernières apophyses
épineuses-lombaires, au sacrum et à la partie la plus
reculée de la crête iliaque. Les fibres charnues qui succèdent à cette aponévrose sont peu nombreuses ; elles
montent presque verticalement et se terminent, par de
très courtes aponévroses , au bord inférieur du cartilage
de la dernière côte. Celles qui ont leur origine à la crête
de l'os des îles sont obliques en haut et en avant, et cette
obliquité , ainsi que leur longueur , augmente à mesure
qu'on les examine plus antérieurement , en sorte qu'auprès de l'épine supérieure de l'os des îles, elles sont
presque horizontales ; les postérieures se terminent
par de courtes aponévroses , au bord inférieur du cartilage des onzième , dixième et neuvième côtes , en se
confondant avec les muscles inter-costaux dans leur
intervalle ; et les autres se rendent le long du feuillet
moyen de l'aponévrose abdominale (1140). Enfin , les

fibres charnues , nées de l'arcade crurale, descendent en
dedans et se terminent aussi à ce même feuillet : parvenues à huit lignes environ du sommet de l'anneau
inguinal, elles s'ouvrent pour laisser passer le cordon
des vaisseaux spermatiques, et complètent ainsi le *Canal
inguinal*, dont la connaissance exacte est d'une si haute
importance en chirurgie. Quelques-unes d'entre elles
passent par cet anneau, sous le nom de *Muscle crémaster*,
et accompagnent le cordon des vaisseaux spermatique s:
on ne rencontre cette disposition que dans l'Homme ; la
Femme n'offre rien de semblable.

1151. Le muscle petit oblique est recouvert, dans sa
face externe, par le précédent, et en arrière par le
grand dorsal. Sa *face interne* est appliquée sur les
muscles sacro-spinal et transverse.

1152. Il a les mêmes usages que le précédent.

*Du Muscle transverse (M. lombo-abdominal, Chauss. ; M. transversus
Abdominis, Soemm.).*

1153. De même forme que le précédent à peu près, et
placé derrière lui, ce muscle s'attache en haut à la face
interne des cartilages des sixième , septième , huitième,
neuvième et dixième côtes, par des digitations qui s'entre-
croisent avec celles du diaphragme ; puis à la plus grande
partie du bord inférieur des onzième et douzième par des
fibres tendineuses très prononcées ; en bas, aux trois
quarts antérieurs à peu près de la lèvre interne de la crête
iliaque ; en dedans du petit oblique , et aux deux tiers
externes de l'arcade crurale, par des fibres aponévrotiques fort courtes. Au milieu, ses fibres charnues naissent
d'une aponévrose qui se porte en arrière en se partageant
en trois lames, dont l'une, antérieure , très mince , passe
devant le muscle carré lombaire pour se fixer à la base
des apophyses transverses lombaires ; l'autre, moyenne,
plus épaisse, se glisse derrière ce muscle, au-devant du

muscle sacro-spinal, pour se terminer au sommet de ces mêmes apophyses ; tandis que la troisième, postérieure, confondue avec l'aponévrose du muscle petit oblique, va s'implanter au sommet des apophyses épineuses lombaires.

De ces divers points d'attache, les fibres charnues se portent horizontalement, en avant et en dedans, vers le feuillet le plus profond de l'aponévrose abdominale (1144); les moyennes sont les plus longues; elles vont toutes également en décroissant en haut et en bas : quelques-unes des plus élevées se fixent à l'appendice xiphoïde et souvent les plus basses se confondent avec le crémaster.

1154. La portion charnue de ce muscle est recouverte, *en dehors*, par le muscle petit oblique ; *en dedans*, elle recouvre le péritoine. Entre les cartilages des trois dernières côtes, elle se continue avec le diaphragme, et, près de l'appendice xiphoïde, avec le muscle triangulaire du sternum. Le cordon des vaisseaux spermatiques glisse simplement sous le *bord inférieur* de ce muscle, sans traverser ses fibres, à un pouce environ de l'endroit où il perfore le muscle oblique interne. Or, d'après ce que nous avons dit jusqu'à présent du rapport de ce cordon avec les trois muscles de l'abdomen, il résulte que le prétendu *Anneau inguinal* est un véritable canal d'environ deux à trois pouces de longueur, obliquement dirigé de la région iliaque vers le pubis, dont l'extrémité intérieure correspond au point où le cordon passe sous le bord du muscle transverse, et l'extérieure à l'ouverture du feuillet de l'aponévrose abdominale qui appartient au muscle grand oblique. Formé en avant par le ligament de Fallope, en arrière par la crête du pubis, en dehors par les muscles psoas et iliaque et par le fascia iliaca, en dedans par le ligament de Gimbernat, l'orifice supérieur de ce canal est arrondi, couvert par le péritoine, fermé par une cloison celluleuse ou ligamenteuse, et percé ordinairement de plusieurs ouvertures pour les vaisseaux lym-

phatiques cruraux. Le canal lui-même est formé *en avant*
par le feuillet superficiel du fascia lata ; *en arrière* et *en
dedans* par le muscle pectiné et le feuillet profond de l'a-
ponévrose fémorale ; dans le même sens , et *en dehors* ,
par les muscles psoas et iliaque et par le fascia iliaca. Son
orifice inférieur a une figure spiroïde fort irrégulière , et
répond à l'anneau inguinal proprement dit.

1155. Le muscle transverse resserre le bas-ventre et
ramène en dedans les côtes auxquelles il est attaché.

Du Muscle droit (M. *sterno-pubien*, CHAUSS.; M. *rectus Abdominis*,
SOEMM.).

1156. C'est un muscle alongé , aplati, assez épais, plus
large supérieurement qu'inférieurement , étendu verticalement , comme une espèce de bandelette charnue , de
chaque côté de la ligne blanche , depuis le pubis jusqu'à
la base de la poitrine, et renfermé dans une sorte de gaîne
fibreuse formée par les deux lames principales de l'aponévrose abdominale. La lame antérieure est, comme nous
l'avons dit, composée de deux feuillets en haut et de trois
en bas ; la postérieure, qui manque tout-à-fait inférieurement, n'en a que deux.

Le muscle droit naît par deux tendons qui s'attachent
à la symphyse du pubis et rarement à l'os lui-même; l'un,
interne, inférieur, grêle, s'entre-croise sur la ligne médiane, avec celui du côté opposé; l'autre , externe , plus
large, plus fort, vient de la partie externe du bord supérieur de la symphyse : tous deux montent en convergeant,
et se réunissent bientôt pour donner naissance aux fibres
charnues. Celles-ci tendent à monter verticalement vers le
thorax ; mais elles sont interrompues de distance en distance, dans leur trajet , par des intersections aponévrotiques , dont le nombre varie de trois à cinq , et qui font
du muscle droit , un véritable muscle polygastrique. Il y
en a constamment plus au-dessus qu'au-dessous de l'om-

bilic; s'il y a en trois, l'une est placée au niveau de cette cicatrice, et les deux autres au-dessus; s'il y en a quatre, une se trouve au-dessous; s'il y en a cinq enfin, deux sont au-dessous et trois au-dessus. Elles sont toutes transversales et dirigées en zig-zag; mais leur largeur et leur longueur ne sont pas les mêmes : souvent elles ne coupent le muscle que dans la moitié ou le tiers de sa largeur; leur partie antérieure est beaucoup plus marquée que la postérieure, et adhère intimement à la lame de l'aponévrose abdominale qui fait la paroi antérieure de la gaîne ; souvent aussi elles sont obliques. Il faut encore remarquer que les fibres musculaires qui naissent d'une intersection inférieure ne vont pas toutes se terminer à celle qui est placée immédiatement au-dessus, mais qu'un grand nombre de ces fibres passent derrière elle sans s'y arrêter, et se portent à une intersection plus éloignée. Il résulte cependant d'une pareille disposition, que ces fibres ont évidemment bien moins de longueur que le muscle lui-même.

Parvenu à la base de la poitrine, le muscle droit se divise en trois portions dont l'interne, assez épaisse, mais peu large, se fixe au ligament costo-xiphoïdien et au bas et au-devant du cartilage de la septième côte, près du sternum ; la moyenne, plus large et plus mince, s'attache au bord inférieur et à la face antérieure du cartilage de la sixième côte, vers son milieu, et l'externe, encore plus large et plus mince, se termine au bord inférieur du cartilage de la cinquième, par des fibres aponévrotiques très prononcées

1157. La *face antérieure* de ce muscle est couverte en haut par l'aponévrose du muscle grand pectoral, et, dans le reste de son étendue, par la lame antérieure de l'aponévrose abdominale, excepté tout-à-fait en bas, où l'on rencontre ordinairement le petit muscle pyramidal. La *postérieure* couvre les cartilages des trois dernières vraies côtes, une partie de ceux des deux premières fausses, l'appendice xiphoïde, la lame postérieure de l'aponévrose abdominale, les artères mammaire interne et épigastrique, et inférieurement le péritoine.

1158. Le muscle droit fléchit la poitrine sur le bassin , ou le bassin sur la poitrine. Il comprime l'abdomen d'avant en arrière, etc.

Du Muscle pyramidal (M. pubio-sous-ombilical, Chauss.; M. pyramidalis, Soemm.).

1159. C'est un petit faisceau alongé, arrondi, triangulaire , qui n'existe pas toujours , et qui est placé sur la ligne médiane du corps , en bas et au-devant du muscle précédent. Quelquefois il y a deux muscles pyramidaux de chaque côté; dans d'autres cas , cette disposition ne se rencontre que d'un côté seulement ; souvent ils sont fort courts et peu apparents , ou bien ils ont des dimensions assez considérables; toujours, au reste, on observe beaucoup de variétés à l'égard de ces muscles qui naissent de la symphyse du pubis et un peu de la partie voisine de l'os, par de courtes fibres aponévrotiques , et qui montent en convergeant l'un vers l'autre , séparés simplement par la ligne blanche , dans laquelle ils se terminent par un tendon grêle et alongé. Les fibres internes sont verticales et plus courtes que les externes, qui sont obliques.

1160. Le muscle pyramidal est appliqué *en arrière* sur le muscle droit, et, *en avant*, il est recouvert par l'aponévrose abdominale.

1161. Il paraît aider le muscle droit dans son exercice en fixant son tendon ; il est tenseur de la ligne blanche et de l'aponévrose abdominale.

2° RÉGION LOMBAIRE.

Du Muscle carré des lombes (M. ilio-costal, Chauss. ; M. quadratus Lumborum , Soemm.).

1162. C'est un muscle aplati, assez épais , irrégulièrement quadrilatère, placé aux lombes sur les côtés de la colonne vertébrale et dans la paroi postérieure de l'abdomen. Il se fixe, en bas, par des fibres aponévrotiques, et dans l'étendue d'un pouce à peu près à la partie moyenne et postérieure de la crête iliaque, ainsi qu'au ligament ilio-lombaire, et par quelques fibres transversales à l'apophyse transverse de la cinquième vertèbre lombaire. Les fibres charnues qui proviennent de l'os des îles montent à la dernière côte, et se terminent à presque toute la longueur de son bord inférieur. Celles qui sont nées du ligament, d'autant plus longues qu'elles sont plus extérieures, se dirigent en haut et en dedans, et se terminent par quatre languettes aponévrotiques, continues par leurs bords voisins, et fixées au devant de la base des quatre premières apophyses transverses lombaires.

Souvent les aponévroses d'origine sont bridées inférieurement par d'autres fibres nées de la cinquième de ces apophyses et dirigées transversalement en dehors. Souvent aussi, un plan charnu distinct part de la troisième ou de la quatrième d'entre elles, monte en dehors, et se perd dans le reste du muscle.

1163. La *face antérieure* du muscle carré des lombes est couverte en haut par le diaphragme, et dans le reste de son étendue par le feuillet antérieur de l'aponévrose du muscle transverse et par le muscle grand psoas : elle correspond médiatement au rein et à l'intestin colon. Sa *face postérieure* est séparée du muscle sacro-spinal par le feuillet moyen de l'aponévrose du transverse.

1164. Ce muscle incline les lombes de son côté; il abaisse la dernière côte, et sert à l'expiration, antagoniste des muscles scalènes sous ce rapport. Il peut aussi élever la hanche.

MUSCLES DES MEMBRES.

§ I. *Muscles des Membres thoraciques.*

A. Muscles de l'Épaule.

1° RÉGION SCAPULAIRE POSTÉRIEURE.

Du Muscle sus-épineux (*M. petit sus-scapulo-trochitérien*, CHAUSS.;
M. suprà-spinatus, SOEMM.).

1165. Situé en arrière et en haut de l'épaule, dans la
fosse sus-épineuse, alongé, épais, triangulaire, pyramidal, plus large en dedans qu'en dehors, ce muscle est
retenu en position par une aponévrose très mince qui,
s'insérant, d'une part, à toute la longueur de la lèvre supérieure de l'épine de l'omoplate, se fixe, de l'autre, en
arrière du bord supérieur de cet os et en haut de son
bord interne. Les fibres charnues naissent de la partie
postérieure de cette aponévrose et des deux tiers internes
de la fosse sus-épineuse par de courtes aponévroses.
Elles se dirigent en dehors, convergent les unes vers les
autres, et s'insèrent obliquement autour d'une large aponévrose qui, cachée long-temps par elles, se rétrécit,
s'épaissit, et devient libre en passant sous le ligament
coraco-acromien : alors elle forme un fort tendon, plus
apparent en dedans qu'en dehors, presque toujours uni
à celui du muscle sous-épineux ; séparé par la longue
portion du muscle biceps de celui du muscle sous-scapulaire, ce tendon se courbe un peu sur l'articulation scapulo-humérale, s'identifie avec sa capsule fibreuse, et
s'insère à la facette supérieure de la grosse tubérosité de
l'humérus.

1166. La *face postérieure* de ce muscle est couverte

par les muscles trapèze et deltoïde, et par le ligament coraco-acromien. L'*antérieure* est appliquée sur la fosse
sus-épineuse, dont elle est séparée, dans son tiers externe,
par beaucoup de tissu cellulaire et par les vaisseaux et le
nerf scapulaires supérieur: elle correspond aussi à la
capsule scapulo-humérale, au muscle omoplat-hyoïdien
et au ligament coracoïdien (688).

1167. Il concourt à l'élévation du bras avec le muscle
deltoïde ; si le bras est fixé, il peut agir sur l'omoplate.

Du Muscle sous-épineux (*M. grand sus-scapulo-trochitérien* , CHAUSS.;
M. infrà-spinatus , SOEMM.).

1168. Logé au-dessous du précédent , dans la fosse
sous-épineuse, large en dedans, étroit en dehors , épais,
triangulaire, ce muscle est bridé en arrière par une aponévrose mince, qui se prolonge en bas sur le muscle petit
rond, pour s'implanter à une crête osseuse intermédiaire
à lui et au grand rond , qui se fixe en haut à l'épine de
l'omoplate, en se continuant avec les insertions des muscles trapèze et deltoïde , et en dedans au bord spinal de
cet os , et qui se perd enfin en dehors sur la capsule de
l'articulation de l'humérus avec l'omoplate. Ses fibres
sont entre-croisées et très apparentes. Quelques-unes des
fibres charnues en proviennent en dedans, mais le plus
grand nombre se fixe aux deux tiers internes de la fosse
sous-épineuse. Parmi ces fibres , les supérieures se portent horizontalement en dehors, et les suivantes sont d'autant plus ascendantes et plus longues, qu'on les examine
plus inférieurement. Elles se rendent sur une large aponévrose cachée par elles, placée plus près de la face postérieure du muscle que de l'antérieure, et qui, vers l'humérus, dégénère en un tendon fort et épais, qui s'attache
à la facette moyenne de la grosse tubérosité de cet os ,
après s'être identifié avec la capsule fibreuse de l'articu-

lation , et confondu en partie avec ceux des muscles sus-
épineux et petit rond.

1169. La *face postérieure* de ce muscle est couverte en
dehors par le muscle deltoïde, en dedans par le trapèze,
en bas par le grand dorsal , au milieu par les téguments.
L'*antérieure* couvre la fosse sous-épineuse, dont elle est
séparée, dans son tiers externe , par beaucoup de tissu
cellulaire , et par le nerf et les vaisseaux scapulaires supérieurs ; elle est aussi appliquée sur la capsule de l'é-
paule. Son *bord inférieur*, oblique en haut et en dehors ,
est uni en dedans au muscle grand rond par une cloison
aponévrotique , qui se partage bientôt en deux lames,
dont l'une se porte entre les deux muscles ronds , et
l'autre entre le sous-épineux et le petit rond ; ensuite ce
bord est confondu avec ce dernier muscle jusqu'au milieu
de sa longueur.

1170. Lorsque le bras est abaissé, le muscle sous-épineux lui imprime un mouvement de rotation en dehors ;
s'il est élevé , il le porte en arrière.

Du Muscle petit rond (M. plus petit sus-scapulo-trochitérien , Chauss.;
M. teres minor, Soemm.).

1171. C'est un muscle alongé et étroit, aplati de haut
en bas dans sa moitié interne , et d'arrière en avant dans
l'externe ; il est placé au-dessous du précédent et naît
d'une surface triangulaire et rugueuse , qui borne la
fosse sous-épineuse près du bord axillaire de l'omoplate,
et de deux feuillets aponévrotiques qui le séparent des
muscles grand rond et sous-épineux. De là il monte obliquement en dehors , côtoie le sous-épineux auquel il est
souvent uni, et ses fibres charnues viennent se terminer,
près de l'humérus , à la face antérieure d'un tendon
aplati qui commence par des aponévroses sur la face
postérieure du muscle, et qui s'insère à la facette infé-

rieure de la grosse tubérosité, en s'unissant avec la capsule de l'articulation. Quelques-unes des fibres les plus inférieures s'attachent immédiatement à l'humérus, au-dessous de sa grosse tubérosité.

1172. Son *côté postérieur* est couvert par le muscle deltoïde et par la peau. L'*antérieur* couvre l'artère scapulaire externe, la longue portion du muscle triceps brachial, la capsule fibreuse de l'articulation scapulo-humérale, et un peu l'omoplate. Le *supérieur* est plus large en dedans qu'en dehors; il est uni, dans le premier sens, au muscle sous-épineux. L'*inférieur* est également uni en dedans avec le muscle grand rond, dont il est séparé ensuite par la longue portion du muscle triceps brachial.

1173. Le muscle petit rond a les mêmes usages que le précédent.

Du Muscle grand rond (M. scapulo-huméral, CHAUSS.; *M. teres major,* SOEMM.).

1174. Alongé, aplati, plus large que le précédent, au-dessous duquel il est situé; il s'insère, par de courtes fibres aponévrotiques, sur une surface quadrilatère qui termine en bas la fosse sous-épineuse, et à des cloisons fibreuses que l'on rencontre entre lui et le sous-scapulaire, d'une part, et les sous-épineux et petit rond, de l'autre. De là, ses fibres charnues, toutes parallèles, montent obliquement en dehors en côtoyant le muscle petit rond; puis se contournant ensuite sur elles-mêmes, elles s'en écartent, et donnent naissance à un tendon large et aplati, plus prononcé en bas qu'en haut, et en avant qu'en arrière : celui-ci, large d'environ un pouce, suit la direction du muscle, s'applique, par sa face antérieure, contre celui du grand dorsal (923); se réunit à lui, et vient se fixer au bord postérieur de la coulisse bicipîtale de l'humérus, de la manière que nous avons indiquée.

1175. Sa *face postérieure* est couverte en dedans par le muscle grand dorsal, et au milieu par la peau : en dehors, elle répond à l'humérus et à la longue portion du muscle triceps brachial. L'*antérieure* est en rapport avec les muscles sous-scapulaire, grand dorsal, coraco-brachial et biceps, avec les vaisseaux axillaires et le plexus brachial. Son *bord inférieur*, couvert par les téguments, forme, avec le muscle grand dorsal, le bord postérieur du creux de l'aisselle; le *supérieur*, uni au petit rond en dedans, séparé de lui au milieu par la longue portion du triceps, correspond en dehors au muscle sous-scapulaire et aux vaisseaux et nerf circonflexes.

1176. Ce muscle est rotateur de l'humérus en dedans; en agissant avec les muscles grand dorsal et grand pectoral, il applique le bras contre la poitrine. Il est par conséquent antagoniste des deux muscles précédents.

1177. Nous avons déjà parlé plusieurs fois de l'*aisselle*, dont le muscle grand rond, venons-nous de dire, constitue le bord postérieur. Il nous faut donc dire maintenant que l'*Aisselle* (*Axilla* des Latins) est l'angle, la cavité qui est au-dessous de la jonction du bras avec l'épaule, et que bornent, en devant, une portion du muscle grand pectoral, et en arrière une partie du muscle grand dorsal. La forme de cette cavité varie dans les diverses positions du bras; la peau qui la tapisse est molle, fine, parsemée de quelques poils, attachée aux parties adjacentes par un tissu lamineux, lâche, filamenteux, très extensible; on y trouve un grand nombre de follicules sébacés qui fournissent une excrétion odorante, plus ou moins colorée. Au-dessous de la peau, et au milieu du tissu graisseux, on voit plusieurs ganglions lymphatiques, des nerfs et des vaisseaux dont la connaissance est très importante.

2° RÉGION SCAPULAIRE ANTÉRIEURE.

Du Muscle sous-scapulaire (M. *sous-scapulo-trochinien*, CHAUSS.; M. *subscapularis*, SOEMM.).

1178. Aplati, fort épais, triangulaire, ce muscle occupe toute la fosse dont il porte le nom, et aux trois quarts internes de laquelle il s'attache, soit sur le périoste, soit sur trois ou quatre cloisons aponévrotiques intermédiaires aux fibres charnues, et fixées elles-mêmes aux crêtes osseuses obliques que présente l'omoplate en cet endroit. Quelques-unes de ses fibres charnues proviennent aussi d'une autre cloison aponévrotique placée entre lui et le muscle précédent. Toutes, disposées en cinq ou six faisceaux distincts et convergents entre eux, se portent en dehors, les supérieures horizontalement, et les inférieures de plus en plus obliquement : elles se rendent sur les deux faces d'un tendon large et aplati, qui paraît devoir sa première origine aux diverses cloisons aponévrotiques du muscle, qui se rétrécit et devient plus épais, et se termine à la petite tubérosité de l'humérus en l'embrassant. Ce tendon adhère fortement à la capsule de l'articulation, qui présente, au-dessous de lui, une véritable ouverture (691), en sorte que là il est en contact immédiat avec la membrane synoviale de l'articulation, au-dessus de laquelle on en trouve souvent une autre plus petite, qui communique avec elle. Quelques-unes des fibres les plus inférieures du muscle viennent se fixer immédiatement à l'humérus, au-dessous de sa petite tubérosité.

1179. La *face antérieure* du muscle sous-scapulaire, concave en dedans, convexe en dehors, est séparée du muscle grand dentelé, avec lequel il forme le creux de l'aisselle, par une couche de tissu cellulaire fort épaisse dans ce dernier sens (890) ; sa partie externe correspond au plexus brachial , à l'artère axillaire, aux muscles coraco-brachial , biceps et deltoïde. Sa *face postérieure* recouvre l'omoplate, et au-delà de cet os, elle est un peu en rapport avec le muscle grand rond et avec la longue portion du triceps brachial , plus loin , elle recouvre la capsule scapulo-humérale.

1180. Lorsque le bras est éloigné du corps , le muscle sous-scapulaire peut l'en rapprocher ; lorsqu'il est dans son attitude naturelle, il le fait tourner en dedans ; s'il est élevé, il l'abaisse : il affermit aussi l'articulation.

3° RÉGION SCAPULAIRE EXTERNE.

Du Muscle deltoïde (M. sous-acromio-huméral , CHAUSS.; M. deltoides , SOEMM.).

1181. Ce muscle , ainsi nommé à cause de sa ressemblance avec la lettre grecque Δ , forme ce qu'on appelle le *moignon de l'épaule* ; il est épais , aplati , triangulaire , plus large en haut qu'en bas, recourbé sur lui-même pour embrasser l'articulation huméro-scapulaire, d'où il descend au côté externe du bras, jusque vers le milieu de ce membre. Il est composé de sept faisceaux charnus , séparés par des rainures plus ou moins profondes suivant les individus , et partagés en deux ordres. Ceux du premier ordre, au nombre de quatre , larges et charnus en haut, rétrécis en bas, se terminent par de forts tendons. L'un d'eux , fortifié en arrière par une bande fibreuse transversale qui unit le ligament acromio-coracoïdien au muscle grand pectoral , naît du tiers externe du bord antérieur de la clavicule , par des aponévroses peu marquées ; il descend obliquement en dehors. Un autre s'insère en dehors sur l'acromion par divers faisceaux aponévrotiques qui se prolongent plus ou moins dans où sur les fibres charnues ; il descend verticalement. Les deux derniers enfin partent du bord postérieur de l'épine de l'omoplate, où ils s'implantent au moyen d'une aponévrose qui s'unit à celles des muscles trapèze et sous-épineux, et se dirigent obliquement en bas et en devant. Les faisceaux du second ordre, au nombre de trois, sont placés dans les intervalles de ceux-ci, entre lesquels ils semblent remonter, pour se terminer en pointe aux aponévroses d'origine. Tous ces différents faisceaux, formés eux-mêmes de fibres charnues disposées en faisceaux secondaires, se réunissent en bas en un tendon très fort, triangulaire, large et épais, peu apparent en dehors, mais très long-temps prolongé sur la face interne du muscle, où chaque faisceau en fournit une portion, et fixé à l'empreinte deltoïdienne de l'humérus, dans l'étendue d'un pouce et demi à peu près. A sa terminaison, il est embrassé par une bifurcation du muscle brachial antérieur (1193)

1182. La *face externe* du muscle deltoïde, convexe, est recouverte par la peau et par le muscle peaucier en haut. L'*interne* concave, est appliquée d'arrière en avant et de haut en bas, sur les muscles sous-épineux, petit rond, triceps brachial, sur le tendon du muscle sus-épineux, sur le ligament acromio-coracoïdien, sur les muscles sous-scapulaire, petit pectoral, biceps et coraco-brachial, sur l'apophyse coracoïde, sur la capsule de l'articulation du bras, sur le tiers supérieur de la face externe de l'humérus, sur le nerf et les vaisseaux circonflexes, sur le tendon du muscle grand pectoral. Entre la partie supérieure du muscle deltoïde et les organes subjacents, le tissu cellulaire forme une espèce de membrane lâche et très flexible, une sorte de bourse muqueuse qui communique parfois avec l'articulation et qui, parfois aussi, est partagée en petites poches distinctes, autour de l'acromion et de l'apophyse coracoïde. Le bord postérieur de ce même muscle est très mince en haut et fort

34.

épais en bas. *L'antérieur* est séparé en haut du muscle grand pectoral par un intervalle cellulaire occupé par la veine céphalique (880); inférieurement, il est parallèle au bord externe du muscle biceps.

1183. Lorsque l'épaule est fixée, le muscle deltoïde élève le bras directement, ou en le portant en devant ou en arrière, suivant la direction des faisceaux qui agissent. Si le bras est élevé, ses fibres postérieures peuvent l'abaisser. Si, à son tour, le bras est rendu immobile, ce muscle déprime l'épaule.

B. Muscles du Bras.

1º RÉGION BRACHIALE ANTÉRIEURE.

Du Muscle coraco-brachial (M. coraco-huméral, CHAUSS.; M. coraco-brachialis, SOEMM.).

1184. Placé en haut et en dedans du bras, alongé, mince, aplati, étroit, sur-tout à ses extrémités, ce muscle s'insère au sommet de l'apophyse coracoïde, entre la courte portion du muscle biceps brachial et le muscle petit pectoral, auxquels il est uni : cette insertion a lieu à l'aide d'une aponévrose qui appartient aussi à la courte portion du biceps, s'étend au-devant de leurs fibres communes, s'interpose ensuite entre les deux muscles, et se partage en deux portions, une pour chacun d'eux. C'est de la face postérieure de cette aponévrose que naissent les fibres charnues ; confondues avec celles du muscle biceps dans leur tiers supérieur, elles s'en isolent ensuite pour descendre obliquement en arrière et en dehors, en formant un faisceau qui augmente de volume jusqu'à sa partie moyenne ; parvenues vers l'humérus, elles se terminent à une aponévrose d'abord cachée parmi elles, puis apparente ensuite à l'extérieur, plus marquée

en dedans et en haut qu'en bas et en dehors, et fixée à la
partie moyenne de la face et du bord interne de l'humérus, entre les muscles brachial antérieur et triceps
brachial ; elle est unie à ce dernier.

1185. Le muscle coraco-brachial est traversé à sa partie moyenne par le nerf musculo-cutané, ce qui n'arrive
pourtant pas constamment. Sa *face antérieure* est couverte par les muscles deltoïde, grand pectoral et biceps;
la *postérieure* est appliquée sur le muscle sous-scapulaire, sur le tendon des muscles grand dorsal et grand
rond réunis, sur l'artère axillaire, sur les nerfs musculo-cutané et médian, et sur l'artère brachiale.

1186. *Bourse synoviale*. Il existe une bourse synoviale entre la capsule fibreuse de l'articulation huméro-
scapulaire et le lieu de réunion de la courte portion du
muscle biceps brachial et du muscle coraco-brachial.

1187. Il porte le bras en avant et en dedans ; il élève
un peu l'humérus. S'il prend son point fixe sur ce dernier os, il peut faire tourner l'omoplate en éloignant son
angle inférieur de la poitrine.

Du Muscle biceps-brachial (M. *scapulo-radial*, Chauss. ; M. *biceps
Brachii* , Soemm.).

1188. Long, beaucoup plus large et plus épais à sa
partie moyenne qu'à ses extrémités, situé en avant et en
dedans du bras, le muscle biceps est partagé supérieurement en deux portions. L'une *externe*, plus longue, naît,
à la partie supérieure du contour de la cavité glénoïde de
l'omoplate, par un tendon très long, grêle, aplati, qui
résulte de la jonction des deux branches du bourrelet
glénoïdien (692) : ce tendon se contourne sur la tête de
l'humérus en s'élargissant, traverse l'articulation obliquement de dehors en dedans, et s'avance jusqu'à l'intervalle des deux tubérosités, entouré par une gaîne que

lui fournit la capsule synoviale (696). alors il s'arrondit,
se rétrécit, s'engage dans la coulisse bicipitale, accompagné encore par la membrane synoviale et retenu par
un prolongement de la capsule fibreuse ; sorti de cette
coulisse, il continue à descendre verticalement, s'épanouit et donne naissance à des fibres charnues.

La seconde portion du muscle interne, plus courte,
se fixe au sommet de l'apophyse coracoïde conjointement avec le muscle coraco-brachial, ainsi que nous
l'avons dit (1184) : elle descend un peu en dehors en se
rapprochant de l'autre, et est charnue beaucoup plus tôt
qu'elle,

1189. Les deux faisceaux charnus du muscle sont fusiformes, plus long-temps couverts par les fibres tendineuses en dehors qu'en dedans ; ils se rapprochent l'un de
l'autre en descendant presque verticalement, se touchent
bientôt par leur bords voisins, s'unissent par une ligne
cellulaire très mince, et se confondent enfin intimement
vers le tiers inférieur du bras, tantôt plus haut, tantôt
plus bas. Le faisceau unique qui résulte de cette jonction
continue à descendre en diminuant de volume, et, près
de l'articulation huméro-cubitale, se change en un tendon un peu plus tôt apparent en dehors qu'en dedans :
d'abord, large et mince, il est en grande partie caché par
les fibres charnues ; ensuite, libre, plus étroit et arrondi,
il se détourne obliquement en dehors, et fournit par son
bord interne un prolongement fibreux assez large qui
va, en bas et en dedans, se joindre, au-devant de l'artère brachiale et du muscle rond pronateur, à l'aponévrose anti-brachiale ; il s'enfonce enfin entre les muscles
long supinateur et rond pronateur, et, arrivé au-dessous
du coude, se contourne sur lui-même, pour se terminer
en embrassant la tubérosité bicipitale du radius, à sa
partie postérieure.

1190. La *face antérieure* du muscle biceps est couverte

en haut par les muscles deltoïde et grand pectoral ; dans
le reste de son étendue, par l'aponévrose brachiale et
par les téguments. La *face postérieure* repose sur l'humérus, les muscles coraco-brachial et brachial antérieur,
et le nerf musculo-cutané. Son *bord interne* est uni en
haut au muscle coraco-brachial ; au milieu et en bas, il
est côtoyé par l'artère brachiale.

1191. *Bourse synoviale.* Une capsule synoviale mince,
très lâche, en général assez humide, revêt la face externe de son tendon inférieur ; la partie antérieure de
l'apophyse bicipitale et du col du radius, s'engage dans
une échancrure de la circonférence du muscle court supinateur, et sert à favoriser beaucoup les mouvements
du muscle.

1192. Le muscle biceps brachial fléchit l'avant-bras sur
le bras, tourne la main dans la supination lorsqu'elle est
en pronation, ou bien fléchit le bras sur l'avant-bras
lorsque celui est fixé : enfin il peut rapprocher l'un de
l'autre l'humérus et l'omoplate, dont il affermit l'articulation à l'aide du tendon de sa longue portion.

*Du Muscle brachial antérieur (M. huméro-cubital,*Chauss.*; M. brachialis
internus,* Soemm.*).*

1193. Situé profondément à la partie inférieure et
antérieure du bras, au-devant de l'articulation huméro-
cubitale, aplati, plus large au milieu et en haut qu'en bas,
ce muscle s'insère sur les faces externe et interne de l'humérus, depuis l'empreinte deltoïdienne jusqu'auprès de
l'articulation du coude; il s'attache aussi le long du bord
interne de cet os et à une cloison aponévrotique qui le
sépare du muscle triceps brachial, et le long de son bord
externe, tout près du muscle long supinateur. De là, il
descend presque verticalement, grossit jusqu'à sa partie
moyenne, s'amincit un peu, passe obliquement en de-

dans sur l'articulation huméro-cubitale, et va se terminer à l'empreinte raboteuse qu'on observe au-dessous
de l'apophyse coronoïde du cubitus, par un tendon large
et épais qui commence par plusieurs portions bien au-
dessus du coude, dans l'épaisseur du muscle, sur-tout
du côté externe, et qui envoie quelques fibres à l'aponévrose antibrachiale. Les fibres moyennes de ce muscle
sont verticales et plus longues que les internes ou les
externes, qui sont obliques en dehors ou en dedans : au
reste, toutes sont d'autant moins étendues qu'elles sont
plus profondes.

1194. Sa *face antérieure* est couverte en haut par l'aponévrose brachiale et par la peau, en bas et en [dehors,
par le muscle long supinateur, qui est logé dans un enfoncement qu'elle présente ; au milieu par le muscle biceps et le nerf musculo-cutané; en dedans, par l'artère
brachiale, le nerf médian et le muscle rond pronateur.
La *postérieure* couvre la partie inférieure de l'humérus,
et son articulation avec les os de l'avant-bras. Son *extrémité supérieure* présente une échancrure qui embrasse
le tendon du muscle deltoïde (1182).

1195. Ce muscle fléchit l'avant-bras sur le bras, ou
celui-ci sur l'autre.

2° RÉGION BRACHIALE POSTÉRIEURE.

Du Muscle triceps-brachial (**M.** *scapulo-olécrânien,* Chauss.; *M. triceps
Brachii,* Soemm).

1196. Ce muscle, qui occupe la région postérieure du
bras, est alongé, aplati, plus épais à sa partie moyenne
qu'à ses extrémités, et divisé supérieurement en trois
portions. L'une, moyenne, plus longue et plus considérable que les deux autres, s'attache à la partie la plus
élevée du bord axillaire de l'omoplate, dans l'étendue

d'environ un pouce, immédiatement au-dessous de la cavité glénoïde : cette insertion a lieu par un tendon aplati, qui se partage en deux aponévroses, l'une externe, courte, l'autre interne, beaucoup plus prolongée en bas. De là, les fibres charnues de cette portion du muscle, nées de la partie externe et postérieure de ce tendon, forment un faisceau qui, d'abord aplati et mince, descend verticalement entre les muscles grand et petit ronds, derrière l'articulation scapulo-humérale, augmente ensuite de volume, et se réunit à la portion externe vers le tiers supérieur du bras, à l'interne vers son milieu.

La portion externe, moins longue et moins grosse que la précédente, plus large en bas qu'en haut, naît, par une extrémité pointue, de la partie supérieure du bord externe de l'humérus, au-dessous de la grosse tubérosité de cet os ; ses fibres charnues, qui descendent obliquement en arrière et en dedans, d'autant plus courtes qu'elles sont plus inférieures, proviennent, en outre, du bord externe de l'humérus dans une plus grande étendue, et d'une cloison aponévrotique qui leur est commune avec celle des muscles deltoïde et brachial antérieur.

La portion interne, qui est plus courte, mais de même forme que l'externe, commence au-dessous du tendon des muscles grand rond et grand dorsal par une extrémité aiguë et alongée, qui se fixe au bord interne de l'humérus, et prend successivement des insertions sur une aponévrose qui la recouvre en haut, sur la face postérieure de l'humérus, et sur une cloison fibreuse qui la sépare du muscle brachial antérieur. Ses fibres charnues descendent en arrière et en dehors.

1197. Après leur réunion, ces trois portions du muscle forment un faisceau épais, large, concave en devant pour embrasser l'humérus, et se terminent par un tendon très fort, large et épais aussi, qui s'implante à la partie

postérieure et supérieure de l'olécrâne, dans une assez
grande étendue. Ce tendon commence par deux aponévroses : l'une externe, large et mince, à fibres longitudinales et parallèles, naît derrière le muscle, vers sa
partie moyenne, et envoie en bas un prolongement
fibreux à l'aponévrose antibrachiale ; l'autre, interne,
moins large, mais plus épaisse, descend dans l'épaisseur
du muscle depuis le point de jonction de ses trois portions, après avoir régné même pendant quelque temps
au-devant de la partie inférieure de la portion moyenne.

1198. Outre les fibres charnues qui lui sont fournies
par chacune des trois portions, le faisceau commun en
reçoit un grand nombre qui s'implantent le long du tiers
inférieur de la face postérieure de l'humérus, jusqu'auprès de la cavité olécrânienne, et descendent obliquement en arrière sur la face antérieure du tendon. Le
côté externe du tendon et de ses origines aponévrotiques
sert à l'implantation de plusieurs autres, qui proviennent du quart inférieur environ du bord externe de
l'humérus, où elles laissent entre elles une petite ouverture pour le passage du nerf radial et des vaisseaux con-
comitants, et qui paraissent former un muscle particulier
séparé du reste de la portion externe par une ligne de
tissu cellulaire ; elles sont courtes, peu obliques, et
même presque transversales inférieurement, où elles
sont parallèles aux fibres supérieures du muscle anconé.
Enfin, en dedans, ce même tendon est aussi garni de
fibres charnues qui proviennent de la partie la plus
basse du bord interne de l'humérus.

1199. La *face postérieure* du muscle triceps brachial
est convexe, et couverte supérieurement par les muscles
petit rond et deltoïde, et, dans le reste de son étendue,
par l'aponévrose brachiale et par la peau. L'*antérieure*
couvre en haut les muscles sous-scapulaire, grand rond
et grand dorsal : elle est unie à la capsule fibreuse de

l'articulation huméro-scapulaire par du tissu cellulaire;
au-dessous, elle est en rapport avec la face postérieure de
l'humérus , à laquelle elle s'attache, excepté à l'endroit
où passent le nerf radial et les vaisseaux collatéraux ;
enfin , tout-à-fait inférieurement . elle est appliquée sur
la partie postérieure de l'articulation du coude , et se
trouve isolée du sommet de l'olécrâne par une petite
bourse muqueuse , lâche et peu humectée.

1200. Antagoniste des muscles biceps et brachial
antérieur, le triceps brachial étend l'avant-bras sur le
bras , et , dans quelques circonstances , le bras sur
l'avant-bras. Lorsque celui-ci est étendu, sa longue portion porte le bras en arrière ; elle peut aussi parfois
mouvoir l'omoplate sur l'humérus.

C. Muscles de l'Avant-Bras.

1° RÉGION ANTIBRACHIALE ANTÉRIEURE ET SUPERFI-
CIELLE.

Du Muscle grand pronateur (*M. épitroklo-radial*, Chauss.; *M. pronator
teres*, Soemm.).

1201. Obliquement étendu à la partie supérieure et
antérieure de l'avant-bras , assez court, large à son origine, ensuite plus épais , et enfin rétréci manifestement,
par un tendon qui lui est commun avec les muscles, mais
encore plus large qu'épais, ce muscle naît de l'épitrochlée
grand et petit palmaires, cubital antérieur et fléchisseur
superficiel des doigts ; de l'apophyse coronoïde par un
autre petit tendon distinct, qui permet au nerf médian
de passer entre lui et le premier; d'une cloison aponévrotique qui le sépare en dedans du muscle grand palmaire ; d'une cloison semblable, intermédiaire à lui et
au muscle fléchisseur superficiel, et, enfin, de l'aponé-

vrose antibrachiale. Ses fibres charnues, toutes parallèles, nées de la surface interne de l'espèce de pyramide
creuse formée par l'assemblage de ces lames fibreuses,
descendent de là obliquement en dehors jusqu'au milieu
de la face externe du radius, où elles se fixent à l'aide
d'un tendon large et épais, d'abord caché dans leur
épaisseur, et ensuite épanoui en membrane sur leur
face antérieure.

1202. La *face antérieure* de ce muscle est couverte,
dans ses deux tiers supérieurs, par l'aponévrose anti-
brachiale et par la peau; dans l'inférieur, par le
muscle long supinateur, le nerf et les vaisseaux radiaux,
et les muscles radiaux externes. La *postérieure* couvre les
muscles brachial antérieur et fléchisseur superficiel,
ainsi que le nerf médian et l'artère cubitale. Son *bord
externe* est séparé en haut du muscle long supinateur
par un espace triangulaire où sont logés le tendon du
biceps, l'artère brachiale et le nerf médian; en bas, il est
Parallèle au bord antérieur du muscle court supinateur,
qu'il recouvre un peu.

1205. Il fait tourner le radius sur le cubitus de
dehors en dedans, et met ainsi la main dans la pronation.
Si le radius est retenu par les muscles supinateurs, il
peut fléchir l'avant-bras sur le [bras, ou celui-ci sur le
premier.

*Du Muscle grand palmaire ou radial antérieur (M. épitroklo-métacarpien,
Chauss.; M. radialis internus, Soemm.).*

1204. Placé en dedans du précédent, alongé, fusiforme, épais et charnu en haut, mince et tendineux
en bas, ce muscle se fixe, en haut, à l'épitrochlée par
le tendon commun, par la sorte de gaîne pyramidale
dont nous avons parlé (1201), et à côté de laquelle il
en occupe une autre, constituée en devant par l'aponé-

vrose antibrachiale; en arrière, par une cloison aponévrotique qui le sépare du muscle fléchisseur superficiel ,
et qui descend ensuite quelque temps sur sa face postérieure ; en dehors et en dedans , par deux cloisons
semblables qui le séparent, dans ces deux sens , des
muscles grand pronateur et petit palmaire. Ses fibres
forment un faisceau ventru dans son milieu , grêle à ses
extrémités ; elles descendent un peu en dehors, et, vers
le tiers supérieur de l'avant-bras, elles se terminent sur
un tendon qui , caché d'abord dans leur épaisseur , s'en
isole ensuite , descend dans la direction primitive du
muscle , passe au-devant de l'articulation radio-carpienne, puis s'engage, derrière les muscles court abducteur et opposant du pouce, dans une coulisse du trapèze,
dans laquelle il est retenu par une gaîne ligamenteuse et
par un petit prolongement de ses propres fibres, et, enfin ,
s'enfonçant en arrière et en dehors, vient s'implanter, en
s'élargissant, au-devant de l'extrémité supérieure du
second os du métacarpe. Ce tendon étroit et arrondi
inférieurement, est large et mince supérieurement, et
se distingue des fibres charnues plutôt en devant qu'en
arrière.

1205. La *face antérieure* du muscle grand palmaire est
couverte en dehors par le muscle long supinateur, et ,
dans le reste de son étendue, par l'aponévrose antibrachiale. La *postérieure* est appliquée sur les muscles fléchisseur superficiel des doigts et long fléchisseur du
pouce, et sur l'articulation de la main. Ses deux bords
sont unis supérieurement avec les muscles grand pronateur et petit palmaire.

1206. *Bourse synoviale.* La gaîne fibreuse qui maintient son tendon dans la coulisse du trapèze , semble
provenir de l'extrémité du radius, de l'aponévrose anti-
brachiale et du côté externe de la coulisse ; elle va se
fixer sur le côté interne de celle-ci , sur le trapézoïde et

sur le second os du métacarpe , en se continuant avec les
fibres d'insertion des muscles voisins. Cette gaîne renferme une membrane synoviale alongée qui se réfléchit
sur le tendon, et qui s'élève souvent au-dessus d'elle.

1207. Ce muscle fléchit la main sur l'avant-bras en
la renversant un peu en dedans : si elle est fixée, il fléchit l'avant-bras sur elle.

Du Muscle petit palmaire (M. *épitroklo palmaire* , CHAUSS.; M. *palmaris longus* , SŒMM.).

1208. Celui-ci manque souvent à l'un ou à l'autre
bras, et quelquefois à tous les deux simultanément ; il a
la même forme que le précédent, en dedans duquel il
est situé : seulement il est plus mince et plus grêle. Il s'insère en haut à l'épitrochlée par le tendon commun ; en
arrière, en dehors et en dedans , à des cloisons aponévrotiques que celui-ci envoie entre lui et les muscles fléchisseur superficiel et grand palmaire ; en devant , à
l'aponévrose antibrachiale. Le petit faisceau formé par
ses fibres charnues descend verticalement le long de la
partie moyenne de l'avant-bras, et se termine par un
tendon mince, plat , très grêle et très alongé , qui vient
se perdre dans la partie supérieure de l'aponévrose palmaire , après avoir envoyé quelques fibres au ligament
annulaire antérieur du carpe, et qui , dans les trois
premiers quarts de son étendue, est enveloppée d'une
capsule muqueuse , mince et lâche.

1209. Sa *face antérieure* est couverte par l'aponévrose
de l'avant-bras ; la *postérieure* couvre le fléchisseur
superficiel : ses deux bords sont unis en haut , l'un au
grand palmaire , l'autre au fléchisseur superficiel.

1210. Il tend l'aponévrose palmaire, et fléchit la main
sur l'avant-bras , ou l'avant-bras sur la main.

Du Muscle cubital antérieur (M. cubito-carpien, Chauss.; M. ulnaris internus, Soemm.).

1211. Placé en dedans des précédents, en avant du bord interne de l'avant-bras, long, mince, aplati, semi-penniforme (831), plus large en haut qu'en bas, ce muscle se fixe en haut, d'une part, à l'épitrochlée à l'aide du tendon commun, de l'autre, au côté interne de l'olécrâne; entre ces deux insertions, passe le nerf cubital, couvert par une aponévrose qui va de l'une à l'autre. Il prend en outre naissance, en dehors, à une courte cloison aponévrotique qui le sépare du muscle fléchisseur superficiel, en dedans à l'aponévrose de l'avant-bras, qui offre pour cette attache des fibres très distinctes et très fortes, qui se portent au bord postérieur du cubitus et y fixent le muscle dans une grande étendue. C'est de ces divers points que descendent les fibres charnues, les externes presque verticalement, les internes obliquement d'arrière en avant et de dedans en dehors ; les premières se terminent à l'extrémité supérieure, les autres tout le long de la face postérieure d'un tendon qui règne pendant long-temps en dedans et en avant du muscle, après avoir été caché d'abord dans son épaisseur, qui ne devient libre qu'à la partie la plus inférieure de l'avant-bras, et qui s'implante à l'os pisiforme en s'élargissant un peu. Au moment de sa terminaison, il s'en détache quelques fibres, dont les unes descendent au-devant des muscles court abducteur et fléchisseur du pouce, et les autres passent devant l'artère cubitale, pour se continuer avec la partie supérieure du ligament annulaire antérieur du carpe.

1212. La *face antérieure* de ce muscle est couverte par l'aponévrose antibrachiale ; la *postérieure* couvre le muscle fléchisseur profond, l'artère cubitale, le nerf

du même nom , et le muscle carré pronateur. Son *bord
externe* est uni, en haut, avec le muscle fléchisseur superficiel, dont il est séparé, en bas, par un intervalle où
l'on rencontre le nerf et les vaisseaux cubitaux.

1213. Il fléchit la main sur l'avant-bras, en l'inclinant
un peu vers le cubitus. Lorsqu'il se contracte en même
temps que le cubital postérieur, il l'amène dans l'adduc-
tion directe.

*Du Muscle fléchisseur superficiel des Doigts (M. épitroklo phalanginien
commun, CHAUSS.; M. perforatus, SOEMM.).*

1214. Ce muscle est alongé , fort épais , aplati, placé à
l'avant-bras entre les muscles précédents et le fléchisseur
profond : simple supérieurement , il se partage en quatre
tendons inférieurement. Il naît de l'épitrochlée au moyen
du tendon commun ; du ligament latéral interne de l'articulation du coude et de l'apophyse coronoïde du cubitus , par des aponévroses assez longues ; de deux cloisons
aponévrotiques qui existent entre lui et les muscles cubital antérieur en dedans , et grand pronateur , grand et
petit palmaires en avant. Un faisceau charnu assez mince
part de ces divers points d'attache , descend un peu obliquement en dehors , et reçoit un autre plan musculeux,
large, mince et plat , qui provient du bord antérieur du
radius, où il est fixé par des fibres aponévrotiques très
distinctes , entre les muscles petit supinateur et long fléchisseur du pouce : alors le muscle augmente d'épaisseur
el de largeur , d'autant plus que souvent une nouvelle
portion vient encore alors s'y joindre , après être née
d'une manière distincte de l'épitrochlée ; il descend verticalement : et se divise bientôt en quatre portions , qui
se portent chacune à un des quatre derniers doigts : deux
sont antérieures, unies entre elles par leurs bords voisins,
et appartiennent aux doigts médius et annulaire ; deux

sont postérieures, l'une pour l'index et l'autre pour l'auriculaire: celle-ci est la plus grêle de toutes ; celle du doigt du milieu est la plus large et la plus épaisse. Toutes se terminent par des tendons proportiónnés à leur volume, unis entre eux et avec ceux du muscle fléchisseur profond par un tissu cellulaire lâche et comme membraneux.

1215. Chacun de ces tendons commence très haut sur la portion charnue à laquelle il correspond; celui du doigt médius règne à son côté externe et postérieur, et reçoit les fibres qui naissent d'une partie du tendon commun et du bord antérieur du radius ; il est accompagné par elles jusqu'auprès du ligament annulaire antérieur du carpe ; celui du doigt annulaire, caché d'abord dans l'épaisseur de sa portion charnue, paraît ensuite au-devant d'elle , mais assez bas, et reçoit les fibres d'une partie du tendon commun et de la cloison aponévrotique qui sépare le muscle fléchisseur superficiel du muscle cubital antérieur ; celui du doigt auriculaire commence également très haut sur la face antérieure de sa portion charnue, qui provient d'une intersection tendineuse placée dans l'épaisseur du muscle comme celle de l'index; mais cette dernière descend beaucoup plus loin sur le tendon.

1216. Ces quatre tendons continuent le trajet du muscle , passent dans la coulisse que présente la face antérieure du carpe , et y sont retenus par le ligament annulaire, au-dessous duquel ils s'écartent les uns des autres pour descendre dans la paume de la main , derrière l'aponévrose palmaire, et devant le tendon du muscle fléchisseur profond et les muscles lombricaux. Alors ils s'élargissent un peu, sont enveloppés par une gaîne cellulaire lâche, s'engagent vers les têtes des os du métacarpe, entre des cloisons que forme l'aponévrose palmaire, et se logent dans une gouttière que présente la face antérieure des phalanges , où ils sont retenus par une gaîne fibreuse spéciale.

TOME I.   35

Avant de parvenir à ces gaînes, ces tendons offrent la trace d'une division moyenne longitudinale, et présentent en arrière une sorte de gouttière concave, qui reçoit les tendons correspondants du muscle fléchisseur profond ; mais, vers la partie inférieure des premières phalanges, ils se fendent réellement dans leur milieu pour livrer passage à ces derniers, et se divisent en deux languettes qui s'écartent d'abord, puis se rapprochent en se contournant, de manière à former en avant une seconde gouttière que remplit le tendon d'une des portions du muscle fléchisseur profond : ces deux languettes se réunissent vers l'articulation des première et seconde phalanges, et s'envoient réciproquement de petites bandelettes fibreuses qui s'entrecroisent régulièrement ; enfin, elles se séparent de nouveau, se rétrécissent et vont se terminer sur les côtés de la face antérieure de la seconde phalange, un peu au-dessous de sa partie moyenne.

Au moment de leur première division, ces languettes sont attachées à la face antérieure des phalanges métacarpiennes par deux brides ligamenteuses assez longues et très grêles ; quelquefois il n'en existe qu'une seule.

1217. *Bourse synoviale carpienne*. Elle se déploie, d'une part, sur les tendons des deux muscles fléchisseurs communs des doigts, du muscle long fléchisseur propre du pouce, sur le nerf médian, qu'elle embrasse et qu'elle semble réunir en un faisceau commun, et, de l'autre, sur les faces antérieure des os du carpe et postérieure du ligament annulaire, en haut et en bas duquel elle forme une sorte de cul-de-sac. Elle envoie un nombre considérable de replis entre ces diverses parties, et contient fort peu de synovie.

1218. *Gaînes fibreuses des Doigts*. Ces gaînes, que nous venons d'indiquer et que quelques anatomistes ont nommées *Ligaments vaginaux*, forment, avec la face antérieure des phalanges, un véritable canal moitié osseux, moitié fibreux, qui loge les tendons de chacune des portions des deux muscles fléchisseurs. Elles commencent au-dessous du ligament métacarpien inférieur (736), dont plusieurs fibres se détachent pour s'unir à elles; elles se terminent à la phalange unguéale en s'entrelaçant avec l'épanouissement du tendon du muscle fléchisseur profond, et, dans toute leur étendue, elles s'attachent le long des bords des phalanges. Leur *face antérieure* est couverte par la peau et par les vaisseaux collatéraux des doigts; la *postérieure* est lisse et tapissée par une membrane synoviale. Le tissu de ces gaînes est très serrée et très dense; elles sont formées de fibres transversales entrecroisées, d'une couleur nacrée; elles sont fort épaisses au niveau du milieu des première et seconde phalanges; mais, vis-à-vis leur articulation, elles disparaissent absolument et laissent voir à nu la membrane synoviale. Celle-ci se porte de la paroi des gaînes sur les tendons, en formant, en haut et en bas, des culs-de-sac fort apparents, et en enveloppant ces tendons dans un double étui, qui est fixé en arrière contre les phalanges par un repli triangulaire formé de deux feuillets adossés. L'écartement qui existe entre les deux languettes de terminaison des tendons du muscle fléchisseur superficiel est rempli par des prolongements de cette membrane synoviale.

1219. La *face antérieure* du muscle fléchisseur superficiel est couverte par les muscles grand pronateur, grand et petit palmaires, par l'aponévrose de l'avant-bras, par le ligament annulaire, par l'aponévrose palmaire, par les gaînes fibreuses des doigts, et enfin, tout-à-fait en bas, par les tendons du muscle fléchisseur profond. Sa *face postérieure* recouvre celui-ci, le muscle long fléchisseur du pouce, le nerf médian, l'artère cubitale, les muscles lombricaux et les phalanges.

1220. Ce muscle fléchit les secondes phalanges sur les

35.

premières, celles-ci sur les os du métacarpe, et enfin la main sur l'avant-bras; il peut aussi faire mouvoir l'avant-bras sur la main.

2° RÉGION ANTI-BRACHIALE ANTÉRIEURE ET PROFONDE.

Du Muscle fléchisseur profond des Doigts (M. cubito-phalangettien commun, CHAUSS.; *M. perforans*, SOEMM.).

1221. C'est un muscle épais, aplati, alongé, recourbé sur lui-même de manière à embrasser le cubitus, simple et charnu en haut, partagé en quatre tendons inférieurement. Il s'attache aux trois quarts supérieurs de la face antérieure du cubitus et du ligament interosseux, depuis l'empreinte qu'on observe au-dessous de l'apophyse coronoïde, où il se bifurque de façon à entourer l'insertion du muscle brachial antérieur (1193) et à envoyer un prolongement sur les côtés de l'olécrane; il se fixe aussi à l'aponévrose qui va du muscle cubital antérieur au cubitus, et au tiers supérieur de la face interne de cet os. Né de ces diverses insertions, toutes aponévrotiques, ce muscle, mince d'abord, plus épais vers son milieu, s'amincissant ensuite de nouveau, descend verticalement, et se divise en quatre portions, dont les trois internes sont peu distinctes l'une de l'autre. Chacune d'elles est terminée par un tendon d'abord fort large, et partagé en plusieurs bandelettes cachées dans l'épaisseur des fibres charnues, et apparentes sur leur face antérieure vers le milieu de l'avant-bras. Ces tendons ne deviennent libres que vers le ligament annulaire, sous lequel ils s'engagent avec ceux du muscle précédent, pour se rendre dans la paume de la main, où ils descendent en s'écartant les uns des autres; d'abord arrondis et donnant naissance au muscles lombricaux, ils s'élargissent vers les articulations métacarpo-phalangiennes, présentent la trace d'une division longitudinale, s'engagent dans les

gaînes fibreuses des doigts, traversent la fente des tendons du muscle fléchisseur superficiel logés dans les gouttières qui la bornent en dessus et en dessous, et viennent
enfin s'implanter, en s'aplatissant, au-devant de la troisième phalange des quatre derniers doigts, après avoir
été enveloppés par la membrane synoviale des gaînes
fibreuses.

1222. La *face antérieure* de ce muscle est couverte par
les muscles fléchisseur superficiel et cubital antérieur,
par les nerfs médian et cubital, par l'artère cubitale. La
postérieure est appliquée sur les faces antérieure et interne
du cubitus, sur le ligament interosseux, sur le muscle
carré pronateur, sur les ligaments radio-carpiens antérieurs, sur la partie antérieure du métacarpe, sur les
muscles courts fléchisseur et adducteur du pouce et sur
les deux derniers interosseux palmaires. Son *bord externe* correspond en haut à l'artère interosseuse antérieure.

1223. Ce muscle fléchit les troisièmes phalanges sur
les secondes, celles-ci sur les premières, les premières
sur le métacarpe, et la main sur l'avant-bras, ou l'avant-
bras sur la main.

*Du Muscle grand fléchisseur du Pouce (M. radio-phalangettien du
Pouce,* Chauss.; *M. flexor longus Pollicis Manûs,* Soemm.).

1224. Ce muscle est alongé, mince, aplati, plus épais
en dedans qu'en dehors, et couché sur le radius, aux
trois quarts supérieurs de la face antérieure duquel il
s'insère par de courtes fibres aponévrotiques, ainsi qu'à
la portion voisine du ligament interosseux, et, souvent
même à l'apophyse coronoïde du cubitus, par un petit
prolongement particulier, charnu au milieu, tendineux
à ses extrémités. Les fibres charnues, toutes obliques,
longues chacune d'un pouce environ, forment un faisceau

qui descend à peu près verticalement, et viennent s'insérer en arrière d'un tendon qu'elles accompagnent jusqu'au niveau du muscle carré pronateur. Ce tendon alors devient libre et s'arrondit, passe au-devant du carpe, dessous le ligament annulaire, avec les tendons des deux muscles précédents ; est là retenu par la membrane synoviale qui leur appartient (1217), et descend ensuite obliquement en dehors entre les deux portions du muscle court fléchisseur du pouce, puis entre les deux os sésamoïdes de son articulation métacarpo-phalangienne ; il passe ensuite dans une gaîne fibreuse, analogue à celles que nous avons décrites à l'occasion des autres doigts (1218), mais dont les fibres sont très écartées et beaucoup moins prononcées ; il s'y trouve revêtu aussi par une membrane synoviale qui le maintient en position ; il présente la trace d'une division longitudinale, et il se termine, en s'épanouissant, sur la face antérieure de la phalange unguéale du pouce.

1225. La *face antérieure* du muscle grand fléchisseur du pouce est couverte par les muscles fléchisseur superficiel des doigts, grand palmaire et long supinateur, par l'artère radiale, par le ligament annulaire antérieur du carpe. La *postérieure* est couchée sur le radius, sur une partie du ligament interosseux, sur le muscle carré pronateur, sur l'articulation de la main, la partie antérieure du carpe et le muscle court fléchisseur du pouce. Son *bord interne*, beaucoup plus épais que l'externe, est couché sur le muscle fléchisseur profond des doigts.

1226. Ce muscle fléchit la dernière phalange du pouce sur la première, la première sur l'os du métacarpe correspondant, et celui-ci sur le radius ; il peut aussi fléchir la main sur l'avant-bras et l'avant-bras sur la main.

Du Muscle carré pronateur (M. cubito-radial , CHAUSS.; M. pronator quadratus, SOEMM.).

1227. Mince, aplati, exactement quadrilatère, couché au-devant de la partie inférieure de l'avant-bras, ce muscle s'insère, par une très mince aponévrose épanouie sur son tiers interne, au quart inférieur du bord antérieur du cubitus et à la partie correspondante de la face antérieure de cet os. De là il se dirige transversalement en dehors, et vient se terminer au-devant du quart inférieur du radius par des aponévroses peu marquées. Ses fibres sont d'autant plus longues, qu'elles sont plus superficielles. Sa *face antérieure* est couverte par les muscles fléchisseur profond, long fléchisseur du pouce, grand palmaire et cubital antérieur, et par les artères radiale et cubitale : la *postérieure* couvre les deux os de l'avant-bras et la partie inférieure du ligament interosseux.

1228. Il fait tourner le radius sur son axe de dehors en dedans, et porte ainsi la main dans la pronation.

3° RÉGION ANTI-BRACHIALE POSTÉRIEURE ET SUPERFICIELLE.

Du Muscle extenseur commun des Doigts (M. épicondylo-sus-phalangettien commun , CHAUSS.; M. extensor communis Digitorum Manûs, SOEMM.).

1229. Ce muscle, alongé, arrondi, charnu et simple en haut, terminé inférieurement par quatre tendons, s'insère supérieurement à un tendon qui lui est commun avec les trois autres muscles de sa région, entre lesquels il envoie des prolongements et qui vient de l'épicondyle; en dedans, à une longue cloison aponévrotique née de ce tendon, et qui le sépare du muscle extenseur propre du petit doigt; en dehors, à une cloison plus courte, placée

entre lui et le muscle second radial externe ; en arrière,
à l'aponévrose anti-brachiale. Nées de ses diverses insertions, dirigées obliquement, ses fibres charnues forment
un faisceau d'abord mince, puis plus épais, puis encore
aminci, qui descend verticalement, et qui, au milieu de
de la face postérieure de l'avant-bras, se divise en
quatre portions d'abord unies par du tissu cellulaire, et
terminées chacune par un tendon primitivement caché
dans leur épaisseur, et accompagné par les fibres charnues jusqu'auprès du poignet, particulièrement pour
celui du doigt annulaire et pour celui du doigt auriculaire.
Ces quatre tendons sont placés l'un à côté de l'autre et
réunis par une sorte de membrane celluleuse molle et
lâche. Leur volume varie : celui du doigt annulaire est le
plus fort et le plus gros ; viennent ensuite successivement
ceux du doigt médius, du doigt indicateur et du doigt
auriculaire : ils passent, avec celui du muscle extenseur
de l'index, dans une coulisse qui est creusée en arrière
de l'extrémité carpienne du radius, où il sont retenus
par le ligament annulaire postérieur. Au-dessous de
celui-ci, ces tendons divergent, s'élargissent et vont
gagner le bas des os du métacarpe ; les trois derniers
sont ordinairement fendus longitudinalement, et s'envoient réciproquement de petites bandelettes aponévrotiques plus ou moins larges et plus ou moins obliques. Au
niveau des articulations métacarpo-phalangiennes, ils se
rétrécissent et deviennent plus épais ; puis ils s'élargissent de nouveau et reçoivent les tendons des muscles
lombricaux et interosseux, en formant avec eux une
aponévrose qui recouvre avec eux toute la face postérieure des doigts ; vers leur extrémité, ils se divisent
en trois portions : l'une, moyenne, passe derrière l'articulation des première et seconde phalanges pour s'implanter à la face postérieure de celle-ci ; les deux autres
latérales, passent sur les côtés de cette même articulation,

en se rétrécissant et en s'écartant, puis elles se rapprochent et se réunissent, en formant un tendon aplati qui
va s'attacher à la partie postérieure et supérieure de la
troisième phalange.

1230. La *face postérieure* de ce muscle est couverte par
l'aponévrose de l'avant-bras, à laquelle elle est intimement unie; l'*antérieure* couvre les muscles court supinateur, grand abducteur et extenseur du pouce, et
extenseur de l'index, l'articulation de la main, la face
postérieure du carpe, du métacarpe et des doigts, et les
muscles interosseux dorsaux. Entre son *bord externe* et
le muscle second radial, est un intervalle où l'on voit les
muscles grand abducteur et court extenseur du pouce.

1231. *Bourse synoviale.* En passant sous le ligament
annulaire, les tendons du muscle extenseur commun des
doigts sont embrassés par une membrane synoviale peu
humectée, qui envoie entre eux plusieurs prolongements.

1232. Ce muscle étend les phalanges des quatre derniers
doigts les unes sur les autres et sur les os du métacarpe,
la main sur l'avant-bras ou celui-ci sur la main.

*Du Muscle extenseur du petit Doigt ou de l'auriculaire (M. épicondylo-
sus-phalangettien du petit Doigt,* CHAUSS.; *M. extensor proprius Digiti
minimi,* SOEMM. *).*

1233. Placé en dehors du précédent, aussi long que
lui, mais extrêmement grêle, il naît de l'épicondyle, par
le tendon commun (1229), de la cloison aponévrotique
qui le sépare du muscle précédent, de celle qui est placée
en dedans entre lui et le muscle cubital postérieur, et de
l'aponévrose de l'avant-bras. Ses fibres charnues constituent un petit faisceau fusiforme qui descend de dehors
en dedans, et se rendent fort obliquement et jusque près
du carpe, sur la face antérieure d'un tendon caché d'abord
dans leur épaisseur, et entièrement libre près du liga-

ment annulaire postérieur, qui lui offre, vis-à-vis l'articulation radio-cubitale inférieure, un canal fibreux, oblique en bas et en dedans, tapissé par une capsule synoviale et long d'environ deux pouces. Avant de pénétrer dans ce canal, le tendon du muscle est partagé en deux portions qui restent contiguës et unies par du tissu cellulaire; mais, vers le haut du métacarpe, il redevient unique et s'élargit, ensuite il parvient au petit doigt, aux phalanges duquel il s'insère absolument comme ceux du muscle extenseur commun, en s'unissant même avec le quatrième tendon de celui-ci par son bord externe.

1234. La *face postérieure* de ce muscle est couverte par l'aponévrose de l'avant-bras, et lui est fortement unie en haut; derrière la main, elle est en rapport avec la peau. L'*antérieure* est appliquée sur les muscles court supinateur, grand abducteur et extenseur du pouce, et extenseur propre de l'index. Son *bord externe* est uni en haut au muscle extenseur commun des doigts; l'*interne* au muscle cubital postérieur.

1235. Conjointement avec la quatrième portion du muscle précédent, celui-ci étend le petit doigt, et même la main sur l'avant-bras.

Du Muscle cubital externe ou postérieur (M. cubito-sus-métacarpien, Cн.; *M. ulnaris externus*, Soemm.).

1236. C'est un muscle alongé, fusiforme, placé en dedans de la partie postérieure de l'avant-bras; il naît de l'épicondyle par le tendon commun, qui envoie un prolongement fort long sur sa face antérieure, de la cloison aponévrotique placée en dehors entre lui et le muscle extenseur du petit doigt, de l'aponévrose de l'avant-bras, et du tiers moyen à peu près du bord postérieur du cubitus, au-dessous du muscle anconé. De là il descend d'abord un peu obliquement en dedans et ensuite verti-

calement derrière le cubitus ; et dégénère bientôt en un
tendon plutôt apparent en arrière qu'en avant, et caché
pendant quelque temps dans les fibres charnues, qui s'y
terminent dans l'ordre de leur origine ; et qui l'accompagnent jusque près de l'extrémité inférieure de l'os, où il
s'engage dans une coulisse particulière, au-dessous du
ligament annulaire postérieur. Il passe derrière l'os pyramidal, dans une sorte de canal fibreux, attaché à cet
os, au pisiforme, à l'unciforme et à l'apophyse styloïde
du cubitus, et tapissé par une membrane synoviale peu
humectée ; il s'enfonce sous le muscle abducteur du petit
doigt, s'élargit un peu, et vient enfin s'implanter en dedans et en arrière de l'extrémité supérieure du cinquième
os du métacarpe, d'où il envoie quelques fibres aponévrotiques sur le muscle opposant du petit doigt.

1237. La *face postérieure* de ce muscle est couverte
par l'aponévrose de l'avant-bras, à laquelle elle adhère
en haut ; l'*antérieure* est appliquée sur les muscles petit
supinateur, long abducteur et long extenseur du pouce,
et extenseur propre de l'index, et sur le cubitus. Son
bord externe est uni en haut au muscle extenseur propre
du petit doigt ; l'*interne* est contigu, en haut aussi, au
muscle anconé.

1238. Ce muscle étend la main sur l'avant-bras en l'inclinant un peu sur le cubitus.

Du Muscle anconé (M. *épicondylo-cubital*, CHAUSS.; M. *anconeus*,
SOEMM.) (1).

1239. C'est un petit muscle court, assez épais, triangulaire, souvent confondu avec le muscle triceps-brachial
(1198), et couché derrière l'articulation huméro-cubitale.

(1) Ἀγκών, *cubitus*, coude.

Il s'implante à l'épicondyle par un tendon distinct, plus large et plus mince en bas qu'en haut, et qui descend assez loin sur le bord externe du muscle. Les fibres charnues naissent de ce tendon et suivent des directions différentes : les supérieures, très courtes, continues à celles du muscle triceps, sont presque transversales et se terminent par de courtes aponévroses en dehors de l'olécrâne; les autres, d'autant plus longues et plus obliques qu'on les examine plus inférieurement, vont, par de courtes aponévroses aussi, s'insérer au quart supérieur du bord postérieur du cubitus, et forment en bas une pointe assez aiguë.

1240. La *face postérieure* du muscle anconé est simplement recouverte par l'aponévrose de l'avant-bras, sans lui adhérer ; l'*antérieure* est appliquée sur l'articulation de l'avant-bras, sur le ligament annulaire du radius (705), sur le muscle court supinateur et sur le cubitus.

1241. Il concourt à l'extension de l'avant-bras sur le bras, ou à celle de celui-ci sur l'avant-bras.

4° RÉGION ANTI-BRACHIALE POSTÉRIEURE ET PROFONDE.

Du Muscle grand abducteur du Pouce (M. cubito-sus-métacarpien du Pouce, CHAUSS.; M. abductor longus Pollicis Manûs, SOEMM.).

1242. Couché obliquement en arrière et en dehors de l'avant-bras, alongé, grêle et aplati, plus large à sa partie moyenne qu'à ses extrémités, ce muscle s'insère, par une extrémité pointue, à la face postérieure du cubitus, au-dessous du muscle court supinateur, avec lequel elle est presque toujours unie; puis, par de courtes fibres aponévrotiques, à une crête longitudinale qu'on observe sur la face postérieure de cet os, et enfin sur une ligne oblique en bas et en dehors, que présente à sa partie supérieure la face postérieure du radius, et sur le ligament interosseux. Ses fibres charnues constituent un faisceau fusiforme qui descend obliquement en dehors derrière l'avant-bras, et se terminent sur la face postérieure qui règne d'abord dans leur épaisseur, et qu'elles accompagnent jusqu'à l'extrémité inférieure du radius : là, ce tendon passe dans une coulisse creusée en dehors de cette extrémité, et qui lui est commune avec celui du muscle petit extenseur du pouce; il y est retenu par le ligament annulaire antérieur du carpe, et une membrane synoviale en favorise les mouvements : ordinairement cette membrane appartient aussi au muscle petit extenseur du pouce; mais quelquefois une cloison fibreuse sépare les deux tendons. En sortant de là, le tendon se divise en deux ou trois portions, et vient s'implanter en dehors de l'extrémité supérieure du premier os du métacarpe, en envoyant parfois un petit prolongement au muscle court abducteur du pouce.

1243. La *face postérieure* de ce muscle est couverte par les muscles court supinateur, cubital postérieur, extenseur du petit doigt, extenseur commun des doigts, et long extenseur du pouce, auquel elle est unie; tout-à-fait en bas, elle est en rapport avec l'aponévrose de l'avant-bras. Sa *face antérieure* couvre un peu le cubitus en haut; le ligament interosseux et la face postérieure du radius au milieu; la face externe de cet os, les tendons des deux muscles radiaux externes, l'artère radiale, et l'articulation radio-carpienne en bas.

1244. Il porte le pouce en dehors et en arrière, et met la main dans l'abduction et l'extension; il peut aussi contribuer à la supination.

Du Muscle petit extenseur du Pouce (*M. cubito-phalangien du Pouce*, Chauss.; *M. extensor minor Pollicis Manus*, Soemm.).

1245. Beaucoup moins long et moins épais que le pré-

cédent, d'une forme analogue à la sienne, il naît au-
dessous de lui, un peu du cubitus et du ligament interosseux, mais spécialement de la face postérieure du radius;
suivant la même direction, il dégénère en dehors de
l'avant-bras, en un tendon grêle, plus apparent en dehors
qu'en dedans, et qui s'engage dans une coulisse du radius (1242) déjà connue; en en sortant, il s'écarte du
muscle long abducteur, descend derrière le premier os
du métacarpe, s'aplatit et va s'implanter en arrière et en
haut de la première phalange du pouce.

1246. Sa *face postérieure* est couverte par les muscles
long extenseur du pouce, extenseur du petit doigt, et
extenseur commun des doigts; en bas, elle est en rapport
avec l'aponévrose de l'avant-bras. Sa *face antérieure* a les
mêmes connexions que celles du muscle précédent (1245),
si ce n'est en bas, où elle est appliquée sur le premier os
du métacarpe et sur son articulation avec le pouce.

1247. Il étend la première phalange du pouce sur le
premier os du métacarpe, et peut ensuite renverser
celui-ci, en arrière et en dehors; il contribue aussi aux
mouvements de supination de la main.

Du Muscle grand extenseur du Pouce (*M. cubito-sus-phalangettien du
Pouce*, CHAUSS.; *M. extensor major Pollicis Manús*, SOEMM.).

1248. Alongé, aplati, fusiforme, plus long et plus
volumineux que le précédent, placé au-dessous de lui,
ce muscle prend naissance du tiers moyen environ de la
face postérieure du cubitus et un peu du ligament interosseux. Il descend en dehors, et se termine par un tendon
qui paraît d'abord en arrière, et qui s'isole près de l'extrémité carpienne du radius, où il s'engage sous le ligament annulaire postérieur; dans une coulisse particulière
et oblique comme lui, et tapissée par une membrane
synoviale. Arrivé sur le dos de la main, ce tendon s'é-

largit un peu, passe sur ceux des deux muscles radiaux
externes, croise leur direction, descend en arrière et
en dedans du premier os du métacarpe, se joint, vers son
articulation avec la première phalange, au tendon du
muscle court extenseur, reçoit aussi dans le même endroit deux expansions aponévrotiques parties des muscles
court abducteur et court fléchisseur du pouce, s'épaissit,
puis s'élargit de nouveau et s'implante à la partie postérieure de la phalange unguéale du pouce.

1249. La *face postérieure* est couverte par les muscles
cubital postérieur, extenseur du petit doigt, extenseur
commun des doigts et extenseur de l'index, et, tout-à-
fait en bas, par la peau ; l'*antérieure* est couchée sur les
muscles grand abducteur et petit extenseur du pouce,
sur les deux os de l'avant-bras, sur le ligament interosseux, sur l'articulation de la main, sur les tendons des
deux muscles radiaux externes, sur le premier os du
métacarpe et sur les phalanges du pouce. Son *extrémité
supérieure* est souvent unie à celle du muscle grand abducteur.

1250. Il étend la dernière phalange du pouce sur la
première, et a, du reste, les mêmes usages que le précédent.

*Du Muscle extenseur propre de l'Indicateur (M. cubito-sus-phalangettien
de l'Index*, CHAUSS.; *M. indicator*, SOEMM.).

1251. Semblable pour la forme au muscle long extenseur du pouce, celui-ci s'implante, par de courtes aponévroses, à la face postérieure du cubitus et au ligament
interosseux, un peu au-dessous de lui et en dehors : il
descend de là en dehors, augmentant d'abord un peu de
volume, puis s'amincissant ; un tendon renfermé dans
son épaisseur s'en isole vers le ligament annulaire postérieur du carpe, s'unit à ceux du muscle extenseur com-

mun des doigts, à l'aide d'un tissu cellulaire membraniforme (1229), passe dans la même coulisse qu'eux, est embrassé par la même membrane synoviale, et, arrivé sur le dos de la main, se place en dehors de celui que le muscle extenseur commun envoie au doigt indicateur. Il se confond avec lui derrière la seconde articulation métacarpo-phalangienne, pour se terminer de la manière indiquée (1229).

1252. Sa *face postérieure* est couverte par les muscles cubital postérieur, extenseur propre du petit doigt, et extenseur commun des doigts. L'*antérieure* est appliquée sur le cubitus, sur le ligament interosseux, sur le muscle long extenseur du pouce, sur l'extrémité inférieure du radius et sur le dos de la main. Son *extrémité supérieure* se confond avec celle du muscle long extenseur du pouce.

1253. Il étend les trois phalanges du doigt indicateur, et a, du reste, les mêmes usages que les autres extenseurs.

5° RÉGION RADIALE.

Du Muscle grand supinateur (M. huméro - sus - radial, CHAUSS.; M. brachio-radialis, SOEMM.).

1254. Ce muscle, alongé, fusiforme, aplati d'avant en arrière dans son quart supérieur, et transversalement dans le reste de son étendue, s'attache, par des fibres tendineuses très courtes et dans l'étendue d'environ deux pouces, au bord externe de l'humérus, entre les muscles brachial antérieur, et triceps-brachial ; une aponévrose placée entre lui et ce dernier lui fournit aussi quelques insertions. Il descend de là verticalement, augmente d'abord un peu d'épaisseur, puis s'amincit considérablement, et se termine par un tendon aplati qui, couché d'abord sur sa face antérieure, devient libre vers le milieu de l'avant-bras. Ce tendon, mince et assez large en haut, s'épaissit et se rétrécit en descendant, côtoie le côté externe du radius, et s'implante près de la base de l'apophyse styloïde de cet os, en envoyant un prolongement fibreux qui tapisse la coulisse où glissent les muscles grand abducteur et petit extenseur du pouce (1242).

1255. Le *côté antérieur* de ce muscle est couvert par la peau et par l'aponévrose de l'avant-bras, le *postérieur* couvre les muscles court supinateur, premier radial externe, grand pronateur, grand palmaire, fléchisseur superficiel des doigts, long fléchisseur du pouce, l'artère radiale et le nerf du même nom ; l'*interne* est appliqué en haut sur le muscle brachial antérieur et sur le nerf radial.

1256. Lorsque la main est dans la pronation, ce muscle l'amène dans la supination. Il peut aussi fléchir l'avant-bras sur le bras, ou le bras sur l'avant-bras.

Du Muscle petit supinateur (M. épicondylo-radial, CHAUSS.; *M. supinator brevis,* SOEMM.*).*

1257. Il est large, mince, triangulaire ; il embrasse la tête du radius ; il s'implante à l'épicondyle par un tendon large et épais, fortement uni au tendon commun dont nous avons parlé (1228), au ligament latéral externe de l'articulation huméro-cubitale, au ligament annulaire du radius, et, par des fibres aponévrotiques assez prononcées, à une crête longitudinale qu'on voit sur la face postérieure du cubitus ; son tendon d'origine s'épanouit sur la face externe des fibres charnues, qui, plus courtes et presque verticales en avant, d'autant plus longues et plus obliques qu'elles sont plus postérieures, viennent toutes se contourner sur le radius, en devant, en dehors et en arrière duquel elles se fixent par des aponévroses très apparentes et profondément cachées dans leur épaisseur.

1258. Sa *face externe*, convexe, est couverte en avant par les muscles grand pronateur et grand supinateur, par le nerf et les vaisseaux radiaux ; au milieu, par les deux muscles radiaux externes; en arrière, par les muscles extenseur commun des doigts, extenseur propre du petit doigt, cubital postérieur et anconé. Sa *face interne* est appliquée sur la partie externe des articulations huméro-cubitale et radio-cubitale supérieure, sur le cubitus, le ligament interosseux et le radius. Son *bord postérieur* couvre le haut des muscles long abducteur et long extenseur du pouce ; l'*antérieur* est échancré en haut pour le passage du tendon du muscle biceps-brachial, et est couvert en bas par le muscle grand pronateur ; ces deux bords se réunissent en formant un angle aigu qui s'attache en dehors du radius, au-dessus de l'insertion de ce dernier muscle.

1259. Le muscle petit supinateur fait tourner le radius sur son axe de devant en dehors, et amène la main dans la supination.

Du Muscle premier radial (M. *huméro-sus-métacarpien*, CHAUSS. ; M. *radialis externus longior*, SŒMM.).

1260. De même forme à peu près que le muscle grand supinateur, à côté duquel il est situé, celui-ci s'insère au-dessous de lui, sur le bord externe de l'humérus, et sur l'aponévrose qui le sépare du muscle triceps-brachial: il reçoit aussi quelques fibres du haut de l'épicondyle. Il forme un faisceau d'abord aplati, ensuite plus gros et arrondi, qui descend verticalement en dehors de l'avant-bras, et qui, vers le tiers supérieur du radius, se termine par un tendon d'abord mince et large, puis rétréci et plus épais, lequel inférieurement se détourne en arrière, glisse au-dessous des muscles grand abducteur et petit extenseur du pouce, et couvre celui du second radial, auquel il est uni par du tissu cellulaire. Tous deux s'engagent dans une coulisse particulière qui est creusée derrière l'extrémité inférieure du radius, et où ils sont fixés par le ligament annulaire postérieur du carpe; une membrane synoviale assez humide tapisse la coulisse, se réfléchit sur eux et descend presque jusqu'à leur insertion. En sortant de cette coulisse, les deux tendons s'écartent; celui du premier radial passe sur les articulations du poignet, et s'implante à la partie postérieure et externe de l'extrémité supérieure du second os du métacarpe.

1261. La *face antérieure* de ce muscle, inclinée en dehors, est couverte par l'aponévrose de l'avant-bras, par les muscles petit supinateur, et grand abducteur et court extenseur du pouce. La *postérieure* couvre l'articulation huméro-cubitale, et les muscles petit supinateur et second radial; en haut, elle est fortement unie à celui-ci.

1262. Il étend la main sur l'avant-bras, et celui-ci sur la main.

Du Muscle second radial (*M. épicondylo-sus-métacarpien*, CHAUSS.; *M. radialis externus brevior,* SŒMM.).

1263. Absolument semblable au précédent, derrière lequel il est placé, ce muscle prend naissance de l'épicondyle à l'aide du tendon commun (1229), qui envoie un prolongement aponévrotique sur sa face interne, et d'une cloison aponévrotique intermédiaire à lui et au muscle extenseur commun des doigts. Il descend dans la même direction que le premier radial, dégénère en un tendon de même longueur et de même forme, qui s'engage dans la même coulisse (1260), et qui va s'attacher à la partie postérieure et externe de l'extrémité supérieure du troisième os du métacarpe.

1264. Sa *face externe* est couverte en haut par les muscles premier radial et long supinateur, en bas par les

36.

muscles grand abducteur et petit extenseur du pouce, par le tendon de son grand extenseur et par la peau. L'*interne* couvre les muscles petit supinateur et grand pronateur, le radius et les articulations du poignet. Son *bord postérieur* est intimement uni en haut au muscle extenseur commun des doigts.

1265. Ses usages sont les mêmes que ceux du muscle premier radial.

D. Muscles de la Main.

1° RÉGION PALMAIRE EXTERNE.

Du Muscle petit abducteur du Pouce (M. carpo-sus-phalangien du Pouce, CHAUSS.) (1).

1266. Court, triangulaire, aplati, plus large en haut qu'en bas, ce muscle s'attache, en dehors, et par de très courtes fibres aponévrotiques, à la face antérieure du scaphoïde ; en dedans, à la partie supérieure, antérieure et externe du ligament annulaire antérieur du carpe, et quelquefois à un prolongement du tendon du muscle grand abducteur du pouce (1242). De là, il descend un peu obliquement en dehors ; ses fibres convergent les unes vers les autres, et se terminent par un tendon court et aplati, caché d'abord dans leur épaisseur, recevant ensuite une partie du muscle court fléchisseur du pouce, et allant s'implanter au côté externe de l'extrémité supérieure de la première phalange du pouce, sur le dos de laquelle il transmet quelques fibres aponévrotiques au tendon du muscle long extenseur du pouce.

---

(1) Sœmmering le partage en deux muscles distincts, qu'il désigne sous les noms de *Musculi abductores breves Pollicis manûs, interior* et *exterior.*

1267. Sa *face antérieure* est couverte par une portion de l'aponévrose palmaire et par la peau. La *postérieure* couvre les muscles opposant et court fléchisseur du pouce.

1268. Il porte le pouce et le premier os du métacarpe en dehors et en avant.

Du Muscle opposant du Pouce (M. *carpo-métacarpien du Pouce ,* Ch.; M. *opponens Pollicis,* Soemm.*).*

1269. Triangulaire aussi, mais plus épais que le précédent, sous lequel il est situé, le muscle opposant s'attache, en dedans, au-devant du ligament annulaire antérieur du carpe, par des fibres aponévrotiques très longues; en dehors, au bord externe de la coulisse qu'offre l'os trapèze pour le tendon du muscle grand palmaire, et en arrière, à une cloison aponévrotique qui le sépare du muscle court fléchisseur du pouce. Nées de ces divers endroits, les fibres charnues, d'autant plus obliques et plus longues qu'elles sont plus inférieures, se dirigent en bas et en dehors, et se terminent, par de courtes apo-névroses, tout le long du bord externe du premier os du métacarpe, et quelquefois un peu au tendon du muscle grand abducteur du pouce.

1270. Sa *face antérieure* est couverte par le muscle précédent et par la peau; la *postérieure* est appliquée sur le ligament annulaire antérieur du carpe, sur l'articula-tion du trapèze avec le premier os du métacarpe (557), sur une partie de la face antérieure de ce dernier, et sur le muscle court fléchisseur du pouce.

1271. Il imprime au premier os du métacarpe un mouvement de rotation qui oppose le pouce aux autres doigts.

Du Muscle court fléchisseur du Pouce (*M. carpo-phalangien du Pouce* ;
　　　CHAUSS.; *M. flexor brevis Pollicis manûs*, SOEMM.).

1272. Placé en dedans et au-dessous des deux muscles
précédents, court, d'une forme assez irrégulière, bifurqué à ses deux extrémités, ce muscle a deux points d'o-
rigine séparés ; l'un en avant et en dehors, à la partie
antérieure et inférieure du ligament annulaire antérieur
du carpe, à l'os trapèze, et à une cloison aponévrotique
qui le sépare du muscle opposant ; l'autre, postérieur,
au bas du grand os, à l'extrémité supérieure du troisième
os du métacarpe, et aux ligaments qui les unissent. Les
deux portions du muscle descendent en dehors, séparées
d'abord l'une de l'autre, mais bientôt réunies derrière le
tendon du muscle long fléchisseur du pouce, auquel elles
offrent une sorte de gouttière longitudinale (1225). Parvenues à l'extrémité phalangienne du premier os du métacarpe, elles se séparent de nouveau : l'externe se confond avec le tendon du muscle court abducteur du pouce
(1266), et s'attache au-devant de l'extrémité supérieure de la première phalange du pouce, et à l'os sésamoïde externe de son articulation ; l'interne s'unit au
sommet du muscle abducteur du pouce, et va de même
se fixer à la phalange et à l'os sésamoïde interne. Ces
deux implantations ont lieu chacune par un tendon assez
fort.

1273. La *face antérieure* du muscle court fléchisseur
du pouce est couverte, au milieu, par le tendon du muscle long fléchisseur du pouce ; en dedans, par ceux du
muscle fléchisseur profond et par les deux premiers
muscles lombricaux ; en dehors, par une aponévrose ;
par la peau et par le muscle court abducteur. La *postérieure* correspond au premier os du métacarpe, aux deux
premiers muscles interosseux dorsaux et au premier pal-

maire, ainsi qu'au tendon du muscle grand palmaire. Son *côté externe* est souvent confondu avec le muscle opposant, et l'*interne* avec l'adducteur.

1274. Il fléchit la première phalange du pouce sur le premier os du métacarpe, et celui-ci sur le trapèze.

Du Muscle adducteur du Pouce (M. métacarpo-phalangien du Pouce, CHAUSS.; *M. adductor Pollicis manûs,* SOEMM.).

1275. Encore plus profondément situé que le court fléchisseur, large, mince, triangulaire, il s'attache aux trois quarts inférieurs de la face antérieure du troisième os du métacarpe, entre deux des muscles interosseux, par de courtes aponévroses auxquelles succèdent les fibres charnues, qui descendent en dehors en convergeant, et qui se terminent par un tendon uni à celui du muscle précédent, et fixé, avec lui, en dedans et en haut de la première phalange du pouce. Souvent il envoie un prolongement fibreux au tendon du muscle long extenseur du pouce.

1276. Sa *face antérieure* est couverte par les tendons du muscle fléchisseur profond, par les deux premiers muscles lombricaux, et par la peau : la *postérieure* correspond aux trois premiers muscles interosseux, et à la peau aussi.

1277. Ce muscle porte le pouce en dedans et le rapproche des autres doigts.

2° RÉGION PALMAIRE INTERNE.

Du Muscle palmaire cutané (M. palmaris brevis, SOEMM.).

1278. On nomme ainsi quatre ou cinq petits faisceaux de fibres musculaires qui n'existent point dans tous les sujets, et qu'on rencontre immédiatement au-dessous de la peau, à la partie interne et supérieure de la paume de la main. Il sont entourés et séparés par de la graisse, transversalement dirigés et parallèles entre eux. Ils naissent du ligament annulaire antérieur du pouce et du bord interne de l'aponévrose palmaire, et se terminent dans le chorion de la peau. Ils correspondent à celle-ci *en devant*, et aux muscles adducteur et fléchisseur du petit doigt, à l'artère cubitale et au nerf du même nom *en arrière*. Leur forme, au reste, varie beaucoup, et ils ont pour usage d'augmenter la concavité de la paume de la main en fronçant la peau de la région qu'ils occupent et en la poussant en avant.

Du Muscle adducteur ou opposant du petit Doigt (M. carpo-phalangien du petit Doigt, Chauss.*; M. adductor Digiti minimi,* Soemm.*).*

1279. Alongé, aplati, plus large à sa partie moyenne qu'à ses extrémités, ce muscle naît des parties antérieure et inférieure de l'os pisiforme, par des fibres aponévrotiques qui se continuent avec le tendon du muscle cubital antérieur. Il descend de là verticalement le long du côté interne du cinquième os du métacarpe, et va s'attacher en dedans de l'extrémité supérieure de la première phalange du petit doigt, par un tendon plus ou moins long, uni à celui du muscle court fléchisseur du même doigt, et qui envoie quelques fibres joindre le bord interne du tendon de ses extenseurs.

1280. Sa *face antérieure* est couverte par le muscle palmaire cutané, par une aponévrose très mince et par les téguments; la *postérieure* couvre le muscle opposant du petit doigt.

1281. Il porte le petit doigt en dedans et en avant dans le sens de la flexion. En l'approchant de la ligne médiane du corps il l'écarte des autres doigts.

Du Muscle court fléchisseur du petit Doigt (M. flexor proprius Digiti minimi , SOEMM.).

1282. Il n'existe point dans tous les sujets, et lorsqu'on le rencontre, son volume varie beaucoup, de même que sa forme. Il est en général très mince et très étroit. Il se fixe, par des aponévroses, au ligament annulaire antérieur du carpe et au bord antérieur de l'apophyse de l'os unciforme, d'où il descend un peu en dehors en se rétrécissant, pour s'unir à la partie externe du tendon du précédent et se terminer avec lui. Ses connexions sont absolument les mêmes que les siennes.

Il fléchit la première phalange du petit doigt, et entraîne en avant le cinquième os, du métacarpe.

Du Muscle opposant du petit Doigt (M. carpo-métacarpien du petit Doigt, CHAUSS.; M. adductor Ossis metacarpi Digiti minimi, SOEMM.).

1283. Il a à peu près la forme et la disposition du muscle opposant du pouce (1269), mais il est d'un moindre volume. Ayant les mêmes origines que celles du précédent, ses fibres charnues, d'autant plus longues et plus obliques qu'elles sont plus inférieures, descendent en dedans, et se terminent le long du bord interne du cinquième os du métacarpe par des fibres aponévrotiques très marquées. Sa *face antérieure* correspond aux muscles adducteur et court fléchisseur du petit doigt, et à une expansion aponévrotique émanée du tendon du muscle cubital postérieur (1236); la *postérieure* est appliquée sur le dernier muscle interosseux, sur le cinquième os du métacarpe, et sur le tendon du muscle fléchisseur superficiel qui va au petit doigt.

Il porte le cinquième os du métacarpe en devant et en dehors, et augmente ainsi la concavité de la paume de la main.

5° RÉGION PALMAIRE MOYENNE.

Des Muscles lombricaux (M. *palmi-phalangiens*, Chauss.; M.*lumbricales*, Soemm.) (1).

1284. On nomme ainsi quatre petits faisceaux charnus, grêlés, arrondis, alongés, fusiformes, plissés sur
eux-mêmes, couchés dans la paume de la main, distingués en premier, second, troisième et quatrième par leur
position relative et en comptant de dehors en dedans, et
diminuant de grosseur dans le même ordre. Ils naissent
vers le haut de la main, le premier de la partie antérieure
et externe du tendon du muscle fléchisseur profond qui
va à l'index, et les trois suivants de l'écartement des autres tendons du même muscle, de manière à s'attacher
à deux d'entre eux à la fois. De là, ils descendent en
suivant des directions différentes ; les deux moyens verticalement, l'externe en dehors et l'interne en dedans,
et lorsqu'ils sont arrivés au côté externe de l'articulation
métacarpo-phalangienne de chacun des doigts, ils deviennent très minces et se terminent par des tendons
aplatis qui se portent derrière la première phalange, s'é-
largissent, se confondent avec les tendons des muscles
interosseux correspondants, et vont, avec eux, se perdre
dans le côté externe des tendons du muscle extenseur
commun des doigts. Au reste, la disposition de ces tendons varie beaucoup ; souvent ils se divisent en deux, et
une de leurs branches se fixe à la phalange.

1285. Leur *face antérieure* est couverte par les tendons
du muscle fléchisseur superficiel des doigts, par l'aponévrose palmaire, et par les vaisseaux et les nerfs collaté-

_____

(1) *Lumbricus*, ver de terre.   .i.

raux des doigts ; la *postérieure* est couchée sur les muscles interosseux , sur le ligament métacarpien transverse inférieur , et sur les phalanges.

1286. Ils fléchissent les doigts sur le métacarpe , les portent un peu dans l'abduction , et fixent les tendons du muscle extenseur commun des doigts.

Des Muscles interosseux (M. métacarpo-phalangiens latéraux sus-palmaires et métacarpo-phalangiens latéraux , Chauss.; M. interossei interni et externi, Soemm.).

1287. Ils sont au nombre de sept ; deux pour chacun des doigts moyens, et un pour le petit ; quatre sont situés au dos de la main , et trois seulement dans la paume : d'après leur usage on les désigne, pour chaque doigt, en adducteurs et en abducteurs.

1288. *M. interosseux de l'Index.* Son *abducteur* est le plus volumineux des muscles interosseux ; triangulaire, mince et aplati, il s'attache tout le long du bord externe du second os du métacarpe et à la moitié supérieure seulement du bord interne du premier , ainsi qu'aux ligaments qui unissent cet os au trapèze : entre ces deux insertions existe supérieurement un intervalle par où passe l'artère radiale ; les deux faisceaux qui en naissent se réunissent ensuite en un seul qui se termine par un tendon fixé en partie en dehors de l'extrémité supérieure de la première phalange , en partie au tendon extenseur du doigt index. Sa *face postérieure* est couverte par la peau ; l'*antérieure* par les muscles premier lombrical , court fléchisseur et abducteur du pouce , et par la peau. Il tire l'index en dehors et le premier os du métacarpe en dedans.

Le muscle *adducteur* de l'index est situé à la paume de la main ; mince et prismatique, il s'attache aux deux tiers supérieurs du coté interne du second os du métacarpe, et

aux ligaments qui unissent cet os au trapézoïde. Il se termine par un tendon plutôt apparent en dedans qu'en dehors, qui s'implante à la manière du précédent, mais en
dedans de la première phalange de l'index. Sa *face antérieure* est couverte par les muscles court fléchisseur et
adducteur du pouce ; l'*interne* correspond au muscle suivant. Il porte le doigt indicateur en dedans.

1289. *M. interosseux du Doigt du milieu.* L'*abducteur,*
situé au dos de la main, est plus volumineux que le précédent, et a la forme d'un prisme triangulaire. Il naît de
tout le côté interne du second os du métacarpe, derrière
les insertions de l'adducteur de l'index, dont il n'est séparé que par une ligne cellulaire très mince, et de tout
le côté externe du troisième os de cette même région,
ainsi que des ligaments qui unissent ces os entre eux et
avec les os voisins. Son *extrémité supérieure* est percée pour le passage d'une artère ; l'*inférieure* se termine
par un tendon qui, à la manière des précédents, va se
fixer en dehors de la première phalange du doigt médius
et de son tendon extenseur. Sa *face postérieure*, très large, est couverte par la peau et par les tendons des muscles extenseurs de l'index, ainsi que par une aponévrose
qui, du second, se porte au troisième os du métacarpe ;
l'*antérieure* est très étroite et cachée sous les muscles cou-
fléchisseur et adducteur du pouce.

Il porte le doigt du milieu en dehors.

L'*adducteur* du doigt du milieu est situé aussi au dos
de la main; il a la même forme que l'abducteur. Il s'insère
au côté interne du troisième os du métacarpe et à la partie postérieure du côté externe du quatrième, ainsi qu'aux
ligaments qui les unissent entre eux. En haut, il est bifurqué pour le passage d'une artère ; en bas il se termine,
comme les autres, par un tendon qui se fixe en dedans de
l'extrémité supérieure de la première phalange et du tendon extenseur du doigt du milieu. Sa *face postérieure* est

couverte par la peau et par les tendons du muscle extenseur commun des doigts. Il porte le doigt du milieu en
dedans.

1290. *M. interosseux du Doigt annulaire.* L'*abducteur*, placé à la paume de la main, épais, prismatique
aussi, s'attache aux deux tiers antérieurs de la face externe du quatrième os du métacarpe et aux ligaments qui
l'unissent aux voisins. Son tendon inférieur s'implante
en dehors de la première phalange et du tendon extenseur du doigt annulaire. Sa *face antérieure* est couverte
par les muscles lombricaux et par les tendons du muscle
fléchisseur profond.

Il porte en dehors le doigt annulaire.

L'*adducteur*, triangulaire et prismatique, placé au dos
de la main, s'attache à tout le côté interne du quatrième
os du métacarpe et à la partie postérieure du côté externe du cinquième, ainsi qu'aux ligaments qui les unissent entre eux. Son *extrémité supérieure* est traversée par
une artère ; l'*inférieure* se termine par un tendon qui se
fixe au dedans du doigt annulaire ; sa *face postérieure* est
couverte par une aponévrose qui va du quatrième au cinquième os du métacarpe, par les tendons extenseurs du
petit doigt et par la peau ; l'*antérieure* est cachée en haut
sous le muscle interosseux du petit doigt, et paraît en
bas entre lui et le précédent.

Il porte le doigt annulaire en dedans.

1291. *M. interosseux du petit Doigt.* Il est *abducteur*, de
la même forme que les autres, et implanté aux deux tiers
antérieurs de la face externe du cinquième os du métacarpe, et aux ligaments qui l'unissent à l'os unciforme.
Son tendon se fixe en dehors de l'extrémité supérieure de
la première phalange et du tendon extenseur du petit doigt.
Sa *face antérieure* est couverte par le muscle opposant
du petit doigt ; l'*externe* correspond au muscle précédent.

Il porte le petit doigt en dehors.

1292. En raison de leur connexion avec les tendons
extenseurs des doigts, les muscles interosseux et lombricaux peuvent contribuer à l'extension des doigts.

De l'Aponévrose d'enveloppe du Membre thoracique.

1293. Une gaîne fibreuse, plus ou moins forte et plus
ou moins lâche dans les divers points de son étendue où
on l'examine, entoure tous les muscles du membre tho-
cique depuis l'épaule jusqu'à la main. On ne saurait trop
déterminer au juste l'endroit où elle prend naissance :
elle est évidemment confondue avec le tissu cellulaire
dans le creux de l'aisselle, en avant et en arrière duquel
elle va se porter jusqu'aux tendons des muscles grand
pectoral et grand dorsal. Le muscle deltoïde ne paraît
point recouvert par elle; elle semble se détacher seulement de son tendon huméral; mais, au-delà de ce muscle, elle se continue avec une aponévrose qui remonte à
l'épine de l'omoplate en recouvrant le muscle sous-épineux. Depuis ces divers points d'origine jusqu'à l'articulation huméro-cubitale, cette gaîne porte le nom d'*Aponévrose brachiale*; elle descend le long du bras, qu'elle
enveloppe exactement, est séparée de ses muscles par des
nerfs, des vaisseaux et beaucoup de tissu cellulaire,
adhère cependant aux diverses lames fibreuses qui éloignent le muscle brachial antérieur de ceux qui l'environnent, envoie près du coude quelques prolongements
dans le tissu cellulaire sous-cutané, s'implante par deux
trousseaux à l'épicondyle et à l'épitrochlée, et se continue en avant et en arrière sur l'avant-bras. Elle est très
fine, transparente, et comme celluleuse en plusieurs
places; elle offre cependant aussi des fibres obliques,
longitudinales et transversales, qui s'entrecroisent diversement. De toutes les aponévroses des membres, c'est

la moins capable de résistance. Sa *face extérieure* est couverte par la peau, par du tissu cellulaire, par les veines, les nerfs et les vaisseaux lymphatiques superficiels du bras; elle paraît former de petites gaînes très minces à ces divers organes : sa *surface intérieure* est appliquée sur tous les muscles du bras, et sur le paquet vasculaire et nerveux qui descend le long de la partie interne et antérieure de ce membre.

1294. Depuis le coude jusqu'à la main, la gaîne fibreuse dont nous nous occupons s'appelle *Aponévrose-anti-brachiale* ; elle se continue manifestement avec la portion précédente, et reçoit en outre en avant une lame détachée du tendon du muscle biceps-brachial (1190), latéralement des trousseaux de fibres nées de l'épicondyle et de l'épitrochlée, et en arrière un prolongement du tendon du muscle triceps-brachial (1197). Entre l'épitrochlée et l'olécrâne, elle envoie une bride transversale qui lie les deux attaches du muscle cubital antérieur et sous laquelle passe le nerf cubital, qui en reçoit même une sorte de gaîne. Sa portion qui recouvre le muscle anconé est très épaisse et non adhérente. Elle descend le long de l'avant-bras, et, parvenue au poignet, elle se continue avec les deux ligaments annulaires du carpe, et est traversée par les tendons des muscles cubital antérieur et petit palmaire. Elle est aussi séparée extérieurement de la peau par des nerfs et des vaisseaux veineux et lymphatiques ; elle envoie entre eux, et spécialement en haut, des trousseaux de fibres qui se jettent dans le derme, en formant des aréoles et des arcades dans lesquelles les branches des plexus veineux et nerveux superficiels de l'avant-bras sont obligées de passer; elle recouvre tous les muscles superficiels de l'avant-bras auxquels elle adhère en haut par les différentes cloisons fibreuses que nous avons déjà indiquées entre les muscles grand pronateur et grand palmaire, fléchisseur superficiel des doigts et petit pal-

maire, petit palmaire et cubital antérieur, extenseur
commun des doigts et extenseur du petit doigt, extenseur
du petit doigt et premier radial, premier radial et cubital
postérieur, cubital postérieur et anconé ; elle est libre
en bas et en dehors ; en dedans, elle s'insère à tout le
bord interne du cubitus. Elle est plus dense et plus forte
que l'aponévrose brachiale : cependant, en avant et en
dehors, ses fibres sont bien moins prononcées qu'en dedans et en arrière ; ces fibres, sans direction constante,
s'entrecroisent en différents sens, et laissent entre elles
de petites ouvertures quadrilatères que traversent des
vaisseaux sanguins.

1295. Au-devant du pli du coude et du prolongement
du muscle biceps, on observe un plan de fibres très superficielles, qui descendent en dedans et s'effacent vers
le quart supérieur de l'avant-bras, pour devenir transversales. Ce plan se partage en haut en deux feuillets,
dont l'un se porte entre les muscles biceps et brachial
antérieur, tandis que l'autre forme une gaîne autour du
nerf médian et de la veine du même nom.

Des Ligaments annulaires du Carpe.

1296. *Ligament annulaire antérieur.* C'est une forte et
large bride fibreuse, quadrilatère, plus large transversalement que de haut en bas, étendue au-devant du carpe,
et changeant en canal la gouttière offerte par celui-ci. Il
s'attache en dehors à la partie antérieure du trapèze et
du scaphoïde, et fournit des insertions aux muscles petit
abducteur, opposant et court fléchisseur du pouce. En
dedans, il se fixe au pisiforme, à l'apophyse de l'unciforme, et à un ligament qui descend de l'un à l'autre. Il
donne quelques points d'origine au muscle opposant du
petit doigt, et reçoit un prolongement du tendon du muscle cubital antérieur. Son *bord supérieur* se continue

avec l'aponévrose anti-brachiale ; l'*inférieur* est confondu avec l'aponévrose palmaire. Sa *face antérieure* est couverte par le tendon du muscle petit palmaire, qui lui est intimement uni, par le muscle palmaire cutané, par la peau, et par le nerf et les vaisseaux cubitaux. La *postérieure* contribue à la formation d'une coulisse dans laquelle passent les tendons des deux muscles fléchisseurs communs et le nerf médian ; elle couvre aussi les muscles grand palmaire et long fléchisseur du pouce. Les fibres de cette espèce de lien tendineux sont très nombreuses, transversales et fort serrées les unes contre les autres.

1297. *Ligament annulaire postérieur.* Celui-ci, placé derrière l'articulation de la main, où il est étendue transversalement sur les gaînes fibreuses des muscles grand abducteur et court extenseur du pouce, radiaux, long extenseur du pouce, extenseur commun des doigts, extenseur propre de l'index et du petit doigt, et cubital postérieur, appartient beaucoup plus que le précédent à l'aponévrose anti-brachiale, et ne doit pas être confondu avec ces gaînes, qu'il ne fait que recouvrir. Ses fibres sont transversales, parallèles, très blanches ; elles sont traversées par des vaisseaux sanguins : implantées, d'une part, à la partie externe et inférieure du radius, elles se terminent, de l'autre, au bas du cubitus et à la région externe du pisiforme.

Ce ligament est bien moins fort que l'antérieur.

De l'Aponévrose palmaire.

1298. Cette aponévrose, extrêmement dense et forte, recouvre la paume de la main ; elle est triangulaire, plus large en bas qu'en haut. Elle semble naître en haut de l'épanouissement du tendon du muscle petit palmaire ; mais elle reçoit aussi des fibres du ligament annulaire antérieur du carpe (1296), et quatre ou cinq faisceaux

obliques détachés du bas de l'aponévrose anti-brachiale.
Les fibres qui la composent descendent, en perdant de
leur volume et en divergeant, jusqu'au bas du métacarpe;
là, elles s'écartent et forment quatre languettes isolées,
unies par de nouvelles fibres transversales et bifurquées,
vers les articulations métacarpo-phalangiennes, pour le
passage des tendons fléchisseurs ; chacune des branches
de leur bifurcation se contourne en arrière, et va se
perdre dans le ligament métacarpien transverse et inférieur, en formant, avec lui et les fibres transversales
d'union, des trous que traversent les muscles lombricaux.
Les *deux bords latéraux* de cette aponévrose donnent attache à deux prolongements très minces et transparents
qui recouvrent en dehors et en dedans les muscles du
pouce et ceux du petit doigt. Sa *face antérieure* se continue avec le derme par un grand nombre de fibres, et est
adhérente à un tissu adipeux disposé en petites pelottes;
la *postérieure* est couchée sur les tendons fléchisseurs, sur
les muscles lombricaux, sur les vaisseaux et sur les nerfs
de la paume de la main.

§ II *Muscles des Membres abdominaux*.

A. Muscles de la Hanche et de la Cuisse.

1° RÉGION FESSIÈRE.

Du Muscle grand fessier(M. *sacro-fémoral*, Chauss.; M. *glutæus major*,
Soemm.).

1299. Ce muscle est large, fort épais et quadrilatère;
il forme spécialement la fesse. Il s'attache, en haut, par
de courtes fibres aponévrotiques, à la partie postérieure
de la crête de l'os des îles, à une portion inégale, convexe,
et étroite de la face externe du même os, au ligament
sacro-iliaque postérieur, sur lequel il se continue avec

l'aponévrose des muscles sacro-spinal et grand dorsal
(872, 933); au milieu, aux inégalités de la face postérieure du sacrum, au contour de l'échancrure qui termine le canal sacré, et aux parties latérales du coccyx,
jusqu'auprès du sommet de cet os; en dehors et en bas,
au ligament sacro-sciatique postérieur. Les fibres charnues, nées de ces divers endroits, se rassemblent en
faisceaux très prononcés, séparés les uns des autres par
des lignes remplies de tissu cellulaire. Tous ces faisceaux,
parallèles entre eux, et d'autant plus longs qu'ils sont
plus inférieurs, descendent obliquement en dehors et en
avant, vers le grand trochanter; les supérieurs se terminent à la partie supérieure d'un tendon fort épais et
étroit en bas, large et mince en haut, et tellement confondu en dehors avec l'aponévrose fascia-lata, qu'il est
impossible de l'en séparer : ce tendon, en descendant,
reçoit les autres fibres charnues successivement le long
de son bord postérieur, depuis le niveau du grand trochanter, et s'implante ensuite, dans l'étendue d'environ
trois pouces, à une empreinte raboteuse qui, de la base
du grand trochanter, se porte à la ligne âpre du fémur
et à la partie supérieure de cette ligne, entre les muscles
troisième adducteur et triceps de la cuisse.

1300. La *face postérieure* du muscle grand fessier est
couverte immédiatement par une lame très mince de l'a-
ponévrose fascia-lata, et unie à la peau par une couche
de tissu adipeux extrêmement épaisse. L'*antérieure* est
appliquée sur l'os des îles, sur le sacrum, sur le coccyx,
sur l'origine du muscle sacro-spinal, sur les muscles
moyen fessier, pyramidal, jumeaux, obturateur interne,
carré crural, sur le nerf sciatique, sur la tubérosité du
même nom, sur le ligament sacro-sciatique postérieur,
sur l'extrémité supérieure des muscles biceps de la cuisse
et demi-tendineux, sur le grand trochanter, sur les
muscles grand adducteur et triceps crural. Son *bord sup-*

37.

périeur, très mince, est uni au moyen fessier par un prolongement de l'aponévrose fascia-lata ; l'*inférieur* est le plus long de tous, il est libre d'adhérences ; l'*externe* est uni, dans toute son étendue, à l'aponévrose fascia-lata.

1301. *Bourse synoviale.* Elle est très mince, ovoïde, toujours assez humectée par la synovie, et très souvent garnie de replis à l'intérieur ; elle se déploie sur la face externe du trochanter, sur la portion voisine du muscle triceps-crural, et sur la face interne du tendon du muscle grand fessier; dont elle favorise le glissement.

1302. Le muscle grand fessier étend la cuisse sur le bassin, et réciproquement; il est rotateur de la cuisse en dehors, et il agit très fortement dans la station et dans la progression.

Du Muscle moyen fessier (M. *grand-ilio-trochantérien,* Chauss.; M. *glu-tœus medius,* Soemm.).

1303. Large, fort, rayonné, triangulaire, à faisceaux charnus non isolés, bien moins épais que le précédent, sous lequel il est situé en partie, ce muscle s'attache par de courtes fibres aponévrotiques à la face externe de l'os des îles, entre les deux lignes courbes, à une espèce d'arcade aponévrotique qui règne le long de la ligne courbe inférieure, aux trois quarts antérieurs de la crête iliaque et à la face interne de la portion d'aponévrose fascia-lata qui descend de l'épine iliaque supérieure et antérieure. Parties de ces divers points, les fibres charnues descendent en convergeant et en suivant différentes directions, les antérieures, courtes, obliquement en arrière, les moyennes, plus longues, verticalement, et les postérieures, plus longues encore, obliquement en avant. Elles se terminent sur les deux faces d'une large aponévrose, qu'elles cachent pendant quelques temps dans leur épaisseur et qui est plus longue postérieurement qu'antérieu-

rement : cette aponévrose se rétrécit et devient plus
épaisse en descendant ; elle est abandonnée par les fibres
charnues vers le grand trochanter, où elle se change en
un tendon plus mince en avant qu'en arrière, lequel
s'implante à tout le bord supérieur de cette éminence, en
se prolongeant un peu sur sa partie antérieure et externe,
et en s'unissant au muscle petit fessier.

1504. Sa *face externe*, un peu inclinée en arrière, est
couverte dans sa moitié postérieure par le muscle grand
fessier, et dans l'antérieure par l'aponévrose fascia-lata;
l'*interne* est appliquée sur l'os iliaque, sur les muscles
petit fessier, pyramidal et triceps-crural, sur l'artère
fessière. Son *bord antérieur* est uni supérieurement au
muscle tenseur de l'aponévrose crurale, dont il est séparé
inférieurement par un intervalle dans lequel on trouve
beaucoup de tissu cellulaire et des rameaux de l'artère
circonflexe antérieure; le *postérieur* est, en haut, parallèle
au muscle pyramidal, dont il croise la direction en bas :
une bourse synoviale sépare en ce lieu les deux tendons.

1505. Ce muscle est adducteur de la cuisse; par sa
partie antérieure, il tourne le fémur dans la rotation en
dedans, et dans le sens contraire par la postérieure. Il
agit aussi dans la station et dans la progression.

*Du Muscle petit fessier (M. petit ilio-trochantérien, CHAUSS.; M. glutœus
minor, SOEMM.).*

1506. Moins étendu encore que le précédent, placé
sous lui, triangulaire, à fibres rayonnées, aplati, il s'attache, par de très courtes aponévroses, à la ligne courbe
inférieure de l'os des îles, et à la région antérieure de la
crête de cet os, au-dessous du muscle moyen fessier,
ainsi qu'à tout l'espace compris entre ces parties et le
rebord de la cavité cotyloïde. C'est de là, qu'en convergeant, descendent les fibres charnues, les moyennes ver-

ticalement, les antérieures et les postérieures obliquement. Les moyennes et les postérieures se rendent à la
face interne d'une large aponévrose , dont la partie
externe reçoit quelques trousseaux du moyen fessier , et
qui est accompagnée par les fibres antérieures du petit
jusqu'au grand trochanter , où elle se change en un tendon fort et épais , qui embrasse la région antérieure de
cette éminence. Une petite capsule synoviale favorise ,
le plus ordinairement , ses mouvements.

1307. La *face externe* de ce muscle , inclinée en arrière,
est couverte par le précédent dans la plus grande partie de
son étendue , et , un peu en arrière , par le muscle pyramidal ; l'*interne* couvre l'os des îles , la capsule fibreuse
de l'articulation ilio-fémorale, le tendon courbe du muscle
crural antérieur , et un peu le muscle triceps. Son *bord
supérieur* est convexe; l'*antérieur* est un peu uni au muscle
moyen fessier; le *postérieur* est couvert en haut par le
muscle pyramidal, auquel il est parallèle inférieurement.

1308. Il a les mêmes usages que le précédent.

2° RÉGION ILIAQUE.

Du Muscle iliaque (*M. iliaco-trochantinien* ; Chauss.; *M. iliacus internus* , Soemm.).

1309. Placé dans la fosse iliaque, dont il emprunte
son nom , large et mince en haut , épais et étroit en bas,
triangulaire , rayonné , flabelliforme , ce muscle naît,
par des aponévroses très peu marquées , des trois quarts
supérieurs environ de cette fosse, de la lèvre interne des
deux épines iliaques antérieures , du ligament ilio-lombaire, et des deux tiers antérieurs de la lèvre interne de
la crête iliaque. De là , ses fibres descendent , en convergeant , les internes , très courtes , verticalement , les
externes , de plus en plus obliquement; celles-ci sont

beaucoup plus longues ; toutes se viennent insérer successivement sur le bord externe du tendon du muscle grand psoas, qu'elles accompagnent jusqu'au petit trochanter (848), en passant avec lui sous l'arcade crurale.

1310. Sa *face antérieure*, concave en haut, convexe inférieurement, est couverte, au-dessus de l'arcade crurale, par le péritoine et par le cœcum à droite, et l'S du colon à gauche ; la portion de cette face qui est au-dessous de l'arcade correspond, en dehors, au muscle couturier ; en dedans, au muscle pectiné et aux vaisseaux et nerfs cruraux ; en avant, au tissu cellulaire du pli de l'aîne, qui la sépare de l'aponévrose crurale. Sa *face postérieure* couvre la fosse iliaque, l'extrémité supérieure du muscle crural antérieur, et l'articulation ilio-fémorale.

1311. Il fléchit la cuisse sur le bassin, ou celui-ci sur la cuisse ; il agit puissamment dans la station (1).

3° RÉGION PELVI-TROCHANTÉRIENNE.

Du Muscle pyramidal (M. *sacro-trochantérien*, CHAUSS.; M. *pyriformis*, SOEMM.).

1312. Ayant la forme d'un conoïde alongé et aplati d'avant en arrière, situé dans le bassin et à la partie supérieure et postérieure de la cuisse, ce muscle s'attache par des espèces de digitations, sur la face antérieure du sacrum, en dehors des trous sacrés antérieurs et dans les espaces qui les séparent des uns des autres ; il s'insère aussi au bas du ligament sacro-sciatique postérieur, et à la partie supérieure et postérieure de l'os des îles. De là,

_____

(1) Il me semble que c'est à tort qu'on distingue ce muscle du grand psoas.

il se porte en dehors et un peu en bas, se rétrécit, sort du bassin par l'échancrure sciatique, côtoie les muscles moyen et petit fessiers, et se termine par un tendon ; celui-ci, d'abord large et caché par les fibres charnues, paraît en devant plutôt qu'en arrière, est séparé du tendon du muscle moyen fessier par une bourse synoviale (1304), se confond, par son bord inférieur, avec le tendon du muscle jumeau supérieur, et s'implante, au-dessus de celui-ci, dans la cavité digitale du grand trochanter (525). Quelquefois le muscle pyramidal est fendu longitudinalement : une branche du nerf sciatique passe alors entre ses deux portions.

1313. Dans le bassin, sa *face antérieure* est couverte par le rectum, par le plexus sciatique et par les vaisseaux hypogastriques ; hors de cette cavité, elle est appliquée contre l'os iliaque, la capsule ilio-fémorale et le muscle petit fessier ; sa *face postérieure* est couverte par le sacrum et par le muscle grand fessier ; son *bord supérieur* correspond en dedans à l'artère fessière, et en dehors aux muscles moyen et petit fessiers ; l'*inférieur* correspond, dans le premier sens, au ligament sacro-sciatique antérieur, et, dans le dernier, au muscle jumeau supérieur dont il est d'abord séparé par le nerf sciatique.

1314. Ce muscle est rotateur de la cuisse en dehors ; il peut aussi faire tourner le bassin sur la cuisse.

Du Muscle obturateur interne (M. *sous-pubio-trochantérien interne* ; Chauss.; M. *obturator internus*, Soemm.).

1315. Situé presque entièrement dans le bassin, aplati, triangulaire, il forme un coude et se réfléchit sur lui-même en sortant de cette cavité pour se porter à la partie supérieure et postérieure de la cuisse. Il s'insère, par des fibres aponévrotiques peu apparentes, sur la face postérieure du pubis, en dedans et au-dessus du trou sous-

pubien, sur le ligament obturateur (670), excepté vers
l'ouverture par où passent le nerf et les vaisseaux du
même nom, où il tient à une petite arcade fibreuse, et
sur la surface osseuse qui sépare le trou sous-pubien de
l'échancrure sciatique, immédiatement au-dessous du
détroit supérieur du bassin. Nées de tous ces points, les
fibres charnues se rassemblent et descendent, en convergeant, jusque sous l'épine sciatique ; mais, auparavant,
elles rencontrent quatre ou cinq languettes tendineuses,
distinctes, isolées, occupant d'abord l'intérieur du mus-
cel, puis, paraissant sur sa face externe, se rapprochant
les unes des autres, et enfin se contournant en dehors
sur le bord de la petite échancrure sciatique, comme sur
une poulie de renvoi, où elles sont logées chacune dans
une petite coulisse encroûtée de cartilage. Hors du bassin,
ces bandelettes se réunissent en un seul tendon gros et
plat, isolé des fibres charnues, horizontal, placé entre
les deux muscles jumeaux, confondu avec leurs tendons
et implanté, avec eux, dans la cavité trochantérienne,
entre les muscles pyramidal et obturateur externe.

1316. La *face externe* de ce muscle est appliquée dans
le bassin contre l'os iliaque et le ligament obturateur ;
hors de cette cavité, elle est recouverte par le nerf sciatique et par le muscle grand fessier ; sa *face interne* correspond à une aponévrose à laquelle s'insère le muscle
releveur de l'anus (1120) et passe sur la capsule ilio-
fémorale.

1317. *Bourse synoviale.* A l'endroit où le muscle obturateur se coude, on rencontre une capsule synoviale très
humectée, tapissant la couche cartilagineuse qui encroûte
la petite échancrure sciatique, et se réfléchissant sur les
languettes du tendon, et un peu sur la face externe du
muscle, surtout en dehors. Un semblable *marsupium
mucosum* enveloppe, en outre, son tendon et ceux des
deux muscles jumeaux.

1318. Il est rotateur en dehors et abducteur de la cuisse.

Du Muscle obturateur externe (M. *sous-pubio-trochantérien externe*, CH.; M. *obturator externus*, SŒMM.).

1319. Placé à la partie supérieure et interne de la cuisse, ayant la forme d'un conoïde aplati, ce muscle prend naissance sur la lame de l'os des îles qui borne en avant le trou sous-pubien, et à la partie interne de la face anté- rieure du ligament obturateur; de là, il descend en de- hors, en se rétrécissant, puis il remonte derrière le col du fémur, où ses fibres charnues se terminent sur un tendon qui vient de plusieurs languettes répandues dans leur épaisseur, qui s'isole, se rétrécit, devient plus épais, et s'implante dans la cavité trochantérienne, sous le mus- cle jumeau inférieur, après avoir contracté de fortes ad- hérences avec la capsule ilio-fémorale.

1320. Sa *face antérieure*, inclinée en bas, est couverte par les muscles pectiné, adducteur et carré; la *posté- rieure* est appliquée sur l'os iliaque, sur le ligament ob- turateur, dont elle est séparée par du tissu cellulaire en dehors, et sur la capsule fibreuse de l'articulation ilio- fémorale. Son *bord supérieur* correspond, en dedans, au nerf et aux vaisseaux obturateurs; l'*inférieur* est placé, en dedans aussi, au-dessus de l'attache du muscle grand adducteur.

1321. Ce muscle est rotateur en dedans et adducteur de la cuisse.

Du Muscle jumeau supérieur (1).

1322. Alongé, aplati, plus large et plus épais à sa par-

---

(1) Chaussier confond ce muscle avec le suivant sous le nom collectif

tie moyenne qu'à ses extrémités, il s'insère à la lèvre externe de l'épine sciatique ; puis se porte transversalement, en dehors, se confond avec le tendon du muscle obturateur interne, et s'implante à la partie supérieure de
la face interne du grand trochanter. Sa *face postérieure*
est couverte par le nerf sciatique et par le muscle grand
fessier ; l'*antérieure* couvre l'os des îles et la capsule de
l'articulation ilio-fémorale.

Il est rotateur en dehors et abducteur de la cuisse.

Du Muscle jumeau inférieur.

1323. Il a la même forme, les mêmes connexions, les
mêmes usages que le précédent ; mais il se fixe, d'une
part, à la partie supérieure et postérieure de la tubérosité
de l'ischion, et, de l'autre, dans la cavité digitale du grand
trochanter, au-dessus du muscle obturateur externe
(1319). Les deux tendons des muscles jumeaux se réunissent derrière celui du muscle obturateur interne, de
manière à lui présenter une espèce de gouttière.

Du Muscle carré crural (M. iskio-sous-trochantérien, CHAUSS.; M. qua-dratus femoris, SŒMM.).

1324. Placé transversalement à la partie postérieure
et supérieure de la cuisse, mince, aplati, quadrilatère, il
se fixe, par des fibres aponévrotiques assez longues, en
dehors de la tubérosité sciatique devant le muscle demi-
membraneux et il se porte de là horizontalement, entre
les muscles jumeau inférieur et grand adducteur, à la partie inférieure du bord postérieur du grand trochanter,
où il s'implante par des aponévroses assez longues aussi.

---

d'*ischio-trochantérien*, et Sœmmering les désigne, collectivement aussi,
sous celui de *Musculi gemini*.

Sa *face postérieure* est couverte par le nerf sciatique et par les muscle grand fessier, demi-membraneux et grand adducteur; l'*antérieure* couvre le muscle obturateur externe, l'extrémité du tendon du muscle grand psoas, et la partie postérieure de petit trochanter, dont elle et séparée par une bourse synoviale.

Il a les mêmes usages que les précédents.

4° RÉGION CRURALE ANTÉRIEURE.

Du Muscle couturier (M. ilio-prétibial, CHAUSS.; M. sartorius, SOEMM.).

1325. Il est le plus long des muscles du corps humain, et ressemble à une espèce de ruban, un peu plus large à sa partie moyenne qu'à ses extrémités, et couché obliquement en dedans de la cuisse. Il s'insère, par un tendon court et également épanoui sur ses deux faces, à l'épine iliaque antérieure et supérieure, entre les muscles tenseur de l'aponévrose crurale et iliaque, et un peu à l'échancrure qui sépare cette épine de l'inférieure. Il descend de là, en s'élargissant, et obliquement en dedans et en arrière, jusqu'au tiers supérieur de la cuisse à peu près, puis verticalement et en conservant la même largeur, jusqu'à son tiers inférieur, et enfin, vers le niveau du genou, il se rétrécit et se porte obliquement en devant et en dehors jusqu'à la partie interne de l'extrémité supérieure du tibia, où il s'implante par un tendon aplati, assez long, dont le bord antérieur, naissant très haut sur les fibres charnues, est confondu avec la portion de l'aponévrose fascia-lata qui entoure le genou, tandis que le postérieur contribue à la formation de l'aponévrose de la jambe. A son extrémité inférieure, ce tendon s'épanouit en une forte aponévrose qui passe sur les tendons des muscles demi-tendineux et droit interne en s'unissant à eux, et va se terminer au tibia au-devant d'eux.

1326. Sa *face antérieure* est couverte par l'aponévrose

facia-lata ; la *postérieure* est appliquée , de haut en bas ,
sur les muscles psoas et iliaque réunis , crural antérieur,
triceps-crural, moyen et grand abducteurs et droit interne,
sur l'artère crurale vers le milieu de la cuisse, et , tout-
à-fait inférieurement, sur le ligament latéral interne de
l'articulation du genou. Son *bord interne* forme, en haut,
avec le moyen adducteur, un espace triangulaire , dans
lequel est logée l'artère crurale, avec la veine et le nerf du
même nom.

1327. Il fléchit la jambe sur la cuisse, et en rapproche
l'extrémité inférieure de celle du côté opposé, comme
pour les croiser ; en continuant d'agir, il fléchit la cuisse
sur le bassin. Si la jambe ne peut être fléchie , il amène
tout le membre abdominal sur le bassin, en le tournant
dans la rotation en dehors. Il empêche le bassin de se
renverser en arrière ou le fléchit sur la cuisse.

Du Muscle crural antérieur (M. *ilio-rotulien*, CHAUSS.; *Venter prior Musculi quadricipitis femoris* , SOEMM.).

1328. Alongé, aplati à ses extrémités , légèrement arrondi et plus large au milieu, exactement fusiforme ,
couché verticalement à la partie antérieure de la cuisse ,
il s'insère à l'os iliaque par deux tendons : l'un est droit
et embrasse l'épine antérieure et inférieure de cet os ;
l'autre, plus long, plus large et courbe, se contourne sur
le rebord de la cavité cotyloïde, à la partie supérieure
duquel il se fixe en envoyant quelques fibres dans la capsule de l'articulation. Ces deux tendons , après un court
trajet, se réunissent en un seul, qui descend verticale-
lement, et s'épanouit presque aussitôt en une aponévrose
qui règne au-devant du tiers supérieur du muscle, et
donne en arrière naissance aux fibres charnues. Celles-ci
forment un faisceau vertical et ventru , et s'insèrent successivement au-devant d'une autre aponévrose qui est

couchée sur la face postérieure du muscle, depuis l'endroit où finit la précédente. Cette aponévrose, après être devenue plus étroite et plus épaisse, s'isole et forme un tendon aplati qui se confond avec celui du muscle triceps-crural (1334).

1329. Sa *face antérieure* est couverte par l'aponévrose fascia-lata, et par les muscles iliaque et couturier; la *postérieure* est appliquée sur l'articulation ilio-fémorale, sur les vaisseaux circonflexes antérieurs et sur le muscle triceps-crural.

1330. Il étend la jambe sur la cuisse ou la cuisse sur la jambe, suivant les cas. Si la jambe est étendue, il fléchit la cuisse sur le bassin ou le bassin sur la cuisse. Lorsqu'on est debout, il fixe le bassin et l'empêche de se renverser.

Du Muscle triceps-crural (M. *trifémoro-rotulien*, CHAUSS. ; *Venter externus*, V. *internus et* V. *posterior Musculi quadricipitis femoris*, SOEMM.).

1331. Ce muscle est extrêmement volumineux; partagé en trois faisceaux supérieurement, il est simple inférieurement, et embrasse de toutes parts le fémur, depuis la base des trochanters jusqu'à la rotule, et depuis la lèvre interne de la ligne âpre jusqu'à sa lèvre externe. Son *faisceau externe* (*Vaste externe* des Anciens), plus considérable que les autres, plus épais en haut qu'en bas, se fixe à la base et à la partie antérieure du grand trochanter, ainsi qu'à la lèvre externe de la ligne âpre, et, conjointement avec le muscle grand fessier, à la crête qui l'unit au grand trochanter, par une aponévrose large, épanouie sur sa face externe jusque vers le milieu de la cuisse, épaisse et serrée supérieurement, mince et à fibres écartées inférieurement. Les fibres charnues du muscle naissent de la face interne de cette aponévrose, d'une autre lame aponévrotique placée entre lui et la courte portion du muscle biceps-crural , et de la face externe du fémur; elles sont obliques en bas et en avant, plus longues supérieurement qu'inférieurement, où elles deviennent presque transversales ; les dernières même prennent leur origine sur les deux tiers supérieurs de la ligne qui descend au condyle externe du fémur ; toutes ensemble , elles forment un masse plus large et plus épaisse à sa partie moyenne qu'à ses extrémités, qui est d'abord séparée du faisceau moyen par une couche mince de tissu cellulaire, mais qui bientôt se confond tellement avec lui, qu'il est impossible de l'en séparer.

1352. Le *faisceau interne (Vaste interne)* n'est pas toujours bien distinct du moyen, et est beaucoup moins gros que le précédent ; il paraît plus volumineux en bas qu'en haut; il s'attache à la partie antérieure et inférieure de la base du petit trochanter , et à la lèvre interne de la ligne âpre , par une aponévrose moins large et moins épaisse que celle de la portion externe, et qui descend jusqu'au milieu de la cuisse aussi : les fibres charnues proviennent de la face interne et du bord antérieur de cette aponévrose ainsi que de la face interne du fémur, et des deux tiers supérieurs de la crête qui descend au condyle interne du fémur. Elles sont obliques en bas, en avant et en dehors ; les supérieures sont plus longues que les inférieures ; celles-ci sont confondues le long de la ligne âpre avec les muscles adducteurs , et sont unies à eux par une aponévrose que traversent des vaisseaux.

1353. Le *faisceau moyen* est le plus petit des trois ; il s'insère à la partie antérieure de la base du col du fémur, le long de la crête oblique qui se porte du grand au petit trochanter , et aux trois quarts supérieurs de la face antérieure du corps du fémur; ses fibres charnues forment une masse qui descend en augmentant de volume , et qui, d'abord isolées , ne tardent point à se confondre avec les deux portions précédentes, mais premièrement avec l'interne.

1334. Ces trois portions sont aussi réunies par des aponévroses fort larges : l'une commence très haut sur la face interne de la première ; l'autre naît à peu près au même niveau sur la face externe de la seconde, et la dernière paraît vers le milieu de la face antérieure de la troisième : elle se rapprochent en descendant, se joignent intimement, et forment un tendon d'abord large et mince, ensuite plus étroit et plus épais, puis confondu avec celui du muscle crural (1348), avec lequel il vient s'implanter à toute la partie supérieure de la rotule, en envoyant latéralement deux expansions fibreuses qui embrassent cet os et vont se fixer aux tubérosités du tibia, conjointement avec des portions de l'aponévrose fascia-lata. Les fibres charnues l'accompagnent en dedans jusqu'auprès de la rotule.

1335. La *face antérieure* du muscle triceps-crural est couverte en dehors et en haut par les tendons des muscles petit et grand fessiers ; plus bas, par l'aponévrose *fascia-lata* et son muscle tenseur, et, tout-à-fait inférieurement, par la courte portion du muscle biceps ; au milieu, elle est en rapport avec les muscles iliaque et crural antérieur, et avec les vaisseaux circonflexes externes ; en dedans, l'aponévrose fascia-lata, l'artère crurale et le muscle couturier sont appliqués sur elle. Sa *face postérieure* couvre toute la superficie du corps du fémur, dont elle est séparée en bas par une assez grande quantité de tissu cellulaire graisseux, et l'articulation tibio-fémorale.

1336. Ce muscle concourt puissamment à l'extension de la jambe sur la cuisse et de la cuisse sur la jambe.

1337. Assez souvent, au-dessous du muscle que nous venons de décrire, on rencontre une couche charnue mince, aplatie, provenant du quart inférieur du fémur, et partagée en deux faiceaux qui s'attachent aux ligaments latéraux de l'articulation tibio-fémorale, aux deux côtés de la rotule.

1338. L'existence de ce muscle que, dans plusieurs Écoles, on a nommé *Muscle sous-crural*, n'est point constante.

1339. Il paraît avoir pour usage de tirer en haut la capsule articulaire du genou, afin qu'elle ne soit pas pincée par la rotule lors de l'extension de la jambe.

5° RÉGION CRURALE POSTÉRIEURE.

Du Muscle demi-tendineux (*M. iskio-prétibial*, CHAUSS.; *M. semi-tendinosus*, SOÉMM.).

1340. Ce muscle est très long, grêle, tendineux et arrondi en bas ; il est mince, charnu, aplati et plus large en haut ; obliquement étendu à la partie postérieure de la cuisse, il est fixé, derrière le muscle demi-membraneux, à la tubérosité de l'ischion par un tendon membraneux, qui lui est d'abord commun, dans l'étendue de trois pouces environ, avec la longue portion du muscle biceps, et de la face antérieure duquel naissent les fibres charnues. Celles-ci descendent en convergeant, et un peu obliquement en dedans ; leur faisceau se rétrécit et devient plus épais ; arrivé à la partie moyenne de la cuisse, après avoir été le plus ordinairement coupé par une intersection aponévrotique, il se change en un tendon d'abord caché parmi les fibres charnues, puis apparent en dedans, et enfin libre, grêle et arrondi, qui descend derrière le côté interne de l'articulation du genou entre les muscles jumeau interne et demi-membraneux, se contourne d'arrière en avant sur le tibia, s'élargit et s'unit au bord postérieur du tendon du muscle droit interne, ainsi qu'à la face interne de celui du muscle couturier (1325) pour se terminer avec eux au tibia, en formant la saillie interne du creux du jarret.

1341. Sa *face postérieure* est couverte immédiatement

par l'aponévrose fascia-lata, et, un peu en haut, par le muscle grand fessier : l'*antérieure* est appliquée sur les muscles demi-membraneux et troisième adducteur.

1342. On trouvre une bourse muqueuse entre sa partie supérieure et les muscles biceps et demi-membraneux, et une autre, inférieurement, entre le ligament interne de l'articulation et son tendon réuni à ceux du couturier et du droit interne.

1343. Il est rotateur en dedans et fléchisseur de la jambe. Il peut aussi fléchir la cuisse sur la jambe ; dans la station, il maintient le bassin dans sa rectitude ; il concourt même quelquefois à le renverser en arrière.

Du Muscle demi-membraneux (M. iskio-popliti-tibial , CHAUSS; M. semi-membranosus, SOEMM.).

1344. Placé au-dessous du précédent, aplati, mince, étroit et aponévrotique dans son tiers supérieur, plus large, plus épais, comme quadrilatère et charnu dans le reste de son étendue, excepté tout-à-fait en bas, où il est arrondi, ce muscle s'insère à la tubérosité de l'ischion, derrière le muscle carré et devant les muscles demi-ten-dineux et biceps, par un tendon aplati, dont le bord externe est beaucoup plus épais que l'interne, et qui descend très bas en dehors et en arrière du corps charnu, pour se cacher ensuite dans son épaisseur. Les fibres charnues sont obliques en dedans, courtes et parallèles ; elles forment un faisceau assez long, mince à ses extrémités, épais au milieu, et viennent se terminer successivement à un tendon qui occupe leur bord interne ; celui-ci, isolé derrière l'articulation du genou, épais et arrondi, est contigu en devant à celui du muscle jumeau externe, dont il est séparé par une capsule synoviale, et se divise en trois portions : l'externe, étroite et mince, monte obliquement en arrière et en dehors sur la capsule synoviale de l'articulation fémoro-tibiale qu'elle concourt à fortifier, et se fixe au-dessus du condyle externe du fémur ; la moyenne, large et épaisse, s'attache en arrière de la tubérosité interne du tibia, et envoie sur le muscle poplité, une expansion aponévrotique très prononcée ; l'interne, plus considérable, arrondie, descend d'arrière en avant sur la tubérosité interne du tibia, et s'y implante. Elle est contenue par une gaîne fibreuse que tapisse une membrane synoviale très déliée.

1345. Sa *face postérieure* est recouverte par les muscles biceps et demi-tendineux, et par l'aponévrose fascia-lata ; l'*antérieure* couvre les muscles carré, dont elle est séparée par une bourse muqueuse, troisième adducteur et jumeau interne, l'artère poplitée et l'articulation fémoro-tibiale. Son *bord externe* est côtoyé par le nerf sciatique, et concourt, avec le muscle biceps, à former le creux du jarret ; l'*interne* est en partie couvert par le muscle droit interne et par l'aponévrose fascia-lata.

1346. Il a les mêmes usages que le précédent.

Du Muscle biceps-crural (*M. iskio-fémoro-péronier*, CHAUSS.; *M. biceps femoris*, SOEMM.).

1347. Situé également à la partie postérieure de la cuisse, ce muscle, simple inférieurement, est partagé supérieurement en deux faisceaux : l'un, plus long, arrondi, s'attache à la partie postérieure et externe de la tubérosité de l'ischion par un tendon qui lui est commun avec celui du muscle demi-tendineux (1337), et qui dégénère ensuite en une aponévrose étendue jusqu'au milieu de la cuisse ; ce faisceau descend de là en dehors en grossissant, et se confond avec l'autre faisceau, plus court, aplati, quadrilatère, plus large au milieu qu'aux extrémités, et fixé, par de courtes aponévroses, à une grande portion de la lèvre externe de la ligne âpre du fémur,

38.

entre les muscles adducteurs et triceps-crural, dont le sépare un feuillet de l'aponévrose fascia-lata. Les deux portions du muscle se réunissent à l'aide d'une aponévrose commençant très haut sur la première, et se terminent par un tendon commun que les fibres de la seconde accompagnent très bas. Ce tendon se bifurque pour s'implanter au sommet du péroné en embrassant l'extrémité inférieure du ligament latéral externe de l'articulation du genou (754). La branche antérieure de cette bifurcation, moins considérable que l'autre, envoie un prolongement qui passe sur l'articulation péronéo-tibiale supérieure, et est séparée par une capsule synoviale du ligament latéral externe du genou ; la postérieure contribue à la formation de l'aponévrose jambière.

1348. La *face postérieure* de ce muscle est couverte par le muscle grand fessier et par l'aponévrose fascia-lata; l'*antérieure* est couchée sur les muscles demi-membraneux, triceps et troisième adducteur, sur le nerf sciatique, sur le fémur, sur le ligament latéral externe du genou. La longue portion en outre recouvre la courte, qui est appliquée sur l'artère articulaire supérieure externe, et sur le muscle jumeau externe. Son *bord interne* concourt, avec le muscle précédent (1345), à former le creux poplité.

1349. Ce muscle fléchit la jambe sur la cuisse ou celle-ci sur la jambe; sa longue portion peut étendre la cuisse sur le bassin, ou maintenir le bassin dans sa rectitude. Il est aussi rotateur de la jambe en dehors.

6° RÉGION CRURALE INTERNE.

Du Muscle pectiné (M. sus-pubio-fémoral, CHAUSS.; *M. pectineus*, SŒMM.).

1350. Situé à la partie supérieure et antérieure de la cuisse; alongé, aplati, triangulaire, plus large en haut

qu'en bas, ce muscle s'attache, par des aponévroses extrêmement courtes, au bord supérieur du pubis, entre
l'épine de cet os et l'éminence ilio-pectinée, Il descend
de là obliquement en dehors et en arrière, se rétrécit, et
lorsqu'il est arrivé au niveau du petit trochanter, il se
contourne sur lui-même pour aller s'implanter, à l'aide
d'un tendon aplati, plutôt formé en avant qu'en arrière,
à la crête qui descend de cette apophyse à la ligne âpre
du fémur, immédiatement au-dessous de l'insertion du
tendon des muscles psoas et iliaque, tendon dont il est
séparé par une petite capsule *synoviale*, dite communément *bourse muqueuse pectinée*.

1351. Sa *face antérieure* est couverte par l'aponévrose
fascia-lata et par les vaisseaux et les nerfs cruraux; la *postérieure* est couchée sur le corps du pubis, sur l'articulation ilio-fémorale, sur les muscles obturateur externe
et second adducteur, et sur les vaisseaux et le nerf obturateur. Son *bord interne* est un peu couvert par le muscle premier adducteur, l'*externe* est parallèle au psoas.

1352. Le muscle pectiné fléchit la cuisse sur le bassin ;
il la rapproche de celle du côté opposé, ou la tourne dans
la rotation en dehors. Il peut aussi fléchir le bassin sur
la cuisse ou le maintenir dans sa rectitude naturelle.

Du Muscle droit interne (*M. sous-pubio-prétibial*, CHAUSS.; *M. gracilis*,
SOEMM.).

1353. Placé en dedans de la cuisse, alongé, aplati,
mince, plus large en haut qu'en bas, il s'attache, dans
l'espace d'environ deux pouces, par des aponévroses
beaucoup plus longues en avant qu'en arrière, à la face
antérieure du corps du pubis, près de la symphyse, à la
branche de cet os et à celle de l'ischion. De là, il descend
verticalement en dedans de la cuisse, se rétrécit rapide-
ment, et, arrivé près du genou, il se termine par un

tendon grêle et arrondi, qui commence sur le bord postérieur du muscle à la partie moyenne de la cuisse, et qui
est accompagné en avant par des fibres charnues jusqu'au
genou : là, il devient libre, passe derrière le condyle
interne du fémur, s'élargit, descend d'arrière en avant
sur la partie supérieure et interne du tibia, s'unit au tendon du muscle demi-tendineux (1338), et se fixe à l'os
derrière celui du muscle couturier (1325); par son bord
postérieur, il envoie une expansion fibreuse à l'aponévrose jambière.

1354. Sa *face interne* est couverte par l'aponévrose
fascia-lata, et en bas par le muscle couturier; l'*externe*
couvre les muscles adducteurs et demi-membraneux, et
le ligament latéral interne de l'articulation fémoro-tibiale.

1355. Le muscle droit interne fléchit la jambe sur la
cuisse ou la cuisse sur la jambe : si la jambe est étendue,
il rapproche la cuisse de celle du côté opposé, etc.

Du Muscle premier ou moyen adducteur (M. pubio-fémoral, CHAUSS.)

1356. Alongé, aplati, épais, triangulaire, plus large
en bas qu'en haut, situé au-devant des deux autres adducteurs, à la partie interne et supérieure de la cuisse, ce
muscle s'insère, par un tendon étroit, mais fort, à l'épine,
à la face antérieure du corps et à la symphyse du pubis.
Il se prolonge pendant longtemps, sous la forme d'une
aponévrose, sur le côté interne du corps charnu, qui descend obliquement, en dehors et en arrière, en s'élargissant et en s'épaississant jusqu'à sa partie moyenne, mais
qui ensuite devient plus mince, pour se terminer entre
deux lames aponévrotiques qui se réunissent en une seule,
laquelle s'implante à la partie moyenne de l'interstice de
la ligne âpre du fémur, dans l'espace d'environ trois
pouces, entre les muscles triceps crural et grand adduc-

teur, avec lesquels elle est fortement unie. Cette aponévrose envoie quelques fibres au tendon de ce dernier muscle : elles concourent à former, avec lui, une ouverture que traverse l'artère crurale.

1357. La *face antérieure* du muscle moyen adducteur est couverte par l'aponévrose fascia-lata, par le muscle couturier et par l'artère crurale ; la *postérieure* couvre les deux autres muscles adducteurs et leur est fortement unie inférieurement. Son *bord externe* est parallèle au muscle pectiné ; l'*interne* est cachée par le muscle droit interne.

1358. Il rapproche la cuisse de celle du côté opposé, la fléchit un peu et la porte dans la rotation en dehors. Lorsqu'on est debout sur un seul pied, il retient le bassin.

Du Muscle second ou petit adducteur (**M.** *sous-pubio-fémoral*, CHAUSS.).

1359. Placé derrière le précédent, moins volumineux que lui, alongé, épais, traingulaire, aplati de dedans en dehors dans son tiers supérieur, et d'avant en arrière dans ses deux tiers inférieurs, ce muscle s'attache, par de courtes aponévroses, à presque tout l'espace qui sépare la symphyse du pubis du trou sous-pubien, d'où il descend en dehors et en arrière en s'élargissant et en devenant plus mince, pour se terminer, par une aponévrose moins marquée que celle du précédent et traversée par les artères perforantes, sur la partie moyenne de la ligne âpre du fémur, dans l'étendue d'environ trois pouces, à partir du petit trochanter. A cette insertion, le muscle petit adducteur est confondu avec les muscles moyen et grand adducteurs, et pectiné.

1360. Ce muscle est recouvert, en devant, par le précédent et par le muscle pectiné ; en arrière, il est appliqué sur le grand adducteur ; en dedans, il a des rapports avec le muscle droit interne, et en dehors, avec le tendon du psoas et de l'iliaque et avec l'obturateur interne.

1361. Ses usages sont les mêmes que ceux du précédent.

Du Muscle troisième ou grand adducteur (M. iskio-fémoral, CHAUSS.) (1).

1362. Triangulaire comme les deux autres, mais beaucoup plus volumineux et plus étendu, remplissant presque toute la partie interne et postérieure de la cuisse, il s'attache, par un tendon large et épais qui envoie une aponévrose derrière les fibres charnues, à la base de la tubérosité de l'ischion, et, par de courtes aponévroses, à la lame osseuse qui unit cette éminence à la symphyse pubienne. Les fibres charnues qui naissent de ces diverses insertions deviennent plus longues à mesure qu'on les examine plus en dedans ; les supérieures sont presque transversales, et semblent souvent former un muscle distinct; elles viennent de la lame osseuse dont nous avons parlé, et se fixent au quart supérieur de la ligne âpre du fémur et à la crête qui l'unit au grand trochanter, en passant devant le reste du muscle. Les fibres moyennes, plus longues et plus obliques, se terminent aux trois quarts inférieurs de la ligne âpre, par une aponévrose assez longue qui se confond avec les insertions des deux autres muscles adducteurs, et est percée de plusieurs ouvertures pour les artères perforantes ; mais à la fin de la ligne âpre, elle se bifurque, de manière qu'une de ses portions vient finir en pointe entre le triceps-crural et la courte branche du biceps, tandis que l'autre va se porter vers un tendon qui termine le muscle triceps crural: entre ces deux portions, existe un intervalle que traversent

---

(1) Sœmmering réunit les trois adducteurs sous le nom collectif de *Musculus triceps Femoris.*

l'artère et la veine crurales, et qui représente une espèce de canal entièrement fibreux. Les fibres internes enfin, qui sont très longues et presque verticales, se rendent sur un tendon qui commence très haut sur le bord interne du muscle, envoie un prolongement fibreux au-devant de l'artère crurale, s'unit avec l'aponévrose du muscle moyen adducteur, et se fixe à la tubérosité du condyle interne du fémur, en se confondant avec le bord interne du muscle triceps-crural.

1363. La *face antérieure* de ce muscle est couverte par les deux précédents, par le muscle couturier et par l'artère crurale ; la *postérieure* couvre les muscles demi-tendineux, demi-membraneux, biceps, grand fessier, et le nerf sciatique. Son *bord interne*, bien plus épais en haut qu'en bas, est avoisiné par l'aponévrose fascia-lata et par les muscles droit interne et couturier.

1364. Ce muscle rapproche fortement la cuisse de celle du côté opposé, maintient le bassin dans sa rectitude, et a les même usages que les deux autres adducteurs.

9° RÉGION CRURALE EXTERNE.

Du Muscle tenseur de l'Aponévrose crurale (M. ilio-aponevrosi-fémoral, CHAUSS.; *M. fascia-lata femoris,* SOEMM.).

1365. Placé à la partie supérieure et externe de la cuisse, alongé, aplati, plus large et plus mince en bas qu'en haut, il s'attache en dehors de l'épine iliaque antérieure et supérieure, entre les muscles couturier et moyen fessier par un tendon très court, plus prolongé en devant qu'en arrière, les fibres charnues descendent de là presque verticalement en divergeant, et, à trois pouces environ au-dessous du grand trochanter, elles se terminent dans un écartement de deux feuillets de l'aponévrose crurale.

1366. Sa *face externe* est couverte par une lame mince

de cette aponévrose ; l'*interne* est séparée , par une autre, des muscles droit antérieur et triceps crural ; elle couvre aussi un peu les muscles moyen et petit fessiers. Son *bord antérieur* est parallèle, en haut, au muscle couturier; en bas , il s'en écarte ; le *postérieur* est uni, en haut, au moyen fessier.

1367. Ce muscle est rotateur de la cuisse en dedans ; il la porte aussi en dehors , en l'écartant de celle du côté opposé , et sur-tout il tend l'aponévrose qui enveloppe les muscles de la cuisse.

B. Muscles de la Jambe.

1° RÉGION JAMBIÈRE ANTÉRIEURE.

Du Muscle jambier antérieur (M. tibio-sus-tarsien , CHAUSS.; M. tibialis anticus , SOEMM.).

1368. C'est un muscle alongé , épais , charnu, ayant la forme d'un prisme triangulaire en haut , grêle et tendineux en bas. Il s'insère à la tubérosité externe et à la moitié supérieure de la face externe du tibia, par de courtes fibres aponévrotiques ; en haut et en avant du ligament interosseux , à une cloison aponévrotique qui le sépare du muscle extenseur des orteils ; à la partie supérieure de la face interne de l'aponévrose tibiale. Il descend de là obliquement en dedans et en avant , grossissant d'abord un peu, puis diminuant ensuite, et lorsqu'il est arrivé au-dessous du tiers moyen de la jambe , il se termine par un tendon aplati et assez fort, qui existait depuis long-temps dans les fibres charnues et sur leur face antérieure, et qui les reçoit comme la tige d'une plume en reçoit les barbes. Ce tendon descend devant l'extrémité inférieure du tibia, passe sur l'articulation tibio-tarsienne, s'engage dans une sorte de coulisse du ligament annulaire antérieur du tarse, où il est revêtu par une petite poche synoviale,

se porte d'arrière en avant et de dehors en dedans sur le
dos du pied, s'élargit, et parvient au côté interne du premier os cunéiforme, où il se divise en deux portions :
l'une, postérieure, plus considérable, glisse sur l'os à
l'aide d'une petite membrane synoviale et s'implante à
sa base ; l'autre, antérieure, plus petite, va se fixer en
dedans et en bas de l'extrémité postérieure du premier os
du métatarse.

1369. La *face antérieure* de ce muscle est couverte par
l'aponévrose tibiale à laquelle il adhère en haut, par le
ligament annulaire du tarse, et par l'aponévrose dorsale
du pied ; l'*interne* est appliquée sur la face externe du
tibia ; l'*externe* correspond aux muscles extenseur commun des orteils en haut et extenseur propre du gros orteil en bas, dont elle est séparée postérieurement par le
nerf et les vaisseaux tibiaux antérieurs. Son *bord postérieur* couvre le ligament interosseux, le tibia, l'articulation tibio-tarsienne, et la partie supérieure et interne
du tarse.

1370. Le muscle jambier antérieur fléchit le pied sur
la jambe et dirige sa pointe en dedans, en même temps
qu'il en relève le bord interne. Il peut aussi fléchir la
jambe sur le pied et l'empêcher de se renverser en arrière
pendant la station.

*Du Muscle extenseur du gros Orteil (M. péronéo-sus-phalangettien du
Pouce, CHAUSS.; M. extensor proprius Hallucis, SOEMM.).*

1371. Charnu, large, épais et aplati transversalement
en haut, grêle et tendineux en bas, placé en dehors du
précédent, il naît, par de courtes aponévroses, de la partie
antérieure de la face interne du péroné, dans l'étendue
de cinq à six pouces à partir du bas de son tiers supérieur et de la région voisine du ligament interosseux.
Les fibres charnues descendent de là parallèlement en

avant, en formant un faisceau plus large à sa partie
moyenne qu'à ses extrémités ; elles ont toutes à peu près
deux pouces de longueur, et se terminent successivement
sur un tendon qui s'en isole vers le coude-pied, passe
dans une coulisse spéciale sous le ligament annulaire du
tarse, longe le bord interne du pied, glisse sur la première phalange du gros orteil, à laquelle il tient par
deux expansions fibreuses, et vient enfin s'implanter à
la dernière en s'élargissant. Ce tendon, plus large près
de son insertion et sur le tarse que dans le reste de son
trajet, est entouré par une capsule synoviale au moment
de son passage sous le ligament annulaire.

1372. La *face interne* de ce muscle correspond au précédent, au nerf et aux vaisseaux tibiaux antérieurs ; l'*externe* est collée contre le muscle extenseur commun des
orteils; son *bord antérieur* est caché supérieurement entre
les muscles jambier antérieur et extenseur des orteils ;
inférieurement il est couvert par l'aponévrose tibiale et
par la peau ; le *postérieur* est couché sur le péroné, sur le
ligament interosseux, sur le tibia, sur l'artère tibiale antérieure, sur l'articulation tibio-tarsienne, et sur le dos
du pied et du gros orteil.

1373. Ce muscle étend la dernière phalange du gros
orteil sur la première, et celle-ci sur le premier os du
métatarse ; il fléchit aussi le pied sur la jambe ou la jambe
sur le pied.

*Du Muscle extenseur commun des Orteils (M. péronéo-sus-phalangettien
commun,* Chauss. *; M. extensor longus communis digitorum Pedis,*
Soemm.).

1374. Alongé, mince, transversalement aplati, simple
et charnu en haut, divisé en quatre tendons inférieurement, ce muscle prend naissance de la tubérosité externe
du tibia, entre les muscles jambier antérieur et long pé-

ronier latéral; de deux cloisons aponévrotiques qui les séparent de chacun de ces muscles ; du ligament antérieur
de l'articulation péronéo-tibiale supérieure ; du ligament
interosseux ; de la partie antérieure du péroné, dans
l'espace de cinq ou six pouces ; de l'aponévrose tibiale à
la partie supérieure de sa face interne. Les fibres charnues émanées de ces diverses insertions suivent une direction différente : les supérieures sont verticales, les
inférieures de plus en plus obliques ; elles forment une
masse qui descend obliquement en dedans , et qui
est plus volumineuse dans son milieu qu'à ses extrémités ; elles se rendent toutes sur un tendon qui est d'abord
caché dans leur épaisseur, et qui paraît sur leur face antérieure vers le milieu de la jambe, étant acconpagné par
elles en arrière jusqu'au ligament annulaire du tarse.
Long-temps avant d'y arriver, les fibres charnues et le
tendon sont partagés en trois portions contiguës, qui
passent au-dessous de lui dans une coulisse revêtue d'une
capsule synoviale très distincte, et qui leur est commune
avec le tendon du muscle péronier antérieur (1372).
Dans ce moment, la portion interne se bifurque, en sorte
que sur le dos du pied on aperçoit quatre tendons qui s'é-
cartent les uns des autres, en se dirigeant vers les quatre
derniers orteils , et en croisant la direction des tendons
du muscle pédieux : l'interne est manifestement plus fort
que les autres , et l'externe reçoit souvent un prolongement fibreux du tendon du muscle court péronier latéral.
Arrivés sur la face supérieure des phalanges, les trois
premiers se joignent au bord interne des tendons du muscle pédieux , et tous sont fortifiés par des prolongements
des tendons des muscles lombricaux et interosseux ; ils
s'élargissent alors et forment une sorte d'aponévrose
qui recouvre tout le dos des orteils, en se divisant et en
se terminant absolument comme les tendons du muscle
extenseur commun des doigts (1229).

1375. Le *côté antérieur* de ce muscle est couvert par l'aponévrose tibiale, à laquelle il adhère en haut, le ligament annulaire du tarse et la peau; le *postérieur* couvre le péroné, le ligament interosseux, le tibia, l'articulation du coude-pied, le muscle pédieux et les orteils; l'*interne* correspond aux muscles jambier antérieur et extenseur propre du gros orteil; il est uni en haut au premier; l'*externe* est confondu en haut avec le muscle long péronier latéral, au milieu avec le court péronier latéral, et en bas avec le péronier antérieur.

1376. Il étend les trois phalanges des quatre derniers orteils; il fléchit le pied sur la jambe ou la jambe sur le pied.

Du Muscle péronier antérieur (M. péronéo-sus-métatarsien , CHAUSS.; M. peroneus tertius , SOEMM.).

1377. Ce muscle n'existe point chez tous les sujets : placé à la partie antérieure et inférieure de la jambe, alongé, mince, comprimé, il s'insère sur le tiers inférieur de la partie antérieure du péroné, sur le ligament interosseux, sur une cloison aponévrotique qui le sépare du muscle court péronier latéral. De là, il descend un peu en dedans, confondu en grande partie avec le précédent, et dégénère en un tendon qui règne d'abord sur sa face antérieure, s'en isole ensuite en passant sous le ligament annulaire du tarse, dans la même coulisse que ceux du muscle extenseur commun, se détourne en dehors sur le dos du pied, croise la direction du muscle pédieux, s'élargit et se change en une aponévrose qui s'implante au côté externe de l'extrémité postérieure du cinquième os du métatarse et à la partie voisine de son corps, en envoyant un prolongement au tendon externe du muscle précédent.

1378. La *face externe* de ce muscle, tournée un peu en

avant, est couverte par l'aponévrose tibiale; l'*interne* est confondue avec le muscle extenseur commun des orteils; elle couvre au pied le muscle pédieux et le premier os du métatarse; son *bord postérieur* est appliqué sur le péroné, sur le ligament interosseux, et est uni au muscle court péronier latéral.

1379. Il fléchit le pied sur la jambe en relevant son bord externe; il peut aussi fléchir la jambe sur le pied.

2° RÉGION JAMBIÈRE POSTÉRIEURE ET SUPERFICIELLE.

Du Muscle triceps de la Jambe (*M. Suræ*, Soemm.).

1380. C'est un muscle extrêmement fort et volumineux, qui forme spécialement le *Mollet* ou le *Gras de la jambe*. Simple inférieurement, il offre le tendon le plus résistant du corps; supérieurement, il est formé par trois ventres charnus; deux superficiels sont appelés *Muscles jumeaux* par la plupart des anatomistes; un profond est leur *Muscle soléaire*.

1381. *Des Muscles jumeaux ou gastro-cnémiens* (1) (*M. bi-fémoro-calcanien*, Chauss.). Ce sont deux masses charnues à peu près semblables entre elles, séparées en haut, et réunies en bas à l'aide d'une aponévrose commune. Leur direction est presque verticale; leur forme est à peu près elliptique; convexes en arrière, elles sont planes en devant: l'interne a constamment plus de volume et descend plus bas que l'externe. Celle-ci s'attache au-dessus de la partie postérieure du condyle externe du fémur par un tendon assez fort qui descend sur le bord externe du muscle dans l'étendue d'environ deux pouces, et dégénère ensuite en une aponévrose qui descend très

----

(1) R. R. Γαστήρ, *venter*; κνήμη, *crus*.

bas sur sa face postérieure. Le muscle jumeau interne s'attache en arrière et en haut du condyle interne du fémur, par un tendon plus large et plus épais, qui descend sur son bord interne et se change pareillement en une aponévrose. Les fibres charnues naissent de ces deux tendons et de leurs aponévroses ; assez courtes, dirigées obliquement en bas et en avant, elles viennent se terminer successivement sur la face postérieure d'une large aponévrose, qui est d'abord divisée de manière à correspondre à chaque faisceau ; et qui ensuite devient simple et les réunit entre eux et avec le muscle soléaire, mais beaucoup plutôt en dehors qu'en dedans.

1582. Par leur écartement, les deux muscles jumeaux concourent à former en haut le creux du jarret ; l'interne est couvert supérieurement par le muscle demi-membraneux, et dans le reste de son étendue par l'aponévrose tibiale, qui recouvre entièrement l'externe. Leur *face antérieure* est appliquée en haut par les condyles du fémur, sur la membrane synoviale de l'articulation tibio-fémorale qui tapisse un peu leurs tendons ; l'externe est en rapport, en cet endroit, avec le muscle poplité, et l'interne avec le tendon du muscle demi-membraneux, dont il est séparé par une petite poche synoviale ovalaire et fort humide, avec l'artère poplitée, et avec les muscles poplité et plantaire grêle : dans le reste de son étendue, la face antérieure des muscles jumeaux est couchée sur le muscle soléaire.

1583. *Du Muscle soléaire* (1) *M. tibio-calcanien,* CHAUSS.). Il est large et épais au milieu, rétrécit aux extrémités, et de forme ovale ; trois aponévroses distinctes donnent naissance à ses fibres charnues, dont le nombre est fort grand. La première, large et mince, est fixée à

---

(1) *Solea,* semelle.

l'extrémité supérieure du péroné et à son bord externe ;
elle descend très bas sur le côté externe de la face antérieure du muscle. La seconde est une sorte d'arcade fibreuse dont la convexité est tournée en bas, et sous
laquelle passent les vaisseaux poplités ; elle unit l'aponévrose précédente à la troisième, qui s'attache à la ligne
oblique postérieure du tibia et au tiers moyen du bord
interne de cet os, et qui se répand sur la partie interne et
antérieure du muscle. Après avoir ainsi pris naissance,
les fibres charnues descendent en convergeant, et viennent se terminer successivement au-devant d'une large
et mince aponévrose qui règne sur leur face postérieure,
presque depuis leur extrémité supérieure, et qui envoie
dans leur intérieur une sorte de cloison fibreuse ou de
raphé, où elles se viennent attacher comme les barbes
d'une plume sur leur tige commune. En bas, cette aponévrose s'unit à celle des muscles jumeaux et concourt à la
formation du tendon d'Achille.

1384. La *face postérieure* du muscle soléaire est couverte par les muscles jumeaux et plantaire grêle, et par
l'aponévrose tibiale : sa *face antérieure* couvre les muscles
long péronier latéral, poplité, long fléchisseur des orteils, long fléchisseur du gros orteil et jambier postérieur,
une partie de la face postérieure du péroné, les vaisseaux
poplités, tibiaux postérieurs et péroniers.

1385. *Du Tendon d'Achille.* Il résulte de la réunion
des aponévroses inférieures des trois masses charnues
que nous venons de décrire. Plus étroit et plus arrondi
dans son milieu qu'à ses extrémités, plus large à sa partie
supérieure qu'à l'inférieure, formé de fibres très distinctes, il descend verticalement derrière le bas de la jambe,
où il forme une saillie remarquable. Il glisse sur la moitié
supérieure de la face postérieure du calcanéum, à l'aide
d'une facette cartilagineuse et d'une capsule synoviale,
et s'implante à sa moitié inférieure. Il est couvert en *ar-*

rière par la peau ; en *devant*, il est séparé des muscles de
la région jambière postérieure et profonde par beaucoup
de tissu cellulaire graisseux, et il reçoit des fibres charnues du muscle soléaire jusqu'auprès du calcanéum.

1386. Le muscle triceps de la jambe étend le pied sur
la jambe et la jambe sur le pied ; à l'aide de ses deux
ventres superficiels, il peut fléchir la cuisse et la jambe
réciproquement l'une sur l'autre.

*Du Muscle plantaire grêle (M. petit fémoro-calçanien, Chauss.; M.
plantaris, Soemm.).*

1387. Il manque chez quelques sujets. Alongé, mince,
étroit, extrêmement grêle, il s'attache par un petit tendon, derrière le condyle externe du fémur, au ligament
postérieur de l'articulation du genou, et au tendon du
muscle jumeau externe. Il forme, derrière l'articulation,
un petit faisceau charnu fusiforme, arrondi et conique,
qui descend obliquement en dedans, et qui, après deux
ou trois pouces de trajet, se termine par un tendon mince
et étroit, qui marche entre les muscles soléaire et jumeaux,
et qui, vers le quart inférieur de la jambe, se colle au
côté interne du tendon d'Achille, qu'il accompagne jusqu'au calcanéum, ou il s'implante en s'épanouissant.

1388. Sa *face postérieure* est couverte par les muscles
jumeaux et par la peau ; l'*antérieure* est appliquée sur
l'articulation fémoro-tibiale, sur son ligament postérieur (758), sur les vaisseaux et le muscle poplités, sur
le muscle soléaire.

1389. Ce muscle étend l'un sur l'autre le pied et la
jambe ; il peut aussi concourir à la flexion de celle-ci sur
la cuisse.

*Du Muscle poplité (M. fémoro-popliti tibial, Chauss.; M. popliteus,
Soemm.).*

1390. Obliquement placé à la partie supérieure et

postérieure de la jambe et derrière l'articulation du genou, court, aplati, presque triangulaire, il se fixe, par un tendon fort et épais, de plus d'un pouce de long, dans un enfoncement qu'on observe sur la tubérosité du condyle externe du fémur, au-dessous de l'attache du ligament latéral externe de l'articulation fémoro-tibiale. Ce tendon, embrassé en devant par la membrane synoviale de cette articulation, adhérent au fibro-cartilage semilunaire externe, se change en une aponévrose qui descend pendant quelque temps au-devant du muscle et se cache ensuite entre les fibres charnues. Celles-ci, d'autant plus longues et plus obliques qu'elles sont plus inférieures, dirigées en bas et en dedans, se terminent sur la surface triangulaire postérieure et supérieure du tibia, et sur le le bord interne de cet os, ainsi que sur une aponévrose mince, détachée du tendon du muscle demi-membraneux (1340), et qui recouvre en arrière le muscle poplité lui-même.

1391. La *face postérieure* de ce muscle est couverte par les muscles jumeaux et plantaire grêle, par les vaisseaux poplités et le nerf sciatique interne; l'*antérieure* est appliquée sur l'articulation péronéo-tibiale, sur le muscle jambier postérieur et sur le tibia. Son *bord externe*, plus long que l'interne, est uni en haut, par une membrane mince, à la partie supérieure du péroné et au muscle soléaire.

1392. Ce muscle fléchit la cuisse et la jambe l'une sur l'autre, et porte la pointe du pied en dedans, en faisant tourner le tibia sur son axe.

3° RÉGION JAMBIÈRE POSTÉRIEURE ET PROFONDE.

Du Muscle grand fléchisseur des Orteils (M. tibio-phalangettien commun, Chauss.; M. flexor cummunis longus digitorum Pedis, Soemm.).

1393. Étendu derrière la jambe et au-dessous du pied,

alongé, aplati, plus large à sa partie moyenne qu'à ses
extrémités, charnu et simple en haut, terminé par quatre
tendons inférieurement, ce muscle s'insère à la face postérieure du tibia, depuis sa ligne oblique supérieure jusqu'à son quart inférieur, et à une cloison aponévrotique
qui lui est commune avec les muscles jambier postérieur
et grand fléchisseur du gros orteil. De là, il descend obliquement en dedans, augmentant d'abord un peu de largeur, pour diminuer ensuite. Ses fibres charnues viennent toutes se rendre successivement sur les côtés d'un
tendon qui régne pendant quelque temps en dedans et
en arrière, et qui, vers le bas de la jambe, est aban-
donné par elles. Alors ce tendon passe derrière la malléole interne, dans une coulisse qui lui est commune
avec celui du muscle jambier postérieur, dont il est néanmoins séparé par une cloison fibreuse, et en arrière duquel il est placé. Ces deux tendons sont retenus en position dans cet endroit par une sorte de gaîne ligamenteuse,
fixée sur la coulisse du tibia, sur la malléole interne,
sur l'astragale et sous la petite tubérosité du calcanéum;
en dedans de cette gaîne, on rencontre deux capsules
synoviales distinctes, une pour chaque tendon. Tout cet
appareil se continue sous la voûte du calcanéum, où
notre tendon s'enfonce pour avancer obliquement ●suite
d'arrière en avant et de dedans en dehors, sous la plante
du pied; croisant d'abord la direction du muscle long
fléchisseur du gros orteil, au-dessous duquel il est couché,
et communiquant avec son tendon par une languette fibreuse. Là, il commence à s'élargir et à présenter la trace
de quatre divisions : c'est là aussi qu'il donne attache à
son muscle accessoire. Plus loin, il se partage en quatre
tendons grêles et minces, en rapport avec le volume des
orteils auxquels ils se vont rendre, qui s'écartent les uns
des autres, donnent naissance aux muscles lombricaux,
sortent de dessus l'aponévrose plantaire au niveau des

articulations métatarso phalangiennes, s'engagent au-dessous des orteils, dans une gaîne fibreuse absolument analogue à celle des doigts (1217), et qui reçoit également
les tendons du muscle court fléchisseur commun, passent, à travers ceux-ci, dans des fentes pratiquées vis-
à-vis la partie moyenne des premières phalanges, et vont
s'attacher à la partie postérieure et inférieure des troisièmes phalanges des quatre derniers orteils.

1394. A la jambe, la *face postérieure* de ce muscle est
couverte par le muscle soléaire, par l'aponévrose tibiale
et par l'artère tibiale postérieure ; l'*antérieure* couvre le
tibia et le muscle jambier postérieur ; son *bord externe*
est uni à ce muscle et au fléchisseur propre du gros orteil.
Au pied, il est en rapport, par la *face inférieure* de ses
tendons, avec les muscles abducteur du gros orteil, court
fléchisseur des orteils, et adducteur du petit orteil, et
avec le nerf plantaire ; et, par la *supérieure*, avec les
muscles profonds de la plante du pied.

1395. Il a pour usages de fléchir les trois phalanges les
unes sur les autres, et les orteils sur le métatarse, et d'é-
tendre le pied sur la jambe. Il agit beaucoup dans la station.

Du Muscle jambier postérieur (*M. tibio sous-tarsien*, CHAUSS.; *M. tibialis
posticus*, SOEMM.).

1396. Alongé, aplati, beaucoup plus épais en haut qu'en
bas, ayant en quelque sorte la forme d'un prisme triangulaire, il est bifurqué à sa partie supérieure pour laisser
passer les vaisseaux tibiaux antérieurs ; l'une des branches de cette bifurcation, externe, plus petite, s'attache à
la partie interne et postérieure du péroné ; l'autre, plus
considérable, se fixe à la ligne oblique du tibia, sur sa
face postérieure et sur le ligament interosseux. De là,
le muscle descend d'abord presque verticalement et en-

suite un peu en dedans, recevant successivement des
fibres qui proviennent d'une cloison aponévrotique placée
entre lui et les muscles grand fléchisseur commun des
orteils et fléchisseur propre du gros orteil ; il augmente
de grosseur jusqu'à sa partie moyenne et il diminue plus
bas ; il se termine enfin par un tendon qui commence
assez haut sur son côté interne et antérieur, et qui, devenu libre, presse dans la coulisse creusée derrière la
malléole interne, comme nous l'avons indiqué (1393),
où il augmente beaucoup de largeur, pour venir s'implanter en bas et en dedans du scaphoïde, et, par un
prolongement, à la base du premier os cunéiforme. La
portion de ce tendon qui passe sous la tête de l'astragale
renferme un os sésamoïde

1597. La *face antérieure* de ce muscle couvre le péroné,
le tiba, une grande étendue du ligament interosseux, et
le ligament calcanéo-scaphoïdien inférieur ; la *posté-*
rieure est couverte par les muscles soléaire, grand fléchisseur des orteils , long fléchisseur propre du gros
orteil, et par la gaîne fibreuse malléolaire (1393).

1398. Il étend le pied sur la jambe, en élevant son bord
interne : il étend également la jambe sur le pied.

Du Muscle grand fléchisseur du gros Orteil (M. Péronéo-sous-phalan-
gettien du pouce , CHAUSS.; M. flexor longus Hallucis , SOEMM.).

1399. Charnu, épais et aplati en haut, ayant la forme
d'un prisme triangulaire au milieu, grêle et tendineux
en bas, placé derrière la jambe et au-dessous du pied , ce
muscle s'insère aux deux tiers inférieurs de la face pos-
rieure du péroné, au ligament interosseux, et à deux cloisons aponévrotiques qui le séparent des deux muscles
précédents, d'une part, et, de l'autre, des deux muscles
péroniers latéraux. Il descend verticalement derrière le
péroné en grossissant jusqu'à sa partie moyenne, puis il

s'amincit de nouveau ; arrivé en bas de la jambe, il se termine par un tendon caché dans ses fibres charnues jusqu'au niveau de l'articulation tibio-tarsienne. Là ce tendon devient presque horizontal, s'engage dans une coulisse creusée derrière l'extrémité inférieure du tibia et la face postérieure de l'astragale, où il est retenu par une gaîne ligamenteuse qui est tapissée par une bourse synoviale, et qui l'accompagne sous la voûte du calcanèum dans un enfoncement spécial; il y est placé en dehors de celui du muscle fléchisseur commun des orteils. Ce tendon, qui s'était d'abord élargi, se rétrécit en s'en degageant, passe sur celui du fléchisseur commun, communique avec lui (1393), marche sur le bord interne du pied entre les deux portions du petit fléchisseur du gros orteil, s'engage entre le deux os sésamoïdes de la première articulation métatarso-phalangienne, au niveau de laquelle il s'élargit, pour pénétrer dans la gaîne fibreuse du gros orteil, analogue à celle du pouce (1234), et où il est enveloppé par une membrane synoviale. A l'entrée de cette gaîne, il se rétrécit, offre la trace d'une division longitudinale, et s'épanouit à son extrémité, qui s'implante en bas et en arrière de la dernière phalange du gros orteil.

1400. A la jambe, la *face postérieure* de ce muscle est couverte par le muscle soléaire et par l'aponévrose tibiale; l'*antérieure* est appliquée sur le péroné, les muscles jambier postérieur et grand fléchisseur commun, le ligament interosseux et le tibia. Son tendon est entouré par des membranes synoviales derrière le coude-pied et sous le gros orteil, et par le muscle court fléchisseur de cet orteil sous la plante du pied.

1401. Ce muscle fléchit la seconde phalange du gros orteil sur la première, et celle-ci sur l'os du métatarse correspondant ; il augmente la concavité de la plante du pied, et étend le pied et la jambe l'un sur l'autre.

4° RÉGION PÉRONIÈRE.

Du Muscle long péronier latéral (M. *péronéo-sous-tarsien*, CHAUSS.;
M. *peroneus longus*, SOEMM.).

1402. Placé à la partie externe de la jambe et sous la
plante du pied, très long et très étroit, charnu et de la
forme d'un prisme triangulaire en haut, terminé en bas
par un tendon grêle, il s'implante à la partie supérieure
de l'aponévrose tibiale, au tiers supérieur de la face externe du péroné, un peu au tibia, à deux cloisons aponévrotiques qui sont placées entre lui et les muscles
soléaire et long fléchisseur du gros orteil, d'une part, et le
muscle extenseur commun des orteils, de l'autre. Lui-
même descend d'abord un peu obliquement en arrière,
devient ventru dans son milieu, et se termine par un tendon qui commence très haut sur son côté externe et
antérieur, mais qui ne devient libre que vers le tiers
inférieur de la jambe. Ce tendon continue de côtoyer le
péroné, se porte pourtant un peu plus en arrière, et s'engage derrière la malléole externe dans une coulisse qui
lui est commune avec celui du muscle court péronier
latéral, et dans laquelle il est retenu par une bride ligamenteuse : la capsule synoviale qu'elle contient est commune au deux tendons, elle-même à la bride ligamenteuse, à la face interne du ligament latéral externe et à la
coulisse du péroné. Au-dessous de la malléole, il quitte le
tendon du court péronier et passe dans une coulisse de la
face externe du calcanéum, où il est encore retenu par
uen gaîne fibreuse particulière, mais tapissée par la même
membrane synoviale, qui forme un cul-de-sac vers
le cuboïde. Il se contourne ensuite sur le côté de cet
os, pénètre dans la coulisse profonde qu'il présente, y
est assujetti par une autre gaîne ligamenteuse, qui renferme aussi une membrane synoviale distincte. Il se di-

rige alors en dedans et en avant et vient s'implanter en bas et en dehors de l'extrémité postérieure du premier os du métatarse. On rencontre souvent dans son épaisseur, en dehors du cuboïde, un os sésamoïde d'un volume variable; on en observe plus rarement un autre derrière la malléole externe ou le long du calcanéum.

1403. A la jambe, la *face externe* du muscle long péronier est couverte par l'aponévrose tibiale; l'*interne* est appliquée sur le péroné, et sur les muscles extenseur commun des orteils et court péronier; la *postérieure* enfin correspond, en haut, au muscle soléaire, et, en bas, elle est unie au muscle long fléchisseur du gros orteil. Les différents rapports de son tendon ont été suffisamment indiqués.

1404. Il étend le pied sur la jambe, en tournant sa pointe en dehors et en élevant son bord externe; il agit aussi sur la jambe, qu'il étend sur le pied.

Du Muscle court péronier latéral (M. *grand péronéo-sus-métatarsien* , Chauss.; *M. peroneus brevis* , Soemm.).

1405. Il a la même forme que le précédent, mais il est moins long. Fixé, par de courtes aponévroses à la moitié inférieure de la face externe du péroné, et à deux cloisons aponévrotiques, qui le séparent en devant du péroné antérieur et du long extenseur commun des orteils, et, en arrière du grand fléchisseur des orteils, il descend un peu obliquement en arrière, et, à la partie inférieure de la jambe, il dégénère en un tendon qui avait commencé très haut sur son côté externe; celui-ci s'engage, derrière la malléole externe, dans une coulisse qui lui est commune avec le précédent (1404), et en la traversant, il s'élargit; au-dessous d'elle, se rétrécit, s'arrondit, abandonne celui du long péronier, passe au-dessus de lui sur la face externe du calcanéum, où il en est séparé par une

cloison fibreuse, s'élargit de nouveau et s'implante en haut
de l'extrémité postérieure du cinquième os du métatarse,
en envoyant souvent un prolongement au tendon extenseur du petit orteil.

1406. Sa *face externe* est couverte par le muscle long
péronier et par l'aponévrose tibiale ; l'*interne* couvre le
péroné, et correspond aux muscles long extenseur commun des orteils et péronier antérieur, et tout-à-fait en
bas au muscle long fléchisseur du gros orteil. La membrane synoviale qui enveloppe son tendon et celui du
muscle précédent derrière la malléole, se prolonge dans
la gaîne spéciale qui le renferme seul au niveau du calcanéum, ensorte qu'elle est comme bifurquée inférieurement.

1407. Il étend la jambe et le pied réciproquement l'un
sur l'autre, en élevant un peu le bord externe de ce dernier.

C. Muscles du Pied.

1° RÉGION DORSALE DU PIED.

Du Muscle pédieux (*M. calcanéo-sus-phalangettien commun*, CHAUSS.;
M. extensor brevis digitorum Pedis, SOEMM.).

1408. C'est un muscle aplati, large, mince et charnu
en arrière, terminé en devant par quatre tendons. Implanté sur la face supérieure du calcanéum, devant la
coulisse qui loge le tendon du muscle court péronier latéral, au ligament calcanéo-astragalien externe, et au
ligament annulaire du tarse (1443), il se dirige en avant
et en dedans, augmentant de largeur, et se partage
bientôt en quatre portions, dont les deux internes sont
plus volumineuses et plus courtes. Chacune d'elles se termine par un tendon mince et aplati, caché d'abord dans
les fibres charnues, mais ensuite isolé. Ces tendons croi-

sent la direction de ceux du muscle long extenseur, en passant au-dessous d'eux, et traversant obliquement le métatarse ; le premier, parvenu à l'articulation métatarso-phalangienne du gros orteil, s'élargit et s'implante au-dessus de l'extrémité postérieure de la phalange ; les trois autres passent sur la face supérieure des premières phalanges des trois orteils moyens, et se joignent au bord externe des tendons du muscle long extenseur pour se terminer avec eux (1374).

1409. La *face supérieure* de ce muscle est couverte par un feuillet aponévrotique très mince, étendu sur le dos du pied, et par les tendons du muscle long extenseur commun des orteils ; l'*inférieure* recouvre le tarse, le métatarse, les muscles interosseux dorsaux et les phalanges.

1410. Il étend les quatre premiers orteils et les dirige un peu en dehors.

2° RÉGION PLANTAIRE MOYENNE.

Du Muscle petit fléchisseur des Orteils (M. calcanéo-sous-phalanginien commun, CHAUSS.; M. flexor brevis digitorum Pedis, SOEMM.).

1411. C'est un muscle alongé, aplati, beaucoup plus étroit et plus épais en arrière qu'en avant, où il est divisé en quatre portions. Il naît de la partie postérieure et inférieure du calcanéum, entre les muscles adducteur du gros orteil et abducteur du petit, dont il est séparé par deux cloisons aponévrotiques, sur lesquelles s'implante aussi une partie de ses fibres, ainsi que sur l'aponévrose plantaire. De là, il se porte en avant, augmente d'abord de volume, diminue ensuite, et, au milieu de la plante du pied, se partage en quatre faisceaux distincts, dont les internes sont les plus gros : ceux-ci se recouvrent successivement de dedans en dehors, et se terminent chacun par un tendon, plutôt apparent en haut qu'en bas. Ces tendons s'avancent sous les têtes des os du métatarse, passent entre les languettes de l'aponévrose plantaire, s'engagent avec ceux du long fléchisseur dans la gaîne fibreuse placée sous les orteils, se fendent pour les laisser passer (1390), se comportent absolument comme ceux du muscle fléchisseur superficiel des doigts (1216), et s'implantent, par deux languettes, sur les parties latérales de la seconde phalange de chacun des quatre derniers orteils.

1412. Sa *face inférieure* couvre l'aponévrose plantaire, à laquelle elle est intimement unie en arrière ; la *supérieure* est couverte par les muscles lombricaux et accessoire du long fléchisseur des orteils, par les vaisseaux et les nerfs plantaires, et par les tendons du long fléchisseur commun ; son *bord interne* est uni en arrière au muscle adducteur du gros orteil, dont il est séparé antérieurement par le tendon du long fléchisseur et par une portion du court fléchisseur de cet orteil ; l'*externe* est uni en arrière au muscle abducteur du petit orteil, et contigu, en avant, à son muscle court fléchisseur.

1413. Il fléchit les secondes phalanges des orteils sur les premières, et celles-ci sur les os du métatarse ; il augmente aussi la concavité de la voûte du pied.

Du Muscle accessoire du grand fléchisseur.

1414. Placé en arrière de la plante du pied, aplati, mince, quadrilatère, il est attaché, à l'aide de fibres aponévrotiques sensibles et par deux faisceaux distincts, aux faces inférieure et interne du calcanéum, d'où il se porte en avant et un peu en dedans, dans une direction horizontale. Ses fibres, toutes parallèles, viennent se terminer, en dehors et au-dessus du tendon du muscle grand fléchisseur des orteils, vers le point où il se divise :

elles présentent souvent là une aponévrose prolongée sur leur bord interne, tandis que celle de l'insertion au calcanéum est plus marquée sur l'externe. Sa *face inférieure* couvre les muscles abducteur du gros orteil, court fléchisseur des orteils, et abducteur du petit orteil, ainsi que les vaisseaux et les nerfs plantaires ; la *supérieure* est couverte par le calcanéum, par le ligament calcanéo-cuboïdien inférieur superficiel ; et par l'extrémité du muscle abducteur du petit orteil.

Ce muscle, qu'on a souvent désigné sous le nom singulier de *chair carrée*, sert d'auxiliaire au muscle long fléchisseur, et en rectifie l'obliquité.

Des Muscles lombricaux (*M. planti-sous-phalangiens*, CHAUSS. ; *M. lumbricales*, SOEMM.).

1415. Analogues à ceux de la main pour la forme, le nombre et la disposition (1285), ces quatre petits muscles s'étendent des tendons du muscle grand fléchisseur aux quatre derniers orteils. Le premier, qui est le plus long et le plus volumineux, s'implante au bord interne et à la face supérieure du tendon fléchisseur du second orteil, les trois autres, qui diminuent successivement de volume de dedans en dehors, s'attachent dans l'intervalle que les quatre tendons du long fléchisseur laissent entre eux au moment de leur séparation. Tous se portent horizontalement en avant, en divergeant un peu, et se terminent chacun par un tendon, apparent d'abord sur une de leurs faces et isolé ensuite, qui passe entre les languettes de l'aponévrose plantaire, s'avance sur le côté interne des quatre dernières articulations métatarso-phalangiennes, et va enfin s'implanter en dedans et en bas de la base de la première phalange de chacun des derniers orteils, en envoyant une aponévrose mince à leur tendon extenseur, ainsi que cela a lieu à la main (1285).

1416. Leur *face inférieure* couvre l'aponévrose plantaire ; la *supérieure* est couchée sous les muscles abducteurs oblique et transverse du gros orteil, et interosseux plantaires.

1417. Ils portent les orteils un peu en dedans, et contribuent à la flexion des premières phalanges, et à l'extension des secondes et troisièmes.

3° RÉGION PLANTAIRE INTERNE.

Du Muscle adducteur du gros Orteil (M. calcanéo-sous-phalangien du premier Orteil, CHAUSS.; *M. adductor Hallucis*, SOEMM.).

1418. Placé en dedans de la plante du pied, alongé, aplati, plus volumineux postérieurement qu'antérieurement, il s'insère à la partie postérieure, interne et inférieure du calcanéum, par des aponévroses assez prononcées, surtout en haut ; à une cloison aponévrotique qui le sépare du muscle court fléchisseur des orteils ; au ligament annulaire interne du tarse, et à la partie postérieure de l'aponévrose plantaire. De ces diverses origines, les fibres charnues se portent en avant et un peu en dedans, et viennent se rendre successivement et très obliquement sur la face supérieure d'un tendon qu'elles cachent pendant quelque temps dans leur épaisseur, qui paraît ensuite au-dessous d'elles, s'unit à la portion interne du muscle petit fléchisseur (1421), et, pour ainsi dire, sans avoir été isolé d'elles, s'implante en bas et en dedans de la base de la première phalange du gros orteil, en adhérant fortement aux ligaments qui la joignent au premier os du métatarse.

1419. Sa *face inférieure* couvre l'aponévrose plantaire à laquelle elle adhère intimement en arrière ; la *supérieure* est couverte par les muscles fléchisseur accessoire des orteils, et court fléchisseur du gros orteil, par les tendons des muscles long fléchisseur des orteils, long fléchisseur du gros orteil, jambiers antérieur et postérieur, et par les vaisseaux et nerfs plantaires.

1420. Il porte en dedans et fléchit un peu le gros orteil.

Du Muscle petit fléchisseur du gros Orteil (M. tarso-sous-phalangien du premier Orteil, Chauss.; M. flexor brevis Hallucis, Soemm.).

1421. Court, mince et étroit postérieurement, large, épais et bifurqué antérieurement, placé en dehors du précédent, ce muscle s'attache à la partie antérieure et inférieure du calcanéum, aux deux derniers os cunéiformes et à leurs ligaments, par un tendon assez gros, d'au moins un pouce de longueur, et qui règne sur presque toute l'étendue de sa face supérieure : plusieurs de ses fibres prennent également naissance de la cloison aponévrotique qui le sépare du muscle adducteur du gros orteil (1418), et toutes, courtes et obliques, s'avancent un peu en dedans, en formant un faisceau qui augmente de volume, qui offre à sa face inférieure une cannelure pour loger le tendon du muscle long fléchisseur du gros orteil (1597), et qui se divise en deux portions, d'abord unies par du tissu cellulaire, et ensuite isolées ; près de l'extrémité antérieure du premier os du métatarse, l'interne s'unit au tendon du précédent, se termine avec lui à la première phalange du gros orteil, et s'attache en outre à l'os sésamoïde interne de l'articulation. La portion externe, plus mince, confondue, avec le muscle abducteur oblique, s'implante avec lui en bas et en dehors de la base de la première phalange du même orteil et à l'os sésamoïde externe.

1422. Sa *face inférieure* repose sur le tendon du muscle long fléchisseur du gros orteil, sur l'aponévrose plantaire et sur le muscle adducteur du même orteil, avec lequel elle est en partie confondue : la *supérieure* a, au-dessus d'elle le tendon du muscle long péronier latéral et le premier os du métatarse : son *bord externe* est uni en avant à l'abducteur oblique du gros orteil.

1423. Il fléchit la première phalange du gros orteil sur le premier os du métatarse.

Du Muscle abducteur oblique du gros Orteil (M. métatarso-sous-pha- langien du premier Orteil, Chauss.; M. abductor Hallucis, Soemm.).

1424. Placé en dehors du précédent, à la partie moyenne et antérieure de la plante du pied, court, épais, ayant la forme d'un prisme triangulaire, il s'insère, par des fibres aponévrotiques très marquées, à la face inférieure du cuboïde, à la gaîne ligamenteuse du muscle grand péro- nier latéral, et à l'extrémité postérieure des troisième et quatrième os du métatarse, ainsi qu'aux ligaments qui les unissent. Augmentant d'abord de volume, en di- minuant ensuite, il se porte de là en avant et en dedans, se confond avec la portion externe du muscle précédent (1421), et, un peu plus loin, avec le muscle abducteur transverse du gros orteil (1427), pour venir se fixer avec eux à la partie externe et inférieure de la première pha- lange de cet orteil et à son os sésamoïde externe, par une aponévrose qui occupe sa face inférieure.

1425. Son *côté inférieur* couvre le muscle long fléchis- seur des orteils, son accessoire, les lombricaux, et l'a- ponévrose plantaire; l'*interne* correspond au court flé- chisseur du gros orteil, au tendon du long péronier latéral, et au côté externe du premier os du métatarse; l'*externe*, enfin, est en rapport avec les muscle interos- seux et l'artère plantaire externe.

1426. Il porte en dehors le gros orteil et le fléchit un peu.

Du Muscle abducteur transverse du gros Orteil (M. métatarso-sous-pha-
langien transversal du premier Orteil, CHAUSS.; M. transversus Pedis,
SOEMM.).

1427. Mince, alongé, aplati, étendu transversalement
sous les têtes des quatre derniers os du métatarse, large
d'environ un pouce, il s'attache, par des fibres aponévrotiques distinctes et fasciculées, aux ligaments des
quatre dernières articulations métatarso-phalangiennes;
il en résulte quatre petites languettes, dont l'externe est
la plus longue, et dont les fibres, parallèles, plus marquées en arrière qu'en avant, se réunissent et viennent
se fixer, conjointement avec le muscle précédent au côté
externe de la base de la première phalange du gros orteil.
Sa *face inférieure* couvre les tendons des muscles long et
court fléchisseurs des orteils, les lombricaux, les vaisseaux et les nerfs collatéraux des orteils : la *supérieure*
correspond aux muscles interosseux.

Ce muscle porte le gros orteil en dehors et rapproche
les unes des autres les têtes des os du métatarse.

4°. RÉGION PLANTAIRE EXTERNE.

Du Muscle abducteur du petit Orteil (M. calçanéo-sous phalangien du
petit Orteil, CHAUSS.; M. abductor Digiti minimi Pedis, SOEMM.).

1428. Couché sous le bord externe du pied, alongé,
aplati, plus large et plus épais en arrière qu'en avant, il
s'insère à la face inférieure du calcanéum, en dehors du
muscle court fléchisseur commun, par de courtes fibres
aponévrotiques ; à une cloison fibreuse qui le sépare du
muscle court fléchisseur commun ; à l'aponévrose plantaire, et à l'extrémité postérieure du cinquième os du
métatarse, par une sorte de tendon qui se continue avec

cette aponévrose. De là, il avance sous la face inférieure de
cet os, en diminuant de volume; puis ses fibres se terminent
successivement sur un tendon qu'elles cachent en arrière,
qui règne ensuite sur leur face supérieure et interne, qui
s'en isole vers la tête du cinquième os du métatarse, et
qui vient s'implanter en dehors de l'extrémité correspondante de la première phalange du petit orteil.

1429. Sa *face inférieure* couvre l'aponévrose plantaire,
à laquelle elle est fortement unie en arrière; la *supérieure*
est couverte par le muscle accessoire du long fléchisseur,
par le ligament calcanéo-cuboïdien inférieur, par le tendon du long péronier, par l'extrémité postérieure du
cinquième os du métatarse, et par le muscle court fléchisseur du petit orteil, qu'on voit en avant entre son
bord interne et le muscle court fléchisseur commun, qui
lui est uni en arrière.

1430. Il porte en dehors et fléchit un peu le petit orteil.

Du Muscle court fléchisseur du petit Orteil (*M. tarso-sous-phalangien du
petit Orteil,* Chauss.; *M. flexor brevis Digiti minimi Pedis,* Soemm.).

1431. Court, plus épais à sa partie moyenne qu'à ses
extrémités, placé en dedans du précédent, ce muscle se
fixe, par des aponévroses prolongées sur sa face interne,
au-dessous de l'extrémité postérieure du cinquième os
du métatarse et à la gaîne ligamenteuse du tendon du long
péronier latéral; il se dirige de là horizontalement en
devant, et vient s'implanter, par des fibres aponévrotiques apparentes sur sa face inférieure, en bas et en
dehors de la base de la première phalange du petit orteil.
Sa *face inférieure* couvre l'aponévrose plantaire et l'abducteur du petit orteil : la *supérieure* est couverte par le
cinquième os du métatarse et par le dernier muscle in-
térosseux plantaire.

Il fléchit la première phalange du petit orteil.

5° RÉGION INTEROSSEUSE.

Des Muscles interosseux plantaires et dorsaux (M. métatarso-phalangiens latéraux, Chauss.; M. interossei externi et interni, Soemm.).

1432. Leur nombre, leur disposition, leur forme, sont les mêmes que pour les muscles interosseux de la main (1288) : six appartiennent aux trois orteils du milieu, et un au petit : le gros en est dépourvu. Comme à la main aussi, nous les distinguerons, pour chaque orteil, en abducteur et en adducteur. Quatre sont situés sur le dos du pied, et trois à sa plante

1433. *Muscles interosseux du second Orteil.* L'*adducteur* est le plus volumineux des muscles interosseux du pied ; sa forme est celle d'un prisme triangulaire : il est dorsal; il se fixe à toute l'étendue du côté interne du second os du métatarse et en dehors de l'extrémité postérieure du premier ; cette seconde portion est séparée de la première par un intervalle dans lequel passe l'artère pédieuse. Ses fibres charnues viennent se rendre sur les deux côtés d'un tendon caché dans leur épaisseur et qu'elles accompagnent jusqu'à l'extrémité du métatarse ; ce tendon vient s'implanter en partie au côté interne de la base de la première phalange du second orteil, en partie sur le tendon extenseur correspondant. Sa *face supérieure* est couverte par la peau ; l'*inférieure* correspond au muscle abducteur oblique du gros orteil, et ses *côtés* sont appliqués contre les deux premiers os du métatarse. L'*abducteur* est dorsal aussi et de même forme que lui : il naît de tout le côté externe du second os du métatarse et de la partie supérieure du côté interne du troisième; il se termine par un tendon qui a, en dehors du second orteil, les mêmes insertions que celui de l'adducteur en dedans. Sa *face supérieure* est couverte par la peau, par

40.

une mince aponévrose qui va du second au troisième os
du métatarse, et par les tendons extenseurs des orteils :
l'*inférieure* conrespond au muscle abducteur oblique du
gros orteil.

1434. *Muscles interosseux du troisième Orteil.* L'*adducteur* est plantaire, et comme les troisième et second os
du métatarse sont très rapprochés l'un de l'autre, il est
plutôt situé au-dessous d'eux que dans leur intervalle : sa
forme est celle d'un prisme triangulaire ; il s'attache
aux deux tiers inférieurs de toute la face interne du troisième os du métatarse, et aux ligaments qui l'unissent
inférieurement au tarse. Ses fibres charnues se rendent
sur la face externe et un peu sur le côté interne d'un
tendon qui va se terminer, comme ceux des précédents,
en dedans du troisième orteil. Le *côté supérieur* de ce muscle est placé entre le troisième os du métatarse et le muscle abducteur du second orteil ; l'*inférieur* est appliqué
sur les abducteurs transverse et oblique du gros orteil.
L'*abducteur* du troisième orteil est dorsal, plus volumineux que le précédent. Il naît de tout le côté externe du
troisième os du métatarse, de la partie supérieure du côté
interne du quatrième, et des ligaments qui les unissent,
et se termine par un tendon absolument analogue à ceux
des autres muscles interosseux. Sa *face supérieure* est
couverte par une aponévrose qui va du troisième au
quatrième os du métatarse ; l'*inférieure* couvre le muscle
abducteur transverse du gros orteil et les tendons des
fléchisseurs.

1435. *Muscles interosseux du quatrième orteil.* L'*adducteur* est plantaire ; il est aplati, et placé au-dessous
de l'espace interosseux auquel il correspond. Il naît de
la partie inférieure de la face interne du quatrième os du
métatarse, et des ligaments qui l'unissent avec le tarse ;
son tendon va s'implanter en dedans du quatrième orteil.
L'*abducteur*, plus volumineux et dorsal, s'attache, en

haut, du côté interne du cinquième os du métatarse et à toute la face externe du quatrième, et va se terminer en dehors du quatrième orteil. Leurs rapports sont les mêmes que pour les muscles interrosseux du troisième orteil.

1436. *Muscle interosseux du cinquième Orteil.* Il est adducteur et plantaire : fixé un peu à la gaîne fibreuse du muscle long péronier, et aux deux tiers inférieurs de la face interne du cinquième ⬤ du métatarse, il se termine en dedans du cinquième orteil par un tendon que les fibres charnues accompagnent jusqu'à l'articulation.

1437. Les mouvements que les muscles interosseux du pied impriment aux orteils, sont analogues à ceux que font exécuter aux doigts les muscles interosseux de la main.

Ds l'aponévrose d'enveloppe du Membre abdominal.

1438. Comme les membres thoraciques, les membres abdominaux sont enveloppés, dans toute leur étendue, par une gaîne fibreuse très apparente et placée entre les les muscles et les téguments. Cete gaîne aponévrotique change de nom suivant la région où on l'examine : à la cuisse, c'est l'*Aponévrose crurale* ou *fascia-lata*; à la jambe, c'est l'*Aponévrose jambière* ou *tibiale*.

1439. *Aponévrose crurale.* Elle est la plus forte des aponévroses du corps humain; son épaisseur, sur-tout très manifeste en dehors de la cuisse, est moindre en avant et en arrière, beaucoup moindre encore en dedans; elle est formée de fibres entrecroisées en différents sens, et percée d'un grand nombre de trous pour le passage des nerfs et de vaisseaux. On en remarque entre autres un très considérable placé au-devant du muscle pectiné, sous l'arcade crurale, et que traverse la veine saphène : ce n'est point une simple ouverture, car son contour se prolonge autour de cette veine sous l'apparence d'une gaîne fibreuse très fine, qui se perd dans le tissu cellulaire à une distance plus ou moins grande.

Cette aponévrose semble, en haut et en avant, naître de l'aponévrose abdominale, et contribuer à la formation de l'arcade crurale; elle commence en effet par une lame très mince qui s'étend vers le flanc, au-dessus de cette arcade, à laquelle elle adhère fortement ainsi qu'au contour de l'anneau inguinal, envoyant un prolongement transparent qui accompagne le muscle crémaster jusque dans le scrotum, où il se perd dans le tissu cellulaire du dartos. Postérieurement, où elle se continue avec le *fascia-iliaca* pour former la paroi postérieure du canal *crural*, elle a des origines vagues au-devant des muscles psoas, iliaque et pectiné, sur le sacrum et sur le coccyx, d'où elle se répand sur le muscle grand fessier et dans le périnée, ayant l'apparence d'une toile cellulaire très fine; en dehors, elle s'insère à la lèvre externe de la crête iliaque, puis descend sur le muscle moyen fessier auquel elle donne des points d'attache; elle est ici beaucoup plus prononcée; en dedans, et toujours en haut, elle se continue avec les ligaments de la symphyse du pubis, et avec le périoste de la tubérosité sciatique et la branche osseuse qui unit cette éminence à la symphyse du pubis. Dans le reste de son trajet, l'aponévrose crurale s'implante à toute la longueur de la lèvre externe de la ligne âpre du fémur, par une lame fortement unie au muscle triceps crural et remontant entre lui et la courte portion du biceps; cette lame reçoit manifestement aussi un très grand nombre de fibres du tendon du grand fessier.

Après s'être ainsi fixée, cette aponévrose enveloppe les muscles de la cuisse, et, en dehors, se partage en deux lames distinctes, dont l'une, externe, plus mince, recouvre le muscle tenseur, tandis que l'autre, plus épaisse, s'enfonce au-dessous de lui et va gagner la capsule fibreuse de l'articulation ilio-fémorale, et le tendon

courbe du muscle crural antéri eur. Au-dessous du muscle extenseur, ces deux feuillets se réunissent, et constituent une sorte de ruban très épais et très solide qui
descend verticalement le long de la partie externe de la
cuisse, en se continuant par ses bords avec le reste de
l'aponévrose.

En bas, celle- ci se confond autour du genou avec l'a-
ponévrose jambière ; elle s'unit aussi avec le tendon du
muscle triceps crural et avec ses prolongements latéraux,
et s'attache aux deux tubérosités du tibia, mais particulièrement à l'externe.

1440. La *surface extérieure* de l'aponévrose crurale est
séparée des téguments par une couche épaisse de tissu
cellulaire graisseux, par des vaisseaux sanguins et lymphatiques, et par des nerfs ; elle envoie autour de chacun
d'eux, une lame fibreuse qui les enveloppe d'une manière plus ou moins irrégulière ; et il s'en détache de
toutes parts un assez grand nombre de petits filaments qui
vont se perdre dans le chorion de la peau ; vers le pli de
l'aine, elle se partage en plusieurs lames qui s'interposent entre les ganglions lymphatiques de cette région.
Sa *surface intérieure* recouvre le bas du muscle oblique
externe de l'abdomen, le muscle crémaster, une portion
de l'aponévrose abdominale, du muscle iliaque, de l'artère et de la veine crurales, le nerf sciatique, l'artère poplitée, et tous les muscles superficiels de la fesse et de
la cuisse ; elle est séparée de toutes ces parties par du
tissu adipeux : elle donne seulement attache à quelques
fibres du moyen fessier.

1441. *Aponévrose jambière.* Elle est moins épaisse que
la précédente ; ses fibres se croisent assi dans diverses
directions ; mais, à la partie inférieure de la jambe,
elles sont presque toutes tranversales ; très forte et très
dense en devant, elle est mince dans les autres sens. Elle
se continue, en haut, avec l'aponévrose crurale ; mais elle

naît aussi de la tête du péroné, et plusieurs expansions fibreuses qui se détachent des tendons des muscles triceps crural, couturier, droit interne, demi-tendineux. De là, elle descend autour de la jambe, en s'attachant dans toute l'étendue des bords antérieur et interne du tibia, et en envoyant en bas et en arrière, une cloison assez épaisse qui passe au-devant du tendon d'Achille (1385), et derrière les muscles de la couche profonde et postérieure de la jambe, pour remonter, entre eux et le soléaire, jusqu'au milieu de la jambe, où elle se perd d'une manière insensible.

1442. En bas et en devant, cette aponévrose se continue avec le ligament annulaire antérieur du tarse, mais auparavant et au-dessus des malléoles, elle est renforcée par une bande de fibres tranversales, qui passent de l'un des os à l'autre ; en arrière, elle disparaît insensiblement vers le talon ; en dehors, elle s'implante à la gaîne du tendon des péroniers, et en dedans, au ligament annulaire interne. Sa *surface extérieure* est couverte par les téguments, par du tissu adipeux, par des vaisseaux sanguins et lymphatiques, et par des nerfs. L'*intérieure* est appliquée sur les muscles superficiels de la jambe, et donne attache en haut aux muscles jambier antérieur, extenseur commun des orteils et long péronier : en bas, elle envoie un prolongement entre ces deux derniers.

Des Ligaments annulaires du Tarse.

1443. *Ligament annulaire antérieur.* C'est un faisceau fibreux, quadrilatère, transversalement étendu au-dessus du coude-pied, beaucoup plus épais en dehors qu'en dedans, embrassant les tendons des muscles extenseurs des orteils, jambier et péronier antérieurs. Il s'attache à la partie antérieure externe de l'enfoncement supérieur du calcanéum, où il est plongé dans le tissu adipeux, et d'où il se porte en dedans ; bientôt il se partage en deux feuillets pour embrasser les tendons des muscles grand extenseur des orteils et péronier antérieur, au-delà desquels ces feuillets se réunissent pour se partager encore au niveau du jambier antérieur et de l'extenseur du gros orteil ; enfin, il se termine au devant de la malléole interne, en envoyant au scaphoïde et au bord interne de l'aponévrose plantaire un prolongement très marqué. Sa *face antérieure* est couverte par la peau ; la *postérieure* est appliquée sur les tendons que nous venons d'indiquer, sur le nerf et les vaisseaux tibiaux antérieurs, et un peu sur le muscle pédieux. Son *bord supérieur* est continu avec l'aponévrose jambière ; l'*inférieur* envoie sur le dos du pied une lame aponévrotique mince et peu sensible, qui se perd insensiblement vers les orteils dans le tissu cellulaire, et que l'on désigne ordinairement sous le nom d'*Aponévrose dorsale du pied.*

1444. *Ligament annulaire interne.* Plus large, moins régulièrement limité que le précédent, il descend de la partie antérieure de la malléole interne à la partie postérieure et interne du calcanéum, en formant, avec cet os, une sorte de canal qui renferme les gaînes des tendons des muscles jambiers postérieur et long fléchisseur des orteils et du gros orteil, ainsi que des vaisseaux et nerfs plantaires, et beaucoup de tissu adipeux. En haut, il se continue avec l'aponévrose tibiale ; en bas, il donne attache au muscle adducteur du gros orteil, et il est recouvert par la peau.

De l'Aponévrose plantaire.

1445. Plus forte et plus dense que l'aponévrose palmaire (1297), à laquelle, du reste, elle ressemble assez, celle-ci est comme triangulaire, et divisée en trois portions : une moyenne plus épaisse et plus large, et deux

latérales très minces, appliquées sur les muscles des gros
et petit orteils. Elle se fixe, en arrière, où elle est très
résistante, aux éminences postérieures et inférieures du
calcanéum, se porte en avant en s'élargissant, et en permettant à ses fibres de s'écarter, envoie deux cloisons
entre les muscles superficiels de la plante du pied, leur
fournit des points d'insertion, et vers le devant du métatarse se partage en cinq languettes, qui se subdivisent
chacune en deux autres, qui remontent sur les côtés de
chaque articulation métatarso-phalangienne, avec les
ligaments de laquelle elles se confondent intimement, en
laissant pourtant de petites ouvertures pour le passage
des vaisseaux et des nerfs collatéraux, les tendons fléchisseurs passent dans leur écartement.

Cette aponévrose est recouverte par les muscles de la
plante du pied ; elle fournit des insertions à l'adducteur
du gros orteil, à l'abducteur du petit et au court fléchisseur commun. Sa *face inférieure* envoie beaucoup de fibres au chorion de la peau, et repose sur un tissu adipeux
comme pelotonné et divisé en globules.

ORDRE

Peaucier.
Sterno-cléïdo-mastoïdien.
Digastrique.
Stylo-hyoïdien.
Stylo-glosse.
Mylo-hyoïdien.
Génio-hyoïdien.
Hyo-glosse.
Génio-glosse.
Lingual.
Sterno-hyoïdien.
Sterno-thyroïdien.
Thyro-hyoïdien.
Omoplat-hyoïdien.
Frontal et occipital.
Les trois Muscles auriculaires.
Orbiculaire des paupières.
Sourcilier.
Élévateur de la paupière supérieure.
Les six Muscles de l'Œil d'un côté.
Les huit Muscles des Régions nasale et maxillaire
    supérieure.
Ceux des Régions maxillaire inférieure et inter-
    maxillaire.
Masséter.
Temporal.
Ptérygoïdien interne } d'un côté.
—   externe }

Les Muscles de la Région pharyngienne.
Ceux de la Région palatine.
Trapèze.
Grand dorsal.
Rhomboïde.
Splénius.
Grand Complexus.
Petit Complexus.
Les deux petits dentelés postérieurs.
Les Muscles de la Région vertèbrale postérieure.
Grand pectoral.
Petit pectoral.
Sous-clavier.
Grand dentelé.
Grand oblique abdominal.
Petit oblique.
Transverse.
Droit.
Pyramidal
Carré lombaire.
Diaphragme.
Sur-costaux.
Inter-costaux externes.
⸺ ⸺ internes.
Triangulaire du Sternum.
Scalène antérieur.
⸺ postérieur.
Grand droit antérieur de la Tête.
Petit droit antérieur de la Tête,
Grand droit postérieur ⎫
Petit droit postérieur ⎪
Grand oblique   ⎬ de la Tête.
Petit oblique   ⎪
Droit latéral de la Tête. ⎭
Inter-transversaires du Cou.

Long du Cou.
Petit psoas.
Grand psoas.
Iliaque.
Inter-transversaires des lombes.
Muscles de la Région anale.
— — — génitale.
Deltoïde.
Muscles de la Région scapulaire postérieure.
Sous-scapulaire.
Muscles de la Région brachiale antérieure.
— — — — postérieure.
Grand supinateur.
Les deux radiaux externes.
Les Muscles des deux Régions antibrachiales pos-
térieures.
— de la Région palmaire externe.
— — — — interne.
— des deux Régions anti-brachiales antérieures.
— de la Région palmaire moyenne.
Petit supinateur.
Les Muscles de la Région fessière.
Pyramidal.
Jumeaux.
Carré de la cuisse.
Les Muscles de la Région crurale postérieure.
— — — — — antérieure.
— — — — — interne.
Tenseur de l'aponévrose crurale.
Obturateur externe.
— interne.
Les Muscles de la Région jambière antérieure.
— — — postérieur et superficielle.
Le Muscle pédieux.
Les Muscles de la Région plantaire interne.

Les Muscles de la Région plantaire externe.

Le Muscle petit fléchisseur des Orteils.

Les Muscles de la Région jambière postérieure et profonde.

Le Muscle accessoire au long fléchisseur.

Lombricaux.

Les Muscles de la Région péronière.

— — — interosseuse.

FIN DU TOME PREMIER.

TABLE

DES MATIÈRES CONTENUES DANS LE PREMIER VOLUME.

FIN DE LA TABLE DES MATIÈRES DU PREMIER VOLUME.

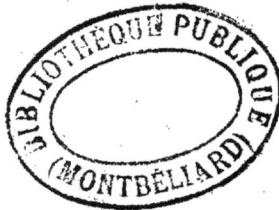

IMPRIMERIE D'HIPPOLYTE TILLIARD, RUE SAINT-HYACINTHE-SAINT-MICHEL, N° 30.

PLANCHES

DESTINÉES A ACCOMPAGNER

LE TRAITÉ D'ANATOMIE DESCRIPTIVE

DE M. H. CLOQUET.

Cet Atlas se divise en cinq parties qui se vendent séparément.

	Planches		FIG. N.	FIG. COL.
Ostéologie,	59.		15 fr.	22 fr.
Myologie,	36.		10	25
Névrologie,	36.		10	25
Angéiologie,	60.		18	38
Splanchnologie et Embryologie,	43.		12	27
Prix de l'ouvrage complet.			65	137

TABLEAUX SYNOPTIQUES

DES

ARTÈRES,

Exposant avec la plus grande clarté la disposition générale de ce système de vaisseaux et les rapports de ses nombreuses parties entre elles et avec les troncs pulmonaire et aortique.

PAR J. B. CURY.

Un cahier formant 6 tableaux imprimés sur jésus vélin.

Prix : 75 cent.

www.ingramcontent.com/pod-product-compliance
Lightning Source LLC
Chambersburg PA
CBHW031451210326
41599CB00016B/2190